LA GENTE
Y LOS MICROBIOS

PABLO GOLDSCHMIDT

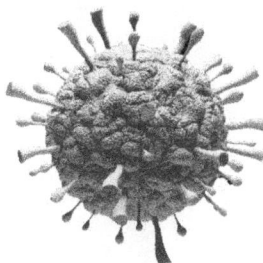

LA GENTE
Y LOS MICROBIOS

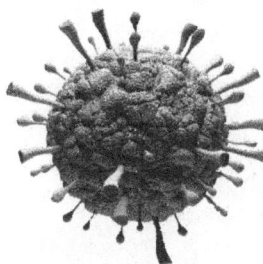

*Seres invisibles con los que convivimos
y nos enferman*

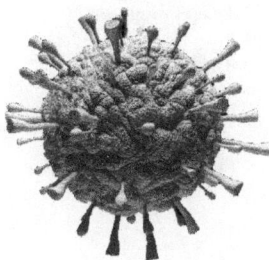

sb

Madrid - Santiago - Montevideo - Asunción - Lima - Buenos Aires - Bogotá - México

La gente y los microbios : seres invisibles con los que convivimos y
nos enferman / Pablo Goldschmidt. - 1a ed. 2a reimp. - Ciudad
Autónoma de Buenos Aires : SB, 2020.
348 p. ; 23 x 16 cm.

ISBN 978-987-4434-35-7

1. Microbiología. 2. Enfermedades Virales. 3. Salud Pública. I. Título.
CDD 616.9041

ISBN 978-987-4434-35-7

2° reimpresión en Buenos Aires, mayo 2020

© Pablo Goldschmidt (pablogol@aol.com)
© Sb editorial

Director general: Andrés C. Telesca (andres.telesca@editorialsb.com.ar)
Diseño de cubierta e interior: Cecilia Ricci (riccicecilia2004@gmail.com)

Queda hecho el depósito que marca la Ley 11.723

Distribuidores

España: Logista Libros • Pol. Ind. La Quinta, Av. de Castilla-la Mancha, 2,
Cabanillas del Campo, Guadalajara (+34) 902 151 242 • logistalibros@logista.es

Argentina: Waldhuter Libros • Pavón 2636 - Ciudad Autónoma de Buenos Aires
(+54) (11) 6091-4786 • www.waldhuter.com.ar • francisco@waldhuter.com.ar

México: RGS Libros • Av. Progreso 202, Col. Escandón, Del. Miguel Hidalgo, México
(+52) (55) 55152922 • www.rgslibros.com • fernando@lyesa.com

Chile: Catalonia Libros • Santa Isabel 1235, Providencia - Santiago de Chile
(+56) (2) 22099407 - www.catalonia.cl - contacto@catalonia.cl

Uruguay: América Latina Libros • Av. Dieciocho de Julio 2089 - Montevideo
(+598) 2410 5127 / 2409 5536 / 2409 5568 - libreria@libreriaamericalatina.com

Perú: Heraldos Negros • Jr. Centenario 170. Urb. Confraternidad - Barranco - Lima
(+51) (1) 440-0607 - distribuidora@sanseviero.pe

Paraguay: Tiempo de Historia • Rodó 120 c/Mcal. López - Asunción
(+595) 21 206 531 - info@tiempodehistoria.org

Colombia: Campus editorial • Carrera 51 # 103 B 93 Int 505 - Bogotá
(+57) (1) 6115736 - info@campuseditorial.com

Sb editorial
Piedras 113, 4º 8 - C1202AAC - Ciudad Autónoma de Buenos Aires - Argentina
Tel.: (+54) (11) 2153-0851
www.editorialsb.com • ventas@editorialsb.com.ar
www.facebook.com/editorialsb • @editorialSb

A la Universidad de Buenos Aires

Prólogo a la segunda edición

A pedido de un gran número de lectores se decidió publicar esta segunda edición del libro *La gente y los microbios* del Profesor Pablo Goldschmidt, quien desde el mes de enero del 2020 advirtió sobre los riesgos que para la salud pública podía provocar el terror generado por informaciones –que sin pruebas científicas que las avalen– se difunden sobre el Coronavirus 2019 (Covid 19).

Como para todas las enfermedades transmisibles, el Prof. Goldschmidt considera imperativo que las informaciones sean puestas en los respectivos contextos históricos, geográficos y sociales que las produjeron, sabiendo que desde enero del 2020, los hisopados respiratorios asociados o no a síntomas severos (estos últimos con valores entre el 40% y el 1% de los infectados, según el país, la ciudad y la fecha) "histerizaron" a toda la tierra.

El pánico pandémico se disparó por ecuaciones matemáticas que en ese momento fueron incapaces de demostrar si el temido agente ya había circulado antes del último trimestre del 2019, o si las personas antes expuestas estaban o no protegidas parcial o totalmente contra el Covid 19. Tampoco se demostró si la letalidad del Covid 19 era significativamente superior a la de otros microbios en personas a riesgo o con determinantes genéticas de hiper reactividad a la agresión microbiana.

Sin dejar de lado todos y cada uno de los aspectos fisiopatológicos y sus consecuencias, el pánico llevó a encerrar en sus casas a 3.000 millones de humanos. Sin embargo, un análisis exhaustivo de la información científica, siempre contrastada y verificada, demostró la falta de robustez de las conclusiones. En efecto, las virosis respiratorias pueden presentarse de forma benigna y auto limitada en la mayoría de los infectados, pero pueden sin embargo afectar severamente a personas fragilizadas, a los que sufren de problemas cardiocirculatorios, a los de más de 65 años, personas con trastornos metabólicos, inmunodeprimidos, trasplantados, y a las personas mal alimentadas o sin abrigo, y a los que no pueden acceder a servicios de salud competentes y bien equipados, con trabajadores protegidos correctamente.

Goldschmidt introduce en su análisis la visión de Hanna Arendt para repensar el confinamiento y, a la luz de datos de las epidemias de peste, del Virus de la llamada "Gripe Española", Virus de la Inmunodeficiencia Humana, SRAS, Gripe de Hong Kong, Gripe H1NI, etc., y siempre con datos concretos de las realidades biológicas, históricas y sociales, este texto delimita inexactitudes, sugiriendo serenidad frente a los datos anecdóticos y al acoso mediático.

Aclaración

En este tercer milenio hay situaciones humanas que merecen una reflexión profunda. Entre ellas, por ejemplo, señalar que 7 de cada 10 muertes en países en vías de industrialización son provocadas por microbios, y 2 de cada 3 tres niños mueren en todo el mundo de enfermedades microbianas, de los cuales 2 tercios de esos fallecimientos son evitables.

En cerca de 3,5 millones de personas la mortalidad provocada por microbios es resultante de lesiones respiratorias, de diarreas en 2.5 millones, en 1.8 millones de sobreinfecciones en personas infectadas por el Virus de la Inmunodeficiencia Humana no tratadas correctamente, 1.4 millones de tuberculosis, de paludismo en 1.2 millones y de complicaciones del sarampión en 1 millón.

Sin el rigor de un libro de texto, ni de un manual de microbiología para iniciados, ni menos aún de un catálogo de gérmenes y enfermedades, este trabajo aborda con un inevitable enfoque parcial dados los límites del conocimiento, que van desde el origen de los microbios, pasando por sus capacidades para enfermar, hasta algunos efectos benéficos que proporcionan.

Frente a problemáticas globales, este trabajo circunscribe una aproximación informativa, con el deseo de tentar al lector para profundizar cuestionamientos de lo invisible.

Índice

Prólogo a la segunda edición 7

Aclaración 9

1. ¿Qué son los seres vivos? ¿Por qué vivos? 25

    1.1 ¿Cómo se concibe en la naturaleza el fenómeno vital? 29

    1.2 ¿Cómo pensar el fenómeno de la vida? 30

    1.3 ¿Cómo se llegó integrar la existencia de vidas invisibles? 30

    1.4 ¿Cuántas ramas se desprenden del árbol de la vida? 32

2. ¿Qué son los microbios? 33

    2.1 ¿Por qué sin microbios no hay Oxígeno? 33

    2.2 ¿Qué huellas imborrables dejaron los microbios en los humanos? 34

    2.3 ¿Cómo se nutren los seres invisibles? 35

    2.4 ¿Cómo operan los sistemas de comunicación de los seres invisibles? 36

    2.5 ¿Cómo influyeron las decisiones políticas para que se pongan de
         manifiesto tantos avances científicos en tan pocos años? 38

    Referencias adicionales 41

3. ¿Cómo se ponen en marcha los sistemas defensivos para hacer frente
a las agresiones microbianas? 43

    3.1 ¿Cómo participa la sangre en la defensa antimicrobiana? 43

        3.1.1 Las células mononucleares de la sangre 44

        3.1.2 Los linfocitos 45

    3.2 ¿Cómo se articulan los aparatos protectores? 45

3.2.1 Mecanismos de defensa innatos... 46

3.1.2 Mecanismos de defensa adaptativos (o adquiridos)........................... 46

3.3   ¿Qué es la fiebre? 47

3.4   ¿Por qué la de protección exagerada de un organismo contra
       las infecciones es un arma de doble filo? 48

3.5   ¿Qué significa antimicrobiano?... 48

3.6   ¿Por qué hay microbios que no responden a tratamientos
       que fueron previamente eficaces? 51

4. ¿Qué son las bacterias y cómo se las caracteriza? **52**

4.1   ¿Qué es la Microbiota? 54

4.2   ¿Qué bacterias enferman a los humanos? 55

4.2.1 ¿Qué bacterias enferman la piel y las mucosas?........................... 56

4.2.1.1 Los estafilocos (*Staphylococcus aureus* y otras especies)............ 56

4.2.1.2 Los estreptococos (*Streptococci*) 57

4.2.1.3 La escarlatina 57

4.2.1.4 *Pseudomonas aeruginosa* 58

4.2.1.5 *Erysipelothrix rhusiopathiae* 58

4.2.1.6 *Mycobacterium ulcerans* 58

4.2.1.7 Treponemas no sifilíticos... 59

4.2.1.8 *Mycobacterium leprae* (Lepra) 61

4.2.2 ¿Qué enfermedades bacterianas afectan los oídos, la boca,
       los dientes y el tronco broncopulmonar? 62

4.2.2.1 Las infecciones bacterianas de los oídos............................ 63

4.2.2.2 Las infecciones bacterianas de la cavidad bucal..................... 63

Las gingivitis) 63

La carie... 63

Noma (del griego devorar).. 64

4.2.2.3 ¿Qué son las anginas bacterianas?................................... 65

La angina pultácea 65

La angina de Ludwig 65

La angina ulcerosa de Vincent 66

La angina seudo-membranosa 66

4.2.2.4 ¿Qué es la difteria? 66

4.2.2.5 ¿Qué infecciones bacterianas afectan las cavidades nasales
       y las estructuras conexas? 67

4.2.2.6 ¿Qué bacterias provocan enfermedades en las cavidades
       respiratorias altas?... 68

Dolor de garganta y faringitis 68

La laringitis bacteriana 69

Crup bacteriano o laringo-traqueobronquitis bacteriana 69

La traqueitis bacteriana 69

La epiglotitis 70

4.2.2.7 ¿Cómo afectan las bacterias a los bronquios y a los pulmones? 70

Bronquiolitis 70

Bronquitis 70

Bronquitis bacteriana prolongada 71

Tos convulsa o coqueluche 71

4.2.2.8 ¿Qué es la Tuberculosis? (También llamada Peste Blanca o Tisis) 72

4.2.2.9 ¿Qué bacterias provocan las llamadas neumopatías
o pneumopatias atípicas? 75

Las *clamidiasis* (o *chlamydiasis*) respiratorias 75

Chlamydia pneumoniae 75

Chlamydia psittaci 75

Nocardia 76

Actinomices israelii 76

Burkholderia pseudomallei (antes considerada *Pseudomona*) ... 77

Legionella pneumophila 77

Las mycoplasmosis pulmonares 78

4.2.3 ¿Cómo se ve afectado el corazón por infecciones bacterianas? 78

4.2.4 ¿Qué enfermedades provocan las bacterias que invaden los tejidos
cerebrales y las membranas que recubren el sistema nervioso? 79

4.2.4.1 Encefalitis 79

4.2.4.2 Mielitis 79

4.2.4.3 Meningitis 79

Las meningitis provocadas por *Neisseria meningitidis*
(meningococo) 80

Vacuna anti meningococco 82

¿Cómo se protege a la población frente a la aparición de
casos de meningitis provocada por *Neisseria meningitidis?*.. 82

Meningitis provocadas por *Haemophilus influenzae*.............. 83

La profilaxis antibiótica para la meningitis confirmada
por *Haemophilus influenzae* 84

Las vacunas anti *Haemophilus influenzae b* 84

Meningitis bacterianas de los adultos por
Streptococcus pneumoniae 84

Las vacunas antineumocóccicas
(anti *Streptococcus pneumoniae*) 85

4.2.5 ¿Cómo enferman las bacterias al aparato urinario? 85

4.2.6 ¿Qué enfermedades provocan las bacterias en los órganos genitales? .. 86

4.2.6.1 Gonorrea 86

4.2.6.2 Chancro blando 87

4.2.6.3 *Chlamydiasis* genitales y anogenitales................................ 88

4.2.6.4 Donovanosis 89

4.2.6.5 Infecciones genitales por *Mycoplasma* 89

4.2.6.6 Sífilis... 90

4.2.6.7 Bacterias que lesionan selectivamente las mucosas vaginales ... 91

    La vaginosis 91

4.2.7 ¿Qué enfermedades provocadas por bacterias patógenas
son transmitidas por aguas y alimentos contaminados? 92

4.2.7.1 ¿Qué significa agua bacteriológicamente potable? 92

4.2.7.2 ¿Qué son las enteritis agudas y las colitis? 93

4.2.7.3 Las bacterias contaminantes de aguas y alimentos................. 93

    Escherichia coli 93

    Staphylococcus aureus (estafilococo dorado) 93

    Shigella 94

    Salmonella 95

        Las fiebres tifoideas (también llamadas tifus) 95

    Yersinia enterocolitica 96

    Campylobacter 97

    Helicobacter pylori 98

    Leptospirosis 98

    Listeriosis 99

4.2.8 ¿Bacterias que contaminan el agua y los alimentos (*Vibrio*) y
bacterias en situaciones de falta de oxígeno o de agua producen
esporos con toxinas mortales? (*Clostridium* y *Bacillus*) 100

4.2.8.1 Los *Vibrio* 100

    Vibrio vulnificus 100

    Vibrio parahaemolyticus 100

    Vibrio cholerae 100

4.2.8.2 Bacterias productoras de esporos y toxinas mortales............. 101

    Enfermedades provocadas por *Clostridium*............................. 102

        Tétanos 102

        Clostridium botulinum 103

        Clostridium perfringens 104

        Clostridium difficile 105

4.2.8.3 ¿Qué enfermedades son provocadas por bacterias de la
familia *Bacillus* productoras de esporos con toxinas letales? ... 106

    Bacillus cereus 106

    Bacillus anthracis 106

4.2.9 ¿Qué enfermedades bacterianas transmiten (en su mayoría)
la leche fresca y los quesos caseros?... 108

4.2.9.1 Brucelosis 108

4.2.10 ¿Qué enfermedades bacterianas son transmitidas por pulgas, piojos, garrapatas, animales terrestres y acuáticos? 109

4.2.10.1 Los transmisores de bacterias que caminan, corren, vuelan y nadan 109

Las pulgas 109

Los piojos 109

Las garrapatas 109

Las chinches 110

4.2.10.2 Pulgas y enfermedades bacterianas 110

Pulgas y peste negra... 110

Pulgas y enfermedades bacterianas....................... 113

4.2.10.3 ¿Qué enfermedades bacterianas (Rickettsiosis, Tifus, Borreliosis, Ehrlichiosis, Bartonelosis) son transmitidas por insectos (pulgas y sobre todo garrapatas) que parasitan animales domésticos, animales de granjas y animales salvajes en selvas y bosques? 115

Las Rickettsiosis 115

Tifus murino endémico 115

Tifus exantemático epidémico 116

Fiebre de las Montañas Rocosas 117

Fiebre botonosa mediterránea 117

Fiebre Q 117

Fiebre Tíbola... 118

Ehrlichiosis.. 119

Enfermedad de Lyme 119

Tularemia 120

4.2.10.4 ¿Qué son las Bartonellosis? (Fiebre Quintana o Fiebre de las trincheras, Angiomatosis bacilar, Peliosis hepática, Enfermedad de Carrión o verrugas del Perú) 122

Fiebre Quintana o fiebre de las trincheras o fiebre de los 5 días 122

Angiomatosis bacilar 122

Peliosis hepática 123

Enfermedad de Carrión o fiebre de Oroya o verrugas del Perú 123

4.2.11 ¿Qué enfermedades bacterianas transmiten las mordeduras de animales? 124

4.2.11.1 Mordedura de ratas 124

4.2.11.2 Mordeduras y arañazos de gatos y perros.............. 124

Infección por *Pasteurella*....................................... 124

Enfermedad del arañazo del gato 125

Infección por *Capnocytophaga*.............................. 125

4.2.11.3 Mordeduras de peces contaminados o transmisión de infecciones a través de lastimaduras en contacto con aguas con peces contaminados... 126

Mycobacterium marinum 126

Aeromonas 126

4.2.12 ¿Qué enfermedades provocan los microbios que venciendo las barreras de protección invaden la sangre? 127

4.2.12.1 ¿Qué significa Bacteriemia? 127

4.2.12.2 ¿Qué significa septicemia? 127

4.2.13 ¿Por qué las infecciones bacterianas pueden provocar la muerte de mujeres que dan a luz? ¿Por qué morir por parir o morir al nacer?..... 128

4.2.13.1. Higiene... 128

4.2.13.2 ¿Qué es la microbiota (o microbioma) de la placenta? 129

4.2.13.3 ¿Cómo contaminan las bacterias a los recién nacidos? 129

4.2.13.4 ¿Qué enfermedades bacterianas graves pueden transmitirse durante el parto al recién nacido? 130

4.2.13.5 ¿Qué infecciones bacterianas se ponen de manifiesto en los ojos en las primeras horas de vida? 130

4.2.13.6 ¿Qué bacterias predisponen a la ceguera a los niños que viven en condiciones de pobreza material extrema y analfabetismo? 131

4.2.14 ¿Qué son las infecciones nosocomiales? 132

4.2.15 ¿Qué significa desinfección, antisepsia, pasteurización y esterilización? 133

Informaciones adicionales 134

5 ¿Qué son y cómo se originaron los virus?.................................. **137**

5.1 ¿Cómo se detectan los virus, cómo se nutren y cómo se reproducen? 138

5.2 ¿Qué significa parasitismo integral? 139

5.3 ¿Qué virus enferman a los humanos?... 140

5.3.1 Las virosis de la infancia... 140

5.3.1.1 Sarampión 140

¿Por qué el virus del sarampión pueda provocar complicaciones mortales varios años después de haberse aparentemente curado la enfermedad? 141

¿Por qué es vital la vacunación de la población contra el sarampión? 141

5.3.1.2 Rubeola 142

5.3.1.3 Varicela 143

5.3.1.4 Eritema infeccioso o quinta enfermedad 143

5.3.1.5 Exantema súbito (roséola infantil o sexta enfermedad) 143

5.3.1.6 Viruela (del latín *varus*, pequeña pústula) 143

5.3.1.7 Paperas o parotiditis 145

5.3.1.8 *Bocavirus* 145

5.3.1.9 Bronquiloitis.. 146

5.3.2 ¿Qué virus afectan preferentemente a los tejidos de la nariz,
garganta, oídos, laringe, faringe, bronquios y pulmones?................ 146

5.3.2.1 Los *Rhinovirus* 147

5.3.2.2 Rinosinusitis agudas virales 148

5.3.2.3 Laringitis viral 149

5.3.2.4 Faringitis viral 149

5.3.2.5 Laringotraqueitis aguda o Crup viral 149

5.3.2.6 Otras virosis respiratorias 150

5.3.3. ¿Qué es la gripe? 150

5.3.3.1 Covid19 (también denominado virus del síndrome
respiratorio agudo severo Coronavirus 2 (SARS-CoV-2)
o nuevo coronavirus 2019 156
Los pronósticos del brote de Covid 19....................... 157
Relativizando informaciones.................................... 159
Pánico y mortalidad global 160
La susceptibilidad individual frente a los virus
respiratorios: todos somos seres únicos 162
El reactoma viral (reacciones corporales
contra infecciones virales)..................................... 163
La precisión de los procedimientos utilizados el inicio del
brote para el diagnóstico de la infección viral por Covid 19... 163
Los marcadores biológicos de gravedad de infecciones
por Covid 19 en China 164
Algoritmo simplificado frente a la neumonía viral 165
Estrategias terapéuticas para la neumonía asociada
al Covid 19 165
Determinantes no biológicos de la gravedad de la infección
por Covid 19... 168
El miedo global que despertó un virus respiratorio 171

5.3.4 ¿Qué virus enferman la piel y las mucosas?.......................... 174

5.3.4.1 Los *Papillomavirus* humanos (HPV) 174
Prevención del cáncer provocado por los *Papillomavirus* 175

5.3.4.2 *Coxsackievirus* y enfermedad de la mano el pie y la boca 176

5.3.4.3 *Parvovirus* humano B19 176

5.3.4.4 ¿Qué son los Herpes y como afectan a los humanos?............. 177

Herpes simplex virus tipo 1 (HSV-1) 178

Herpes simplex virus tipo 2 (HSV2) 178

Varicella zoster virus (HHV3 o VZV)..................................... 178

Herpes simplex virus y *Varicella zoster virus*
en el sistema nervioso central. Encefalitis herpéticas. 180

Epstein Barr virus (EBV o *Herpesvirus* humano tipo 4 o HHV4) 181

Cytomegalovirus o HHV5 182

Herpes Humanos 6 y *Herpes Humanos 7* (HHV6 y HHV7) ... 182

¿Qué tumores se asocian con infecciones por *Herpesvirus*? 183

5.3.4.5 Molusco contagioso *(Molluscum contagiosum)* 184

5.3.5 ¿Qué enfermedades virales afectan sobre todo al aparato digestivo? ... 185

5.3.5.1 Los *Rotavirus* 185

5.3.5.2 *Calicivirus* (del latín *calyx*, cáliz) 186

Norovirus 186

Sappovirus 188

5.3.5.3 ¿Qué son las Enterovirosis? 188

Poliovirus.. 189

Coxsackievirus 191

Echovirus (virus Entéricos Citopáticos Humanos) 191

5.3.5.4 ¿Qué son las *Adenovirosis*? 191

Las infecciones gastrointestinales por *Adenovirus* 192

Los *Adenovirus* provocan epidemias de conjuntivitis y queratitis .. 192

5.3.5.4.3 *Adenovirus* y tumores.. 192

5.3.5.5 ¿Hay otras coronavirosis? 192

5.3.6 ¿Qué enfermedades virales se transmiten por fluidos biológicos
de animales enfermos o animales aparentemente sanos portadores?... 193

5.3.6.1 La rabia 193

5.3.6.2 ¿Qué son las Bornavirosis? 195

5.3.7 ¿Qué son las *Arbovirosis*? 196

5.3.7.1 *Bunyaviridae* (orden con más de 300 especies) 196

Crimea-Congo Hemorrhagic virus.. 197

Hantanvirus 199

Tratamiento 201

Heartland virus 202

Oropouchevirus 202

La Fiebre del Valle del Rift 202

La Fiebre Pappataci 203

Mayarovirus 203

Caraparuvirus 204

Guamavirus 204

Guaroavirus 204

Tacaiama virus 204

Sinnombrevirus 204

5.3.7.2 Los *Flavivirus* (flavi: amarillo, por la Fiebre Amarilla) 204

Fiebre amarilla 204

Denguevirus 207

Vacunas contra el dengue................................. 210

Encefalitis Japonesa 211

West Nile virus 211

Tick-borne Encephalitis Virus 212

Powassan virus 212

San Louisvirus 212

Zikavirus 213

5.3.7.3. Los *Arenaviridae* 215

Fiebre de Lassa 216

Fiebre Hemorrágica Boliviana (FHB) 217

Fiebre Hemorrágica Brasileña (FHB) 217

Coriomeningitis linfocítica 217

La fiebre hemorrágica Lujo 218

La Fiebre Hemorrágica Argentina 218

5.3.7.4 *Filoviridae*.. 219

Ebolavirus son *Filovirus* 219

5.3.7.5 *Togaviridae* 223

Semlikivirus 223

Chikungunyavirus.. 223

Sindbisvirus 225

Virus de la Encefalitis Equina Venezolana 225

Virus de la Encefalitis Equina del Oeste 225

Mayarovirus 225

5.3.8 ¿Qué son las Paramyxovirosis emergentes?.................. 226

5.3.8.1 *Nipahvirus* 226

5.3.8.2 *Hendravvirus* (HeV) 227

5.3.8.3 ¿Dónde se concentran los reservorios de *Paramyxovirus*
que emergen y cómo aparecieron estas enfermedades? 227

5.3.8.4 ¿Qué mecanismo biológico explicaría la supervivencia
de murciélagos infectados con virus mortales? 229

5.3.9 ¿Qué medidas protegen a la población de enfermedades virales
transmitidas por pequeños roedores, por murciélagos y por sus
parásitos? ¿Pueden ser los humanos los agentes transmisores
de virus a otros animales?.. 229

5.3.10 ¿Qué medidas ambientales pueden contribuir a proteger la
población contra enfermedades virales transmitidas por mosquitos?.. 231

5.3.11 ¿Qué son los Retrovirus? ¿Qué enfermedades retrovirales se
transmiten por contacto genital o sanguíneo?................................... 232

    5.3.11.1 ¿Qué son las lentivirosis humanas?............................. 232

        HTLV-2 (virus linfotrópico-T humano tipo 2).................... 234

        HTLV-3 y HTLV-4 234

        Los *Spumavirus* 234

    5.3.12 Los virus de las Inmunodeficiencias Humanas (VIH) 235

    5.3.13 Polyomavirosis 239

    5.3.14 ¿Qué virus enferman y destruyen selectivamente
a las células del hígado?... 241

        5.3.14.1 Hepatitis 241

        Hepatitis A... 241

        Hepatitis B (VHB) 241

        Viroides... 243

          Viroides humanos: el Agente Delta 243

        Los Virus de las Hepatitis C 244

        Los Virus de la Hepatitis E 246

        Los Virus de la Hepatitis F 247

        Los Virus de la Hepatitis G 247

        Los TTV 248

    5.3.15 ¿Qué virus transforman las células normales en células cancerosas?... 248

        5.3.15.1 Virus transformantes.. 249

        5.3.15.2 Los *Polyomavirus* simios 40, aislados de monos,
provocan cáncer en hámsteres................................. 249

        5.3.15.3 *Polyomavirus Merkel* 249

    5.3.16 ¿Por qué se piensa que los virus participaron directamente
en la evolución de las especies?.. 250

Referencias adicionales.. 250

6 - ¿Qué son los hongos invisibles? 254

6.1 ¿Qué enfermedades provocan los hongos? 255

    6.1.1 Enfermedades fúngicas de seres inanimados y animados................ 255

        6.1.1.1 *Stachybotrys chartarum* 255

        6.1.1.2 El hongo *Phytophthora infestans*............................ 255

        6.1.1.3 El hongo *Botrytis cinerea* 256

        6.1.1.4 El hongo *Claviceps purpurea* 256

    6.1.2 ¿Qué enfermedades provocan los hongos en los humanos? 256

        6.1.2.1 *Micotoxicosis*
(Intoxicaciones por toxinas producidas por hongos) 256

        Micotoxicosis y Fuego de San Antonio.............................. 257

6.1.2.2 ¿Qué son las micosis? 259

¿Qué hongos enferman la piel y las faneras
(cuero cabelludo, uñas, etc.)? 259

Tiñas 259

Malazessia furfur 260

¿Qué levaduras son patógenas para los humanos? 260

¿Qué son las micosis profundas? 261

Las especies de Candida 261

Aspergillus 262

Histoplasmosis 263

Peniciliosis 263

Cryptococosis 264

Pneumocystis 264

Referencias adicionales.. 265

7 ¿Qué son Protozoos? ¿Cuáles enferman a los humanos? 267

7.1 Protozoos transmitidos por mosquitos, garrapatas, vinchucas (triatominos)
y moscas flebótomos.. 267

7.1.1 ¿Qué es el paludismo? 268

7.1.2 ¿Qué son las *Trypanosomiasis*?..................................... 274

7.1.2.1 ¿Qué es el mal de Chagas-Mazza?.......................... 274

7.1.2.2 ¿Qué es la enfermedad del sueño? 277

**8 ¿Qué riesgos acarrean para la salud pública los animales callejeros
que no han recibido tratamientos antiparasitarios?** 279

8.1 *Leishmaniasis* (kala azar en hindi, o enfermedad negra) 279

Epidemiología... 281

8.2 Hidatidosis 282

8.3 *Larva migrans, Toxocarosis* o *Toxocariasis* 283

**9 ¿Qué son los protozoos parásitos transmitidos por aguas,
alimentos o por heces?** 285

9.1 Toxoplasmosis 285

9.2 Otros microparásitos intestinales transmitidos del suelo
o del agua contaminada... 286

9.2.1 *Cryptosporidiasis* 286

9.2.2 *Cystoisospora belli* o *Isospora belli* 286

9.2.3 *Entamoeba gingivalis* 287

9.2.4 *Entamoeba histolytica* 287

9.2.5 *Giardia lamblia* 288

9.2.6 *Giardia* y *zoonosis* al revés... 289

9.3 ¿Las duelas? 290

9.4 ¿Qué parásitos transmiten los frutos de mar y los pescados
   que se consumen crudos o sin haber sido congelados? 291

   9.4.1 La *Clonorquiasis* y *Opistorquiasis* 291

   9.4.2 Paragonimiasis 291

   9.4.3 La Anisakiasis 291

9.5 ¿Qué es la Bilharziasis? 292

9.6 ¿Qué es la Dracunculiasis? 294

9.7 ¿Qué parásitos infestan humanos que ingieren carnes mal cocidas? 295

   9.7.1 Triquinelosis o Triquinosis 295

      Europa 296

      Tratamiento 297

   9.7.2 Cisticercosis 298

   9.7.3 Babesiosis (Piroplasmosis) 298

**10 ¿Qué protozoarios son transmitidos por contactos entre personas,
sin la intermediación de vectores o reservorios animales?** **300**

10.1 *Trichomonas vaginalis* 300

10.2 *Dientamoeba fragilis* 301

11 ¿Qué son las Filariasis? **302**

11.1 Filariasis linfática 302

   11.1.1 ¿Elefantiasis no parasitarias? 304

11.2 ¿Qué son las Loasis? 304

11.3 ¿Qué es la ceguera de los ríos? 305

11.4 ¿Qué otras microfilarias infestan a los humanos? 306

   11.4.1 *Mansonella ozzardi* 306

   11.4.2 *Mansonella perstans* 307

12 ¿Qué son las Geohelmintiasis? **308**

12.1 Ascariasis 308

**13 ¿Qué parásitos infestan la piel
y el cuero cabelludo?** **310**

13.1 La Sarna o Escabiosis 310

13.2 ¿Qué es la Demodicosis? 311

   13.2.1 ¿Qué provocan algunas variantes de *Demodex* en perros? 312

14 ¿Por qué se genera la resistencia
(o falta de sensibilidad) a los antiparasitarios? 313

15 ¿Qué son las amebas de vida libre? 314

15.1 Enfermedades provocadas por amebas de vida libre 315

15.2 *Naegleria fowleri* 315

15.3 *Acanthamoeba* 316

15.3.1 Queratitis por *Acanthamoeba* 316

15.4 *Balamuthia mandrillaris* 317

15.5 *Sappina* diploidea y *Sappina pedata* 318

15.6 *Vahlkampfia* 318

15.7 *Hartmannella* 318

Referencias adicionales 318

16 ¿Qué son los agentes infecciosos no convencionales? 321

16.1 ¿Puede haber reproducción de agentes infecciosos
sin información genética? 322

16.2 ¿Qué enfermedades humanas provocadas por priones
fueron caracterizadas al día de la fecha? 323

16.2.1 Enfermedad de Creutzfeldt-Jacob 323

16.2.2 Encefalopatía espongiforme asociada a la forma bovina
o enfermedad de las vacas locas 323

16.3.3 Enfermedad de Gerstmann-Straussler-Scheinker 324

16.2.4 Insomnio familiar fatal 324

Referencias adicionales 325

17 ¿Qué efectos benéficos son obra de los microorganismos? 326

17.1 Microbios, alimentos y bebidas 326

17.1.1 Los rumiantes y el pan 326

17.1.2 El vino 327

17.1.3 La sidra 327

17.1.4 La cerveza 327

17.1.5 El whisky y el sake 327

17.1.6 Los vinagres 328

17.1.7 Los encurtidos 328

17.1.8 Los embutidos 328

17.1.9 Las aceitunas 328

17.1.10 El yogur 329

17.1.11 El queso 329

17.1.12 El cacao fresco 330

17.2 ¿Cómo pueden participar los microbios en el control de las plagas
de insectos dañinos? 330

17.3 ¿Cómo contribuyen los seres invisibles al progreso
de las nuevas tecnologías? 331

17.4 ¿Por qué los microbios pueden ser remedios para mejorar
el medio ambiente contaminado? 332

**18 ¿Qué microbios en el tercer milenio siguen provocando enfermedades mortales
prevenibles y curables en poblaciones desatendidas (olvidadas)?** 334

18.1 Enfermedades listadas de origen microbiano que afectan
a poblaciones desatendidas 335

18.2 El Micetoma 335

18.3 ¿Qué factores influyen para eliminar las enfermedades mortales de origen
microbiano o las que crean discapacidades físicas y afectivas irreversibles?... 337

**19 ¿Qué son las enfermedades asociadas
a las llamadas catástrofes naturales (sic)?** 338

19.1 Epidemia 338

20. Microbios y fin de vida: epílogo y cuestionamientos 345

Referencias adicionales.. 346

1. ¿Qué son los seres vivos? ¿Por qué vivos?

Vivir es el fenómeno que proporciona capacidades para nacer, nutrirse, crecer, metabolizar, responder a estímulos externos, responder a estímulos internos, transmitir características biológicas y aprendizajes, reproducirse, morir y reintegrar los componentes que hicieron posible la vida al entorno que la generó.

En el concepto de seres vivos, se incluye todo aquello que distingue los reinos animal, vegetal, hongos, protistas, arqueas y bacterias, del resto de las realidades naturales.

No puede establecerse temporalmente con exactitud en qué momento fechar la aparición de los seres vivos, pero datos paleontológicos sugieren que este fenómeno por el momento único al planeta tierra, data de al menos 4.000 millones de años.

Para explicarse lo que es estar vivos, diferentes producciones culturales evocan los orígenes del planeta en el que vivimos con narraciones, mitos, tradiciones, leyendas, revelaciones trascendentes, aproximaciones –algunas pseudocientíficas– o hipótesis basadas en modelos físico-matemáticos.

En África, la etnia Yoruba considera que Olorum (la imagen del cielo) pidió a sus hijos que crearan un reino en el que se extendieran sus descendientes. Olurum lanzó una cadena desde donde vivía para que baje su hijo Oduduwa, el que al descender creó las aguas y con un puñado de tierra sobre las aguas formó su reino. Allí una gallina que portaba, rasgó el suelo y enterró una semilla de la que creció un gran árbol de dieciséis ramas, que representan a los dieciséis hijos de Oduduwa, de los que descienden las dieciséis tribus que poblaron la tierra.

Para la etnia zulú, Unkulunkulu emergió del vacío y creó el primer hombre a partir de dos rocas. Con ayuda de hierbas se modelaron dos seres humanos: un hombre y una mujer y la vida sobre la tierra.

En América del Norte las narraciones de ciertos grupos originarios refieren el origen terrestre a un hombre y una mujer, en un mundo sin animales. La mujer pidió al cielo que le ayudara a poblar la tierra, tras lo que recibió la orden de hacer un agujero en el hielo para pescar en esas aguas. La primera mujer fue sacando uno a uno todos los animales del planeta, de los que el reno fue el último de la creación.

Las poblaciones del valle de México consideraban que el universo era negro y sin vida. Los primeros seres se reunieron en esa oscuridad en Teotihuacán, y decidieron que el creador del mundo tendría que arrojarse a una hoguera para que la vida apareciera.

Los pueblos de cultura Náhuatl consideraron que existía un inmenso mar habitado por un monstruo. Para atraerlo, un ser supremo llamado Tezcatlipoca utilizó su pie como carnada y el monstruo lo mordió y lo comió. Antes que Tezcatlipoca fuera totalmente deglutido en las aguas, los dioses lo tomaron y fueron estirándolo, dando formas a la tierra. Sus ojos se convirtieron en lagunas, sus lágrimas en ríos y sus orificios en cuevas. Para confortar su dolor, obraron para que aparezca la vegetación, seguida por la aparición de los humanos.

En la península de Yucatán, la cultura Maya convivía con el mito de las aguas de un mar inmóvil, en el que existían entes sobrenaturales en un estado de calma absoluta. El uso de ciertas palabras sobre ellos, hizo posible la aparición de todas las formas de vida, y en ese contexto el producto de la mezcla de una masa de maíz con sangre de los dioses provocó la aparición de los humanos.

Para los pueblos de los Andes centrales la aparición de la vida se asoció con imágenes divinas que se asociaron a hechos naturales. Los humanos fueron el resultado del encuentro de los dos hijos del Sol, Manco Cápac y Mama Ollo, quienes salieron del lago Titicaca y poblaron el universo.

En Chile, los mapuches referían el origen de su gente a una serpiente marina llamada Kai Vilú que decidió exterminar las primeras formas de vida ahogándolas en el mar. Otra serpiente, Treng, se compadeció de los humanos y los condujo a las altas montañas para salvarlos, aumentando la altura de la cordillera mientras que Kai hacía crecer el mar. En el duelo entre los dos espíritus, los muertos fueron convertidos en aves, peces y lobos marinos. Los humanos que lograron a aplacar la ira maligna de Kai sobrevivieron y son a los que los mapuches veneran como antepasados. Ese grupo cultural consideraba que las malas acciones de los humanos provocaban las erupciones de volcanes que obligaron a vivir en territorios costeros protegidos de la lava, pero expuestos a los maremotos (hoy tsunamis) que les sigue enviando Kai.

En Oriente se oponían dos imágenes originarias, por una parte, la luz, el sol y el fuego, y por otra, la oscuridad, la luna y el agua. Al comienzo todo era caos y las fuerzas yin y yang estaban equilibradas. Uno de los espíritus sobrenaturales llamado Panga salió de un huevo y creó el mundo, dividiendo el yin y el yang con su hacha. En ese acto, yin (pesado) se hundió para formar la tierra mientras que yang se elevó para formar los cielos. Panga permaneció entre ambos elevando al cielo durante 18.000 años y de su respiración surgió el viento, de su voz el trueno, del ojo izquierdo el sol y del derecho la luna. Su cuerpo formó montañas, su sangre ríos, sus músculos tierras y el vello de su cara las estrellas y la vía láctea. Su pelo dio origen a los bosques, sus huesos a los minerales preciosos y la médula a los diamantes sagrados. Su sudor cayó en forma de lluvia y las pequeñas criaturas que poblaban su cuerpo, se convirtieron en los seres humanos.

En Japón se invocaron mitos de seres superiores que convocaron a dos criaturas, Isangas e Izan. Se les ofreció una lanza con joyas o la lanza de los cielos. Estas dos criaturas iniciaron un puente entre el Cielo y la Tierra y agitaron el océano con la lanza. Cuando las gotas de agua salada cayeron de la punta de la lanza formaron la isla Onagro. De esta unión nacieron ocho grandes islas de la cadena japonesa, seguido de seis islas más y muchas deidades.

Para el confucionismo y el taoísmo en la cultura china las referencias del origen de la vida son relativamente recientes. Algunas refieren a un pájaro que en China se representaba como un cuervo, símbolo de luz, y la serpiente acuática, de oscuridad. El resultante de la unión de los dos principios fue el primer humano.

En la India, las tradiciones budistas consideran que el universo no tuvo origen y no tendrá fin. Buda consideraba que concentrarse en el origen del mundo provoca aflicción y locura, comparando el cuestionamiento del origen de la vida a la parábola de la flecha envenenada: un humano alcanzado por una flecha envenenada, antes de que la extraiga, quiere saber quién le ha disparado, de dónde vino la flecha, por qué le dispararon, etc. Mientras pregunta, morirá antes de obtener la respuesta.

El texto budista Agama-Sutra, menciona un proceso de creación recíproco donde todas las situaciones se articulan en red bidireccional. Una expansión produce la siguiente contracción donde reina el caos, seguido de una expansión donde reina el orden y sigue interminablemente este proceso. La vida habría surgido de otra vida previa que cayó del estado espiritual al material. Un himno hinduista del segundo siglo antes de la era común (aec) relata que la vida se creó con los remanentes de un gigantesco ser primigenio varón, en una época en la que se realizaban sacrificios humanos.

Para las tradiciones de la Mesopotamia asiática, el universo apareció cuando un abismo se abrió y dio nacimiento al creador del cielo y de la Tierra.

En Grecia, un mito primigenio indicaba que a partir de un profundo vacío emergió Gea (la Tierra) con otros entes divinos entre los que estaba Eros (Amor). Gea dio luz a Urano (Cielo) que la fertilizó y de esta unión nacieron las primeras formas de vida, entre las que se hallaban los Titanes y los Cíclopes.

En las tradiciones escandinavas, las leyendas se refieren a un mundo de hielo y a un mundo de fuego, entre los que había un hueco profundo y sin vida. Un gigante hermafrodita primitivo llamado Ymir unió sus piernas y pudo autocopularse, creando una niña a la que una vaca gigante alimentó. Los primeros individuos asesinaron a Ymir y con su cuerpo formaron al universo.

En las civilizaciones de oriente medio que adoptaron al monoteísmo, (judaísmo, cristianismo e islamismo), se indica en el libro *Breshit* (Génesis), que un sólo ente trascendente creó al mundo en 6 días. El primer humano creado, Adán, recibió la vida en un huerto denominado Edén. Seguidamente Eva fue originada a partir de una costilla de Adán. Los monoteísmos consideran que la aparición de la vida es obra de un sólo y único gran Creador en cada uno de los seres, que concluyó de manera simbólica su tarea, la tarde del quinto día de la creación.

Los dogmas creacionistas, de reciente aparición, explican que la tierra es joven, estableciendo que el planeta ha sido creado por un Dios hace 6.000 años, según cálculos basados en edades de personajes bíblicos mencionados en *Breshit*. Este movimiento ideológico-religioso –uno de los componentes de la doctrina de varias corrientes religiosas en los Estados Unidos– rehúsa los trabajos científicos de la astrofísica y los de la biología, negando toda evolución y extinción de especies vivas. Establece que cada ser vivo proviene de un acto con un propósito divino. Según esta cosmovisión, el arquitecto del universo no crearía seres que necesitaran cambios o adaptaciones para lograr la supervivencia de sus descendientes. Por otra parte, no permitiría que seres creados se extinguieran. Los creacionistas, se oponen a las evidencias de la biología, niegan los efectos plásticos que sufrieron las moléculas de los ácidos nucleicos (ADN) y de sus reguladores en el transcurso de la vida sobre la tierra.

En los Estados Unidos de Norteamérica, después que hubieran sido confrontadas las explicaciones bíblicas con las demostraciones biológicas, a finales de la década del 80, se difundió la idea del diseño inteligente. Esta corriente establece que la vida es el resultado de acciones racionales emprendidas de forma deliberada por uno o más agentes inteligentes. Considera que detrás de cualquier logro humano hay inteligencia, con lo que todas las estructuras con funcionamiento ordenado y complejo (átomos y células) son producto de una intencionalidad. Rechazan las posturas que consideran que los seres vivos se diferenciaron a través de un proceso azaroso sin la intervención directa de un Creador omnisciente.

La Iglesia de Jesucristo de los Santos de los Últimos Días por su parte establece que la vida es un espacio de interacción de materia y energía con un creador arquitecto, que no tiene origen.

Algunas entidades filosóficas incluidas ciertas ramas de la Francmasonería, de los Rosacruces o de la Orden Martinista basan sus ritos en los actos creadores de un gran arquitecto del universo, independientemente de las consideraciones ateas o deístas de sus miembros.

La cienciología, originalmente propuesta por un escritor de ciencia ficción (Hubbard) como una filosofía laica, se asume como religión desde 1953, cuando se constituyó la Iglesia de Candem en New Jersey. La cienciología y la doctrina dianética integraron un mito fundador en el que Xenu, un dictador de la confederación galáctica, trajo millones de personas a la Tierra en naves espaciales hace

75 millones de años. Los desembarcó y los aniquiló con bombas de hidrógeno, pero sus almas se pegaron a los cuerpos de los sobrevivientes a esa hecatombe. La Dianética, que se estructura con creencias de la Iglesia de la Cienciología, establece que la aparición de la vida es un secreto que no puede revelarse a los que no adhieren a la creencia.

El raelismo es un movimiento basado en la filosofía atea de Claude Vorilhon, que establece que hubo seres que llegaron en una nave espacial procedente de una civilización de 25.000 años de antigüedad. Tuvieron encuentros con el creador del raelismo en la década del 70 y le transmitieron un mensaje sobre el origen de la vida. Sugieren que después de la formación de la tierra, seres de otro planeta crearon vidas, utilizando manipulaciones genéticas, y siguiendo los mensajes dictados a Rael, quien por su parte afirmaba que estos mensajes ya habían sido enviados a otros profetas (Abraham, Buda, Jesús, Mahoma, etc.). Para el raelismo, los extraterrestres llamados Elohim, crean vida mediante técnicas sofisticadas de clonación humana y transferencia mental, induciendo la inmortalidad en los humanos.

Todas las creencias, religiones y sectas tal vez pueden ayudar a paliar la angustia que despierta el cuestionamiento del origen de la existencia y lleguen a consolar la desesperación que en algunos revela la otra cara de la moneda, es decir, el fin de la vida. Por eso, hasta aquí, han sido presentadas sucintamente algunas leyendas y explicaciones de la aparición de la vida visible, y en todas hubo intervención de instancias sobrenaturales. No obstante, los enfoques multiculturales, las explicaciones científicas no han podido hasta la fecha validar ninguna narración mítica, por lo que se ha hecho infranqueable la barrera que permita establecer un diálogo franco entre ciencia y creencia.

El pensamiento de los científicos –creyentes o no creyentes– desarrolla conceptos y explicaciones verificables, que no se justifican con milagros, ni por aproximaciones místicas, elucubraciones imaginarias, revelaciones, ideas prefabricadas ni imposiciones de autoridades religiosas o políticas.

Teniendo en cuenta lo antedicho, a partir de este punto, todas las aproximaciones a lo vivo, visible o invisible por el ojo humano serán referidas exclusivamente a lo que implique verificación de enunciados, deducción de consecuencias y hechos validables por la experiencia (pensamiento racional).

1.1 ¿Cómo se concibe en la naturaleza el fenómeno vital?

Los fenómenos naturales se caracterizan por la inestabilidad en la cual nacen y desaparecen, con causas y efectos estocásticos (azarosos). Para tratar de asimilar la idea de vida, parece pertinente abstenerse de efectos deterministas de intervenciones divinas, pero basándonos siempre con explicaciones que no pretendan ser ni absolutas, ni autoritarias, ni dogmáticas, y que acepten que pueda sometérselas a estudio, a modificación y a revisión. Circunscripto el marco epistemológico, se puede enunciar que vida es materia con estructuras moleculares específicas cuyas existencias solo se han detectado en el sistema solar.

En otras palabras, en la naturaleza, un ente vivo se diferencia de lo inerte por sus capacidades para desarrollarse, manejando energía vital interna y pudiendo reproducirse con continuidad de la especie en entes similares.

1.2 ¿Cómo pensar el fenómeno de la vida?

Las corrientes racionalistas consideran que los seres vivos se generaron por un proceso combinatorio azaroso e inintencionado a partir de la materia inorgánica existente. Esto sucedió en situaciones imprevisibles, en las que se amalgamó energía, átomos simples, agua y gases —todo eso en ausencia de oxigeno libre al inicio del proceso (el oxígeno interactuando con la energía producida por los fenómenos telúricos intensos habría oxidado y destruido cualquier molécula orgánica en formación).

Según espectros moleculares, se ha propuesto que los componentes inorgánicos que contienen Fósforo (P), necesarios a la formación de las moléculas que proporcionan energía a los seres vivos, no formaron parte del desprendimiento que generó la masa terrestre en una explosión originaria (Big Bang), sino que llegaron al planeta tierra en meteoritos o por choque con otros planetas. Desde que la masa se desprendió, numerosas estructuras químicas azarosas se articularon en moléculas (más de un átomo pegados), dejando sin embargo abierto un interrogante: ¿los fenómenos que permitieron la aparición de la vida sobre la tierra se produjeron en una sola o en varias instancias?

1.3 ¿Cómo se llegó integrar la existencia de vidas invisibles?

En términos populares, desconfiar, dudar o no dar crédito se enuncia como "ver para creer". Sin embargo, en los evangelios se subraya la idea de "bienaventurados los que no vieron, y creyeron". Las constancias de incredulidad fueron totalmente subvertidas gracias al saber microbiológico. En efecto, las investigaciones sugieren que la combinación de elementos inorgánicos provocó la estructuración de seres invisibles, separados y diferenciados. En esas primeras unidades de vida, la información de cada una pudo almacenarse y transmitirse gracias a una combinación de átomos de Carbono, Fósforo, Hidrogeno y Nitrógeno, que formaron solamente 4 unidades bien diferenciadas llamadas nucleótidos. Al pegarse en un orden imprevisible y repetitivo uno detrás del otro, los nucleótidos estructuraron los ácidos nucleicos.

Uno de esos ácidos nucleicos es el ácido desoxirribonucleico (ADN), la molécula biológica que vehicula mensajes escritos solamente con esos 4 elementos unitarios (nucleótidos). Por ende, el ADN podría hasta asimilarse funcionalmente a la memoria real (disco duro) de sistemas informáticos, siendo biomoléculas auto–copiables desde una base de datos que ellas mismas transmiten.

A partir de los ADN (mensajes escritos con 4 nucleótidos y que curiosamente se leen de 3 en 3) se redactan códigos de vida, o dicho de otro modo, mensajes que se pueden traducir para que la vida sea posible y continúe. Algunos mensajes sirven al ser vivo que los emite, y otros definen a las generaciones futuras.

Desde la memoria material inscripta en el ADN se inician los procesos vivos, en los que mensajes bioquímicos se transcriben en ácido ribonucleico (llamados ARN mensajeros) que podrán traducirse (imprimirse) para fabricar sustancias que se ensamblarán en las estructuras organizadas necesarias para el fenómeno físico de la vida material. Los ARN que se transcriben a imagen y semejanza de ciertas fracciones del ADN, llevan entonces los mensajes para la fabricación de proteínas (andamios, armazones y maquinarias).

La traducción del ARN en proteínas, se realiza en mini unidades estructurales específicas de cada especie viva y dentro de cada una de sus células.

Traducir mensajes inscriptos en los ARN mensajeros para fabricar proteínas, requiere armar nueva materia orgánica a partir de elementos simples. Pudo desencriptarse que el fenómeno biológico de traducción de mensajes utiliza un lenguaje que combina 23 sustancias presentes en la naturaleza (llamadas aminoácidos). Los 23 aminoácidos pueden ser producidos por los seres vivos o extraídos como nutrientes del medio ambiente.

Siguiendo estrictamente el orden fijado por el ADN, las proteínas traducidas (impresas) transmitidas por los mensajes de los ARN, pueden plegarse, combinarse entre ellas y torcerse, formando estructuras espaciales más complejas. Algunas sirven de sostén, y otras conforman toda la combinación de micromaquinarias o mini reactores químicos (llamados enzimas) para todas las funciones necesarias para que la vida sea posible.

Como corolario de estos procesos, a partir de datos almacenados con 4 elementos bien diferenciados en el ADN, se transcriben mensajes (ARN mensajeros) para que se traduzcan y se materialicen en proteínas, bases estructurales de la vida.

Por otra parte, el ADN para duplicarse, requiere de un cebador inicial, que es un fragmento de ARN. Sin ese iniciador, no hay transmisión de información. Del mismo modo, la traducción de mensajes en proteínas, se llevan a cabo sólo si se ha pegado fragmentos iniciadores de ARN.

Gracias a los estudios paleo biológicos, pudo demostrarse que las moléculas de ARN existieron antes de la aparición del ADN, sabiendo que los ARN pueden ejercer funciones informadoras y tareas enzimáticas (que se atribuían exclusivamente a las proteínas).

1.4 ¿Cuántas ramas se desprenden del árbol de la vida?

En las formaciones rocosas de silicio se hallaron estructuras de 2000 millones de años, con evidencias equiparables a funciones de células vivas. Resulta curioso que los meteoritos fechados en ese mismo período, contengan trazas de estructuras que podrían asimilarse a los ácidos nucleicos, aunque no se hayan podido poner en evidencia moléculas que evoquen estructuras de proteínas.

También resulta intrigante que todos los seres vivos compartamos denominadores comunes –que sugiere un parentesco entre todos a partir del ancestro común– siendo hasta hoy una mera construcción teórica basada en la comparación de ácidos nucleicos o proteínas, ya que datando la formación del planeta tierra a 4500 millones de años, no hay elementos que permitan confirmar la existencia de un ser vivo inicial.

Actualmente, la clasificación de los seres vivos, utiliza parámetros basados en relaciones evolutivas entre diferentes organismos a partir de la distribución de los caracteres primitivos y derivados. Esta aproximación permitió modelizar procesos vitales con análisis filogenéticos, dividiendo la vida en 3 dominios mayores:

Archaea (microrganismos primigenios sin núcleo ni organelas definidas, que pueden hallarse en zonas volcánicas y aguas termales, y que presentan paredes celulares diferentes de las bacterias), *Bacteria*, y *Eukarya* (plantas, hongos, animales, y humanos).

2. ¿Qué son los microbios?

El término microbio (sinónimo de microorganismo) incluye todos los seres vivos que, no siendo perceptibles a simple vista, pueden detectarse directamente con microscopios o por métodos de aislamiento en cultivo. Indirectamente, los microbios pueden identificarse utilizando técnicas inmunológicas con anticuerpos que los reconocen o capturan, o con útiles de biología molecular. Estos últimos, pueden amplificar 10 millones de veces las señales moleculares de los genes.

El estudio de la vida microbiana permitió así excluir y subvertir mitos, leyendas y explicaciones de intervenciones intencionales esgrimidas por un determinismo desde instancias superiores. Fuera de cualquier intencionalidad de un diseño inteligente, el azar de las combinaciones sucesivas en un entorno estocástico, generó vidas microbianas, como formas minúsculas individualizadas, producto de sustancias inorgánicas organizadas en estructuras moleculares organizadas en células (*Archea*), algunas con núcleo, se asociaron en tejidos (*Eukarya*). Los tejidos se asociaron en órganos y aparatos, para posteriormente generar seres más complejos.

2.1 ¿Por qué sin microbios no hay Oxígeno?

Durante muchos años, una de las mayores incógnitas sobre el origen de la vida fue el origen del agua. Una de las aproximaciones sostiene que el agua llegó con los impactos de asteroides o cometas, durante las últimas etapas de estabilización de nuestro planeta. En esas circunstancias, los cometas que chocaron con el planeta tierra habrían depositado grandes cantidades de hielo que se derritió. Sin embargo, las simulaciones *in-silico* han demostrado que, bajo alta presión y alta temperatura, el hidrógeno líquido y el dióxido de silicio (cuarzo) –que se encuentran en el manto superior de la Tierra– pueden por si mismos generar agua líquida, sin participación de elementos exteriores al planeta (el agua puede entonces haber sido formada dentro del manto del planeta).

Habiéndose demostrado que la vida bacteriana en la tierra existía en momentos en los que la atmósfera terrestre no contenía oxígeno gaseoso, las primeras formas de vida microscópicas, aparecieron en ambientes extremos de oscuridad absoluta de los fondos marinos, con concentraciones salinas altas, aguas alcalinas, lagos helados, aguas termales, géiseres del fondo de los océanos, aguas congeladas de la Antártida o del Ártico, y en fondos profundos de la capa terrestre.

En medios extremos, las proteínas (enzimas que se habían conformado en los primeros organismos) fabricaron materia orgánica y transmitieron vida, utilizando solamente la energía del sol asociada al agua y al aire. Estas primeras formas de seres vivos (algas verdeazuladas y cianobacterias), suministraron la materia orgánica primigenia a los mares.

Las micromaquinarias enzimáticas de las algas verdeazuladas y de las cianobacterias –vidas originarias– utilizaron también la energía que genera la diferencia de potencial de electrones de elementos captados del aire y de los metales, reaccionando con moléculas de agua (HOH). En ese proceso, los microbios integraron el hidrógeno (H) a la materia que creaban y que pegaban a los átomos de Carbono, liberando el Oxígeno (O) gaseoso del agua.

El Oxígeno liberado por las vidas anaerobias, hizo más tarde posible (hace unos 2.500 millones de años), que las células utilicen los electrones de los orbitales externos de los átomos de Oxígeno, pudiendo de esta manera degradar alimentos con mucho mayor rendimiento energético. Este fenómeno biológico marcó el inicio de la vida aerobia y de la respiración.

2.2 ¿Qué huellas imborrables dejaron los microbios en los humanos?

Las células, tal las conocemos hoy, no aparecieron por generación espontánea, ni fueron la producción voluntaria de un día.

En las plantas, algas y plancton actuales, los aparatos biomoleculares que producen y almacenan sustancias necesarias para que la vida les sea posible, muestran una estructura molecular similar a los aparatos enzimáticos (plastos) de las primeras formas bacterianas. Por otra parte, los análisis ultra microscópicos demostraron que las estructuras internas de los plastos de las plantas son similares a las cianobacterias.

Gracias a análisis paleo biológicos, se ha determinado que varias estructuras bioquímicas de las primeras formas de vida forman parte de las células de todas las plantas. Estas asociaciones, y la cooperación entre funciones, otorgaron a las células vegetales capacidades de existir como entes autótrofos, produciendo alimentos únicamente con el Carbono del aire (CO_2) y la energía de los fotones de la luz (fotosíntesis).

Por otra parte, en las células animales y humanas, las mini maquinarias biológicas productoras de energía (mitocondrias) contienen información genética almacenada en un fragmento de ADN que se organiza de forma similar a la de las bacterias primitivas. Aquí también, análisis minuciosos de la topografía ultra microscópica, pudieron demostrar que los centros activos de las mitocondrias, se ubican –como en las bacterias– en espacios limitados de sus membranas. Gracias a la alta resolución microscópica, se pudo confirmar que el tamaño de las mitocondrias en las células humanas es similar al de las bacterias primitivas.

Dicho esto, resultaba llamativo que las mitocondrias de las células animales y los cloroplastos de las vegetales, se dividan por si mismos (fisión binaria), reproduciendo la forma en la que se dividen las bacterias primitivas. Por añadidura, la fabricación de proteínas en las mitocondrias y en los cloroplastos no es estrictamente dependiente de las células que los albergan, habiéndose probado que los componentes químicos que sustentan la memoria celular (cromosomas del núcleo de las células evolucionadas), circulan hacia los cloroplastos y hacia las mitocondrias, estableciendo una interdependencia en la célula que los contiene.

Sumadas todos estos datos, pudo establecerse que durante la diferenciación y evolución de los seres vivos (filogénesis) hubo formas de vida que deglutieron otras, provocando saltos cualitativos de especies.

A partir de esto, los 2 tipos de microórganos intracelulares (plastos en plantas y mitocondrias en levaduras y células animales), son vidas ingeridas e integradas a nuevas células complejas. Este salto –debido al azar y fuera de toda disposición– posibilita hoy el uso de los electrones del oxígeno, para que la glucosa sea el combustible producto de energía biológica.

Los tejidos, órganos y aparatos de todos los animales –incluidos los del cuerpo humano– están configurados por células. Se ha podido establecer que en una persona hay 10 veces más microbios que células propias, y en los jeroglíficos biológicos de los microbios, se han descifrado mensajes para actividades hasta hace poco insospechadas. La paleo microbiología pudo demostrar que en los fósiles hay microbios que se integraron en cromosomas de células de huéspedes. Si los genomas, por ejemplo, se integraron en células reproductoras sin destruirlas, la información podrá ser transmitida a los descendientes. De ahí que ciertas características codificadas por virus podrían ser heredadas por ese proceso de endogenización de información. Las infecciones múltiples fueron las que originaron los llamados retrovirus endógenos, que actualmente son parte del 8% del genoma humano. Las proteínas provenientes de retrovirus endógenos participan durante la formación de la placenta, manteniendo el equilibrio entre feto-embrión y cuerpo de la madre.

2.3 ¿Cómo se nutren los seres invisibles?

Crear materia requiere que los átomos de Carbono puedan pegarse para formar moléculas orgánicas. Algunos seres vivos tienen la capacidad para fijar al Carbono gaseoso del aire gracias a la energía que proporcionan los electrones captados de la luz, o por electrones de reacciones químicas similares a las que se producen en las pilas eléctricas. En este último caso, las proteínas microbianas son capaces de usar las diferencias de potencial entre los metales para reducir (integrar electrones al átomo de Carbono gaseoso) fijándolo en la materia viva (fenómeno llamado quimiotrofismo).

Independientes de los alimentos del exterior y de la luz, se han aislado también seres vivos microscópicos sulfurosos, que producen materia orgánica y vida en la oscuridad, gracias a reacciones químicas que liberan electrones del ácido sulfhídrico disuelto en el agua.

Otros microbios de ríos y mares fijan Carbono del aire, recuperando y liberando los electrones del hierro presente en el agua o del hidrogeno, o de los nitratos.

Por lo tanto, algunos seres vivos están equipados con sistemas enzimáticos para vivir nutriéndose solamente de agua, sales y metales. Esos organismos (autótrofos), captan, fijan, fabrican, modelan y estructuran la materia viva (materia orgánica) gracias a reacciones químicas controladas por sus propios aparatos enzimáticos. Ese *modus vivendi* llamado autotrofismo, permite también generar alimentos a partir del agua, carbono gaseoso del aire y nitrógeno, construyendo estructuras complejas sin ninguna participación de la materia orgánica del exterior.

Sin embargo, gran parte de las especies microbianas son heterótrofas, y sus vidas dependen de otras formas de vidas, que les proporcionen materia orgánica para vivir y reproducirse. Los seres heterótrofos requieren materia orgánica pre fabricada, y pueden establecer relaciones saprófitas cuando se nutren de materia orgánica en descomposición, o relaciones parásitas, cuando sus vidas dependen de otros seres vivos, o simbióticas, cuando se asocian con otros seres vivos en un fenómeno biológico que produce beneficio mutuo. Por otra parte, algunos microbios cuentan con toda la maquinaria necesaria para reproducirse, pero requieren la participación de otras células evolucionadas para obtener energía (*Chlamydiales, Rickettsiales,* etc.).

2.4 ¿Cómo operan los sistemas de comunicación de los seres invisibles?

Las informaciones genéticas para futuras generaciones de los agentes microbianos convencionales (bacterias, virus, parásitos y hongos) se almacenan —como indicado— en unidades de información llamadas genes (moléculas de ADN o de ARN), que contienen datos para por una parte producir las estructuras biológicas que lleven a cabo las funciones vitales, y por otra, transmitir informaciones de especie y variantes a las generaciones futuras.

Por otra parte, se han identificado productos microbianos utilizados como sistema de comunicación. Algunos microbios pueden emitir microtubos, por los que transmiten informaciones biológicas a otras células receptoras (conjugación), y de esa manera conferir capacidades para resistir a los antibióticos, o colonizar ambientes adversos, o garantizar la diseminación de genes, propiciar la fertilidad, liberar sustancias tóxicas, sintetizar enzimas para destruir solventes orgánicos y ácidos, y hasta para transformar un agente banal en un agente patógeno virulento.

Otros microorganismos pueden incorporar informaciones que circulan en el exterior (fragmentos de ADN). La incorporación e integración de esos fragmentos, puede producir transformaciones que otorguen nuevas características, algunas ventajosas para la supervivencia. También se han detectado cambios en especies microbianas inducidos por diminutos trozos de ADN endógenos llamados transposones, que son fragmentos de informaciones que se comportan como genes saltarines dentro de la célula microbiana.

Los microbios pueden en ciertas circunstancias poner en marcha mecanismos para integrar fragmentos de ADN que actúan de forma independiente de los cromosomas (plásmidos). Los plásmidos no siempre transmiten informaciones esenciales, aunque pueden vehiculizar entre otros, mensajes para sobrevivir en contextos poco favorables. Los plásmidos pueden tener consecuencias nefastas para la salud humana, sobre todo los que se detectan en ámbitos hospitalarios, porque pueden ser los transmisores de capacidades para perder la sensibilidad a numerosos antibióticos.

Sin embargo, hay plásmidos de gran utilidad en biotecnología, participando en la producción de medicamentos, equipos de diagnóstico de laboratorio y organismos modificados genéticamente. El uso de plásmidos en agrobiotecnología debe exigir el respeto estricto de garantías por parte de las instancias públicas, certificando que, de los organismos genéticamente modificados, fueron eliminados todos y cada uno de los riesgos potenciales de transmisión de genes de resistencia a los antibióticos o a los antivirales.

Por último, numerosos virus transmiten datos que captaron de una célula que infectaron a otra, en un fenómeno de comunicación microbiológica denominado transducción, y algunas especies bacterianas pueden desencadenar la producción de sustancias que les permiten reaccionar rápidamente, cuando por ejemplo la temperatura, la humedad, o cualquier factor ambiental son adversos. Frente a esas circunstancias, se transforman en esporos o en quistes, formas de sobrevida para soportar condiciones desfavorables.

Se han caracterizado numerosas repeticiones de letras en capicúa (palíndromos, o dicho de otro modo, secuencias de genes que se leen de la misma forma al derecho y al revés) en zonas del ADN.

Todas las zonas con mensajes capicúas, están separadas por lo que fueran consideradas hasta hace muy poco frases mudas o simples letras espaciadoras. No obstante, en esos espaciadores se encontraron mensajes moleculares incrustados, que al confrontarlos con los resultados de los bancos de datos, permitieron confirmar la presencia de pequeñas secuencias de genes de otros microbios (virus y bacterias).

Por delante de lo que se consideraban letras espaciadoras mudas, también se encontraron secuencias biológicas activadoras.

Al conjunto de esos mensajes, se los caracterizó como repeticiones palíndromas cortas agrupadas y regularmente inter-espaciadas (CRISPR). Curiosamente, a muy corta distancia de estos agrupamientos, se encuentran mensajes (genes) que codifican la fabricación de enzimas que cortan pedazos de ADN (nucleasas). La sumatoria de estos elementos permitió conceptualizar la existencia de microbios con fragmentos de información genética externa incorporados durante exposiciones a otros microbios.

Las técnicas de biología molecular permitieron además distinguir el material genético de la especie que se integró (por ejemplo, un virus). Con eso, se pudo constatar que las bacterias que sobreviven una infección viral y pudieron capturar informaciones del virus agresor, serán capaces de protegerse y proteger a su progenie de infecciones futuras por ese virus. De este modo, la secuencia genética de un organismo a destruir, se almacena en una bacteria que sobrevivió y se transmite a sus descendientes, para que en el momento en que se produzca un nuevo encuentro con el agente del que insertó su información, lo destruya por la nucleasa que activará en su micro dispositivo protector. Los microorganismos con secuencias CRISPR destruirán la información genética del invasor, y gracias a este micro aparato de sofisticada defensa molecular, se están desarrollando tijeras biológicas para editar y tal vez corregir genes de manera simple y precisa.

2.5 ¿Cómo influyeron las decisiones políticas para que se pongan de manifiesto tantos avances científicos en tan pocos años?

Los textos de Grecia y de Roma aludían sin pruebas, a la existencia de entes invisibles que transmitían enfermedades, sin que se hayan formulado hipótesis sobre su origen o comportamiento. Recién con la diseminación masiva de la sífilis en Europa, llegó a sospecharse que una enfermedad dependía de un contacto inter humano. En 1546, Frascatorius intuyó que ciertas enfermedades se debían a seres que pasaban de un individuo a otro, y estas conjeturas plantearon dudas a los dogmas reinantes en la edad media, que atribuían las enfermedades a causas sobrenaturales. Sin embargo, una vez aceptada la idea de la transmisibilidad de las enfermedades –y contra las imposiciones reinantes– se debatió durante años acerca del origen de los seres invisibles, postulándose que se generaban espontáneamente a partir de la materia en la que se encontraban.

En 1621 Huygens en Holanda relató que había visto en el taller de un inglés llamado Drebbel, un instrumento capaz de ampliar imágenes, al que llamaba *microscopium.* Huygens y Van Leeuwenhoek fabricaron microscopios con vidrios pulidos que llegaron a aumentos de 300 diámetros, permitiendo en 1675 observar en una gota de agua sucia, una gran variedad de pequeños seres, a los que llamaron animáculos.

Posteriormente, se puso de manifiesto el concepto de generación espontánea en los alimentos a la intemperie que acababan plagados con microanimáculos. Aunque la comunidad científica haya evocado en el siglo XVIII la transmisión de enfermedades por seres invisibles, hasta finales del siglo XIX se esparcieron las hipótesis pleomórficas, que sostenían que los microorganismos eran animáculos que adoptaban formas y funciones cambiantes dependiendo de las condiciones ambientales. Sin embargo, en Italia Reddi probó con experimentos simples en el siglo XVII, que las larvas de moscas no aparecían si se tapaba la carne con un paño, sentando la primera base para refutar la teoría del origen espontáneo de la vida.

El Cabildo de Quito, Ecuador, solicitó la preparación de un método para prevenir las viruelas a Eugenio Espejo, quien publicó en 1785 un tratado, considerado uno de los primeros textos de enfermedades transmisibles. En su trabajo, atribuyó la enfermedad sobre todo a causas sociales y culturales, dejando establecido que los responsables de las epidemias contagiosas eran la ignorancia de la higiene, las deficientes condiciones sanitarias de la ciudad y la mala formación médica de los sacerdotes que dirigían el hospital de Quito.

Sin embargo, mientras que la duda fue y sigue siendo un crimen para los partidarios de la certeza dogmática, para los partidarios del cuestionamiento racional, la duda refuerza el pensamiento, interrogándolo en permanencia. Por eso, todas las hipótesis microbiológicas tuvieron que ser desde el principio verificables y rebatibles, haciendo que la absoluta certeza que caracteriza las revelaciones, no hayan podido confrontarse con la absoluta falta de certeza del pensamiento científico.

Con ideas iniciadas en la revolución industrial del siglo XVIII, el fermento de la ilustración social culminó con una revolución francesa, que en parte influyó en las decisiones de la época. Por eso, al separarse la iglesia del estado, se dio lugar al avance de ideas, por lo que no fue fruto del azar, que pocos años después de los edictos igualitarios de los 70 (que emanciparon a las minorías marginadas), se produjera un extraordinario desarrollo intelectual en la región, creando el caldo de cultivo que generó avances remarcables en el siglo XX. Cabe señalar, que en ese espacio, emergieron nuevos abordajes conceptuales que enriquecieron filosofía, psicología, psicoanálisis, matemáticas, física, química, biología básica, medicina y microbiología. En esos pocos años, se nutrió el fermento que hizo posible cambiar doctrinas imperantes por realidades experimentales.

Debe mencionarse que recién a principios del siglo XIX, las Facultades de Medicina de Europa –reputadas por el carácter discriminante de las condiciones de admisión de estudiantes– comenzaron muy de a poco a abrir sus puertas a estudiantes de familias no cristianas, autorizando por primera vez a las mujeres entre sus alumnos.

A pesar de ello, los que no profesaban la fe cristiana, tenían restringido el acceso a determinadas actividades como a la cirugía. Las actividades médicas de los nuevos alumnos fueron limitadas a las áreas de las ciencias médicas que tenían menos prestigio, tales como la microbiología, la inmunología y la psiquiatría. Por eso, entre los hitos que marcan el progreso del conocimiento de las vidas invisibles, amerita subrayar la atmósfera pluralista de integración a la sociedad creada en el imperio multinacional austro húngaro y en sus vecinos germanos desde 1867 hasta 1918.

En el imperio austro húngaro, el emperador José II, de tendencia liberal demócrata, (ascendió al trono de Austria en 1780), emitió un edicto de tolerancia, que autorizaba todos los credos a dedicarse a todos los oficios, negocios y artes. El Congreso de Viena otorgó posteriormente la igualdad civil a todas las religiones del imperio, aunque la completa emancipación de todos los habitantes fue conseguida en 1867. En Alemania, la emancipación y la igualdad de todos los habitantes fue promulgada recién en 1871.

En esa región del planeta, con prosperidad, emancipación y libertades individuales, pudo lograrse mantener la paz interna y con los países vecinos, poniéndose en marcha esfuerzos estatales para implementar la educación primaria y secundaria obligatoria para todos los habitantes. Hasta ese momento, las políticas de estado no permitieron el florecimiento de las artes y las ciencias. Sin embargo, la emancipación de todos los civiles limitó los dictámenes etnocentristas, que durante siglos habían excluido grupos religiosos y étnicos de prácticamente todas las Facultades de Medicina de las Universidades de Europa —salvo Padua— de tal suerte que la formación de médicos, se limitaba a la observación o a lecturas autodidactas.

La sinergia de los ópticos, las vidrierías locales y los librepensadores, llegaron a mejorar las lentes y las aplicaciones derivadas, que produjeron un cambio fundamental en las ciencias microbiológicas, ya que al agregar condensadores e incorporar luces, se pudo perfeccionar en 1878 la resolución de los microscopios, llegando a aumentar el tamaño de una imagen con objetivos de inmersión, que son los que hasta hoy se utilizan en los laboratorios para detectar microbios. Cuando las técnicas de pulido de vidrios llegaron a producir una combinatoria de dispositivos con potencias amplificadoras de casi 1.000 aumentos, utilizando luz visible por el ojo humano, se pudo iniciar la labor sistemática de identificación y clasificación de los microbios. Los aparatos con capacidades de amplificar estructuras, no lograron visibilizar virus, los que, a pesar de sospecharse su existencia, siguieron invisibles durante más de un siglo.

Entre los saltos mayores del saber microbiológico, merece citarse que en la ciudad de Jena, confluían naturalistas que interaccionaron con editores científicos y con trabajadores de la industria óptica y química.

En ese entorno, Koch por primera vez, confirmó vez la existencia de las bacterias en la sangre de animales y puso a punto métodos para aislarlas en cultivos. Estableció también postulados que ayudaron a comprender la participación directa de los microbios en la génesis de las enfermedades. Las controversias desatadas por los trabajos de Reddi referidas a la generación espontánea, pudieron ser resueltas por Pasteur y por Tyndall, quienes demostraron que los seres vivos se formaban a partir de seres vivos, y que un líquido con microbios calentado para destruir toda forma de vida, permanecería sin microbios vivos si el frasco calentado, se tapaba con algodón compacto, permitiendo solamente la entrada de aire.

Cohn, Koch y Pasteur pusieron también en evidencia la especificidad de los diferentes animáculos, descubriendo la constancia de cada tipo de microbio (monomorfismo de las especies vivas).

Koch en Alemania y Pasteur en Francia, también demostraron que la enfermedad que mataba al ganado bovino (Carbón o ántrax) era provocada por pequeños seres con forma de bastoncitos que pudieron observar al microscopio en la sangre de animales muertos.

Por otra parte, entre 1876-1884 se establecieron los criterios para atribuir ciertas enfermedades a microbios, demostrando que al inocular el agente sospechoso a un animal sano, el agente se multiplicaba y enfermaba al animal. En el corto período de finales del siglo XIX, se identificaron microbios responsables del cólera (Koch, 1883), la difteria (Loeffler, 1884), el tétanos (Nicolaier, 1885 y Kitasato, 1889), la neumonía (Fraenkel, 1886), la meningitis (Weichselbaun, 1887), la peste (Yersin, 1894) y la sífilis (Schaudinn y Hoffman, 1905) y Wassermann (1906). Además, fue posible descifrar los ciclos del paludismo (Schaudinn, 1901-1903), la peste vacuna (en asociación con Bruce en Inglaterra, 1895-1897) y los mecanismos subyacentes a la enfermedad del sueño (Koch, 1906). Además, Loeffler y Frosch descubrieron en 1898 el agente causante de la fiebre aftosa, pudiendo aislar de los animales enfermos los microbios que transmitían la enfermedad, aunque sin observarlos directamente.

Ehrlich, concibió y desarrolló el concepto –revolucionario y original hasta ese momento– de proyectiles mágicos. En otros términos, inventó la idea de compuestos capaces de destruir microbios (como lo harían los proyectiles mágicos) sin destruir células humanas. Gracias a su inventiva, y siguiendo un programa sistemático de síntesis de moléculas orgánicas, pudo obtenerse en 1909 el agente antibacteriano salvarsán, primer tratamiento eficaz contra la sífilis (durante muchos años fue el único tratamiento capaz de reducir la mortalidad de las personas afectadas), y todos los antimicrobianos que siguieron.

Referencias adicionales

Rodríguez-Salinas, González-Halphen D. Los genomas mitocondriales: ¿Qué nos dicen sobre la evolución de las algas verdes? Revista Latinoamericana de Microbiología. 52, 1-2, 44-57.

Murray P. Microbiología Médica. 2006. Mosby (Elsevier Science).

Towards a natural system of organisms: proposal for the domains Archaea, Bacteria, and Eucarya. Proc. Nati. Acad. Sci. USA 1990, Vol. 87, 4576-4579.

Weber, David J. Spaniards and Their Savages in the Age of Enlightenment. Yale University Press.

Manual de Microbiología Clínica de la Asociación Argentina de Microbiología.
http://www.aam.org.ar/manual-microbiologia.php
http://www.kcom.edu/faculty/chamberlain/Website/Lects/METABO.HTM#mm
http://www.ncbi.nlm.nih.gov/Taxonomy/taxonomyhome.html/
http://edicion-micro.usal.es/web/educativo/c_amb_c_e/huesca/historia.htm

Yang L, Yang JL, Byrne S, Pan J, Church GM. CRISPR/Cas9-Directed Genome Editing of Cultured Cells. Curr Protoc Mol Biol. 2014 Jul 1; 107:31.

Cui Z, Renfu Q, Jinfu W. Development and application of CRISPR/Cas9 technologies in genomic editing. Hum Mol Genet. 2018 Apr.

Zhao D, Feng X, Zhu X, Wu T, Zhang X, Bi C. CRISPR/Cas9-assisted gRNA-free one-step genome editing with no sequence limitations and improved targeting efficiency. Sci Rep. 2017 Nov 30; 7 (1):16624.

3. ¿Cómo se ponen en marcha los sistemas defensivos para hacer frente a las agresiones microbianas?

3.1 ¿Cómo participa la sangre en la defensa antimicrobiana?

La sangre es un tejido líquido que circula por un sistema de vasos comunicantes formado por capilares, vénulas, arteriolas, venas, arterias, aurículas y ventrículos (estos dos últimos en el corazón).

Se compone de una matriz líquida (el plasma) y de una fase sólida, con varios tipos de células, entre los que se encuentran los glóbulos rojos (o hematíes) –transportan oxigeno de los pulmones a todas las células– los glóbulos blancos (o leucocitos) y las plaquetas (participan en la coagulación de la sangre).

Los leucocitos son células que circulan por la sangre, pero que además tienen capacidades migratorias para acceder a todos los tejidos del cuerpo.

Los leucocitos se programan desde la vida intrauterina para reconocer lo que es propio a un organismo de lo que es ajeno, provocando reacciones cuando lo enfrentan por primera vez o en episodios posteriores.

El funcionamiento de los leucocitos podría asemejarse a microcerebros circulantes, que permanentemente inspeccionan tejidos, para hacer sonar alarmas que desencadenen reacciones frente a las agresiones. Para ello, fabrican y liberan numerosas sustancias (agua oxigenada, anti microbianos y bioproductos pro inflamatorios) cuando detectan un cambio estructural en alguna parte del individuo o la intrusión de un microbio (cerebros sensores en perpetuo movimiento).

El hemograma (conteo sanguíneo) es un parámetro que expresa el número y proporción de las células circulantes en la sangre.

El número normal de leucocitos se sitúa entre 4.500 y 10.000 por milímetro cúbico (micro litro) de sangre y el análisis de la proporción de los diferentes tipos de leucocitos se conoce como fórmula sanguínea.

Si la cantidad de leucocitos es baja, puede ser el reflejo de una producción insuficiente (los glóbulos blancos y los rojos son producidos en la médula ósea) debido a infecciones, alimentación deficiente, mala absorción, tumores, cicatrizaciones anormales, enfermedades de hígado o del bazo, exposición a radiaciones, a medicamentos, etc.). Los valores altos pueden ser la alerta de una infección o ser el marcador de enfermedades de la sangre, de problemas de tiroides, de gota, de fiebre reumática y de ciertos traumatismos.

La fórmula sanguínea diferencia distintos tipos de leucocitos:

Las células polinucleares de la sangre (llamadass polimorfonucleares, PMN).

Son leucocitos que al microscopio muestran imágenes con varios núcleos en el interior de cada célula. La proporción de PMN oscila entre el 55% y el 70% del total de los leucocitos.

En personas con infecciones, el número de PMN o la proporción puede aumentar.

Una disminución de la proporción de PMN neutrófilos puede revelar una anemia, ser el resultado de la quimioterapia antitumoral, de una infección viral o bacteriana generalizada, de efectos adversos de medicamentos o de una exposición a radiaciones.

Dependiendo del aspecto que presenten los PMN, pueden a su vez distinguirse PMN neutrófilos, PMN basófilos y PMN eosinófilos.

- **Los polimorfonucleares** neutrófilos, que contienen gránulos con tintes neutros o que casi no se colorean, son mayoritarios (generalmente más del 70%), con valores de 2500 a 7000 por micro litro en el adulto y entre 9000 y 30000 en el recién nacido.

- **Los polimorfonucleares eosinófilos**, contienen varios núcleos rodeados de gránulos rojizos y anaranjados, y representan 1 al 4% de los glóbulos blancos. Su proporción aumenta por infestaciones con parásitos o en alergias crónicas.

- **Los polimorfonucleares basófilos**, son PMN que participan activamente en las respuestas alérgicas. Contienen gránulos azul oscuro con sustancias activas sobre los vasos (dilatadoras), anticoagulantes biológicos, histamina, y productos tóxicos que contraen músculos de las vías respiratorias.

3.1.1 Las células mononucleares de la sangre

Los monocitos, son leucocitos con un sólo núcleo en forma de riñón, y casi no muestran gránulos. Representan entre el 2 y el 8% de los glóbulos blancos. La cantidad o la proporción de monocitos aumenta durante las infecciones virales o parasitarias y en ciertos tumores y enfermedades de la sangre.

Los monocitos pueden ingerir y destruir a los microbios, y cuando desde la sangre atraviesan las paredes de los vasos y penetran los tejidos, se transforman en **macrófagos**.

Los macrófagos son centinelas de los tejidos, capaces de reconocer microbios, células muertas y cuerpos extraños en los tejidos, ingiriéndoles y produciendo mensajes bioquímicos (citocinas y quimiocinas) que actúan sobre los vasos sanguíneos cercanos para alertar al sistema inmune, atrayendo como si fueran imanes biológicos a más leucocitos. En ese micro entorno, los macrófagos reclutan y activan numerosas células capaces de producir y liberar sustancias para activar a otros macrófagos, y en ese caso, el sitio de la agresión tiende inflamarse, agravarse y hasta cronificarse.

El aumento del porcentaje de monocitos puede reflejar una afección inflamatoria crónica, una infestación parasitaria, tuberculosis o virosis (mononucleosis infecciosa, paperas, sarampión, etc.).

3.1.2 Los linfocitos

Linfocitos son leucocitos con 1 núcleo redondo, y representan del 25 al 40% del total de leucocitos. Aumentan en infecciones virales y en algunas neoplasias (tumores). Los linfocitos están dotados de una memoria biológica que registra tanto todos los elementos propios a un individuo como la exposición previa a un microbio o a una vacuna. Este fenómeno hace que frente a una nueva exposición a un agente infeccioso el sistema inmunitario actúe defendiendo al huésped o rechace trasplantes.

Se han distinguido en principio dos tipos de linfocitos dependiendo de la función que cumplen:
- **Linfocitos B,** son los que producen y secretan anticuerpos (proteínas que se unen a los microbios facilitando su destrucción).
- **Linfocitos T,** que reconocen células infectadas por microbios para destruirlas con ayuda de los macrófagos.

El aumento de linfocitos puede ser el resultado de infecciones bacterianas crónicas, de virosis en general (Hepatitis virales, mononucleosis, paperas, sarampión, etc.) y de enfermedades de la sangre, a veces malignas. La disminución del porcentaje de linfocitos se observa por el uso prolongado de cortisona, por algunas infecciones virales (Virus de la Inmunodeficiencia Humana), por efectos adversos de ciertos medicamentos, durante quimioterapias antitumorales, etc.

3.2 ¿Cómo se articulan los aparatos protectores?

El sistema de defensa antimicrobiano, reconoce lo propio de un individuo, lo de su grupo familiar cercano y lo de su especie. Funciona como mecanismos innatos no-específicos y con sistemas adaptativos frente a situaciones desconocidas.

3.2.1 Mecanismos de defensa innatos

Son los procesos fisiológicos que conforman la primera línea de protección contra la agresión microbiana. Funcionan como simples barreras físicas en todos los seres humanos y los efectos se encuentran en permanencia listos para actuar. Entre los componente innatos se destaca por ejemplo la tos para expulsar microbios de las vías aéreas, o las sustancias desinfectantes que se encuentran en las lágrimas, en la saliva, en tejidos de las mucosas genitales, oftálmicas y nasales, o en los productos grasos que secreta la piel, en el moco nasal que atrapa partículas, en el ácido del estómago, en proteínas fabricadas en el hígado que circulan en la sangre y se activan para ayudar a digerir sustancias extrañas (sistema del complemento) y en los interferones y citocinas.

3.1.2 Mecanismos de defensa adaptativos (o adquiridos)

Son procesos que se ponen en marcha frente a re-exposiciones a un microbio o a sus venenos. Forman parte de lo que se denomina inmunidad humoral y de la inmunidad celular, fenómenos que se ponen en marcha transcurrido cierto tiempo de producida el reconocimiento de una infección (en individuos que se han topado previamente específicamente con un agente infeccioso o fueron vacunados).

La dinámica de la defensa contra los microbios hace que la especificidad de los leucocitos que se infiltran de la sangre hacia los sitios afectados, varíe según el tipo de microbio. En la mayor parte de las situaciones, los PMN neutrófilos predominan durante las primeras 6 a 24 horas (la rápida aparición de PMN neutrófilos en los espacios infectados es la resultante de su abundancia en la sangre), pudiendo ser reemplazados por monocitos. En esas circunstancias, después de quitar el torrente sanguíneo y entrar en los tejidos, los PMN neutrófilos desaparecen al cabo de 24 a 48 horas.

Los monocitos, llegan más tarde, y sobreviven y proliferan en los tejidos (transformándose como indicado en macrófagos). Su mera presencia genera el inicio de reacciones inflamatorias, y una vez digeridos los microbios, en el interior de los monocitos se seleccionan fragmentos representativos de esos microbios –llamados antígenos– para ser presentados a los linfocitos T y de esta manera disparar una respuesta inmune adquirida. Los monocitos cumplen el rol de carroñeros, porque además de ingerir microbios, ayudan a eliminar las células viejas, desgastadas y muertas.

Las reacciones inflamatorias (que pueden o no ser provocadas por microbios) –dependiendo de en qué órgano de un individuo se produzcan– se identifican con el sufijo -itis (faringitis, laringitis, colitis, bronquitis, sinusitis, otitis, hepatitis, nefritis, prostatitis, uretritis, conjuntivitis, endocarditis, bronquitis, vaginitis, etc.).

3.3 ¿Qué es la fiebre?

El hipotálamo es una parte del encéfalo que mantiene la temperatura corporal constante, disipando el calor y aumentando o disminuyendo la frecuencia respiratoria y la sudoración. Esta estructura cerebral participa también en la organización de ciertas conductas.

En otro orden de cosas, cuando entran en contacto con los glóbulos blancos las sustancias que producen algunas especies microbianas (la mayoría conocidas como endotoxinas), los estimulan para liberar a la sangre productos (pirógenos) que circulan por todo el organismo, y que informan al hipotálamo (que es el termostato central del organismo). Es así que, en presencia de microbios o toxinas microbianas, los monocitos que liberan a la sangre entre otras la interleucina 1, al circular y ser reconocida en el cerebro, provoca fiebre, letargo, sueño, y pérdida de apetito.

Se considera fiebre a la temperatura corporal superior a los 37.8 °C en la región oral o 38.4 °C en la rectal. La fiebre puede por sí sola modular la replicación microbiana, sobre todo de los virus (Ver enfermedades virales trasmitidas por murciélagos).

La Fiebre continua o sostenida, se caracteriza por elevaciones persistentes de la temperatura corporal sin variaciones diarias importantes (oscilaciones inferiores a un grado). Fiebre tifoidea, bronconeumonías, sarampión, dengue, gripe, y psitacosis provocan aumento de la temperatura corporal con fiebre continua, sin que en todos los casos haya un incremento sostenido de la frecuencia cardíaca (es decir fiebre con pulso normal). Sin embargo es paradójico que en procesos infecciosos graves, como las infecciones bacterianas de tejidos del corazón (endocarditis lentas con altas tasas de mortalidad) la fiebre sea moderada, y en otros procesos (angina con pronóstico benigno) la fiebre sea generalmente alta.

La Fiebre héctica o séptica es elevada a la tarde y normal o casi normal a la mañana, con sudores nocturnos y mal estado general. Es característica de septicemias graves, de abscesos infecciosos de origen bacteriano y de tuberculosis.

La Fiebre intermitente presenta picos muy altos y bajas de temperatura diarios hasta o por debajo de lo normal. Esta fiebre, frecuente por ejemplo en personas con crisis de paludismo, puede ser cotidiana, terciaria, cuartana o irregular (fiebre terciaria cuando tiene intervalos de dos días afebriles; fiebre cuartana, cuando hay fiebre con intervalos de tres días afebriles, etc.).

La Fiebre recurrente presenta cortos períodos febriles y horas o días sin fiebre. Se manifiesta en ciertas formas de paludismo recurrente con mucha irregularidad, sobre todo si el paludismo es provocado por infestación por el protozoo Plasmodium *falciparum*.

La Fiebre ondulante se manifiesta en personas afectadas por Brucelosis, linfoma de Hodgkin y endocarditis bacterianas lentas, en las que la temperatura sube y baja periódicamente (ondulaciones) durante el día.

3.4 ¿Por qué la de protección exagerada de un organismo contra las infecciones es un arma de doble filo?

Cuando se produce una rotura de la piel o de las mucosas (zonas externas y húmedas y lubrificadas del organismo), y los microbios pasan del medio externo al interno, en el intento por circunscribir y destruir al agente agresor, se desencadena un fenómeno biológico denominado inflamación. Frente a las reacciones inflamatorias iniciales gatilladas por microbios, los leucocitos de la sangre se adhieren a la pared del vaso sanguíneo cercano a la presencia microbiana, lo atraviesan y se desplazan hacia el punto donde una señal biológica radicó la agresión. El proceso de atracción denominado quimiotaxis, hace que los leucocitos atraviesan (diapédesis) las paredes de los microtubos (vasos), y una vez allí, pondrán en marcha los mecanismos que dispongan para destruir y engullir microbios, generando pus.

Durante este proceso –no siempre de origen infeccioso– se observan acúmulos de fluidos y células (los tejidos se inflaman o hinchan), que a su vez repiten el fenómeno de atracción al tejido de muchas más células que circulan por la sangre.

Una vez resuelta la agresión, los macrófagos y los linfocitos participan en la reparación del tejido dañado. Estas células, tras eliminar agentes infecciosos, reparan el espacio en el que actuaron otras, para permitir en el tejido dañado, la formación de estructuras equivalentes a las originales. Sin embargo, la reparación no siempre se completa, ni siempre es eficaz. En ese caso, los tejidos agredidos son colmados con lo que se conoce como tejidos de relleno (fibroblastos), formando cicatrices.

La reparación incorrecta por reacciones inflamatorias descontroladas, tiene como corolario la producción de una estructura con características diferentes de la original, en la que el tejido no pudo recuperarse. En esos casos, los mecanismos protectores desencadenan procesos negativos, y aunque hayan podido eliminar a los microbios, provocaron inflamaciones no moduladas que llevaron a un sistema de reparación inapropiado, con cicatrices que comprometerán el funcionamiento del órgano afectado (fibrosis).

Ejemplos que ilustran estos fenómenos, son la reparación incorrecta del hígado atacado por virus durante las hepatitis crónicas, o las cicatrices en las trompas de Falopio por infecciones bacterianas no tratadas, o las cicatrices pulmonares en personas con tuberculosis (fibrosis).

3.5 ¿Qué significa antimicrobiano?

Las enfermedades infecciosas requieren tratamientos antimicrobianos, que se diferencian de otros fármacos, porque actúan contra los agentes que producen la enfermedad, afectando poco o nada a las células del individuo a quien le es administrado el tratamiento. El objetivo de los tratamientos con antimicrobianos es la erradicación del microorganismo responsable de la enfermedad, y para ello se requiere que en el foco de la infección se alcance una cantidad del medicamento activo contra el microbio y durante un tiempo suficiente.

Sin embargo, cuando una persona es tratada con antimicrobianos (antibiótico, anti fúngico, antiviral, antiparasitario), la mejoría no dependerá exclusivamente de la actividad intrínseca que pueda ejercer el medicamento sobre los microbios, sino también de otros factores, entre los que puede mencionarse la predisposición de cada individuo para desarrollar formas severas de una enfermedad cuando es infectado por ciertos microorganismos, la predisposición individual para responder al tratamiento y para desencadenar respuestas inmunológicas innatas o adquiridas.

Los resultados de las terapéuticas antimicrobianas dependen entonces de numerosos factores genéticos, entre los que someramente pueden mencionarse las capacidades que tienen algunos individuos para inactivar rápidamente ciertos fármacos, la disposición individual para absorber o no medicamentos administrados por vía oral, la eliminación rápida de la circulación de medicamentos, y en algunos casos, hasta la peculiaridad intrínseca de transformar medicamentos en productos tóxicos.

Actualmente, una gran parte de las enfermedades provocadas por bacterias pueden remitir con antibióticos adaptados a la patología y al entorno geográfico, pero no todos los antibióticos son activos contra todas las bacterias. Los ensayos que se realizan en los laboratorios para estudiar la susceptibilidad de las cepas aisladas (antibiogramas, antifungigramas, antivirogramas), muestran cotidianamente que cepas aisladas de una misma familia pueden ser sensibles o no a un mismo tratamiento. Por otra parte, sabiendo que los espectros de actividad antimicrobiana son diferentes para cada antibiótico, el uso de productos prescriptos para otros individuos o para enfermedades previas de un mismo sujeto, es ineficaz y hasta peligroso.

Con respecto a los antibacterianos, merece mencionarse que, en 1941, el optimismo reinante predecía que las enfermedades infecciosas serían combatidas gracias a la penicilina y a sus derivados. Sin embargo, el azar hizo que los *Staphylococcus* incorporen material genético de cepas diferentes, e incluso de bacterias de otros géneros, y poco tiempo después (1945) se detectaron *Staphylococcus aureus* insensibles a la penicilina (el antibiótico era destruido por sustancias producidas por las bacterias).

En 1959, año en que aparecieron las penicilinas semi-sintéticas (meticilina), el 60% de los *Staphylococcus* aislados eran ya insensibles a la penicilina. Por lo tanto, considerando que en la actualidad casi todos los aislados de *Staphylococcus* de personas hospitalizadas, y más de 75% de las cepas de personas no hospitalizadas, son insensibles a las penicilinas, los exámenes que determinen de sensibilidad de las cepas a los antibióticos (antibiogramas), son uno de los criterios fundamentales para el éxito del tratamiento de una infección bacteriana.

En humanos, el uso indiscriminado de antibióticos participó en la diseminaron, por ejemplo, de cepas de *Staphylococcus aureus* insensibles a todas las penicilinas naturales, semisintéticas y sintéticas (meticilina, amoxicilina, etc.), y dependiendo de la región, los niveles de cepas insensibles llegan al 80%. Se ha podido determinar que los riesgos mortales en personas infectadas por *Staphylococcus aureus* insensibles a la meticilina son superiores a los de las personas infectadas con variantes del mismo microbio pero sensibles a esa misma meticilina.

Por otra parte, para tratar infecciones urinarias por *Escherichia coli*, el abuso de antibióticos de la familia de las fluoroquinolonas desde principios de los 80, provocó que ya casi la mitad de las cepas aisladas no respondan a esta familia de antibióticos relativamente recientes. Además, el abuso de fluoroquinolonas y cefalosporinas de tercera generación, ha llevado a numerosos fracasos de tratamientos de gonorrea en Sudáfrica, Australia, Austria, Canadá, Francia, Japón, Noruega, Inglaterra, Eslovenia, y Suecia.

Pudo también documentarse, que el uso inadecuado de antibióticos ha originado complicaciones graves (neumonías, infecciones de la sangre e infecciones de recién nacidos, sobre todo en terapia intensiva) por cepas insensibles a la familia de carbapenems, que son uno de los últimos recursos terapéuticos para tratar *Klebsiella pneumoniae*.

Un grave problema adicional de salud pública se puso de manifiesto al ponerse en evidencia, que para para aumentar el rendimiento para la cría de bovinos, gallinas y pescados, se decidió utilizar antimicrobianos de forma indiscriminada y descontrolada. La repercusión de antibióticos descontrolados en el agro se puso de manifiesto por ejemplo analizando aguas servidas de criaderos de animales de las que se aíslan permanentemente bacterias insensibles a una serie de antibióticos útiles para el tratamiento de infecciones humanas. Desde hace ya varios años, las autoridades de la Unión Europea informan que los antibióticos no son factores de crecimiento para el ganado. Sin embargo, en las explotaciones agrícolas se siguen detectando abusos, que además del riesgo de dispersar desde los criaderos microbios insensibles al medio ambiente, hacen que los contactos de los trabajadores con animales multi tratados o la manipulación de alimentos en los que puedan estar presentes microorganismos insensibles, se hayan convertido en una de las mayores fuentes de dispersión de microbios multirresistentes.

Según informes de la Agencia Europea del Medicamento, por ejemplo en España, se consumieron más de 3.000 toneladas de antibióticos en el 2015, de los cuales el 99% se administró a vacas, cerdos, ovejas, cabras, pollos y a otros animales destinados a la producción de alimentos. El 0,1% restante se utilizó para mascotas. Los informes indican que en la península se administraron 402 miligramos de antibióticos por cada kilo de carne producida (4 veces más que Alemania y casi 6 veces más que Francia). Sólo Chipre registró para uso agropecuario, un consumo de antibióticos más elevado que España.

3.6 ¿Por qué hay microbios que no responden a tratamientos que fueron previamente eficaces?

Para conceptualizar la insensibilidad (resistencia) a un medicamento, parece pertinente evocar el ejemplo del criador de animales que selecciona, por ejemplo, animales según el tamaño.

Para obtener animales grandes, seleccionará al macho y a la hembra más grandes, y para las siguientes generaciones, volverá a seleccionar a los más grandes, y así sucesivamente. Ahora, como los animales pequeños no formaron parte de los seleccionados para reproducirse, poco a poco la proporción de animales con aumento de tamaño irá incrementándose. Para los medicamentos puede establecerse un paralelo, al someter a una población de microbios a un tratamiento antimicrobiano incorrecto por su espectro, por su duración, o por concentraciones incorrectas. En ese contexto, sobrevivirán los microbios naturalmente tolerantes a un medicamento, y esos sobrevivientes se reproducirán y re infectarán o re infestarán.

Se puede de este modo modelizar el caso en el que antes del primer tratamiento haya habido por cada millón de microbios un individuo insensible. La proporción de microbios insensibles aumentará entre los sobrevivientes de la 2ª generación y tras una nueva exposición al tratamiento, la proporción de insensibles al tratamiento seguirá incrementándose sucesivamente. Según el número de generaciones de microbios que sobrevivan y se reproduzcan, la fracción de microbios insensibles aumentará de tal modo, que un producto probablemente eficaz, podrá actuar sobre un reducido número de microbios (que infectan o infestan). A partir de un cierto punto, toda la población será insensible (porque como en los animales pequeños, los microbios sensibles al tratamiento no se han reproducido). De este modo, pueden surgir microbios insensibles frente a productos químicos, sintéticos o naturales, productos biológicos y vacunas. Cuando el fenómeno de selección se expresa en la mayoría de los nuevos individuos, no desaparecerá de la población (son muy pocos los ejemplos en los que dejar de usar un antibiótico, por ejemplo, la gentamicina tópica, hizo que aumentara la frecuencia de cepas sensibles).

A partir de este enfoque simplificado, se puede intuir que la resistencia a antimicrobianos es uno de los componentes que rigen la vida de las especies y la selección natural. La selección se acelera por la presión de los medicamentos, y las afirmaciones referidas a microbios (malaria, tuberculosis, cólera, neumonía, Virus de la Inmunodeficiencia Humana, cistitis, etc.) son extrapolables en el agro a los plaguicidas y herbicidas (insectos, hongos, malas hierbas) y hasta a las plagas domésticas (cucarachas, pulgas, mosquitos, moscas, etc.).

4. ¿Qué son las bacterias y cómo se las caracteriza?

Las bacterias son organismos vivos constituidos por sólo una sola célula, de un tamaño que varía entre 0.2 y 3 micrones de diámetro (0.0002 y 0.003 milímetros), en los que la información genética se transmite a partir de un anillo interno de ADN circular.

Como indicado, la prueba objetiva de la existencia de bacterias pudo concretarse gracias a los avances técnicos de la óptica del siglo XIX. Las bacterias observadas al microscopio óptico, aparecen como pequeños granos incoloros a veces móviles. En 1884, Gram describió en Dinamarca el método simple y original de tinción de bacterias, que aún hoy sigue siendo la referencia. Para realizarlo se cubre el material a estudiar con una solución violeta (violeta de genciana) al que se añade una solución de yodo. El violeta penetra en todas las bacterias y el yodo actúa como mordiente. Cuando se lava la muestra y se decolora rápidamente con alcohol o con una mezcla de alcohol-acetona, las bacterias con paredes gruesas no perderán fácilmente el color violeta, mientras que las bacterias con paredes delgadas se decolorarán permaneciendo fijas al vidrio pero casi invisibles. Para poner estas últimas de manifiesto, Gram agregó un colorante rojizo muy diluido (safranina o fucsina). Este rápido procedimiento de tinción de bacterias fijadas a un vidrio, permite clasificarlas en Gram positivas (bacterias de color violeta o azul oscuro) y Gram negativas (rosa o rojizo claro). Hasta la fecha, este método sirve para clasificar someramente bacterias, orientando en ciertos casos el diagnóstico y contribuyendo a la decisión de conductas terapéuticas.

A partir de muestras biológicas que se cultivan en caldos nutritivos para enriquecer su presencia y poder identificarlos mejor, pueden aislarse numerosas especies bacterianas (y fúngicas) que infectan al humano. Si se observa un desarrollo en el medio de cultivo, generalmente se prosiguen los estudios para caracterizarlo con precisión. El tiempo mínimo necesario para llevar a cabo el aislamiento y caracterización de bacterias puede variar de 24 a 48 horas.

Las especies bacterianas pueden caracterizarse y definirse apelando a diferentes aproximaciones:

Propiedades de los microbios (por ejemplo, si la sobrevida depende del oxígeno o no, o bioquímicas, por ejemplo si requieren azucares para alimentarse y sobrevivir); o ecológicas (condiciones ambientales óptimas para desarrollarse), o moleculares (estudio del código genético). Generalmente las poblaciones (o cepas) de microbios con morfología y funciones idénticas, son consideradas como elementos de una especie.

La espectrometría de masa a alta temperatura ioniza en fase gaseosa proteínas y ácidos nucleicos, y puede servir para identificar microorganismos de forma rápida, utilizando la desorción/ionización por láser asistida por matriz (MALDI-TOF) e ionización por electrospray (ESI-TOF). Los iones de la descomposición de las estructuras de los microbios se separarán de acuerdo al tiempo que tarde cada ión en llegar hasta el detector (tiempo de vuelo específico). A partir de la información del detector, se generan espectros, y una vez obtenidos se los compara con los existentes en la base de datos, adjudicándose una identificación y un valor indicativo de la fiabilidad de dicha identificación. La tecnología MALDI-TOF permite identificar bacterias y levaduras, con el inconveniente de requerir una concentración mínima de 100.000 a 1.000.000 células microbianas. Esto exige que las muestras sean enriquecidas por cultivo (aunque se han analizado estudios directos con muestras de orina, pero con una considerable concentración de microorganismos).

La amplificación molecular también permite identificar microorganismos. Se basa en el estudio de los ribosomas, que son micro estructuras que traducen la información que llega desde el ADN vía los ARN mensajeros en proteínas. Los ribosomas son impresoras biológicas para las cuales el papel y la tinta los constituyen los aminoácidos. Los ribosomas están formados por una unidad grande y otra pequeña, esta última llamada subunidad 16S. Las informaciones que portan los genes microbianos para fabricar ribosomas (es decir los ADN que codifican las subunidades 16S) son secuencias arcaicas presentes ya en las primeras formas de vida sobre la tierra. Estos genes, identificables en todos los seres vivos, mantienen funciones constantes durante toda la evolución (filogénesis) de todas las especies de todos los entes vivos.

A mediados de los años 80, gracias a los progresos de la biología molecular, se pudo caracterizar especies microbianas por la información genética que codifica la fabricación de orgánulos intracelulares llamados ribosomas. Al descifrárselos mensajes que codifican la fabricación de la subunidad 16 S de los ribosomas, pudo determinarse con exactitud la especificidad de un ser vivo. Al descifrar el ADN que almacena y transmite informaciones para la fabricación del fragmento 16S, fue posible por ejemplo clasificar todas las bacterias en *Familias*, *Géneros* y *especies*.

4.1 ¿Qué es la Microbiota?

La asociación equilibrada de microorganismos vivos con los tejidos sanos de los humanos es llamada microbiota.

La microbiota normal –antes denominada flora– está constituida por bacterias, hongos, protozoos y agentes aun no caracterizados, que conforman un ecosistema con cientos de especies que residen en piel, boca, nariz, conjuntiva, tracto gastrointestinal, genitourinario, etc., y que por regla general no provocan enfermedades.

Se estima a casi dos kilos del peso humano la carga de microbios, lo que sugiere que en cada persona hay 10 veces más microbios que células propias. La mayor cantidad y diversidad de microbios residen en el intestino y en la boca, habiéndose establecido asociaciones entre la microbiota, el estado de salud y las enfermedades.

En el intestino se replican trillones de microbios, algunos participan en procesos digestivos y nutricionales. En el colon predominan *Escherichia coli, Enterobacter aerogenes, Streptococcus faecalis y Clostridium,* que participan en la síntesis de la vitamina K, el ácido fólico, la tiamina (también llamada B1), la riboflavina (vitamina B2) y la piridoxina (vitamina B6). Por otra parte, algunos componentes de la microbiota intestinal producen sustancias que favorecen la descomposición de alimentos y participan activamente en el proceso de extracción de grasas y azucares de los alimentos complejos. Sin los microbios, varios nutrientes no llegarían a ser ni digeridos ni asimilados.

Los ratones carentes de microbiota intestinal criados en ambientes estériles, contienen un 60% menos de grasa que los ratones criados en condiciones habituales. En ratones con intestinos sin microbios, ciertos alimentos se eliminan sin ser degradados, lo que para algunos sugiera que la microbiota se asocia con en la obesidad. Estos resultados podrían hasta explicar las razones por las que un mismo plato de comida no genera la misma cantidad de calorías en todos los individuos ya que la capacidad para extraer o no calorías de una ración alimenticia depende, al menos en parte, de los microbios que colonizan el intestino.

Además, se ha demostrado que ciertas especies microbianas del intestino de personas delgadas introducidas en los intestinos de ratones obesos, los han hecho reducir de peso. En España pudieron probar cambios de composición de la microbiota intestinal humana en respuesta al cambio significativo de peso, con resultados preliminares que mostraron un incremento significativo de la población de *Bacteroides fragilis/Prevotella* asociado a la pérdida de peso en un año. Sin embargo, estos resultados contradicen los obtenidos por otros grupos de investigadores, que no han llegado a confirmar diferencias estadísticamente significativas de la microbiota intestinal entre sujetos obesos y delgados.

Todas estas aproximaciones, aun materia de discusión, podrán ayudar a elaborar nuevos aportes para las terapéuticas contra la obesidad. Pero sin datos reproducibles que asocien la microbiota intestinal con el sobrepeso y con el almacenamiento excesivo de lípidos en los tejidos, los determinantes familiares y las predisposiciones conductuales, las alteraciones endocrinas y la ingesta alimenticia, siguen siendo los elementos a tomar en cuenta para hacer frente a esta problemática de salud pública.

4.2 ¿Qué bacterias enferman a los humanos?

El término infección define situaciones en las que los microorganismos que se reproducen en un organismo pueden ocasionarle enfermedad y muerte. El término **infestación** se emplea para los parásitos (protozoos u otros) que pueden invadir un organismo, y sobreviven a costa del huésped vivo, de ahí que un organismo infestado (parasitado) no siempre muera.

La superficie corporal sana, en contacto con el exterior, contiene numerosas especies microbianas que residen y se multiplican sin provocar enfermedades (*Staphylococci* o estafilococos, blancos o dorados, *Lactobacilli*, etc.). Sin embargo, en ciertas circunstancias, algunas bacterias pueden enfermar.

La capacidad de enfermar (poder patógeno) de los microbios puede estar relacionada con toxinas que ellos mismos producen, algunas facilitan su penetración a diferentes tejidos profundos.

Por otra parte, hay variantes (cepas) que producen colas biológicas gelificadas (slime) que crean una resistencia contra las defensas del huésped infectado. El slime induce una sólida adherencia y una fijación durable, sobre todo a materiales sintéticos implantados (catéteres, sondas, prótesis, válvulas cardíacas, lentes intraoculares de personas operadas de cataratas, etc.).

Más de 200 especies de bacterias enferman a los humanos. Las enfermedades bacterianas son uno de las principales preocupaciones a hacer frente por los trabajadores de la sanidad. Constituyen la causa de al menos 1/4 de las actividades de los servicios de emergencias médicas, y la mitad de las de los servicios de pediatría, de las cuales 2/3 son infecciones respiratorias.

La gravedad de una enfermedad infecciosa no es una constante previsible para todas las personas. Dependerá de la virulencia de la especie (poder destructor del microbio, tóxicos que produce y del poder invasivo) y de las características propias del individuo infectado.

Todas las personas reaccionan de manera diferente frente a las agresiones microbianas, dependiendo de factores individuales de predisposición para enfermar y de factores de predisposición genética, para que frente a la agresión, se generen reacciones masivas que destruyen tejidos de forma irreversible.

Existen bacterias que secretan proteínas que se dirigen a los componentes de la membrana plasmática, del citosol u otros orgánulos. Los factores bacterianos que actúan dentro del núcleo en la expresión génica se denominan nucleomodulinas.

Existen productos secretores de bacterias Gram-positivas que actúan en el núcleo y regulan la estructura de la cromatina y las bacterias Gram-negativas, secretando nucleomodulinas que actúan sobre la cromatina. Listeria monocytogenes invade muchos tipos de células y afecta varios órganos como el hígado, el bazo, la placenta y el cerebro. La listeria induce cambios en la cromatina mediados por una proteína nuclear dirigida. Varios estudios mostraron que al compactar la cromatina estas proteínas bacterianas conducen a la represión transcripcional.

El mismo tipo de proteínas que interactúan con factores nucleares de las células humanas se encontraron en *Anaplasma phagocytophilum, Ehrlichia chaffeensis, Chlamydia trachomatis, Legionella pneumophila, Shigella flexneri* y *Escherichia coli*.

4.2.1 ¿Qué bacterias enferman la piel y las mucosas?

Los tejidos de los humanos en contacto con el exterior no son impermeables a los microbios. Pueden penetrar a través de los tejidos y circular por la sangre. Esta situación puede producirse cotidianamente al cepillar los dientes, masticar alimentos que producen microlesiones de la mucosa oral (tejido húmedo del interior de la boca), al drenar granos infectados por los vasos sanguíneos de la piel, o por la entrada de bacterias a la circulación intestinal después de la ingestión de alimentos. Sin embargo, el acceso fugaz de microbios al torrente sanguíneo no siempre implica enfermedad.

4.2.1.1 Los estafilocos (*Staphylococcus aureus* y otras especies)

Colonizan la piel y las mucosas de 30 a 50% de adultos y de niños sanos (20% de forma permanente y hasta 30% de forma intermitente).

Las fosas nasales, la región inguinal, las axilas, la región del periné y la faringe son zonas habituales de colonización. *Staphylococcus aureus* provoca forúnculos, celulitis, abscesos, infecciones de heridas o lastimaduras superficiales, infecciones alimentarias (ver más adelante), conjuntivitis, queratitis y neumonía. Si invaden masivamente la sangre originan septicemias y shock séptico.

Las toxinas de *Staphylococcus aureus* pueden resistir la acción del ácido del estómago, provocando vómitos y diarreas intensas que se inician a las pocas horas de haber ingerido los alimentos contaminados. Algunas cepas de *Staphylococcus aureus* producen toxinas resistentes al calor, pudiendo mantenerse estables al calentar los alimentos a 90 °C.

Se han identificado genes de ciertas cepas de *Staphylococcus* que fabrican toxinas capaces de destruir leucocitos y escapar a las barreras defensivas. Uno de los productos marcadores de virulencia de *Staphylococcus aureus* se halla codificado en el gen de la llamada *Panton-Valentine*. Las cepas productoras de esta sustancia, provocan infecciones severas de piel y de tejidos blandos (forunculosis, abscesos cutáneos) y neumonías progresivas con un alto grado de letalidad. La mortalidad provocada por complicaciones de infecciones sanguíneas por *Staphylococcus aureus* (sepsis grave) va del 28% al 50%, dependiendo de la cepa, del lugar en que resida la persona afectada, de la edad, sexo, de las co-morbilidades, gravedad de los síntomas y de los factores de predisposición individual.

Es notorio que las cifras de mortalidad por una bacteria considerada banal en la piel, superen todas las enfermedades con alto impacto social y mediático, como la gripe, el cáncer de mama y los Virus de las Inmunodeficiencias Humanas.

4.2.1.2 Los estreptococos (*Streptococci*)

Son bacterias que, a partir de las lesiones de la piel, liberan productos tóxicos que afectan la circulación sanguínea de esa área. De las lesiones de la piel, penetran a través de heridas o raspaduras, destruyendo los tejidos subyacentes e infectando hasta los músculos. La destrucción de tejidos por *Streptococci pyogenes* (lesiones necrotizantes) tiende a producirse en personas inmunocomprometidas o con enfermedades degenerativas y debilitantes, diabetes, enfermedades vasculares, neoplasias, o en personas que hayan sufrido traumas o hayan sido sometidas a intervenciones del tracto gastrointestinal o genital. Los *Streptococci* que provocan infección de las anginas, pueden durante o después de la fase de infección aguda, inducir manchitas rojizas en la piel del cuello.

También se manifiestan en personas sin antecedentes patológicos, víctimas de un trauma mínimo abierto o de un trauma por contusión, o después de inyecciones hipodérmicas o por complicación de pequeñas intervenciones quirúrgicas superficiales.

Cuando los *Streptococci* ingresan a la sangre y se diseminan, provocan septicemias difíciles de controlar y la clave para la supervivencia a *Streptococcus pyogenes* es el drenaje, desinfección y eliminación de focos purulentos de tejidos infectados, ya que las toxinas que producen destruyen los tejidos que circundan la infección.

El tratamiento de las infecciones por *Streptococci* requiere derivados de las penicilinas, que pueden ser asociados a otros antibióticos, sabiendo que la erradicación definitiva requiere tratamientos a largo plazo.

4.2.1.3 La escarlatina

Algunas cepas de *Streptococci* que forman parte de la microbiota de los humanos (*Streptococci* grupo A) se instalan en las mucosas, sin provocar patologías aparentes. Cuando en individuos sensibles, migran a la faringe y liberan toxinas, aparecen erupciones cutáneas (escarlatina). Los niños son generalmente los más afectados por la escarlatina, que se manifiesta por la garganta muy enrojecida y dolorida, fiebre, y sarpullido rojizo con apariencia de papel de lija. Generalmente en la lengua se desarrolla una ligera capa blanquecina y pequeñitos bultos rojizos.

Esta afección estreptocócica que se contagia por la tos, estornudos y saliva en general, provoca erupciones que comienzan en el cuello y la cara, y se extienden al torax y la espalda. No tratada puede provocar complicaciones renales y cardiacas. Los estreptococos son sensibles a las penicilinas, y a los macrólidos (en caso de alergia a las penicilinas).

4.2.1.4 *Pseudomonas aeruginosa*

Son bacterias que afectan personas sin factores predisponentes, en tejidos dañados por quemaduras, heridas o lesiones de la superficie ocular (sobre todo en las personas que usan lentes de contacto que se duchan o nadan en aguas contaminadas sin retirarlos previamente).

Las foliculitis y las otitis provocadas por estas bacterias, también son por regla general producto de un contacto con aguas contaminadas o con ambientes húmedos y cálidos (piscinas, termas y bañeras de hidromasaje sin tratamientos adecuados).

Las *Pseudomonas aeruginosa* complican muy severamente los cuadros respiratorios de personas con bronquitis, fibrosis quística (mucoviscidosis) o inmunodepresión, pudiendo provocar cuando ingresan desde la piel o mucosas, neumonías, meningitis y septicemias.

La restringida susceptibilidad de *Pseudomonas aeruginosa* a los antibióticos, a lo que se agrega los geles de ácido hialurónico que producen y que las envuelven, requiere tratamientos –que en lo posible– se seleccionen en función de los resultados de los exámenes de susceptibilidad de las cepas aisladas (antibiogramas).

4.2.1.5 *Erysipelothrix rhusiopathiae*

Son bacterias que vehiculizan peces, pájaros, mamíferos y mariscos. Afectan sobre todo a los agricultores, ganaderos, carniceros y a personas en contacto directo con animales, provocándoles una inflamación de la piel (dermatitis) conocida como *erysipeloide*.

En los humanos, las infecciones causadas por *Erysipelothrix rhusiopathiae* se inician con una mancha cutánea rojiza en los sitios por los que la bacteria se introdujo, generalmente a través de lastimaduras. Puede complicarse con una bacteriemia y provocar endocarditis.

Erysipelothrix rhusiopathiae son sensibles a los antibióticos derivados de la penicilina.

4.2.1.6 *Mycobacterium ulcerans*

Es el agente causal de la úlcera de Buruli, una infección de la piel y de los tejidos blandos que provoca desfiguraciones permanentes y discapacidad.

Las lesiones se desarrollan a menudo en las extremidades (un 35% en las superiores, un 55%, en las extremidades inferiores), y un 10% en otras partes del cuerpo.

En África, América del Sur y el Pacífico Occidental, más de 33 países (con clima tropical, subtropical o templado) han notificado casos de úlcera de Buruli, sin haberse podido determinar el modo de transmisión. En el 2017, 13 países registraron más de 2206 casos, en comparación con 1920 en 2016. La mayoría fueron notificados por Australia y Nigeria, con predominio en niños menores de 15 años.

En ausencia de tratamiento, aunque a veces durante el tratamiento, el nódulo o placa inicial se convierte en úlcera con bordes socavados, y pueden verse afectados hasta los huesos. No hay forma de prevenir las complicaciones mutilantes si la infección no es tratada,

Esta afección se trata con una combinación de rifampicina y estreptomicina o con una combinación de rifampicina y claritromicina. Dado que la estreptomicina está contraindicada en el embarazo, la combinación de rifampicina y claritromicina es una alternativa más segura. En Australia se administra una combinación de rifampicina y moxifloxacina.

4.2.1.7 Treponemas no sifilíticos

Treponema pallidum pertenue provoca la Buba, una enfermedad de la piel, huesos y articulaciones, también llamada frambesia tropical. Esta bacteria no se transmite sexualmente, sino por contacto directo con lesiones cutáneas de personas afectadas (sobre todo en zonas rurales muy pobres de América Latina, sudeste de Asia y África occidental).

Varias semanas después de la exposición a *Treponema pallidum pertenue* aparece una úlcera abultada en el lugar de la infección (frecuentemente en la pierna). De dos a cuatro semanas después, sobre todo los niños, se genera la llamada buba madre en el sitio por donde *Treponema pallidum pertenue* penetró, dando lugar a una lesión con aspecto de mini frambuesa. Luego, aparecen úlceras dolorosas abiertas en la planta de los pies y cambios de aspecto alrededor de la nariz con destrucción de ciertas zonas de las tibias (por rascado y auto inoculación de la bacteria).

Las lesiones se presentan durante varios meses aunque no causen dolor, y antes de desaparecer la buba madre, aparecen lesiones satélites que si no se tratan, destruyen la piel y los huesos (desfiguración e incapacidad). El tratamiento antibiótico requiere un seguimiento clínico a largo plazo, ya que tras desaparecer las úlceras, pueden reaparecer granulomas (semejantes a pequeños tumores) en la cara, brazos, piernas y glúteos.

Treponema carateum es una especie de la familia de treponemas que provoca Pinta, conocida como enfermedad azul o mal de Pinto. Afecta poblaciones muy pobres de zonas rurales del centro y oeste de África, en el sudeste asiático, en Surinam, Guyana, Colombia, Venezuela, Haití y Brasil. La Pinta no se transmite por vía sexual y genera procesos de despigmentación de la piel (la cara y las extremidades son las más afectadas) pero sin lesionar seriamente otros órganos.

Años después de la lesión inicial, en la fase tardía, aparece la despigmentación en amplias superficies del cuerpo.

Pinta afecta a hombres y mujeres en igual número. La mayoría de los casos son niños o adolescentes de zonas endémicas del mundo. Es más común en áreas tropicales rurales remotas como la parte sur de México, América Central y Columbia. Ocurre con tasas de incidencia más bajas en varias islas del Caribe. En los últimos años, solo unos pocos cientos de casos de Pinta han sido reportados en la literatura médica cada año.

La prevalencia de Pinta disminuyó considerablemente después de una campaña de tratamiento masivo con penicilina por parte de la Organización Mundial de la Salud (OMS). La incidencia actual de Pinta es desconocida.

Treponema pallidum endemicum provoca Bejel, enfermedad bacteriana que se conoce también como sífilis endémica no venérea. Se presenta sobre todo en menores de 15 años que la adquieren por contacto salivar directo o por contacto con vasos, tazas, recipientes, etc. utilizados por una persona infectada.

En los siglos 18 y 19, la enfermedad Bejel afectaba poblaciones del este de Europa, aunque no se detectaron nuevos casos desde hace muchas décadas. Esta enfermedad sigue siendo prevalente en zonas áridas y muy secas, especialmente en el área del Sahel (borde sur del desierto del Sahara) con prevalencia notoria en Burkina Faso, Mali, Níger y Senegal y en poblaciones nómades de Arabia Saudita.

La forma de Bejel primario se evidencia por pequeñísimas lesiones o erosiones de la mucosa de la boca y la garganta. En su evolución hacia la fase secundaria, aparecen manchas similares a las de la sífilis secundaria, y erupciones con pápulas y escamas en todo el cuerpo con ganglios inflamados. Pueden también inducirse inflamaciones de articulaciones, especialmente las de huesos largos. En la forma terciaria, el Bejel se manifiesta con intensos dolores óseos y con lastimaduras del paladar y la laringe, llegando a provocar la destrucción de tejidos del tabique nasal. Esta enfermedad puede provocar uveitis (inflamaciones intraoculares).

Por regla general, para todas las treponematosis, los tratamientos con derivados de las penicilinas son eficaces, sabiendo que la duración de los tratamientos para cada presentación clínica depende de las características propias al antibiótico, del estadio y de la sintomatología. Las fluoroquinolonas, los macrólidos y las tetraciclinas son una alternativa terapéutica para las personas alérgicas a la penicilina.

Treponema pallidum pertenue. Alrededor del 75-80% de las personas afectadas por el pian (buba) son niños menores de 15 años. La incidencia máxima ocurre en niños de 6 a 10 años, y los hombres y las mujeres se ven igualmente afectados. La transmisión es a través del contacto de persona a persona de lesiones menores. La lesión inicial de pian está repleta de bacterias. La mayoría de las lesiones ocurren en las extremidades. El período de incubación es de 9 a 90 días, con un promedio de 21 días. Sin tratamiento, la infección puede provocar desfiguración crónica y discapacidad.

En 2013, se sabía que 13 países eran endémicos con el pian. Desde entonces, a través de intensas actividades de vigilancia, 2 países adicionales informaron casos confirmados (Liberia y Filipinas) y 3 países informaron casos sospechosos de pian (Colombia, Ecuador y Haití). Fuera de los países y territorios que se sabe que fueron endémicos en la década de 1950, se deben evaluar al menos 76 para determinar si la enfermedad todavía está presente. En 2018, 80 472 casos sospechosos de pian fueron reportados a la OMS, de los cuales 888 casos fueron confirmados.

La administración de solo una dosis de azitromicina (30 mg / kg) fue altamente eficaz para tratar a niños afectados con Treponema.

4.2.1.8 *Mycobacterium leprae* (Lepra)

Es una bacteria que infecta la piel y las membranas mucosas provocando la lepra.

El contacto directo y prolongado con secreciones de personas infectadas favorece el ingreso de *Mycobacterium leprae* (bacilo de Hansen) a través de la nariz y probablemente a través de las heridas originando la lepra.

La Lepra llegó a México y a Brasil poco tiempo después de la llegada de los europeos. Fue Hernán Cortés quien ordenó la construcción del primer leprosario en México en 1528.

Mycobacterium leprae llegó a las islas de Oceanía en el siglo XIX con los chinos conducidos por europeos (se documentó por primera vez en Hawái en 1823 y en Australia en 1908).

En los países escandinavos, donde Hansen describió al bacilo de la lepra en 1873; la enfermedad desapareció en pocos años, debido al aislamiento de los enfermos que se acompañó de una notoria mejoría de las condiciones de vida. Prácticamente no hubo desde inicios del siglo XX casos de lepra en el norte de Europa (se piensa que la mejora de la ropa contra el frío participó de alguna manera en limitar la dispersión del bacilo de Hansen en los países escandinavos).

En Europa a finales de la edad media funcionaban 19.000 leproserías y a las personas afectadas se les enterraba prácticamente en vida, apartándolas de la comunidad, condenándolas a avisar de su presencia con una campanilla. Su única compañía era la de otros enfermos y su única ayuda la de algunos religiosos dedicados a la caridad. El despoblamiento de las leproserías europeas a partir del siglo XIV se debió a la alta mortalidad provocada entre los enfermos por la peste y por la tuberculosis.

El desconocimiento de la causa de la lepra dio origen a las severísimas leyes que excluían a los afectados de la sociedad, y ciertas imposiciones del clero habían proclamado que la enfermedad era consecuencia de los pecados cometidos por los ancestros del enfermo.

Los síntomas de la lepra pueden tardar hasta 20 años en aparecer. Al inicio de la enfermedad aparecen lesiones enrojecidas sobre todo en la cara, que forman abultamientos (lepromas) que destruyen las células nerviosas. La cara de las personas afectadas presenta nódulos, llevando a una facies característica conocida como *facies leonina*. Un signo peculiar de la lepra son las mutilaciones, que no son producto directo de la bacteria sino de la pérdida de la sensibilidad al dolor al destruirse las terminaciones nerviosas sensitivas. La destrucción de las células nerviosas provoca parálisis muscular y destrucción de huesos. En el estadio avanzado, la infección provoca deformación corporal progresiva, pudiendo atacar órganos internos que, sin tratamiento, llevan las complicaciones mortales.

La eliminación de la lepra requiere una cobertura sanitaria, en particular a los migrantes y a los desplazados por conflictos étnicos, religiosos o climáticos. Las metas de la estrategia mundial para 2020 se focalizan en lograr una ausencia de discapacidades entre los afectados pediátricos, y sobre todo en anular de todos los países del globo, las legislaciones discriminantes hacia la gente con lepra, fomentando la inclusión social de los afectados.

El tratamiento para eliminar *Mycobacterium leprae* es largo, y requiere la asociación de antibióticos, generalmente rifampicina, clofazimina y dapsona o la combinación de ofloxacina, minociclina y dapsona. A partir de tres meses de iniciado el tratamiento las personas afectadas ya no transmiten la bacteria.

La morbilidad mundial por *Mycobacterium leprae* pasó de 5,2 millones de casos en 1985 a 805.000 en 1995, 753.000 a finales en 1999, y 175.554 a finales de 2014. Desde 1985 la incidencia global de la lepra se ha reducido en más del 90% gracias a la combinación de antibióticos. Sin embargo, a pesar de disponer de tratamientos eficaces, quedan zonas con personas afectadas en Brasil, zonas rurales de África ecuatorial, Nigeria, Sudan, la region del Sahel y la India.

Hubo 208.619 nuevos casos de lepra registrados a nivel mundial en 2018.

4.2.2 ¿Qué enfermedades bacterianas afectan los oídos, la boca, los dientes y el tronco broncopulmonar?

La boca, las encías y la superficie de los dientes están colonizadas por numerosas familias de bacterias entre las que se distinguen *Streptococcus salivarius*, Streptococcus mutans, Streptococcus sanguinis, Treponema denticola, como también por bacterias anaerobias (*Actinomyces, Arachnia, Bacteroides, Bifidobacterium, Eubacterium, Fusobacterium, Lactobacillus, Leptotrichia, Peptococcus, Peptostreptococcus, Propionibacterium, Selenomonas, Treponema, Veillonella, Actinobacillus concomitans* y *Porphyromonas gingivalis*).

Los **Streptococci** (bacterias redondas azules a la tinción de Gram, o sea cocos Gram positivos) constituyen el grupo más numeroso, y son los que se presentan con más frecuencia en las infecciones bucales. Son participantes activos en la aparición de la caries dental y en periodontitis (inflamación de los tejidos que sostienen los dientes). La saliva de los sujetos con caries participa en el crecimiento de los *Streptococcus mutans* y algunas proteínas salivales, proporcionan aminoácidos que favorecen el crecimiento de *Streptococcus mutans* y de *Streptococcus sanguis*. Los *Streptococci* participan en el depósito de biofilms sobre los dientes que adhieren microbios y productos de descomposición de alimentos.

En ciertas circunstancias los *Streptococci* causan rinitis, sinusitis, anginas, laringitis, traqueitis, otitis, neumonía, meningitis, artritis, osteomielitis, endocarditis, peritonitis, conjuntivitis, celulitis (celulitis son inflamaciones severas de tejidos subcutáneos y células del tejido graso), etc. Por otra parte, la infección de la faringe por Streptococci cuando se cronifica, provoca lo que se conoce como fiebre reumática, enfermedad que afecta al corazón y a los riñones.

Los *Streptococci pneumoniae* provocan meningitis, neumonías e infecciones oftálmicas que requieren una hospitalización urgente para iniciar tratamientos inmediatos y limitar secuelas.

Cuando se aíslan *Streptococci* de la faringe (sobre todo los del grupo A) se recomienda iniciar tratamientos para erradicarlo, generalmente a base de derivados de las penicilinas durante hasta 3 meses. Para las personas alérgicas a las penicilinas, se han establecido pautas de tratamiento con macrólidos o con trimetoprima/ sulfametoxazol (Bactrim).

4.2.2.1 Las infecciones bacterianas de los oídos

Las **otitis bacterianas** son presentaciones clínicas concomitantes, o complicaciones de infecciones bacterianas de la cavidad bucal o de vías respiratorias que afectan tejidos del oído.

Los patógenos bacterianos implicados en faringitis bacterianas y otitis, son generalmente los mismos (*Streptococcus pneumoniae*, *Haemophilus influenzae* y *Moraxella catarrhalis*), y para tratarlos, como previamente indicado, son activos los derivados de las penicilinas y las cefalosporinas. Para los alérgicos deberá indicarse la medicación que presente el mínimo riesgo de desencadenar reacciones adversas, y aquí también, como en todas las manifestaciones inflamatorias del árbol respiratorio, solo se administrarán antibióticos si hay una sospecha clínica fundada o confirmada por el laboratorio.

4.2.2.2 Las infecciones bacterianas de la cavidad bucal

Las gingivitis (enfermedades de los tejidos bucales de las encías)
Son en general el resultado del crecimiento masivo desequilibrado de la microbiota oral. Las toxinas bacterianas que no se eliminan por una higiene meticulosa pueden provocar placa dental, sarro e inflamación de las mucosas bucales, con lesiones de los tejidos de las encías. El sarro, es un compuesto que se fija sobre los dientes y encierra bacterias y toxinas bacterianas que se acumulan, destruyendo los tejidos ligamentarios que sostienen los dientes.

La carie
Es el resultado de la infección crónica de los dientes por bacterias, generalmente *Streptococcus mutans*. El ácido láctico que producen localmente a partir de los azucares y de ciertos productos bacterianos pueden atacar la superficie del diente, extendiendo sus efectos a la dentina y la pulpa dental.

Noma (del griego devorar)

También conocido como *cancrum oris*, es una enfermedad que se manifiesta sobre todo en chicos desnutridos de 2 a 6 años de edad, que han padecido sarampión, escarlatina o tuberculosis, y que viven en condiciones de higiene deficiente. Se manifiesta como una gangrena de la boca, con destrucción de tejidos de la cara. Puede estar provocado por *Fusobacterium necrophorum* (productoras de toxinas) o por *Prevotella intermedia* (bacilos Gram negativos anaeróbicos) que destruyen las membranas mucosas de la boca, provocando llagas (estomatitis gangrenosa). En los niños no tratados el desenlace de Noma es siempre fatal. La mayoría de los casos recientes fueron descritos en la estación seca, cuando la comida escasea y el sarampión alcanza sus máximos niveles.

Históricamente, casos de Noma fueron descriptos en los campos de concentración erigidos por los criminales nazis (Bergen-Belsen, Auschwitz, etc.). Las personas víctimas de Noma de los campos de la muerte fallecieron por complicaciones asociadas al hacinamiento y la desnutrición impuesta por los asesinos que los habían deportado.

Los casos de Noma en adultos con cáncer o inmunodeficiencias severas son raros, y se estima a 140.000 los nuevos casos cada año, prácticamente siempre en niños que viven en condiciones de pobreza material extrema, malnutrición crónica, falta de higiene bucal, pésimas condiciones sanitarias, contacto con excreciones de animales y humanas, e infecciones virales y bacterianas recientes.

En ciertas culturas, la aparición de las gangrenas faciales se asimila a un signo demoníaco o a una maldición para el entorno del afectado. En ese contexto social, las personas con Noma tienden a ser apartados de sus comunidades y terminan sus días aislados con los animales.

La marginación por Noma, dificulta la detección oportuna de los afectados, y evitar el empeoramiento o la muerte.

En 1994 la enfermedad de Noma fue considerada prioritaria por la OMS, debido a la puesta en evidencia de brotes preocupantes reportados por organizaciones no gubernamentales en África.

La progresión del Noma se detiene con antibióticos apropiados asociados a mejoras de la nutrición y de la higiene. Las secuelas estéticas y funcionales suelen ser visibles incluso después de actos quirúrgicos reparadores con injertos de tejidos, para los cuales el éxito dependerá del estado inmunológico y del momento en que se inicie la terapia.

La mortalidad por Noma no tratado llega a valores de un 90%, y se reduce a niveles inferiores al 10% con antibióticos apropiados, cirugía, alimentación y seguimiento clínico. Los tratamientos inadecuados por prácticas tradicionales son ineficaces, y en los sobrevivientes, se perpetúan las mutilaciones.

Los principales signos y síntomas son aliento fétido, ulceración dolorosa de las encías con sangrado de las encías, ulceración que involucra una o más papilas interdentales con salivación excesiva. Las personas afectadas necesitan penicilina y metronidazol, enjuagues bucales desinfectantes, corrección de la anemia con ácido fólico, hierro, ácido ascórbico y vitamina B. El olor pútrido aparece independientemente de si las personas afectadas tienen fiebre o no.

En la segunda etapa (edema), el paciente entra en la fase aguda de la enfermedad. Es absolutamente esencial actuar rápidamente para evitar cualquier agravamiento que pueda resultar irreversible. Se requieren fuertes dosis de antibióticos.

La tercera etapa (gangrena) es una emergencia importante porque la vida del paciente está en peligro. Secuelas inevitablemente se establecerán.

La cuarta etapa es cuando termina la fase aguda. Los niños especialmente afectados muestran secuestro de dientes y huesos expuestos. Todavía es importante tratar de limitar las secuelas tanto como sea posible. En la etapa 5 (secuelas) están presentes las secuelas irreversibles. La gestión aquí consiste en mejorar la calidad de vida y garantizar que las personas afectadas sobrevivan en un entorno propicio para su bienestar. La cirugía reconstructiva mayor se puede prever solo cuando la fase aguda de Noma ha terminado por completo y la progresión de la enfermedad se ha detenido definitivamente, después de recuperar las capacidades funcionales.

4.2.2.3 ¿Qué son las anginas bacterianas?

Se conoce con el nombre de anginas a las estructuras constituidas por las amígdalas (ganglios linfoides) del paladar (anginas propiamente dichas), las amígdalas nasofaríngeas (adenoides) y las amígdalas linguales. Estas estructuras anatómicas que contienen células inmunitarias (linfoides), están en permanente contacto con los microbios que se introducen por la boca y la nariz. Los microbios pueden provocar enfermedades en caso que las células de las barreras protectoras no actúen de forma eficaz. Las glándulas anginas cuando se inflaman, son una alerta de infecciones activas de la esfera bucofaríngea.

La angina pultácea

Es una afección bacteriana que se produce generalmente después de infecciones virales en niños que se sobreinfectan con *Streptococci* grupo A y en adultos, con los grupos A, B, C o G. Las zonas afectadas por estas bacterias presentan enrojecimiento con secreciones blancas (placas) y dolor al tragar, fiebre, malestar y dolor de cabeza.

La angina de Ludwig

Es una infección profunda del piso de la boca y bajo la lengua, sobre todo en adultos. Esta infección bacteriana, generalmente provocada por *Streptococci* o *Staphylococci*, puede bloquear la circulación del aire. La persona afectada puede necesitar intubación y asistencia respiratoria, y a veces hasta traqueotomía (abertura a través del cuello hasta la tráquea para permitir el acceso de aire).

Los afectados por la angina de Ludwing deben ser hospitalizados para limitar el riesgo de complicaciones infecciosas de otros tejidos blandos.

Si la angina de Ludwig presenta un flemón difuso en tejidos profundos del piso de la boca, que requiere un drenaje quirúrgico y altas dosis intravenosas de penicilinas o cefalosporinas, en combinación con fluoroquinolonas asociadas al metronidazol. No tratada provoca shock séptico y lleva a la muerte.

La angina ulcerosa de Vincent

Es una inflamación que se manifiesta con úlceras rojas en las amígdalas. Se inicia a partir de focos infecciosos de las encías, y se complica con inflamación, sangrado y ulceraciones.

Puede ser provocada por bacterias anaerobias (*Bacteroides* y *Fusobacterium*), *Borrelia* o treponemas no sifilíticos. Las personas afectadas presentan fatiga muscular, dificultades para tragar y perciben un mal aliento continuo.

El tratamiento de la angina ulcerosa de Vincent requiere penicilinas que asociadas al metronidazol, y enjuagues bucales con desinfectantes para reducir la carga microbiana (implantado en la boca por conductas higiénicas deficientes, tabaquismo o por complicaciones de otras afecciones preexistentes).

La angina ulcerosa de Vincent destruye tejidos de encías y extenderse, llegando a provocar un shock séptico fatal.

Los tratamientos de infecciones por bacterias anaerobias de las mucosas de la cavidad bucal requieren la combinación de la clindamicina con antibióticos de la familia de las penicilinas o macrólidos.

La angina seudo-membranosa

Se caracteriza por una capa gris, espesa y adherente que en ciertos casos es el indicador clínico de una mononucleosis infecciosa o de difteria. Si se sospecha difteria, la hospitalización inmediata es vital para administrar un tratamiento con antibióticos y con la antitoxina específica, que permite neutralizar los productos tóxicos que producen las bacterias durante esa afección.

4.2.2.4 ¿Qué es la difteria?

Difteria es una enfermedad (mortal si no es tratada a tiempo) provocada por potentes toxinas producidas por la bacteria *Corynebacterium diphtheriae*. Se transmite de personas infectadas, por estornudos, y secreciones de garganta, piel, y ojos.

Los síntomas generalmente aparecen 1 a 7 días después del contagio en individuos no inmunizados. A pesar de los esfuerzos internacionales por eliminar esta enfermedad, siguen produciéndose al menos unos 5000 casos al año.

Las toxinas de *Corynebacterium diphtheriae* inducen reacciones inflamatorias en la garganta, en la que aparecen membranas de color blancuzco o amarillento grisáceo y fibras de los tejidos lesionados, coaguladas con bacterias y con leucocitos adheridos. Las membranas se transforman en una masa dura y fibrosa que impide la circulación del aire. *Corynebacterium diphtheriae* y las toxinas que sintetiza provocan además lesiones cutáneas, vaginales y oculares.

Las complicaciones provocadas por la toxina de la difteria alteran las funciones del músculo cardíaco, de los riñones, del sistema nervioso, provocar parálisis del velo del paladar, de los miembros inferiores y de los músculos de acomodación del ojo.

No tratada, la difteria provoca la muerte por difusión de la toxina diftérica a la sangre y por extensión de las membranas al aparato respiratorio, y se han descripto casos de personas infectadas con *Corynebacterium diphtheriae* sin síntomas.

Los sueros anti toxina diftérica son administrados como tratamiento curativo en las fases agudas de la enfermedad (la antitoxina diftérica es de origen equino, antes de su administración debe procederse a un test de hipersensibilidad cutánea).

Behring desarrolló una técnica de inactivación de las toxinas diftéricas, transformándolas en toxoides (toxina alterada). Este procedimiento reduce la peligrosidad de las toxinas pero no sus capacidades para inducir la producción de anticuerpos. Con el toxoide pudo desarrollarse la vacuna antidiftérica y gracias a la cual la mortalidad diftérica global, que era superior al 40%, se redujo a valores inferiores al 3%.

El toxoide de la difteria se combina con el toxoide del tétanos (*Clostridium tetani*) y el de la tos ferina (*Bordetella pertussis*) en la vacuna triple conocida como DTP.

En 2017, se notificaron un total de 8.819 casos de difteria en todo el mundo, la mayor cantidad desde 2004. En agosto del mismo año, la OMS publicó recomendaciones para la vacunación contra la difteria, lo que indica que, además de la serie primaria de 3 dosis en la infancia, 3 toxoide diftérico: que contienen dosis de refuerzo deben administrarse a los 12–23 meses de edad, 4–7 años y 9–15 años. Estas recomendaciones enfatizan la necesidad de un enfoque de vacunación de por vida. Además, se recomienda que las vacunas combinadas de toxoide antitetánico y diftérico se administren durante el embarazo y cuando se requiera profilaxis antitetánica debido a una lesión, en lugar de toxoide solo.

4.2.2.5 ¿Qué infecciones bacterianas afectan las cavidades nasales y las estructuras conexas?

Los tejidos de la nariz, de los senos nasales, de faringe, laringe, bronquios y pulmones son blanco de infecciones bacterianas. Para todo este tipo de afecciones, debe tenerse presente que un número considerable de virus infectan las células de los tejidos mucosos, provocando daños en los tejidos en los tejidos de los órganos respiratorios que están en contacto con el medio externo, y que son la primera barrera defensiva. Afectando directamente a los mecanismos de defensa innatos, los virus facilitan la proliferación secundaria de bacterias que generalmente complican los cuadros iniciales y alrededor del 15% de las afecciones virales se complican con infecciones bacterianas (sobre infecciones) (Ver capítulo 5 sobre los Virus).

Las **sinusitis bacterianas** son enfermedades inflamatorias que se producen por la agresión microbiana a los tejidos que tapizan el interior de la nariz y a los senos paranasales. Se caracterizan por abundantes secreciones y dolor en la frente y pómulos. A veces provocan tos, fiebre, dolor dental, mal aliento, molestias en los oídos y sensación de fatiga.

Las infecciones crónicas de los senos nasales y paranasales se ponen en evidencia por la percepción de olores sumamente desagradables provocados por los productos que degradan las bacterias. Este signo es más pronunciado si es el resultado de la proliferación de bacterias de origen dental (la percepción de olores sui generis contribuye a confirmar el diagnóstico).

En las sinusitis de origen viral, los síntomas se resuelven entre 7 y 10 días, mientras que si es bacteriana, la sintomatología es persistente. Las formas crónicas se asocian en algunas personas con pólipos nasales, que sirven de albergue a las bacterias.

Las bacterias comúnmente aisladas de las secreciones son *Streptococcus pneumoniae, Haemophilus influenzae, Moraxella catarrhalis, Staphylococcus aureus,* otras especies de *Streptococci* y a veces, bacterias anaerobias. El tratamiento de estas infecciones requiere antibióticos de la familia de las cefalosporinas de tercera o cuarta generación.

En caso que no se observe una rápida mejoría, los estudios bacteriológicos para determinar la susceptibilidad de las bacterias a los antibióticos, orientaran la elección de moléculas apropiadas.

4.2.2.6 ¿Qué bacterias provocan enfermedades en las cavidades respiratorias altas?

Dolor de garganta y faringitis

Se producen por la hinchazón de la parte posterior de la garganta (faringe) entre las amígdalas y la laringe. Se manifiestan como molestias dolorosas que se acentúan al tragar.

La mayoría de los casos se presentan durante los meses fríos y se propagan por contactos cercanos con personas afectadas. Como en las sinusitis, las formas agudas son en su mayoría desencadenadas por infecciones virales.

Los síntomas y los exámenes clínicos no siempre permiten confirmar el origen de laringitis, faringitis o amigdalitis. Para descartar o confirmar una infección por *Streptococci* (que si requiere antibióticos) pueden efectuarse hisopados de fauces. Este examen confirma la pertinencia de la prescripción de tratamientos apropiados.

Cerca del 10% de las faringitis agudas son causadas por *Streptococci* **del grupo A** (faringitis estreptocócica), y por lo general se acompañan de dolor de garganta intenso sin rinitis y poca tos. Los tratamientos requieren derivados de las penicilinas con buena penetración en tejidos infectados, y cuando esta familia de antibióticos está contraindicada, pueden ser eficaces los macrólidos (eritromicina, azitromicina, rovamicina, claritromicina). Para los dolores de garganta causados por inflamaciones de origen viral, los antibióticos son ineficaces.

La laringitis bacteriana

Es la inflamación de los tejidos que sirven de sostén a las cuerdas vocales (entrada del aparato respiratorio por donde circula el aire desde la faringe hasta la tráquea). El principal síntoma es la ronquera, garganta seca, dolor de garganta, tos y dificultad para tragar. A veces, estos síntomas pueden ser de origen no infeccioso, por ejemplo, por el uso excesivo de la voz, gritos, y por alergia, paperas y sarampión. Ciertos productos irritantes llevan a que las laringitis se prolonguen por más de 3 semanas, llegando a lesionar las cuerdas vocales y hasta generar nódulos.

Como sucede con la mayoría de las enfermedades del aparato respiratorio, las laringitis debutan con infecciones virales y cursan frecuentemente de manera simultánea con resfríos. La infección viral induce una inflamación de las cuerdas vocales, cambiando la dinámica que las hace vibrar y alterando el sonido de la voz. En la mayoría de los casos las formas agudas mejoran espontáneamente.

Si se sospecha o confirma una infección bacteriana, los tratamientos con derivados de las penicilinas o de las cefalosporinas de tercera generación son eficaces, salvo para los alérgicos (a los que como previamente indicado, podrán administrarse antibióticos de la familia de los macrólidos).

Crup bacteriano o laringo-traqueobronquitis bacteriana

Es una afección de las vías respiratorias que también se desencadena después de una infección viral aguda.

Históricamente el Crup fue asociado a la difteria, aunque las bacterias que se aíslan actualmente de las personas afectadas son *Staphylococcus aureus*, *Streptococcus pneumoniae*, *Haemophilus influenzae*, *Moraxella catarrhalis* y *Corynebacterium diphtheriae*.

La enfermedad afecta a los niños sobre todo entre los 6 meses y los 6 años de edad (es rara en adolescentes y adultos). Las bacterias y toxinas que provocan la inflamación de tejidos que tapizan el interior de la garganta alteran el paso del aire, produciendo estridor, alteración de la voz y tos de perro que empeora durante la noche. El Crup es considerado diagnóstico de descarte una vez excluidas otras causas (por ejemplo un objeto que un niño puede haber tragado y que bloquea las vías respiratorias).

La traqueitis bacteriana

Es el resultado de la infección de la tráquea, órgano del aparato respiratorio de carácter cartilaginoso y membranoso que va desde la laringe a los bronquios.

En los niños pequeños, la tráquea se obstruye fácilmente por inflamaciones virales, que puede sobreinfectarse con bacterias, y en los bebés con bajo peso al nacer, la traqueitis bacteriana es una de las complicaciones de la intubación prolongada.

Estas afecciones son provocadas por *Staphylococcus aureus*, *Haemophilus influenzae*, *Moraxella catarrhalis*, *Streptococcus pyogenes*, *Chlamydia* y hasta por gérmenes de origen intestinal (*Enterobacteria*). Afecta con mayor frecuencia a los chicos en edad escolar (alrededor de los 5 años) provocando tos de perro (tos profunda similar al Crup), dificultad respiratoria, fiebre alta y sonido chillón al respirar (estridor), irritación de la garganta, afonía y malestar general.

Para estas infecciones respiratorias bacterianas, se requieren antibióticos que cubran el espectro de la flora bucal, considerando que si estos casos se complican, es vital mantener la vía aérea permeable al aire (hospitalización e intubación).

El pronóstico es favorable en la mayoría de los chicos tratados a tiempo, y la fiebre tiende a desaparecer a los 2 ó 3 días de iniciado el tratamiento antibiótico. La evolución es fatal si no se instaura el tratamiento apropiado.

La epiglotitis

Es la infección de un órgano estructurado con cartílagos que coordinan el paso de la comida en la laringe durante la deglución (epiglotis), evitando que se introduzca en el sistema respiratorio. Gracias a este sistema, se coordinan cartílagos que permanecen levantados para que el paladar descienda y circule el aire por la faringe hacia la laringe, la tráquea y los bronquios. La infección de la epiglotis con inflamación cartilaginosa obstruye el paso del aire, poniendo en peligro la vida.

Como las traqueitis bacterianas, las epiglotitis provocan tos con sonido anormal chillón, que generalmente se escucha al inhalar (estridor). Estos síntomas son precedidos por fiebre, salivación y babeo en los bebés, en los que son generalmente aislados *Haemophilus influenzae, Streptococcus pneumoniae, Neisseria meningitidis* y *Staphylococci*.

En la mayoría de los casos la intubación endotraqueal inmediata deberá asociar en urgencia tratamientos antibióticos y antiinflamatorios. Las formas graves de inflamación laríngea llevan a la obstrucción respiratoria fatal.

4.2.2.7 ¿Cómo afectan las bacterias a los bronquios y a los pulmones?

Bronquiolitis

Es la inflamación de las vías aéreas menores, los bronquiolos, muy común en niños pequeños. Solo en un 5% de los casos las bronquiolitis están producidas por bacterias.

Bronquitis

Es la inflamación de los bronquios. Generalmente se inicia con infecciones de nariz y garganta y se propagan hacia los pulmones. Se suceden episodios de tos con mucosidad, que según su aspecto evocan el agente que la provoca. Las personas afectadas por bronquitis sienten fatiga, y se perciben pitidos o sibilancias, ronquera y dificultad respiratoria. La bronquitis bacteriana confirmada, requiere tratamiento con antibióticos, y frente a signos evocadores de asma, se administran broncodilatadores.

Bronquitis bacteriana prolongada

Es una enfermedad que se produce sobre todo en niños menores de seis años, causada por bacterias de las vías respiratorias superiores que se extienden como finas películas biológicas o biofilms. Esta afección diferenciada hace muy pocos años, resulta de un mal funcionamiento de las células que barren los conductos respiratorios, y se manifiesta con tos productiva persistente, respiración corta y mala tolerancia al ejercicio. Los niños presentan trastornos del sueño por la tos.

Los gérmenes frecuentemente involucrados son *Haemophilus influenzae* no tipificable, *Streptococcus pneumoniae* –generalmente de cepas que no forman parte de las vacunas conjugadas– y menos frecuentemente *Moraxella catarrhalis*, pudiendo aislarse simultáneamente varias especies bacterianas y virus respiratorios.

Se estima que más de un tercio de los niños con diagnóstico inicial de asma sufren de bronquitis bacteriana prolongada. Hasta hace pocos años, los diagnósticos fueron erróneos, atribuyéndose los síntomas sólo al asma de origen alérgico o emotivo. Sin embargo, aquí la tos es persistente y no intermitente. Por otra parte, los niños no tienen generalmente aspecto de enfermos, aunque muestren escasa tolerancia al ejercicio y cansancio por las alteraciones del sueño debido a la tos nocturna. Se la caracteriza por producir tos húmeda que dura más de 4 semanas y episodios que se repiten al menos 3 veces al año. El tratamiento antibiótico correcto, acompañado de fisioterapia respiratoria, elimina los síntomas.

Tos convulsa o coqueluche

Es producida por toxinas de la bacteria *Bordetella pertussis*. El reservorio de esta bacteria es el humano adulto y la infección aguda es muy contagiosa.

Cursa con inflamación de la tráquea y los bronquios y se presenta generalmente en niños, aunque suele afectar a personas de cualquier edad. La transmisión se produce por gotitas emitidas al hablar, por estornudos o tos, y las bacterias expulsadas se pegan a las células del interior de la nariz y de la faringe.

En los tejidos respiratorios las *Bordetella pertussis* proliferan y se desparraman produciendo sustancias tóxicas que provocan estancamiento de secreciones, facilitando la invasión de los bronquios por estas mismas bacterias. El tiempo que transcurre desde la exposición a *Bordetella pertussis* y la aparición de los síntomas varía de 3 a más de 30 días.

Después de una a dos semanas de evolución, aparecen accesos incontrolables con cinco a diez crisis violentas de tos sin interrupción, que terminan con una inspiración prolongada acompañada de un silbido y ojos muy rojos. Las crisis se suceden separadas por intervalos espaciados de varias horas y durante 4 a 6 semanas.

La persona afectada encontrándose aparentemente calma, presiente el acceso de tos, realiza una inspiración profunda y comienza a toser de manera ininterrumpida, y cuando la tos comienza a disminuir se expulsan secreciones mucosas. Pueden desencadenarse crisis de vómitos, y aunque sin fiebre, las personas se sienten agotadas, con la cara y los parpados hinchados, manchitas rojas en la cara, sangrado de la nariz (epistaxis) y a veces incontinencia urinaria y fecal.

Las toxinas que fabrican *Bordetella pertussis* provocan sensaciones de asfixia, que inducen un ruido estridente durante la inspiración. En alrededor del 2 al 4 % de los casos, provoca convulsiones (tos convulsa) y en el 0,5 % de las personas afectadas provoca secuelas con daño cerebral.

La tos convulsa se previene con un esquema de vacunación basado en una inmunización (vacuna pentavalente) a los 2 meses de vida, seguida de otra a los 4 meses, con un refuerzo a los 11 meses. Se recomienda además reforzar la inmunidad a los 6, a los 11 y a los 13 años, con dosis reducidas.

La vacuna producida con bacterias inactivadas (acelular) puede administrarse a embarazadas a partir de la semana 20 de gestación y a las puérperas que no hayan sido vacunadas durante el embarazo o en el posparto inmediato. El tratamiento con antibióticos de la familia de los macrólidos (azitromicina, eritromicina, rovamicina, josamicina, claritromicina, etc.) es benéfico, si se administra de forma precoz y a dosis adecuadas.

4.2.2.8 ¿Qué es la Tuberculosis? (También llamada Peste Blanca o Tisis)

La tuberculosis es una de las enfermedades que mayor número de muertes ha ocasionado en la historia de la humanidad. Se han identificado lesiones de etiología tuberculosa en huesos de momias egipcias que datan de 3.700 años antes de la era común (aec). En documentos de la China y en Perú, en huesos de 1600 aec, se han detectado lesiones provocadas por *Mycobacterium*. La tuberculosis fue muy poco frecuente, casi desconocida en América, y se piensa que estas bacterias fueron transportadas por los inmigrantes europeos. Sin embargo, en el período precolombino, se han detectado infecciones de tipo tuberculosa por análisis de momias encontradas en el Perú.

Es en la gran mayoría de los casos provocada por *Mycobacterium tuberculosis* o bacilo de Koch. Sin embargo, se han descripto casos en que se aislaron cepas de *Mycobacterium bovis, Mycobacterium Áfricanum, Mycobacterium canetti* y *Mycobacterium microti*.

En Europa medieval la pobreza de la población favoreció la transmisión de esta bacteria, diseminándose por todo el continente y llegando a ser el agente causal de 25% de todas las muertes. A comienzos del siglo XX esta infección bacteriana era casi desconocida en África subsahariana y rara en regiones del norte. A mediados del siglo XX la enfermedad no conocida en Nueva Guinea, Papúa e Indonesia.

Los individuos cuyos esputos contienen bacilos resistentes al alcohol y a los ácidos fuertes, son los que más influyen en la propagación de la infección. Los individuos con resultando negativo del frotis de esputo y resultado positivo del cultivo son un poco menos infectantes, aunque de ellos provenga hasta un 20% del contagio.

La transmisión de esta bacteria se produce por las gotitas de Flügge, la tos (se ha determinado que en cada golpe de tos se llegan a expulsar 3000 gotitas contagiosas), los estornudos y la fonación. Las microgotas de Flügge, de <5 a 10 micrones de diámetro, se expulsan al hablar, y permanecen suspendidas en el aire durante horas alcanzando las vías respiratorias al ser inhaladas. Pueden alcanzar a depositarse en los alveolos pulmonares, llevando una carga de entre 1 y 5 bacilos por micro gota. Las microgotas más grandes, precipitan o impactan en la vía respiratoria superior.

Las personas cercanas a un afectado por tuberculosis pulmonar son los de mayor riesgo de enfermar. Numerosos estudios han demostrado que entre el 5% y el 10% de los contactos íntimos de un afectado desarrollarán síntomas de tuberculosis activa dentro de los dos años siguientes al diagnóstico del caso índice. En varios países, entre el 2% y el 4% de los contactos ya se vieron afectados en el momento de diagnóstico del caso primario.

Los contactos se clasifican según la cercanía y el tiempo de exposición:

Contacto íntimo, es la exposición diaria con más de 6 horas; contacto frecuente, exposición diaria menor de 6 horas; contacto esporádico, exposición no diaria. Son contactos intra domiciliarios, los que conviven con el afectado, y tienen el mayor riesgo de enfermar.

Los contactos habituales extra domiciliarios, son los que visitan frecuentemente el domicilio del afectado como compañeros de trabajo, estudio, etc. La tuberculosis extra pulmonar, con excepción de la laríngea, no se considera transmisible.

La tuberculosis pulmonar se inicia con tos, secreciones broncopulmonares a veces sanguinolentas, fiebre, sudores nocturnos y pérdida de peso. Las bacterias se diseminan en los pulmones, sistema nervioso central, linfático, circulatorio, genitourinario, digestivo, huesos, articulaciones y piel.

El diagnóstico se basa en imágenes (habitualmente radiografías de tórax) asociados a la prueba de la tuberculina cutánea (reacción de Mantoux), a la cuantificación del interferón gamma (Quantiferon), al recuento globular sanguíneo, al examen directo de secreciones al microscopio y al cultivo microbiológico (generalmente de expectoraciones provocadas o de fluidos corporales donde se sospeche que la bacteria se replica).

La reacción de Mantoux consiste en una inyección intradérmica que permite determinar (con precisión limitada) si una persona estuvo o no en contacto con *Mycobacterium* o con la vacuna antituberculosa. Esta reacción induce una pápula rojiza ya sea a las 24, a las 48 o a las 72 horas. Cuando la pápula tiene más de medio centímetro (5 mm) de diámetro se considera que hubo contacto previo con *Mycobacterias*. En personas que recibieron la vacuna antituberculosa (BCG) la reacción se considera positiva si el diámetro es superior a los 15 mm, y en personas con compromiso inmunológico, se considera positiva una reacción de cualquier tamaño.

El test Quantiferon, se realiza con sangre que se incuba en presencia de dos proteínas específicas de *Mycobacterium tuberculosis*, las que en contacto con las células (linfocitos con memoria inmunológica) pueden (o no) ser reconocidas. Si las células reconocen a las proteínas de *Mycobacterium*, iniciarán la producción de interferón-gamma. Este test utiliza proteínas de cepas patogénicas de *Mycobacterium bovis* y de algunas Mycobacterias atípicas (*Mycobacterium kansasii, Mycobacterium marinum, Mycobacterium szulgai, Mycobacterium flavescens*) sin incluir las utilizadas en la vacuna BCG (*Mycobacterium avium*, etc.).

En el siglo XIX se aconsejaba a las personas afectadas por tuberculosis, instalarse en centros de alta montaña, y se habían creado centros (sanatorios) en los que se preconizaba que los baños, el descanso y ciertas actividades en la montaña mejorarían el pronóstico vital. Sólo el descubrimiento de la estreptomicina por el Dr. Waksman en los Estados Unidos en 1943 permitió reducir la mortalidad provocada por esta bacteria.

El tratamiento eficaz de la tuberculosis requiere no menos de 24 semanas de asociaciones medicamentosas que combinan izoniazida, rifampicina, etambutol, claritromicina y pirazinamida.

A nivel mundial, la tuberculosis es una de las 10 principales causas de muerte. En 2018, 10 millones de personas han contraído la tuberculosis y 1.5 millones fallecieron (de los cuales 250.000 se hallaban infectados por el Virus de la inmunodeficiencia Humana). Los informes internacionales estiman además que hubo 1.1 millón de niños afectados y 250.000 fallecieron por esta infección.

Se ha propuesto varias alternativas para proteger de la enfermedad a las personas que viven en estrecho contacto con los afectados por la tuberculosis. Los tratamientos protectores consisten en:

- La toma una vez por semana de isoniazida más rifapentina durante 12 semanas (12 dosis para adultos, adolescentes y niños mayores de 2 años),
- o isoniazida más rifapentina a dosis diaria durante un mes para adolescentes y niños mayores de 12 años,
- o rifampicina más isoniazida a dosis diaria durante 3 meses para adultos y niños,
- o isoniazida a dosis diaria durante 6 meses para adultos y niños, o Isoniazida a dosis diaria durante 9 meses para adultos y niños, o Isoniazida a dosis diaria durante 36 meses (en entornos de alta transmisión del bacilo de Koch),
- o rifampicina a dosis diaria durante 4 meses para adultos y niños.

Gracias al diagnostico y a los tratamientos eficaces, se estima que entre 2000 y 2018 se han podido salvar 58 millones de vidas humanas. Por otra parte, se ha podido confirmar que el tratamiento de la infección por el bacilo tuberculoso es eficaz incluso antes que se declaren los síntomas severos de la enfermedad.

4.2.2.9 ¿Qué bacterias provocan las llamadas neumopatías o pneumopatias atípicas?

Las *clamidiasis* (o *chlamydiasis*) respiratorias

Son enfermedades provocadas por las bacterias parásitas intracelulares *Chlamydia pneumoniae, Chlamydia psittaci* y *Chlamydia pecorum* (patógenos conocidos de aves, ovejas, cabras, cerdos y koalas).

Chlamydia pneumoniae

Se transmite por secreciones respiratorias de persona a persona. La infección puede ser asintomática o provocar afecciones broncopulmonares (neumonías atípicas) que suelen iniciarse con faringitis, otitis media y tos seca. No tratadas, se transforman en neumonías fatales.

La controversia que considera *Chlamydia pneumoniae* como gatillo iniciador de la arterioesclerosis (proceso arterial inflamatorio *in situ* sobre el que se depositan leucocitos dentro de las arterias) sigue vigente. Según los modelos experimentales, el depósito inflamatorio sobre los tejidos que tapizan el interior de los vasos infectados por *Chlamydia*, generaría localmente placas que obstruirían las arterias, siendo este fenómeno, el iniciador de las enfermedades asociadas a los infartos y los accidentes cerebrovasculares.

Sin embargo, la metodología empleada por los estudios que demostraron asociaciones directas entre infecciones por *Chlamydia* y enfermedades cardiovasculares siguen debatiéndose. A gran escala, los antibióticos activos contra estas bacterias no han producido efectos benéficos ni sobre la evolución de la aterosclerosis en humanos, ni sobre las lesiones de los vasos, ni sobre los riesgos secundarios de infartos o la sobrevida.

Chlamydia psittaci

La psitacosis se transmite por inhalación de bacterias desparramadas por el polvo contaminado con materiales fecales de pájaros, o por inhalación a partir de secreciones de aves infectadas. Suele presentarse en trabajadores en contacto con aves, en trabajadores rurales, en personal de mataderos que procesan pavos, y en personas con domicilios próximos a heces de palomas infectadas, tanto en áreas rurales y urbanas (transmitida por loros, cotorras, palomas y otros pájaros (provocando psitacosis y ornitosis).

En loros y cotorras la infección por *Chlamydia psittaci* debuta con falta de apetito, secreción ocular o nasal y diarrea. Sin tratamiento es mortal, aunque algunas aves son portadores y excretan *Chlamydia psittaci* sin síntomas aparentes.

En los humanos, la psitacosis debuta con fiebre, dolor de cabeza y escalofríos, y se complica con neumonías severas fatales si no son tratadas.

Las tetraciclinas, y los macrólidos (eritromicina, josamicina, azitromicina, claritromicina, etc.), son eficaces para tratar todas las infecciones clamidiales en sus fases activas, eliminando *Chlamydia* del organismo.

Nocardia

Son bacterias anaerobias que se encuentran en suelos ricos en materia orgánica. La mayoría de las infecciones por *Nocardia* se adquieren por inhalación, aunque pueden contraerse también a través de traumatismos. Las *Nocardia* inhaladas infectan al tracto respiratorio provocando neumonías de progresión lenta con tos, dificultad para respirar (disnea) y fiebre.

La especie *Nocardia brasiliensis* provoca enfermedades de la piel, celulitis y abscesos. Si la infección es invasiva llega propagarse al tórax.

Las personas con mayor riesgo de contraer esta infección son las que reciben tratamientos con agentes que interfieren con las respuestas inmunes, ya sea corticoesteroides a largo plazo o los que han sido trasplantados (que reciben terapias anti rechazo) o las personas infectadas por virus que provocan inmunodeficiencia. En un 25 al 33% de las personas afectadas, la infección por *Nocardia* provoca abscesos cerebrales con encefalitis (dolor de cabeza, reflejos anormales, rigidez, confusión mental, desorientación, debilidad muscular, marcha inestable, rigidez del cuello, problemas de habla, baja energía, torpeza, somnolencia, irritabilidad, convulsiones, sensibilidad a la luz y vómitos).

El tratamiento requiere el cuidado especial de las heridas asociado a un tratamiento medicamentoso (que generalmente llega a prolongarse de seis meses a un año) con macrólidos que se asocian a fluoroquinolonas, trimetoprima/sulfametoxazol (Bactrim), imipenem o amikacina.

Actinomices israelii

Es el agente causal de actinomicosis, enfermedad causada por esta bacteria anaerobia que prolifera en nariz y garganta.

Algunos *Actinomyces* son patógenos particularmente para la cavidad bucal y provocan abscesos en boca, pulmones y en el aparato gastrointestinal. Cuando por lastimaduras, traumatismos, cirugías, infección dental o cirugía maxilofacial, la bacteria penetra a niveles profundos de los tejidos faciales. Produce abultamientos de color rojo intenso a menudo en la mandíbula (abscesos). Las lesiones que atraviesan la piel llegan a drenar al exterior. Se han descripto actinomicosis graves con compromiso pulmonar y abdominal.

Las actinomicosis son por otra parte, consecuencia de infecciones de los dispositivos intrauterinos (espiral), provocando fiebre, dolor abdominal y pérdida de peso. Los *Actinomyces* pueden infectar al sistema nervioso central en personas sin antecedentes de trauma o de infección en otros órganos. La higiene oral y las visitas regulares al odontólogo contribuyen a prevenirlas. El tratamiento requiere derivados de las penicilinas y drenaje de los abscesos.

La incidencia de la enfermedad es mayor en hombres de 20 a 60 años con una incidencia máxima en 40 a 50 años. La razón de incidencia hombre/mujer es 3: 1.

Burkholderia pseudomallei (antes considerada *Pseudomona)*

Es una bacteria que provoca neumonías atípicas. La infección se inicia con úlceras o abscesos cutáneos y complicarse con abscesos en órganos internos y enfermedades neurológicas atípicas (encefalitis o paraplejia aguda).

Burkholderia cepacia infecta de forma crónica sobre todo los tejidos pulmonares de personas afectadas por fibrosis quística (mucoviscidosis).

Las infecciones respiratorias por *Burkholderia* son la causa más frecuente de neumonías extra hospitalarias durante todo el año en varias regiones del globo, con incidencias máximas durante la estación de lluvias. Una de las especies de *Burkholderia* que es patógena para caballos, provocó neumonías endémicas a veces mortales en humanos del norte de Australia y en varias regiones tropicales.

La mayoría de los afectados por neumonías leves, responden al tratamiento con antibióticos adecuados, pero los que no, desarrollan formas septicémicas graves. El tratamiento en humanos requiere al menos la asociación de 2 antibióticos (cefalosporinas + tetraciclinas; tetraciclinas + sulfamidas, o ciprofloxacina + rifampicina).

(La especie *Burkholderia xenovorans* degrada pesticidas orgánicos y bifenilos tóxicos, pero su utilización como agente biológico para descontaminar es arriesgada, ya que presenta una baja sensibilidad natural a los antibióticos).

Legionella pneumophila

Es una bacteria que crece en medios acuáticos naturales, lagos, ríos, arroyos, barro, tanques de agua, etc. y sobrevive en sistemas potabilizadores de agua, pudiendo ser transportada a los edificios donde coloniza las instalaciones de agua (crece en el agua a temperaturas comprendidas entre 20 °C y 50 °C).

La legionelosis o enfermedad del legionario adquirió su nombre durante el misterioso brote de neumonía atípica entre los participantes de una convención de la Legión Americana en Filadelfia en los Estados Unidos. Fue a fines de 1976 en que se identificó la bacteria *Legionella pneumophila* (bacteria previamente desconocida) como la causa de la misteriosa enfermedad, que se iniciaba con síntomas gripales, fiebre, escalofríos, dolor generalizado en todo el cuerpo, dolor de cabeza y tos seca. Esta infección provoca dificultades para respirar, confusión, alucinaciones, desorientación, diarrea acuosa, náuseas y vómitos. La tos a menudo produce flema que llega a ser sanguinolenta.

La legionelosis se transmite en ambientes húmedos por una bacteria resistente a desinfectantes comunes si se aplican a concentraciones usuales. *Legionella pneumophila* es también vehiculizada dentro de los quistes de protozoos (ver más adelante amebas de vida libre) que se fijan a los aparatos, tubos, filtros y rejillas de aires acondicionados. Se han descripto brotes de la enfermedad del legionario por contaminaciones de circuitos de distribución de agua caliente, por sistemas de climatización no desinfectados y por sistemas de refrigeración, duchas, aerosoles, aguas termales de centros de rehabilitación y recreo, equipos médicos de aerosol terapia y fuentes (ver apartado 15.1 de este libro). La legionelosis es curable cuando diagnóstico y tratamiento son precoces y adecuados. Los macrólidos (eritromicina, azitromicina, claritromicina) asociados a fluoroquinolonas (levofloxacina) son eficaces contra *Legionella,* pudiéndose en casos severos asociar además la rifampicina. No tratada a tiempo provoca complicaciones pulmonares fatales.

La incidencia anual promedio de casos confirmados por laboratorio es de 1.5 por 100.000 personas. La letalidad de 30 días fue del 19%, que oscila entre el 7% en los viajeros y el 37% en los casos adquiridos en el hospital. Los pacientes mayores de 60 años y los pacientes con enfermedad subyacente tenían más probabilidades de morir, al igual que los pacientes infectados con el serogrupo 6 de L. pneumophila. La mortalidad más baja se observó para el serogrupo 1 de L. pneumophila.

Las mycoplasmosis pulmonares

Son enfermedades provocadas por *Mycoplasma*, que son microorganismos con capacidades limitadas para producir energía y alimentos.

(La especie *Mycoplasma gallisepticum* provoca sinusitis en los pavos y enfermedades respiratorias crónicas en pollos. *Mycoplasma meleagridis* ataca el aparato respiratorio de los pavos y *Mycoplasma synoviae* provoca inflamaciones articulares severas en pollos y pavos.

Cuatro especies de Mycoplasmas se aíslan por regla general de humanos: Mycoplasma pneumoniae, Mycoplasma hominis, Mycoplasma genitalium, y Ureaplasma urealyticum.

Mycoplasma pneumoniae provocan infecciones respiratorias todo el año, aunque son más frecuentes a finales del verano y otoño. Desencadenan brotes de gran difusión ya que se transmiten por personas infectadas que tosen y estornudan. Los síntomas se inician con tos crónica moderada, fiebre, bronquitis, dolor de garganta, dolor de cabeza y sensación de cansancio, siendo raro que este tipo de infección requiera hospitalización. Los *Mycoplasmas* también infectan al oído medio, con síntomas que persisten desde algunos días hasta más de un mes. Los *Mycoplasmas* son sensibles a las tetraciclinas y a los macrólidos (eritromicina, josamicina, claritromicina, azitromicina, etc.).

4.2.3 ¿Cómo se ve afectado el corazón por infecciones bacterianas?

La infección de los tejidos internos del corazón produce una inflamación local con pequeñas masas de células de la sangre que se aglutinan con mini coágulos de fibrina, que contienen bacterias empaquetadas en estructuras llamadas vegetaciones.

Las infecciones de tejidos internos de las válvulas del corazón se conocen con el nombre de endocarditis bacterianas, generalmente se sitúan en el lado izquierdo, (aunque pueden producirse en el lado derecho, sobre todo en personas que se inyectan drogas por vía endovenosa).

Las endocarditis bacterianas son muy graves y sus presentaciones clínicas suelen –en su fase inicial– confundirse con otras afecciones. Esto hace que de no tratarse de forma adecuada resulten fatales.

El tratamiento de las endocarditis requiere hospitalización y antibióticos por la vena. Actualmente, la incidencia de endocarditis bacterianas en países industrializados es de alrededor de 4 casos por 100.000 habitantes por año, incrementándose a valores de hasta 52 a 600 casos por 100.000 habitantes en personas con prótesis valvulares o que sufren de insuficiencia aórtica, trastornos generales de las válvulas cardíacas, intervenciones dentales que producen hemorragias en las encías o mucosas (incluidas la limpieza del sarro dental), operaciones de amígdalas y de adenoides, cirugías del aparato digestivo, broncoscopías, dilatación esofágica y tratamientos de várices esofágicas, cirugía de vesícula biliar, cistoscopias y dilatación uretral.

Para limitar las infecciones bacterianas de tejidos del corazón se recomienda proteger a las personas a riesgo, sobre todo de las infecciones provocadas por *Streptococci* (*viridans* y *bovis*), *Enterococci* y ciertos *Staphylococci* (*S. aureus*) conocidas por provocar más del 80% de las infecciones de las válvulas cardiacas (La profilaxis requiere antibióticos administrados por vía oral).

4.2.4 ¿Qué enfermedades provocan las bacterias que invaden los tejidos cerebrales y las membranas que recubren el sistema nervioso?

4.2.4.1 Encefalitis

Es la inflamación del cerebro, generalmente causada por virus, y en menos casos provocada por bacterias. Las Encefalitis suelen presentarse como complicación de la varicela, paperas o sarampión. Se manifiestan con fiebre, dolor de cabeza, confusión, somnolencia y causan daño cerebral, accidentes cerebro vasculares, convulsiones y muerte.

4.2.4.2 Mielitis

Se refiere a la infección de la médula espinal, y encefalomielitis es la reacción inflamatoria del cerebro y de la médula espinal.

4.2.4.3 Meningitis

Es la infección de las membranas que rodean al cerebro y a la médula espinal.

Las meningitis se manifiestan con dolores de cabeza, fiebre, rigidez de cuello, vómitos, somnolencia, torpeza y confusión mental.

Alrededor del 80% de las meningitis son provocadas por virus, 15 al 20% por bacterias, el resto por intoxicaciones y poco frecuentemente, por hongos.

Desde que se reconoció esta enfermedad en 1805 y hasta mediados del siglo XX, la meningitis bacteriana era fatal, y pocas enfermedades humanas han beneficiado de un cambio de pronóstico por los tratamientos antibióticos (y los corticoesteroides asociados). Sin embargo, a pesar que los antibióticos disminuyan la morbilidad y la mortalidad, las meningitis siguen provocando en la mitad de chicos afectados, incapacidades psicofísicas con secuelas neurológicas. En los adultos, la tasa de mortalidad global de meningitis bacterianas sobrepasa el 20%.

De los 20 estudios internacionales que evaluaron los determinantes y consecuencias de las meningitis bacterianas, en casi la mitad no hubo correlación entre la duración de síntomas y secuelas. Sin embargo, el desenlace y las secuelas se vieron afectados por la edad, las enfermedades coexistentes, la virulencia de la cepa bacteriana, la gravedad de la enfermedad y los componentes genéticos individuales que predispongan a la infección o que induzcan respuestas inflamatorias severas y destrucción de tejidos.

La incidencia de meningitis provocadas por bacterias en los recién nacidos se estima entre 20 y 100 casos por cada 100 mil nacidos vivos (0.1 a 0.4 neonatos por cada 1000 nacimientos). Un 10% de los bebés afectados mueren, y un 20 a 50% de los que sobreviven a la infección, presentan convulsiones, déficit motores, pérdida de funciones visuales y auditivas y déficit cognitivos. Aunque las tasas de mortalidad hayan bruscamente descendido desde los años 70, la morbilidad de esta enfermedad sigue alta.

El contagio de la meningitis bacteriana se produce por contacto cercano y prolongado con microgotas de secreciones respiratorias o faríngeas por estornudos, besos, tos, promiscuidad doméstica, vasos, cubiertos, etc. La incubación dura entre 2 y 10 días. Los principales organismos causantes de meningitis bacteriana son *Neisseria meningitidis, Streptococcus pneumoniae y Haemophilus influenza*.

Las meningitis provocadas por *Neisseria meningitidis* (meningococo)

Se presentan generalmente en países con poblaciones que viven con limitados recursos económicos, por brotes separados por intervalos de tiempo irregulares y de duración imprevisible. Provoca enfermedades muy graves solamente en humanos, no habiéndose detectado reservorios animales. Afecta sobre todo a niños y jóvenes que viven en condiciones de hacinamiento, ya que como indicado, se transmite por contacto directo con secreciones nasales, saliva, tos y estornudos. No se ha podido explicar las razones que determinen que *Neisseria meningitidis* pueda detectarse en la faringe humana de los humanos sin provocarles enfermedad, estimándose que entre el 10 y 20% de la población mundial es portadora asintomática de *Neisseria meningitidis*.

Se han descripto más de 10 especies de meningococo (los más invasivos son los del tipo A, B, C, D, X, Y, W135, etc.) que se aíslan de líquidos cefalorraquídeos por punción lumbar entre el 15% y el 20% del total de personas con meningitis.

En África subsahariana sigue activo el tristemente llamado cinturón meningítico, que se extiende desde Senegal hasta Etiopía. En 1996, hubo cerca de 250.000 casos declarados y 25.000 personas murieron a causa de esta enfermedad. Según informes de la Organización Mundial de la Salud, en la temporada epidémica de 2009, 14 países africanos que reforzaron la vigilancia, notificaron casi 80.000 casos sospechosos, 4.053 de ellos mortales (la cifra más elevada desde 1996).

Entre 1993 y 2012 se han declarado cerca de 1.000.000 de casos de meningitis bacteriana por *Neisseria meningitidis* con casi 100.000 fallecimientos.

Las instituciones internacionales consideran que en los 19 países africanos que participan en el dispositivo de informe de casos en el cinturón de meningitis, se siguen registrando no menos de 10.000 casos anuales con una letalidad promedio del 10%.

En los últimos años Benín, Burkina Faso, Chad, Costa de Marfil, Gambia, Ghana, Malí, Nigeria, República Centroafricana y Sudán notificaron decenas de miles de casos de meningitis, y en el 2014 en Guinea Conakry y en el sur de Sudan, miles de casos mortales provocados por *Neisseria meningitidis* W135 y por *Neisseria meningitidis* A (todas de transmisión directa de persona a persona) han llamado mucho menos la atención de los especialistas y de la prensa que otras infecciones virales diagnosticadas en los mismos territorios (*Ebolavirus*, *Zikavirus*, etc.).

Neisseria meningitidis W135 está presente en los países del cinturón meningítico y *Neisseria meningitidis* X se ha aislado sobre todo en epidemias recientes en Níger, Kenia y Uganda. En la epidemia del 2015, se han aislado numerosas cepas de *Neisseria meningitidis* C en el cinturón meningítico. En el primer semestre del 2015 se declararon más de 12.000 casos de meningitis por *Neisseria meningitidis* C solo en Níger y en Nigeria, con más de 800 fallecimientos. A principios del 2018 se confirmaron casos provocados por una variante extremadamente agresiva e invasiva *Neisseria meningitidis* C, aislada de algunos centros de Níger y de Nigeria, con más de 18.000 casos. En pocos meses, *Neisseria meningitidis* C se difundió a poblaciones de Burkina Faso y Mali, incluso fuera del llamado cinturón epidemiológico.

Las meningitis a meningococo se caracterizan por provocar rigidez de la nuca, fiebre, dolor de cabeza, náuseas y vómitos. Aunque la enfermedad se diagnostique precozmente y se administren los tratamientos apropiados, la mortalidad sigue siendo de 5 a 10% de los afectados y se produce generalmente entre las 24 y 48 horas que siguen el inicio de los síntomas. Por ende, frente a una sospecha de meningitis, los tratamientos con antibióticos de amplio espectro deben ser administrados lo antes posible, ya que condicionarán el pronóstico de la persona afectada. De una manera empírica se eligen medicamentos que cubran el espectro de *Streptococci* del grupo B, *Listeria monocytogenes*, y de microorganismos Gram-negativos, como *Escherichia coli*. Si en un entorno nosocomial se sospecha otro tipo de agente bacteriano, se debe considerar un tratamiento activo sobre *Pseudomonas aeruginosa* y *Staphylococcus aureus resistentes*. Los antibióticos se administran durante varias semanas sobre todo frente a abscesos cerebrales o imágenes de infecciones ventriculares. En personas afectadas con recursos limitados, se recomienda administrar ceftriaxona por vía inyectable.

Vacuna anti meningococco

Se dispone de 3 tipos de vacunas anti-meningococos para niños y adultos. Algunas son bivalentes, es decir protegen contra el grupo A y el grupo C, otras trivalentes, contra A, C y W y las tetravalentes contra A, C, Y, y W135. La obtención de vacunas seguras contra el meningococo grupo B solo pudo realizarse hace pocos años, ya que los antígenos presentes en las vacunas contra este grupo provocaban reacciones cruzadas con tejidos del sistema nervioso de los humanos. Desde que se introdujo la vacuna conjugada contra *Neisseria meningitidis* A (MenAfriVac) en 2010, en algunos distritos de 15 países de África sub sahariana del cinturón meningítico, la morbilidad y la mortalidad disminuyeron de forma espectacular, no habiéndose registrado epidemias provocadas por esta cepa en las poblaciones vacunadas.

Las vacunas conjugadas se usan en prevención (en programas de vacunación de rutina y campañas preventivas) y en respuesta a brotes: confieren inmunidad de mayor duración (5 años y más), evitan el transporte e inducen inmunidad de rebaño.

La OMS lanzó la iniciativa "Defeating Meningitis para 2030" con un alcance que incluye microorganismos considerados como las principales causas de meningitis bacteriana aguda, y para los cuales las vacunas están disponibles o es probable que estén disponibles en los próximos años.

¿Cómo se protege a la población frente a la aparición de casos de meningitis provocada por Neisseria meningitidis?

Ante signos evocadores de meningitis bacteriana, deben administrarse tratamientos adaptados a los afectados, sabiendo que las campañas de vacunación de emergencia son eficaces incluso cuando se inician los brotes (evitan hasta un 70% de nuevos casos). Por otra parte, las personas afectadas deben aislarse, y los que han estado en contacto y los familiares y contactos cercanos deben someterse a una vigilancia médica (especialmente en ambientes escolares y hospitalarios).

Se recomienda administrar la protección antibiótica anti meningocóccica a todos los convivientes y a todas las personas que hayan tenido contacto cercano con el afectado (besos, compartir comida o bebida, dormir en la misma habitación, etc.) en los 7 a 10 días anteriores al diagnóstico de la enfermedad. Asimismo se recomienda la profilaxis con antibióticos al personal de guarderías de chicos afectados.

En los **colegios**, para los chicos expuestos no vacunados, se recomienda cuando haya un solo caso confirmado en un chico de edad escolar, de administrar la profilaxis antibiótica a los compañeros que tengan contacto frecuente y continúo con el enfermo (compañeros de mesa, de juego, de comedor, etc.).

Si hubo dos o más casos en la misma aula, se indicará profilaxis antibiótica a toda la clase, pero no a todo el colegio.

Si hubo un segundo caso en dos aulas diferentes, las medidas profilácticas se extenderán a las aulas a que pertenecen los casos y a los compañeros habituales de juego, estudio o comedor.

Si se producen tres o más casos en dos o más aulas, en un período inferior a un mes (entre el primero y el último caso) se pondrán en marcha la profilaxis para todo el colegio.

Si se confirman casos de meningitis a meningococo en empleados de oficinas, fábricas, lugares de reunión, etc., la profilaxis se indicará si apareciere un caso secundario, y sólo se administrará a los contactos frecuentes de la persona afectada.

Debido a que la tasa de casos secundarios es mayor al inicio de los síntomas de la enfermedad del primer caso confirmado, los tratamientos protectores deben administrarse (idealmente dentro de las 24 horas) después de identificar ese caso, y para ello alcanza la sospecha clínica. La aparición de casos secundarios en personas que recibieron profilaxis antibiótica debe considerarse como un indicador para obtener muestras para cultivos faríngeos, y aislar cepas que provocaron la enfermedad, determinando la sensibilidad a los antibióticos disponibles.

Los antibióticos utilizados para la protección de las personas no afectadas contra los meningococos, deben alcanzar concentraciones elevadas en la saliva y en las secreciones nasofaríngeas, que son el reservorio humano de la bacteria. La rifampicina es uno de los fármacos de elección por vía oral, administrándose durante 2 días a 600 mg cada 12 horas en adultos y 10 mg/kg cada 12 horas en niños mayores de un mes de vida. En casos en que no se tolere la rifampicina para la profilaxis, o que no sea posible el cumplimiento terapéutico, o su uso esté contraindicado (embarazo) se administrará ceftriaxona por vía intramuscular en dosis única (125 mg en los menores de 12 años y 250 mg en los mayores de 12 años y adultos).

La ciprofloxacina por vía oral es una alternativa que no se recomienda para menores de 18 años o durante el embarazo o la lactancia, por su interacción con los cartílagos de crecimiento.

En caso que se utilice la rifampicina para infecciones bacterianas confirmadas (no en el caso de la profilaxis), no deberá administrársela sola (monoterapia), sino que siempre se debe asociar racionalmente con otros antibióticos, para evitar que rápidamente se seleccionen las cepas insensibles.

La asociación de antibióticos con una impregnación previa anti inflamatoria (corticoides potentes), mejora el pronóstico vital de los afectados por meningitis bacterianas.

Meningitis provocadas por *Haemophilus influenzae*

Son cuadros severos que se presentan generalmente en recién nacidos y en bebés de corta edad. La demora en el tratamiento, incluso de pocas horas, afecta el pronóstico vital, con consecuencias en el desarrollo psicofísico de los chicos.

La rifampicina elimina el *Haemophilus influenzae* de la faringe de aproximadamente el 95% de los portadores, disminuyendo el riesgo de infección secundaria en los contactos domiciliarios y guarderías. Se administra por vía oral una vez al día durante 4 días. Si no se tolera la rifampicina o si no es posible el cumplimiento del tratamiento o su uso está contraindicado (embarazo y personas alérgicas) se administra ceftriaxona por vía intramuscular.

En caso de confirmarse la meningitis por *Haemophilus influenzae*, la profilaxis para todos los convivientes (niños y adultos) es necesaria, sobre todo cuando por lo menos uno de los contactos sea menor de 4 años de edad y no esté vacunado.

La profilaxis antibiótica para la meningitis confirmada por Haemophilus influenzae
No es obligatoria si todos los contactos menores de 4 años fueron vacunados correctamente. La única excepción a esta práctica refiere a los chicos vacunados inmunodeprimidos (la vacuna puede no haber ejercido el efecto inmunogénico), en cuyo caso todos los miembros de la familia, independientemente de la edad, deberían recibir una quimioprofilaxis antibiótica. Poe otra parte, la profilaxis es necesaria para todos los miembros del domicilio de un niño afectado menor de 12 meses que haya sido vacunado inicialmente, pero que no recibió las dosis de refuerzo.

Las vacunas anti Haemophilus influenzae b
Han disminuido drásticamente la incidencia de meningitis por *Haemophilus influenzae*, otrora una de las causas mayores de meningitis (antes de 1990). La protección contra la meningitis provocada por *Haemophilus influenzae* se considera eficaz cuando se ha administrado dos o tres dosis de vacuna antes de los 12 meses y una dosis de refuerzo.

Meningitis bacterianas de los adultos por *Streptococcus pneumoniae*

Streptococcus pneumoniae o neumococo (*Streptococci*) es la causa más frecuente de meningitis bacteriana de adultos; y es la segunda causa más frecuente en chicos mayores de 2 años. El tratamiento oportuno de la neumonía que provoca *Streptococcus pneumoniae* (neumococo) y de las infecciones bacterianas del oído infectado por bacterias, disminuye el riesgo de este tipo de meningitis.

Las personas cuyo sistema nervioso central se halla infectado por estas bacterias, presentan pulso rápido, fiebre, cambios en el estado mental y rigidez en el cuello y la nuca. El pronóstico depende de qué tan rápido se administren los antibióticos y del control de las gravísimas complicaciones inflamatorias que provocan estas bacterias, sobre todo los productos tóxicos que liberan dentro del sistema nervioso. E

La meningitis por *Streptococcus pneumoniae* es mortal en 1 de cada 5 personas afectadas, y entre el 25 y 50% presentan secuelas, a veces irreversibles.

Se recomienda la profilaxis antibiótica contra la meningitis por *Streptococcus pneumoniae* en situaciones en las que se diagnostique esta enfermedad en el entorno de personas con enfermedades de la sangre y de lactantes, aunque no en todos los contactos sanos. Los derivados de las penicilinas son eficaces para tratar la enfermedad, y su administración generalmente se precede por una impregnación con corticoides, para limitar la gravedad (inflamaciones letales) que provocan las sustancias tóxicas que liberan los neumococos al morir.

Las vacunas antineumocóccicas (anti Streptococcus pneumoniae)

Conjugadas protegen contra 13 de las más de 90 cepas y en algunos países, antes de ingresar a las guarderías o al preescolar, se exige que los chicos hayan recibido esta vacuna. Por otra parte, se recomienda administrar la vacuna a personas mayores de 65 años, a fumadores, a personas con asma, personas que sufran trastornos cardiacos crónicos, a los que se les implanten quirúrgicamente pequeños dispositivos electrónicos para mejorar la audición (implantes cocleares), a diabéticos y a personas con alto consumo alcohólico o con lesiones de hígado. La vacuna se recomienda además a las personas que viven en hogares de ancianos, en instalaciones médicas y a las personas con enfermedades de la sangre en general o con tratamientos antitumorales.

4.2.5 ¿Cómo enferman las bacterias al aparato urinario?

Los microbios del intestino o de la piel pueden introducirse por la apertura exterior de la uretra lesionando al meato urinario, los tejidos de la uretra, la vejiga, el riñón o la próstata.

Los estratos de la población con alto riesgo de contraer infecciones bacterianas del tracto urinario incluyen en primer lugar a lactantes y niños pequeños a los que no se les han diagnosticado posibles malformaciones del tracto urinario.

En el segundo, mujeres que se auto infectan debido a las actividades sexuales o por hábitos higiénicos en los que la uretra se auto contamina con flora rectal arrastrada hacia las vías urinarias.

La autoinfección también se ve facilitada en personas con dificultades motrices o sensitivas, en hombres con aumento de volumen de la próstata, en mujeres con trastornos uterinos, por estrechamiento de las vías urinarias y por flaccidez de los tejidos debido al avance en edad.

Las bacterias que acceden a los conductos urinarios pueden fijarse a las células que las tapizan y desplazarse hasta llegar a la vejiga, donde provocan las reacciones inflamatorias llamadas cistitis.

Cuando la infección bacteriana asciende desde la vejiga hacia los riñones provocan una respuesta inflamatoria del propio tejido renal (pielonefritis) que si no es tratada inmediatamente con antibióticos eficaces predispone a una infección masiva de la sangre, provocando septicemias letales (urosepsis).

Desde el punto de vista microbiológico, una infección urinaria se confirma cuando se detecta el crecimiento de 10.000 colonias de bacterias por mililitro de orina recogida correctamente. La presencia de glóbulos blancos (polinucleares neutrófilos) en la orina, hacen sospechar el diagnóstico, incluso cuando el número de bacterias es 100 veces menor.

La bacteria *Escherichia coli* se aísla de casi el 80% de las infecciones urinarias agudas., y son muy pocos los hongos (sobre todo *Candida)* que provocan infecciones urinarias (sobre todo en personas con diabetes o con sondas urinarias).

Cuando no se dispone de laboratorios de microbiología, se administran tratamientos empíricos, pero limitados a las formas leves o iniciales de infecciones no complicadas y sin factores de riesgo (diabetes, cistitis a repetición, cirugía reciente, prostatitis, embarazo, inmunodepresión, síntomas severos, sondas uretrales, etc.).

Para el tratamiento empírico de las de infecciones simples en fases iniciales y no repetitivas (tratamiento probabilístico cuando aún no se dispone de resultados de laboratorio o no pudieron realizarse los análisis microbiológicos pertinentes) pueden ser eficaces los tratamientos con antisépticos urinarios o con algunos antibióticos (furadantina, nitrofurantoina, ácido pipemidico, cefalosporinas, fosfomicina trometanol, etc.). Si los síntomas no se resuelven en 24 a 48 horas después de administrado un tratamiento empírico, sólo el cultivo de la orina (urocultivo) permitirá determinar la susceptibilidad del germen que provoca la sintomatología a los tratamientos antibióticos. Sin embargo, todo abordaje racional de las infecciones urinarias se basa en los resultados del examen cito bacteriológico de la orina antes de decidir el tratamiento.

Para las infecciones urinarias de embarazadas, la amoxicilina es un fármaco sin riesgo conocido durante todo el embarazo. Por el contrario, las sulfamidas no deben administrarse durante el primer trimestre y la amoxicilina asociada al ácido clavulánico debe evitarse en caso de parto inminente.

La cistitis complicada con pielonefritis requiere hospitalización urgente (sobre todo en embarazadas) y tratamiento con cefalosporinas inyectables a las que se agregan asociaciones con antibióticos de la familia de los aminoglucósidos.

En niñas y mujeres sin alteraciones anatómicas uretrales confirmadas, la hidratación apropiada y la instrucción para la higiene corporal, son útiles con alto impacto en la prevención de infecciones urinarias a repetición.

4.2.6 ¿Qué enfermedades provocan las bacterias en los órganos genitales?

4.2.6.1 Gonorrea

Las referencias a la una enfermedad conocida como gonorrea (del griego, flujo seminal), se encuentran desde las escrituras cuneiformes de la Mesopotamia (actual Iraq) y en antiguos testimonios de poblaciones de la China. En la Biblia, está explicitado que los hombres con pérdidas de sus cuerpos son impuros, y las camas y sillas deberán ser evitadas. En el Talmud, se indicaban elementos auxiliares para el diagnóstico, estableciéndose la necesidad de limitar las relaciones sexuales hasta pasados no menos de 7 días de la última perdida de fluidos del aparato genital.

A fines del siglo XIX, en una clínica de afecciones de la piel de Breslau, Neisser identificó en el flujo genital de una persona con gonorrea, imágenes de microbios pegados de forma adosada de dos en dos, con forma de granos de café (a los que posteriormente se los denominó *Neisseria*).

Neisseria gonorrhoeae son diplococos, que al invadir los tejidos genitales producen una inflamación aguda (blenorragia o gonorrea), con complicaciones severas cuando se diseminan hacia otros tejidos por vía sanguínea. Actualmente se estiman que se producen 110 millones de casos de gonorrea por año.

Neisseria gonorrhoeae puede transmitirse durante el parto de la madre al recién nacido y en los países no industrializados esta bacteria responsable del 25 al 50% de las conjuntivitis de los recién nacidos (en los países industrializados afecta entre el 1 y el 10%). Antes del uso generalizado del método profiláctico de Crédé (a fines del siglo XIX se puso en marcha un programa de tratamiento con colirios a base de nitrato de plata) los recién nacidos que contraían la infección gonocócica durante el parto presentaban complicaciones oftálmicas con severos riesgos de ceguera permanente.

El período medio de incubación de la gonorrea va de 2 a 5 días posteriores al contacto infeccioso, y en ciertos casos, los síntomas aparecen pasadas 2 semanas.

En los hombres, la infección provoca una descarga uretral (pérdida o flujo), con sensación de ardor intenso y dolor al orinar.

En las mujeres *Neisseria gonorrhoeae* provoca secreciones y molestias urinarias, con o sin dolor definido en el abdomen, seguido de fiebre, náuseas, inflamación del cuello uterino (cervicitis), infección de las células que tapizan el interior del útero (endometritis) e inflamación de las trompas de Falopio y del útero (salpingitis). La infección de las mucosas anorrectales provoca proctitis en hombres y mujeres.

El tratamiento usual requiere una sola inyección de ceftriaxona o cefexime. Para las personas alérgicas a las penicilinas, se recomiendan inyecciones de Spectinomicina. Para casos de riesgo de exposición a más de una bacteria, se recomienda asociar a los tratamientos contra la gonorrea, una protección contra las *Chlamydia* con azitromicina oral en una sola toma.

No tratada con antibióticos eficaces, la infección por *Neisseria gonorrhoeae* genera abscesos e infertilidad, y si se disemina por sangre, afecta las articulaciones (artritis) con complicaciones que pueden llegar a ser mortales.

4.2.6.2 Chancro blando

Es una enfermedad genital producida por *Haemophilus ducreyi*, que afecta sobre todo a poblaciones de escasos recursos que residen en regiones tropicales.

Entre 2 y 15 días después del contagio, las personas infectadas presentan dolor de cabeza, cansancio, a veces fiebre, y pequeñas úlceras. *Haemophilus ducreyi* provoca lesiones (una o varias pústulas rodeadas por un borde rojo delgado que se llenan con pus y se rompen dejando heridas dolorosas que aumentan progresivamente de tamaño y profundidad) en el lugar en el que entraron las bacterias.

Haemophilus ducreyi, bacteria responsable del chancro blando, provoca lesiones en distintas localizaciones de la piel, por rascado de las lesiones (bacteria altamente autocontagiosa). Las lesiones son diferentes del chancro de la sífilis (este último no es doloroso y generalmente es una lesión única con una base dura).

Si la infección por *Haemophilus ducreyi* no es tratada rápidamente, en cerca del 50% de los casos infecta los ganglios linfáticos, y en dos semanas produce bultos dolorosos y rojizos en las ingles que dificultan la marcha y los movimientos de las piernas. Los pequeños bubones chancroides pueden producir secreciones que a veces drenan al exterior.

Haemophilus ducreyi son sensibles a tratamientos con eritromicina, azitromicina o ciprofloxacina por vía oral y remite con una inyección intramuscular de ceftriaxona (antibiótico de la familia de las cefalosporinas). Se sospecha que las lesiones chancroides genitales favorecen la transmisión del virus de la inmunodeficiencia humana.

4.2.6.3 *Chlamydiasis* genitales y anogenitales

La bacteria *Chlamydia trachomatis* (en griego *chlamydia* significa túnica o chal, término que se introdujo durante las primeras observaciones microscópicas, en las que aparecían las células infectadas con imágenes que semejaban una túnica envolviendo al núcleo) provoca tracoma (trachoma) –que significa rugoso, áspero y granuloso– y refiere al aspecto que presenta la superficie interna de la conjuntiva de las personas infectadas crónicamente por algunas variantes de esta bacteria.

Otras variantes de *Chlamydia trachomatis* provocan infecciones asintomáticas en algunos individuos, y en otros (sobre todo entre 20 y 40 años) uretritis, salpingitis (inflamación del útero), peri-hepatitis, cervicitis (inflamación del cuello uterino) y enfermedades de los ojos (conjuntivitis y tracoma).

En mujeres con cervicitis provocadas por *Chlamydia trachomatis* se generan cicatrices (fibrosis) en los tejidos de las trompas de Falopio, que llevan a la infertilidad o a embarazos ectópicos (el embrión se implanta en las trompas y no en el útero).

En los hombres *Chlamydia trachomatis* provocan uretritis, que puede complicarse con epididimitis y prostatitis, que también llevan a la esterilidad.

Las variantes de *Chlamydia trachomatis* L1, L2 o L3 provocan linfogranuloma venéreo, que se presenta con ulceraciones genitales o anogenitales progresivas, entre 3 y 30 días después del contagio y que terminan destruyendo los tejidos debido a la cicatrización alterada de la zona afectada.

La infección crónica por *Chlamydia trachomatis* puede desencadenar el síndrome de Reiter (artritis reactivas, es decir inflamaciones de las articulaciones) que persiste aún eliminadas las *Chlamydia* (esta enfermedad se asocia también a infecciones crónicas por *Salmonella*), y para el cual se postula que existe además del desencadenante infeccioso, un factor de predisposición familiar.

Si *Chlamydia trachomatis* infecta al bebé durante el embarazo, puede provocar partos prematuros e infecciones en ojos y pulmones del recién nacido.

Todos los *Chlamydiales* conocidos son sensibles a las tetraciclinas y a los antibióticos de la familia de los macrólidos (azitromicina, eritromicina, josamicina, claritromicina, etc.).

4.2.6.4 Donovanosis

Es una enfermedad provocada por *Klebsiella granulomatis* (bacteria descubierta por Donovan). La Donovanosis se presenta sobre todo en regiones tropicales, aunque se han registrado casos en los Estados Unidos y en Europa.

En la región de Madrás en la India, *Klebsiella granulomatis* infecta sobre todo a los hombres menores de 40 años de edad, con una frecuencia más del doble que a las mujeres, y rara vez se observa en niños y ancianos.

En cerca de la mitad de los hombres y mujeres infectados por *Klebsiella granulomatis* aparecen úlceras en el área anal y pequeñas protuberancias rojas en zonas genitales y en el área perianal. Esta infección bacteriana hace que la piel se desgaste gradualmente y las protuberancias (generalmente indoloras) sangren con facilidad. Los genitales y la piel circundante pierden el color y en fases avanzadas el granuloma de la zona inguinal puede confundirse con amebiasis cutáneas anogenitales, y hasta con manifestaciones similares a ciertos cánceres genitales. Las lesiones se extienden al área donde las piernas se unen al tronco y llegan a complicarse afectando huesos, sobre todos los de la pierna.

Klebsiella granulomatis no son sensibles a las penicilinas ni a sus derivados, por lo que el tratamiento (entre 3 y 5 semanas) requiere tetraciclinas o macrólidos (eritromicina o azitromicina), subrayando que las tetraciclinas no deben administrarse ni a las embarazadas ni a las lactantes. Ciertas sulfamidas, los aminoglucósidos (estreptomicina, gentamicina, etc.) y las fluoroquinolonas son eficaces.

4.2.6.5 Infecciones genitales por *Mycoplasma*

Se han descripto varias especies de *Mycoplasma* que se alojan en tejidos genitales, en la garganta y en el ano.

Ureaplasma urealyticum y *Mycoplasma hominis* son microbios generalmente aislados del tracto genital de jóvenes sexualmente activos que presentan o no siempre signos clínicos.

La frecuencia de colonización vaginal en mujeres sanas va del 40 al 50% para Ureaplasma urealyticum y del 21 al 53% para Mycoplasma hominis. Sabiendo que se aíslan Mycoplasma de fluidos de personas sin ninguna manifestación clínica, el resultado del cultivo microbiano positivo, aunque informativo, no tiene valor diagnóstico predictivo positivo si no se cuantifica la carga bacteriana de la muestra. Un resultado positivo servirá de orientación diagnóstica cuando por ejemplo en un volumen equivalente a 1 ml se aíslan más de 10.000 colonias de Mycoplasma.

Algunas variedades de *Mycoplasma* patógenos para los humanos son difícilmente cultivables, por lo que se requiere de técnicas de diagnóstico molecular (amplificación genética cuantitativa en tiempo real, también llamada reacción de amplificación en cadena de la polimerasa, PCR) que permite detectar y cuantificar la carga de ADN especifico del microorganismo.

Mycoplasma genitalium infectan hombres y mujeres, y son una de las principales causas de inflamación de la uretra (uretritis). Provocan ardor y dolor al orinar, pudiendo llevar a la inflamación de la próstata y a complicaciones en las articulaciones.

En las mujeres, *Mycoplasma genitalium* infectan la uretra y participan en las vaginosis con secreciones anormales, inflamaciones del cuello del útero, inflamaciones de las trompas, dolor en la zona pélvica, y dolor al caminar. La infección crónica se asocia con infertilidad, partos prematuros y puede legar a afectar al feto. El tratamiento de estas afecciones (al igual que para *Chlamydia*) requiere de moléculas activas capaces de atravesar las membranas celulares y ejercer su efecto en el interior de las células infectadas (que es el sitio en el que se alojan y replican estos microbios).

Los mycoplasmas son sensibles a tetraciclinas, macrólidos (eritromicina, josamicina, azitromicina, claritromicina, etc.) y a algunas fluoroquinolonas.

4.2.6.6 Sífilis

Es una enfermedad provocada por *Treponema pallidum*, bacterias en forma de mini espiral que atacan piel, mucosas, órganos internos, sistema nervioso y huesos. Si la bacteria no se elimina de manera adecuada, puede causar la muerte.

En el 1905 el zoólogo alemán Schaudinn descubrió una bacteria en forma de espiral que denomino *Spirochaeta pallida*, denominada posteriormente *Treponema pallidum* y en 1906 Wasserman puso a punto un método para detectar la enfermedad. Pocos años después, Ehrlich desarrolló un preparado orgánico a base de arsénico (salvarsán) que limita la replicación de treponemas.

Al inicio, la infección por *Treponema pallidum* provoca síntomas que asemejan a una llaga firme por donde entró microbio que no causa dolor y que hasta puede pasar desapercibida (llaga llamada chancro).

Durante la segunda fase de la infección aparece un sarpullido que no produce picazón con puntitos algo duros de color rojo o marrón rojizo en la palma de las manos o en la planta de los pies. Las erupciones aparecen cuando la llaga primaria se está curando o varias semanas después, y pueden ser poco visibles. Las manifestaciones en la piel pueden desaparecer, y una vez terminada la fase eruptiva, se inicia una fase latente.

En hasta un tercio de personas, la sífilis sin tratamiento, podrá ser incapacitante de manera permanente. Un número importante de personas infectadas por *Treponema pallidum* no evolucionan a la tercera fase (10 a 30 años después de la infección), que se instala décadas después, cuando la infección crónica provoca una febrícula y la inflamación de ganglios linfáticos, con dolor de garganta, y a veces caída del cabello, dolor muscular, fatiga, dificultades para coordinar movimientos, alteraciones del humor, a veces con síntomas *seudo* psicóticos, ceguera, sordera, parálisis, y daño cerebral con episodios de melancolía que se alternan con momentos de euforia y hasta creatividad exaltada, percepción de explosiones de luz y colores brillantes y falla multiorgánica que leva a la muerte.

La sífilis primaria se cura rápidamente con antibióticos, la sífilis secundaria es curable cuando se diagnostica oportunamente y se trata de manera eficaz, prosiguiendo la administración de antibióticos durante el lapso de tiempo estipulado para cada molécula. Los síntomas desaparecen en pocas semanas, pero en algunos casos deben prolongarse durante un año.

4.2.6.7 Bacterias que lesionan selectivamente las mucosas vaginales

El inicio de la pubertad, se asocia en la mujer con la puesta en marcha de mecanismos productores de hormonas femeninas (estrógenos), que incrementan el espesor de las membranas que protegen los órganos genitales (epitelios), y aumentan la producción de nutrientes. Los nutrientes facilitan la instalación de microbios (*Lactobacilos fermentantes*), que a su vez generan ácidos y agua oxigenada para controlar las proliferaciones de microbios intestinales, y sobre todo, de impedir la colonización por *Gardnerella vaginalis*, *Candida albicans* y otros patógenos potenciales.

Durante el embarazo, se produce una reducción parcial de las respuestas inmunes, probablemente para evitar el rechazo de los tejidos del embrión o del feto, ya que expresa antígenos paternos, que pueden ser considerados como cuerpos extraños por el organismo de la madre. El efecto inmunosupresor fisiológico, se compensa con el aumento de la acidez de la mucosa vaginal, que también trae aparejado un incremento en la producción de nutrientes, los que a su vez aumentarán la cantidad de *Lactobacilos fermentantes* (sobre todo en el tercer trimestre de gestación), que son la primera barrera de defensa contra las infecciones vaginales. La flora vaginal constituida principalmente por *Lactobacillus*, se desarrolla en un ecosistema ácido equilibrado. Si disminuye la proporción de *Lactobacilos*, se crea un ecosistema alcalino, favorable al desarrollo de una flora en la que predominan *Gardnerella vaginalis*, *Mobiluncus spp.*, *Prevotella*, *Mycoplasma*, *Peptostreptococcus*, *Bacteroides spp.*, levaduras (*Candida*) y protozoos (*Trichomonas vaginalis*).

La vaginosis

Fue descripta por Gardner en 1955 en mujeres con procesos infecciosos debido a la alteración del grado de acidez de la cavidad vaginal. La vaginosis infecciosa se ha caracterizado por uno ó más de los siguientes signos y síntomas: flujo, prurito, ardor, irritación, disuria, y fetidez o mal olor vaginal; secundario a la presencia de microorganismos patógenos.

La prevalencia de vaginosis en mujeres infértiles es cercana al 20%, y se las asoció con riesgos significativamente elevados de abortos espontáneos. *Mobiluncus* son bacilos anaeróbicos que se aíslan frecuentemente de la vagina y se asocian con la proliferación de *Gardnerella vaginalis* en las vaginosis bacteriana. Estas infecciones, que también resultan del desequilibrio microbiano, son sensibles a ciertos antibióticos administrados por vía oral o intravaginal durante siete días (metronidazol, tinidazol con o sin clindamicina). *Gardnerella vaginalis* es transmitida de persona a persona, sensible a la sequedad, perdiendo viabilidad en entornos sin humedad. Los hombres infectados por *Gardnerella* por lo general no presentan síntomas severos. No se ha podido comprobar el contagio por vías no genitales (dispositivos para recreación genital, duchas, toallas o trajes de baño secos). Se han descripto complicaciones severas debido a esta especie bacteriana (bacteriemia, especialmente post-cesárea, septicemia en el recién nacido, parto prematuro e infección post-cirugía ginecológica).

4.2.7 ¿Qué enfermedades provocadas por bacterias patógenas son transmitidas por aguas y alimentos contaminados?

4.2.7.1 ¿Qué significa agua bacteriológicamente potable?

La especie bacteriana más representativa (cantidad) de la flora intestinal de los mamíferos es *Escherichia coli* y su presencia en el agua es indicador de contaminación fecal. De este modo, detectar *E. coli* en el agua hace sospechar otros patógenos intestinales responsables de enfermedades severas. Por eso, el agua (para beber o cocinar, para piscinas, para actividades terapéuticas o para ser embotellada) se certifica potable cuando hay total ausencia de bacterias intestinales. Detectar *E. coli* es una señal de alarma de sistemas de potabilización o de vías de almacenaje o distribución inadecuadas.

Casi el 90 % de las enfermedades diarreicas de origen bacteriano, son consecuencia de aguas contaminadas con microbios patógenos que lesionan el aparato digestivo y son excretadas en heces humanas o animales. Las aguas, superficies de trabajo, recipientes de almacenado o alimentos en los que se detecte *E. coli*, ponen en peligro la salud de la población considerando, que la contaminación fecal conlleva riesgos potenciales de fiebre tifoidea, diarreas graves, Enterovirosis, Adenovirosis y Hepatitis A, E y F.

El agua potable que cumpla con normas promulgadas por autoridades sanitarias locales e internacionales puede ser consumida sin restricción debido a la ausencia de riesgo conocido para la salud.

La mosca doméstica y el moscardón, dos de los tipos más comunes en las viviendas, son vehículo simultáneo de más de 300 bacterias. La mayoría de las moscas son transmisores de infecciones intestinales, sepsis y neumonía al agua y a los alimentos.

4.2.7.2 ¿Qué son las enteritis agudas y las colitis?

Se llama enteritis a la inflamación del intestino delgado, y los síntomas más frecuentes que la caracterizan son dolor en el abdomen, diarrea y vómitos.

Las infecciones bacterianas agudas del intestino delgado suelen estar provocadas por *Salmonella, Streptococci,* cepas patógenas de *Escherichia coli, Staphylococci* y por las toxinas que ellas producen. Algunas enteritis crónicas son también provocadas por el bacilo tuberculoso. Por otra parte las cianobacterias (frecuentes en el verdín del agua), aunque no proliferen en el organismo humano, producen toxinas que en contacto con el intestino, provocan lesiones en el hígado, siendo tóxicas para el sistema nervioso.

4.2.7.3 Las bacterias contaminantes de aguas y alimentos

Escherichia coli
Agrupa una familia de bacterias que se desarrollan en los intestinos. Varias cepas de *Escherichia coli* son inocuas, salvo cuando invaden las vías urinarias o infectan masivamente la sangre.

Escherichia coli entero-toxigénicas (producen toxinas que lesionan al intestino) causan las llamadas diarreas de los turistas.

Escherichia coli entero-patógenas y las *Escherichia coli* entero-invasoras causan diarreas severas en la infancia.

Escherichia coli entero-hemorrágicas producen diarreas con sangrado que se asocian a un síndrome grave especialmente en los chicos, denominado síndrome hemolítico urémico, que se transmite de persona a persona, incluso por pañales contaminados.

Escherichia coli serotipo O157:H7, que se alojan en los intestinos del ganado vacuno sano, provocan epidemias en humanos que ingieren carne mal cocida o leche no pasteurizada. Producen toxinas que lesionan el intestino grueso y atraviesan tejidos para diseminarse por la sangre, provocando anemias severas, y afectando a otros órganos, sobre todo al riñón.

Staphylococcus aureus (estafilococo dorado)
Contaminante de alimentos. Aunque no son siempre graves en los adultos aparentemente sanos, las infecciones por alimentos contaminados con estafilococos pueden provocar la muerte de ancianos y niños. La gravedad no depende exclusivamente de la multiplicación de bacterias en el aparato digestivo, sino del estado inmunológico del individuo contaminado, de su edad, de la cantidad de bacterias ingeridas y de la cantidad de productos tóxicos (toxinas) que las bacterias liberan en el estómago y en el intestino.

Los bovinos son un reservorio importantes de *Staphylococcus aureus*. Sin embargo, el reservorio más incriminado en las intoxicaciones alimentarias son los humanos portadores de estas bacterias en las cavidades buco nasales y en la piel, con o sin lesiones manifiestas (forúnculos, panadizos, acné infectado). Los humanos son vector, cuando en el ejercicio de sus actividades profesionales o domésticas no utilizan guantes ni barbijos, y contaminan alimentos crudos o cocinados (fiambres, ensaladas, productos de pastelería, productos lácteos, dulces, postres, cremas, etc.), sobre todo con las manos (contacto de alimentos con dedos previamente introducidos en la nariz, o por rascado de la piel, o infecciones en borde de uñas).

Después de ingerir alimentos contaminados por *Staphylococcus aureus*, aparecen náuseas, vómitos, espasmos y diarrea (entre 30 minutos y hasta 8 horas, aunque hay casos que los manifiesten después de hasta 24 horas. Llevan a la deshidratación, migrañas intensas, calambres musculares y baja de la presión arterial y del pulso. Generalmente no se administran antidiarreicos ni antibióticos, y el tratamiento de base requiere el reemplazo de líquidos y sales minerales que se pierden por vómitos y diarrea. Los niños pequeños con diarrea que no puedan ingerir líquidos por vía oral requieren rehidratación urgente por vía intravenosa.

Shigella

Es un género de bacterias (con cuatro subgrupos) que provocan las llamadas disenterías bacilares (shigellosis) por toxinas similares a las toxinas de *E. coli* O157:H7, involucradas en el síndrome urémico hemolítico. En este último caso, se asocian además complicaciones articulares.

Las *Shigella* tienen como reservorio el intestino humano, y la contaminación de verduras, frutas, ensaladas, productos lácteos y aguas es el resultado de la falta de infraestructuras educativas y sanitarias. Se estima que cada año esta bacteria provoca disentería bacilar en más de 160 millones de personas, estando asociadas a más de 500.000 fallecimientos.

Las personas infectadas por *Shigella* presentan diarrea, fiebre, dolor abdominal agudo, y vómitos, con un período de incubación que va de 1 a 7 días. La diarrea es casi siempre sanguinolenta. La fiebre elevada puede acompañarse de convulsiones en niños menores de 2 años, por lo que pueden necesitar una hospitalización en urgencia (y de las personas mayores en las que no pueda asegurarse que la hidratación será apropiada). *Shigella* liberan toxinas que perforan las células del colon.

El tratamiento debe reponer los líquidos, y sales minerales perdidos por la diarrea. Por lo general no se administran medicamentos para detener la diarrea (disminuyen la motilidad intestinal) ya que como para otras infecciones bacterianas intestinales, limitan la eliminación de la bacteria causal. Los antibióticos (amoxicilina, ciprofloxacina, azitromicina o sulfametoxazol/ trimetoprima) disminuyen la carga bacteriana, acortan la duración de la enfermedad e impiden que se propague hacia otras personas.

Las estrategias para la protección de la población con vacunas orales están en la fase de desarrollo.

Salmonella

Provoca enfermedades transmitidas cuando contamina leche, queso, helados, derivados de la leche, mariscos, carnes mal cocidas, bebidas y verduras.

Estas bacterias (en forma de bacilos) se desarrollan en aguas residuales, y contaminan alimentos regados con aguas fecales (también huevos crudos o mal cocidos ya que el proceso final de ovulación de las gallinas se completa en estructuras anatómicas que hacen posible el contacto del interior del huevo con la flora intestinal del ave.

Las fiebres tifoideas (también llamadas tifus)

Son provocadas por la sub-especie *Salmonella typhi*. Las salmonelosis no tifoideas o para-tifoideas, son producidas por otras subespecies (*Salmonella paratyphi*, *Salmonella typhimurium* y *Salmonella enteritidis*). El reservorio de *Salmonella* productoras de la fiebre tifoidea, es el tracto intestinal de gaviotas, palomas, pavos, patos, loros y aves costeras. Las moscas son transmisoras de estas bacterias infectando aguas, comidas, suelos y hasta sabanas y toallas.

En ciertos países, el termino tifus se utiliza para las enfermedades caracterizadas por fiebre, escalofríos, cefalea y exantemas producidas por *Rickettsias* y no por *Salmonella*, y esta ambigüedad crea confusión en la interpretación diagnostica, las indicaciones terapéuticas y en los análisis epidemiológicos.

La fiebre tifoidea se inicia con malestar general, debilidad, pérdida de apetito, dolor de cabeza y un estreñimiento relativamente de corta duración. Este estado se prolonga hasta que se inicia el período febril –que deteriora el nivel de conciencia con estupor– en que aparecen lesiones rojas en la piel. El cuadro puede complicarse con trastornos cardiacos severos, hemorragias gastrointestinales, perforación intestinal, y alteraciones neurológicas importantes que llegan a ser fatales.

Las *Salmonella*s son sensibles al cloranfenicol, amoxicilina, sulfametoxazol/ trimetoprima, fluoroquinolonas y cefalosporinas de tercera generación. Sin embargo, las cepas aisladas de personas afectadas por *Salmonella*s, mostraron baja sensibilidad a los antibióticos (numerosas cepas naturalmente son insensibles a varios antibióticos).

La eliminación de la fiebre tifoidea debe asociar servicios de salud y las instituciones públicas a cargo del saneamiento y urbanismo. Se requiere un control estricto del tratamiento de aguas residuales, agregado a la eliminación de desechos y la protección de los suministros de alimentos con medidas básicas de educación para la higiene pública. En este contexto, no es lícito permitir que trabajadores portadores de *Salmonella*, manipulen alimentos mientras no se compruebe la eliminación de este germen del organismo.

Dos tipos de vacunas aseguran una protección eficaz (generalmente limitada a dos años). Una vacuna inyectable constituida por proteínas bacterianas, y otra vacuna oral que se produce con cepas atenuadas. Esta última, por contener microrganismos atenuados (vivos) no debe administrarse a personas que padecen inmunodeficiencias (por ejemplo, infectadas por el Virus de la Inmunodeficiencia Humana).

En zonas endémicas o en situaciones de catástrofes se recomienda vacunar a toda la población, sabiendo que la vacuna no es protectora en 100% de los vacunados. La profilaxis eficaz necesita educar a la población para que solo consuma agua hervida o embotellada e ingerir únicamente alimentos cocidos en recipientes desinfectados.

Según las estimaciones recientes, anualmente se producen en todo el mundo entre 11 y 21 millones de casos y entre 128.000 y 161.000 muertes relacionadas con la fiebre tifoidea.

La fiebre paratifoidea es una enfermedad con síntomas algo similares, aunque menos grave, y es causada por Salmonella Paratyphi A y B (o Paratyphi C), en los mismos contextos de falta de saneamiento urbano.

La OMS recomienda actualmente tres vacunas contra la fiebre tifoidea para el control de la fiebre tifoidea endémica y epidémica; una vacuna conjugada contra la fiebre tifoidea inyectable (TCV), autorizada para niños de 6 meses de edad y adultos de hasta 45 años de edad; una vacuna inyectable (conocido como vacuna Vi-PS) para personas de dos años en adelante; y una vacuna oral Ty21a atenuada en forma de cápsula para personas mayores de seis años.

La prevención de estas infecciones requiere el acceso a condiciones higiénicas adecuadas con agua potable, servicios públicos que garanticen la eliminación adecuada de las heces así como el control de las moscas y una recogida adecuada de los desperdicios. Estas medidas deben acompañarse de un tratamiento y control adecuado del agua de consumo (potabilización y cloración). Por otra parte, se recomiendan instalaciones adecuadas para la higiene de los manipuladores de alimentos y para los encargados del cuidado de niños y pacientes.

La leche y los productos lácteos deben pasteurizarse o hervirse la leche. Por último, es riesgosa la ingesta de carne cruda o de pescados o mariscos crudos sin depuración previa o que no hayan sido hervidos o cocinados al menos 10 minutos.

Yersinia enterocolitica

Es una bacteria que se transmite por alimentos que provienen o estuvieron en contacto con animales infectados, sobre todo en las zonas con clima templado de Europa, Asia, África, Australia y América.

La yersiniasis se contrae por consumo de carnes mal cocidas, leche no pasteurizada, mejillones, ostras, helados, chocolate, leche y agua contaminada. En Europa es la tercera zoonosis entre los niños (30 casos por cada 100.000 habitantes en los últimos 10 años).

Yersinia enterocolitica provoca síntomas entre las 24 y 36 horas tras la ingestión del alimento. Por otra parte en los adultos, la fiebre y los dolores abdominales pueden confundirse con apendicitis, llegando en ocasiones a cirugías innecesarias (ciertas hipótesis consideran que las infecciones con *Yersinia* originarían la inflamación del apéndice). En los bebés menores de 3 meses, *Yersinia enterocolitica* provoca complicaciones severas con bacteriemia, por lo que se recomienda hospitalizarlos.

Algunas cepas de *Yersinia enterocolitica* que producen toxinas resistentes al calor, permiten a partir del intestino delgado llegar a la sangre. En algunas personas afectadas, los síntomas gástricos se complican con dolores en rodillas, tobillos y muñecas, generalmente alrededor de 1 mes después del episodio inicial de diarrea, y pueden resolverse al cabo de 1 a 6 meses. La infección por *Yersinia enterocolitica* requiere tratamientos intensivos con antibióticos (ciprofloxacina, cloranfenicol, amoxicilina o polimixina).

Campylobacter

Son bacterias presentes en el intestino del ganado vacuno, perros, aves y ovejas. Son responsables de una de las principales infecciones bacterianas zoonóticas intestinales en los países desarrollados, y la segunda o tercera en los países en vías de industrialización.

Beber agua o alimentos contaminados, carne de ave cruda, productos agrícolas frescos o leche sin pasteurizar, o el contacto cercano con personas o animales enfermos, son fuentes de infección, provocando síntomas de 2 a 5 días después. *Campylobacter* infectar al intestino (formas entéricas) y provoca afecciones extra intestinales.

Las infecciones por *Campylobacter jejuni* o por *Campylobacter coli* provocan vómitos, dolor agudo y diarreas explosivas por invasión del epitelio intestinal, que por regla general se resuelven en 3 a 10 días.

En ciertas condiciones, se produce la diseminación de estas bacterias hacia el torrente sanguíneo provocando septicemias, endocarditis, meningitis y flebitis. Algunas personas desarrollan una forma de artritis, y se estima que alrededor de 1 de cada 1.000 personas afectadas por enteritis por *Campylobacter* desarrolla trastornos neurológicos.

Las enfermedades extra intestinales son producidas principalmente por *Campylobacter fetus*, y en menor proporción por *Campylobacter jejuni*. El tratamiento antibiótico de las infecciones por *Campylobacter* disminuye las molestias y reduce el período de excreción fecal de microorganismos. Para tratar esta infección se administran macrólidos (eritromicina o azitromicina). Si se sospecha que la bacteria se disemina por la sangre, se agregan antibióticos de la familia de los aminoglucósidos (gentamicina) o fluoroquinolonas.

La duración del tratamiento va de algunos días en el caso de las enteritis hasta varias semanas si se sospecha bacteriemia o focos en otras localizaciones. El pronóstico de la infección por *Campylobacter* es bueno (mejora clínica entre cinco y

10 días), aunque en niños de corta edad, ancianos e inmunodeprimidos se requiere un seguimiento clínico, prolongado sabiendo que son comunes ciertas complicaciones inesperadas.

Helicobacter pylori

Son bacterias aisladas de heces, saliva y de la placa dental, hecho que sugiere el riesgo de transmisión gastro-oral o fecal-oral. La ingestión de alimentos o aguas contaminadas o el contacto de persona a persona inicia un proceso inflamatorio crónico del revestimiento interno del estómago (gastritis) llegando a provocar úlceras estomacales. Esta infección es más frecuente en personas que viven en condiciones de pobreza extrema, hacinamiento y falta de saneamiento.

Helicobacter pylori resiste los medios extremadamente ácidos del estómago, y en 1979 se demostró que un número significativo de gastritis y úlceras estomacales eran la consecuencia de la infección del estómago por estas bacterias, y no exclusivamente el resultado de la tensión psicofísica extrema, de nervios contenidos, del exceso de café, alimentos o de comidas picantes.

Las pequeñas lesiones crónicas iniciadas por *Helicobacter pylori* que no llegan a cicatrizar, inducen las transformaciones tumorales de los tejidos agredidos, sobre todo en fumadores y grandes consumidores de alimentos salados y embutidos. Los *Helicobacter pilori* llegan a desencadenar el linfoma MALT (linfoma de la mucosa asociada al tejido linfoide). Pueden erradicarse del estómago con tratamientos de por lo menos 2 semanas (claritromicina asociada a amoxicilina o a metronidazol en personas alérgicas a la penicilina). Otras alternativas terapéuticas utilizan sales de Bismuto (son potencialmente neurotóxicas) por vía oral asociadas al metronidazol y a las tetraciclinas.

Leptospirosis

Es una enfermedad provocada por *Leptospira interrogans*, que se manifiesta sobre todo en épocas de lluvias e inundaciones. El contacto indirecto con animales infectados a través del agua o de suelos contaminados con orina de ratas, es la causa más común de infección en humanos.

La enfermedad afecta sobre todo a los trabajadores en contacto frecuente con aguas contaminadas con orina de roedores durante sus actividades en cloacas, alcantarillas, basurales, mercados de pescado, campos húmedos o canales. Los deportistas (natación, remo, rafting) en contacto con aguas de rio o lagos en que proliferan roedores salvajes, son también el blanco de esta enfermedad.

Debido a que estas bacterias persisten durante períodos prolongados en los riñones de los roedores, y son excretadas por la orina sin producirles enfermedad, el control de la Leptospirosis es difícil. Por otra parte, los animales salvajes son un reservorio que re infecta continuamente a los animales domésticos.

Después de penetrar las membranas mucosas intactas o por lastimaduras, las *Leptospira* ingresan al torrente sanguíneo y se diseminan a todo el organismo. La

Leptospirosis debuta con un cuadro gripal febril, dolor de cabeza, dolores musculares y articulares, ictericia (que puede confundirse con hepatitis viral), insuficiencia renal, hemorragias y meningitis. Pueden llegar a provocar una disfunción hepatocelular (diferente de las hepatitis virales) y daño renal. *Leptospira interrogans* se disemina por el líquido cefalorraquídeo provocando meningitis y uveitis en tejidos intraoculares.

El tratamiento para adultos afectados requiere penicilinas durante al menos 7 días. Para las personas alérgicas a la penicilina, son útiles los macrólidos, tetraciclinas, cefalosporinas o cloranfenicol.

La vacuna es eficaz para prevenir la enfermedad y se administra sobre todo al personal que trabaja con residuos, en cloacas, en contacto directo con agua, y a deportistas y a bomberos.

Listeriosis

Es una enfermedad provocada por *Listeria monocytogenes*, que afecta a las mujeres embarazadas, recién nacidos y a adultos con el sistema inmune comprometido.

Es uno de los patógenos asociados a infecciones alimentarias más virulentos, ya que la tasas de mortalidad oscilan entre el 20 y el 30% (llega a niveles de mortalidad comparables a la sumatoria de todas las restantes infecciones alimentarias).

Listeria monocytogenes se encuentra en el suelo, agua fresca, aguas residuales y vegetación, infectando animales domésticos y contaminando la vegetación y el suelo. Esta bacteria crece a 4 °C y produce biopelículas en alimentos refrigerados (al igual que algunos *Staphylococci* y *Pseudomonas*), productos lácteos, carnes crudas o mal cocidas, pollos y productos del mar frescos o en conserva. Se ha aislado *Listeria monocytogenes* de personas con meningoencefalitis y meningitis especialmente neonatos, inmunodeprimidos, ancianos, y en mujeres embarazadas.

En la mujer embarazada la infección por *Listeria monocytogenes* suele diagnosticarse en forma tardía cuando se desencadena un cuadro llamado *granulomatosis infantisepticum* que provoca abortos. A fines de diciembre del 2017 se declaró una epidemia de listeriosis en África del Sur, con casi 800 casos confirmados.

El tratamiento de la listeriosis requiere antibióticos derivados de las penicilinas, que se asocian con gentamicina, cotrimoxazol o claritromicina. Para el tratamiento de la listeriosis, ciertos antibióticos (rifampicina y penicilinas) administrados conjuntamente se antagonizan, por lo que la elección del tratamiento racional es la clave para el suceso terapéutico. Por otra parte, en la decisión de cómo tratar esta infección, además del perfil antibiótico de cada molécula, debe verificarse si la estrategia que se ha seleccionado contiene agentes capaces de difundir desde la sangre al sistema nervioso central.

4.2.8 ¿Bacterias que contaminan el agua y los alimentos (Vibrio) y bacterias en situaciones de falta de oxígeno o de agua producen esporos con toxinas mortales? (Clostridium y Bacillus)

4.2.8.1 Los *Vibrio*

Son bacterias móviles en forma de coma, autóctonas de hábitats marinos salobres, o de estuarios, y son transportados en el intestino de los humanos. Algunas especies, a bajas temperaturas, permanecen en el sedimento de los fondos marinos. En los países templados los *Vibrio* están presentes todo el año en el agua de mar, y su concentración se incrementa en los meses cálidos, aumentando riesgos de acumulación en los moluscos filtradores y en los animales marinos. Algunos *Vibrio* permanecen viables en salmueras y salazones, con toxinas que provocan enfermedades en los humanos. Las heces de sujetos afectados son la fuente que contamina cloacas, pozos y aguas costeras.

Vibrio vulnificus

Es un bacilo que se replica en el agua de mar de zonas cálidas. Los mariscos pueden concentrar estos vibriones sobre todo durante los meses de verano. Generalmente las infecciones se transmiten por consumo de mariscos o pescados crudos o a través de picaduras o heridas superficiales durante el baño. Dentro de las 24 a 48 horas de la infección aparecen lesiones en la piel, escalofríos repentinos, fiebre, náusea, vómitos, diarrea, y hasta trastornos de la conciencia. Si esta bacteria llega al torrente sanguíneo, y si se disemina, sobre todo en casos de deficiencia inmunológica, provocan septicemias gravísimas.

Vibrio parahaemolyticus

Es un bacilo que también prolifera en aguas marinas contaminadas. Al ingerir productos marinos crudos o mal preparados la infección provoca gastroenteritis febril y heces con sangre.

Vibrio cholerae

Es una bacteria productora de una poderosa toxina que provoca la enfermedad llamada Cólera o Peste negra. Esta enfermedad se asocia al consumo de productos crudos de mar o río, de productos marinados sin calor o parcialmente cocidos con calor, o completamente cocidos a baja temperatura, refrigeración inadecuada y al manejo inadecuado de alimentos en cocinas. La contaminación por los manipuladores de comidas se produce por vía ano-mano-alimento-boca.

El cólera invadió Europa en 1830 y se propuso una teoría que explicaba que el corazón se comprimía por una fuerza centrípeta, con lo que se debía disminuir su esfuerzo mediante sangrados, y durante años a las víctimas del cólera se sumaron los que morían desangrados.

En Londres el cólera causó en 17 años hasta el 1854 más de 30.000 muertes. Frente a esa tragedia londinense, uno de los proveedores de agua de la ciudad transfirió la toma que tenía en el río Támesis, a un punto ubicado aguas arriba de la ciudad, en la que no había aguas servidas. Este hecho generó pruebas contundentes de la transmisibilidad de la enfermedad, ya que ninguno de los residentes abastecidos por la nueva fuente sufrió la enfermedad.

Durante más de un siglo y hasta el 2010 no se habían registrado casos de cólera en Haití. Sin embargo, después del terremoto del 2010 se produjo en la isla una epidemia con 700.000 casos y 8500 muertos. La epidemia se extendió desde Haití a regiones de República dominicana, Cuba y zonas costeras de México. Nueve meses después del terremoto del 2010, el presidente de Haití denunció la epidemia, sospechando que ese terremoto no llegaba por sí mismo a justificar el tenor de la catástrofe sanitaria (ver más adelante catástrofes naturales).

El período de incubación del cólera va de 2 horas a 12 días y en cuanto se detectan casos, se debe iniciar un tratamiento urgente de las personas afectadas y evitar la deshidratación, reducir los riegos mortales, y limitar la propagación de la bacteria por las heces. La protección de la población requiere suministro de agua potable, saneamiento, educación y mejoras en la manipulación y cocción de los alimentos.

El *Vibrio cholerae* es sensible a la azitromicina, ciprofloxacina, tetraciclinas (doxiciclina) y al cotrimoxazol. El tratamiento antibiótico requiere imperativamente administrar líquidos y sales para contrarrestar los peligros de la deshidratación provocada por vómitos y diarrea. La tasa de mortalidad en casos graves no tratados llega al 50%, pero con tratamientos adecuados disminuye al 1%.

Se dispone de cuatro vacunas contra el cólera, todas por vía oral. Tres de ellas se encuentran precalificadas por la OMS y requieren dos dosis para lograr protección. En el 2016, una vacuna viva atenuada de una sola dosis se ha aprobado en los Estados Unidos, por el momento para mayores de 18 años. Hay vacunas preparadas con cepas muertas junto a la subunidad B de la toxina recombinante de *Escherichia coli* entero-toxigénicas (similar a la toxina colérica), lo que implica que la vacuna protegería de los 2 cuadros diarreicos, que constituyen una proporción variable dentro de las diarreas del viajero. La vacuna confiere, tras la primo vacunación, y a partir del octavo día, una protección contra *Vibrio cholerae* O1 clásico del 95%, aunque de corta duración (6 meses). La protección contra la variante *Vibrio cholerae* El Tor O1 es menor (65%) y no protege contra la cepa *V. cholerae* O139. Durante el año 2017 se han administrado más de 11 millones de dosis de vacunas anticoléricas orales, en zonas donde se han producido brotes y en zonas donde la enfermedad es altamente endémica (ver capítulo 19 de este libro).

4.2.8.2 Bacterias productoras de esporos y toxinas mortales

Algunas familias de bacterias (*Clostridium*, *Bacillus*) ponen en marcha mecanismos que les permiten abandonar el crecimiento y los procesos reproductivos para transformarse en esporos. Los esporos resisten al calor y a la ebullición rápida.

Cuando los esporos se depositan por ejemplo sobre alimentos, o cuando penetran por lesiones de la piel o son inhalados, germinan e inician nuevos ciclos reproductivos, liberando toxinas letales.

Los alimentos que permanecen expuestos al aire a temperaturas superiores a los 8 grados, pueden ser fuente de esporos transportados por el viento, por moscas o contaminados por el uso de recipientes sucios.

La fritura rápida o el recalentamiento breve antes de servir los alimentos no destruyen ni a los esporos ni a las toxinas termoestables que se encuentran dentro de los esporos. Reducir riesgos de contaminación, requiere cocción apropiada y enfriamiento inmediato y permanente de los alimentos a muy bajas temperaturas.

Enfermedades provocadas por *Clostridium*

Los *Clostridium* (del griego klostro, huso de hilar) son bacterias que cuando se transforman en esporos adoptan la forma de palito de tambor. Las especies más representativas –todas responsables de enfermedades mortales– son *Clostridium tetani* cuya toxina provoca el tétanos, *Clostridium botulinum* cuya toxina provoca el botulismo, *Clostridium perfringens* que provoca la gangrena gaseosa y *Clostridium difficile* que produce graves afecciones intestinales.

Tétanos

Es la enfermedad producida por las toxinas de *Clostridium tetani*, bacterias que viven en la tierra, el polvo, el estiércol, y en los sedimentos marinos. Tienen la capacidad de adherirse a soportes inorgánicos, incluso a metales en oxidación. Los esporos de *Clostridium tetani* sobreviven años si no entran en contacto con oxígeno o luz solar y resiste a varios desinfectantes

En el sigo 4 aC, Hipócrates había descripto una enfermedad mortal que se producía como consecuencia de lastimaduras y a principios del siglo XIX se había observado que las inyecciones a conejos de fluidos biológicos de personas con tétanos, les provocaban contracciones masivas de los músculos, sin hallar una explicación.

Los esporos de *Clostridium tetani que* entran a través de heridas, son transportados por los vasos sanguíneos y por los vasos de la circulación linfática hasta el sistema nervioso. La toxina que fabrican provoca contracciones del cuello, brazos, piernas y abdomen. Las personas afectadas, presentan contracturas con bloqueo de la mandíbula (que dificulta abrir la boca, respirar y tragar), con riesgo de sofocación.

El período de incubación del tétanos va de 24 horas a 54 días (promedio estimado en 8 días). Cuanto más alejada esté la herida del sistema nervioso central más largo será el período de incubación.

Kitasato, un alumno de Koch, pudo demostrar que cuando inoculaba a los animales los cultivos de *Clostridium tetani* calentados, los protegía contra la enfermedad experimental, a partir de lo cual Behring inmunizando caballos pudo obtener la llamada antitoxina (suero con los anticuerpos antitetánicos).

Los primeros estudios que se llevaron a cabo para elucidar las características del tétanos desarrollaron los conceptos de toxoides –que como para la difteria– proteínas emparentadas a las toxinas originales, pero no son tóxicas, y guardan la capacidad de inducir la producción de anticuerpos contra la toxina letal.

La vacuna triple DTP (contra la difteria, el tétanos y la tos convulsa) es protectora contra el tétanos si se respeta el calendario de refuerzos necesarios desde el nacimiento.

La persona afectada por el tétanos, requiere hospitalización en unidades de cuidados intensivos, para la administración de antibióticos activos contra bacterias anaerobias, a los que deben añadirse sueros o inmunoglobulinas antitetánicas para neutralizar las toxinas circulantes y altas dosis de relajantes musculares del tipo de las benzodiacepinas. Sin tratamiento, una de cada cuatro personas afectadas muere, y las tasas de mortalidad más elevadas se observan en recién nacidos. En 2018, se informó a la OMS de un total de 15.103 casos de tétanos, y la muerte estimada asociada a esta bacteria fue de 72.600 recién nacidos y niños menores de 5 años.

Clostridium botulinum

Son bacterias anaerobias que provocan Botulismo, infección alimentaria que se produce por productos contaminados. Esta bacteria al crecer sin oxígeno, se desarrolla en recipientes que no fueron tratados térmicamente de manera adecuada para eliminar todas las bacterias vivas y todos los esporos. Creciendo sin oxígeno, estas bacterias se multiplican en ambientes cerrados, en los que acumulan gases y varias toxinas mortales.

Aunque esta enfermedad es poco frecuente y no es transmisible de persona a persona, un sólo tipo de alimento contaminado alcanza para enfermar a un gran número de individuos.

Muy pocos esporos de *Clostridium botulinum* provocan cólicos abdominales, dificultad respiratoria e insuficiencia respiratoria, dificultad para deglutir y hablar, visión doble, caída de los párpados, dificultad para tragar, boca seca, debilidad muscular, náuseas y parálisis. Por otra parte, los esporos de *Clostridium botulinum* infectan heridas y lastimaduras, provocando botulismo extra alimenticio. Además, los esporos de *Clostridium botulinum* del medio ambiente contaminan la miel conservada en recipientes abiertos en contacto con el aire y el viento, y provocan botulismo en criaturas que ingieren esporos de la tierra.

La bacteria libera la toxina al intestino, y los síntomas del botulismo aparecen entre 12 y 36 horas después de la ingesta del microbio, raramente 8 días después. En los lactantes la enfermedad aparece entre 3 y 30 días después de ingerir esporos.

Para la protección de los trabajadores expuestos en laboratorios hay una vacuna antibotulínica eficaz.

El tratamiento es urgentísimo y requiere de servicios de terapia intensiva con personal formado para intervenir quirúrgicamente las heridas infectadas y disponer de antitoxinas (inmunoglobulinas antitoxina botulínica preparadas con sueros

de animales inmunizados o con mezclas de anticuerpos monoclonales humanizados). Si el tratamiento es eficaz y superada la fase aguda, es vital la rehabilitación
con ejercicios musculares para recuperar capacidades físicas alteradas por los venenos bacterianos.

El efecto de las toxinas (hay varias, cada una formada por diferentes cadenas
proteicas), se pone de manifiesto al unirse y bloquear las neuronas que contraen al
tejido muscular. Esto ha permitido el desarrollo de las primeras toxinas terapéuticas en neurología y en urología, para tratar espasmos y contracturas musculares
severas. Como la toxina paraliza músculos del rostro que participan en la formación de las arrugas de expresión, su uso ha sido desviado para fines cosméticos. El
uso repetido de estas toxinas –proteínas que actúan como cuerpo extranjero al organismo– puede provocar los efectos de una vacuna, generando anticuerpos. Este
fenómeno, a la larga inactiva una o varias toxinas, anulando el efecto paralizante.

Clostridium perfringens

Son unas bacterias presentes en el medio ambiente que se hospedan en el intestino de humanos y animales domésticos y salvajes. Los esporos sobreviven en el
suelo, en sedimentos y en áreas sujetas a la polución fecal humana y animal. Los
alimentos contaminados con estos esporos son transmitidos sobre todo por carnes
frías o recalentadas, platos a base de carnes y alimentos precocinados.

La ingestión de *Clostridium perfringens* provoca calambres abdominales y diarrea 8 a 22 horas después de haber ingerido los alimentos contaminados, con síntomas que pueden autolimitarse y desaparecer en 24 horas después del consumo, o
provocar necrosis (gangrena) de los intestinos y septicemia, frecuentemente fatal.

Cuando los *Clostridium perfringens* del medio ambiente infectan tejidos lesionados previamente o cuando son infectados por bacterias banales (*Streptococci, Staphylococcus aureus, Vibrio vulnificus*, etc.), o en tejidos mal irrigados o tejidos que han
sufrido lesiones profundas en los que la proporción de oxigeno es reducida, aparece-
rá una coloración negruzca indicadora de putrefacción, en un proceso denominado
gangrena (del griego roer). La gangrena gaseosa es consecuencia de la invasión de tejidos musculares por *Clostridium perfringens*, con liberación de toxinas que provocan
la destrucción de tejidos y una toxicidad generalizada (gangrena).

El tratamiento quirúrgico de emergencia debe ser realizado sin consideraciones
estéticas– ya que la evolución es rápidamente fatal– en unidades con capacidades
clínicas y quirúrgicas que dispongan de oxígeno a alta presión (hiperbárico). La
intervención rápida mejorar el pronóstico que caracteriza a estas sobreinfecciones
bacterianas. Se las trata con penicilinas y con clindamicina (antibiótico activo contra bacterias anaerobias) por vía intravenosa.

La tasa de mortalidad de pacientes con bacteriemia por *Clostridium perfringens* es del 27-44%. Típicamente, las características clínicas de esta infección son
inespecíficas, lo que conduce a una dificultad considerable con el diagnóstico y el

inicio temprano de la terapéutica adecuada. Los alimentos cocinados deben mantenerse calientes a 74° C (165° F) o más, y enfriarse rápidamente a muy bajas temperaturas para limitar el crecimiento de este tipo de bacterias, ya que la cocción por sí sola no elimina completamente las esporas de *Clostridium perfringens*.

Clostridium difficile

Es una especie bacteriana que puede ser parte de la microbiota (flora) intestinal de los humanos. Se transmiten por regla general de persona a persona por ruta fecal-oral. Las esporas de estos gérmenes son ácido-resistentes, lo que hace que una vez ingeridas, pasen por el estómago para multiplicarse en el colon sin perder capacidades reproductivas.

Algunos tratamientos antibióticos eliminan especies bacterianas que participan en el equilibrio de la microbiota intestinal. En esas circunstancias, aumenta la proporción de *Clostridium difficile* (bacterias naturalmente resistentes a varias familias de antibióticos). De ahí, que a mediano y a largo plazo, ciertos antibióticos, puedan conducir a un desequilibrio de la microbiota de los intestinos, con un aumento de la proporción de *Clostridium,* cuyas toxinas provocarán diarreas en algunos, y en otros colitis pseudomembranosa graves, que ponen en riesgo la vida. Por otra parte, el uso de analgésicos opioides que reducen los movimientos intestinales se asoció con un incremento en el riesgo para desarrollar esta patología.

La producción de 2 toxinas durante la proliferación de *Clostridium difficile* induce un aumento de la permeabilidad vascular y hemorragias intestinales. Destruyen las células que tapizan el tubo digestivo, provocando diarreas acuosas (hasta 15 veces) durante el día y la noche, cólicos y dolor abdominal intenso, con sangre en la materia fecal, inflamación del abdomen y fiebre.

Metronidazol es un antibiótico activo contra bacterias anaerobias (de rápida y casi completa absorción cuando se administra por vía oral). Como *Clostridium difficile* está presente en la luz del colon, la actividad de metronidazol depende de la concentración que se alcance en esos tejidos infectados. Administrado por vía intravenosa la cantidad de metronidazol en el colon es similar a la vía oral, y es suficiente para eliminar *Clostridium difficile.* Las crisis de diarrea por *Clostridium difficile* requieren hidratación apropiada y la administración de vancomicina, teicoplanina, metronidazol o fidaxomicina. Esta última, administrada por vía oral alcanza altas concentraciones fecales.

La vancomicina por vía oral –que no es absorbida– llega a alcanzar concentraciones intestinales elevadas, y ha demostrado efectos benéficos para la cura. La teicoplanina, un análogo de vancomicina, ha demostrado un efecto bacteriológico ligeramente superior a la vancomicina (la teicoplanina es mucho más cara que vancomicina).

En este tipo de patología, el uso de probióticos tiene como objetivo teórico el restablecimiento parcial de la microbiota, sabiendo que la levadura *Saccharomyces boulardii y algunas variedades* de *Lactobacillus* parecen disminuir las recurrencias de infección por *Clostridium difficile* (aunque no han demostrado beneficios en el tratamiento de episodios agudos de colitis). No se recomienda su uso en formas agudas, habiéndose asociado con infecciones sanguíneas (septicemias y funguemias) provocadas por ellos mismos. La ingestión de yogures que contienen *Lactobacillus casei, Lactobacillus bulgaricus* y *Streptococcus thermophilus* parecen haber reducido el riesgo de infecciones por *Clostridium difficile* en personas de más de 50 años de edad que requerían tratamientos antimicrobianos. No se recomienda su uso sistemático, y su uso podría confirmarse en combinación con vancomicina para casos refractarios, con múltiples recurrencias (Ver 4.2.14 ¿Qué son las infecciones nosocomiales?).

4.2.8.3 ¿Qué enfermedades son provocadas por bacterias de la familia *Bacillus* productoras de esporos con toxinas letales?

La familia de *Bacillus* está constituida por bacterias rectangulare, que se transforman en esporos productores de toxinas. Estas bacterias se dispersan por el suelo, agua, vegetación y aire.

Bacillus cereus
Son una de las causas de intoxicaciones por alimentos previamente cocinados (arroz, pastas expuestas al aire, carnes, etc.) que no respetan la cadena de frío ni las condiciones de higiene apropiadas.

Bacillus cereus producen toxinas vomitivas, toxinas diarreicas y toxinas necrotizantes (destructoras de tejidos).

Los síntomas gastrointestinales aparecen entre 1 y 16 horas después de la ingesta de los alimentos contaminados (comidas mal cocidos o no respeto estricto de la cadena de frío, sobre todo carnes, derivados del pollo, sopas deshidratadas, embutidos, especias, productos derivados de la vainilla, cereales, harinas, clara de huevo deshidratada y jugos de fruta).

Estas bacterias penetran a través de heridas postoperatorias o traumas, y los esporos productores de toxinas tardías se asociaron también a endocarditis y endoftalmitis (infecciones del interior del ojo).

Los esporos de *Bacillus cereus* resisten a la pasteurización y a varios desinfectantes.

Bacillus anthracis
Son bacterias productoras de esporos que se encuentran en el suelo, existiendo un reservorio en animales enfermos o en cadáveres de animales muertos. Un importante reservorio extra-animal se genera en terrenos contaminados con excrementos y secreciones de animales infectados que diseminan grandes cantidades de esporos por la sangre, boca, nariz y heces. En contacto con el oxígeno ambiental los *Bacillus* anaerobios esporulan y sobreviven durante décadas en el suelo.

Bacillus anthracis provoca una enfermedad muy grave llamada carbunco (*án-*

trax en inglés) que afecta a todos los seres de sangre caliente. Los humanos pueden contraer la infección por *Bacillus anthracis* por vía cutánea o por contacto con animales infectados o con sus derivados (pellejo, lana y sangre). El contagio por inhalación de esporos está asociado con trabajos de curtido de pieles, con los tratamientos de la lana de animales contaminados y con el consumo de carne de animales infectados. La leche no se considera como vector de la enfermedad y la transmisión de persona a persona es poco o nada documentada.

Los esporos pasan a la forma vegetativa y germinan, multiplicándose en terrenos calcáreos o alcalinos ricos en materia orgánica y sin oxígeno, a una temperatura entre 30 y 35 °C.

Los pájaros carroñeros y las moscas diseminan esta bacteria al alimentarse con despojos y depositando gotas de vómito en las plantas. La infección de los animales se produce por ingestión de esporas depositadas en las plantas o en el pasto o por aguas estancadas con plantas en suspensión. Los carnívoros suelen además contaminarse por ingesta de carne de animales infectados.

La mortalidad del carbunco cutáneo es limitada, pero si los esporos de *Bacillus anthracis* son inhalados, provocan carbunco pulmonar (ántrax), cuya letalidad es alta (dependiendo del tiempo que transcurre entre la aparición de los síntomas y el tratamiento apropiado). La presentación pulmonar es difícil de diagnosticar, ya que se inicia con síntomas poco específicos, tales fiebre, tos seca, estridor y dificultad respiratoria, que llevan a una septicemia fatal.

Las alteraciones climáticas –producto de ciclos geológicos o provocadas por los humanos– han generado una situación inusitada en regiones heladas del norte de Siberia. En esa región, el *Bacillus anthracis* congelado en carcasas de animales muertos por ántrax y encerrados en el permafrost (suelo congelado) desde hace siglos, se liberaron al derretirse el hielo, matando a un niño y al menos a 2.300 renos.

La situación del ántrax en Siberia, alerta sobre el futuro de casi una quinta parte de la superficie de la Tierra, un terreno congelado, sobre todo en Groenlandia, Alaska, en la ex Unión Soviética, la Patagonia, la Antártida y de vastas zonas permanentemente heladas del globo que conservan un patrimonio microbiano desconocido.

En los subsuelos congelados hay yacimientos de minerales (oro, tungsteno, plata) y petróleo, y los rusos en Siberia y los estadounidenses en Alaska están decididos a explotarlos. Por eso, el futuro de los deshielos con la imprevisibilidad de la emergencia de microbios congelados, constituye un nuevo riesgo para la salud pública, sabiendo que el deshielo de suelos, ya ha provocado la exposición de *Bacillus anthracis* capturados en el permafrost muchos años antes. El brote de ántrax que mato a tantos animales salvajes siberianos y la muerte de un niño de la región, subvierten el enfoque unidireccional que se tenía de los riesgos epidémicos, ya que en ellos no sólo participan los reservorios de las áreas cálidas, sino también los de los recónditos territorios congelados.

Las infecciones por *Bacillus anthracis* pueden ser tratadas con altas dosis de antibióticos (ciprofloxacina o doxiciclina en combinación con derivados de la penicilina) y cortisona (para disminuir las respuestas inflamatorias y los edemas provocados por la toxina). Para las personas que por razones laborales corran riesgos de contactos con *Bacillus anthracis* se ha desarrollado un protocolo de protección que se inicia con 3 dosis de una vacuna administrada por vía subcutánea a 2 semanas de intervalo, a las que deberá seguir un refuerzo anual.

4.2.9 ¿Qué enfermedades bacterianas transmiten (en su mayoría) la leche fresca y los quesos caseros?

4.2.9.1 Brucelosis

Denominadas también fiebre de Malta, fiebre mediterránea, fiebre ondulante o enfermedad de Bang, incluyen enfermedades provocadas por *Brucella abortus, Brucella, Brucella suis, Brucella neotomae, Brucella ovis y Brucella canis*. Estas bacterias son transmitidas entre animales y a los humanos por el ganado.

Las Brucelosis son una de las infecciones zoonóticas más frecuentes en el mundo, y de no ser de origen alimenticio, son el resultado de un contacto directo con fluidos de animales infectados (sangre, orina, heces, fluidos vaginales, fetos abortados o placentas).

La isla de Malta al sur de Sicilia, había sido anexada a fines del siglo XIX al imperio británico, y poco tiempo después de la llegada a la isla, los jóvenes soldados sufrían fiebres persistentes con dolores en las piernas y brazos, habiéndose descripto un síndrome que llamaron fiebre de Malta. Wright descubrió en 1897 las causas de esta fiebre y en 1905 se aisló una bacteria en la leche cruda de ovejas y cabras por Bruce, quien confirmó luego que estas bacterias eran vehiculizadas por ovinos, bovinos, caprinos, cerdos, gallinas, ciervos, caballos y especies salvajes.

Las Brucelosis no se transmiten directamente por contacto entre humanos. Son resultado de la ingesta de leche, carne cruda o quesos no pasteurizados. El período de incubación dura de una a seis semanas, pudiéndose extender a varios meses.

Al inicio de la forma aguda, las personas sufren de cefalea, fiebre, dolores en las articulaciones, dolores musculares y transpiración intensa durante la tarde y la noche. Las *Brucella* se diseminan hacia otros tejidos por vía sanguínea, con evolución dependiente de la respuesta inmune de cada individuo. Generan una fiebre irregular y fluctuante, que alterna con períodos sin fiebre (fiebre ondulante). A partir de un año de evolución, las personas afectadas por Brucelosis padecen dolores en rodillas, codos y tobillos, molestias musculares, fatiga y mal estado general.

El objetivo del tratamiento es reducir el período sintomático, evitar las complicaciones y disminuir al máximo las recaídas clínicas (recidivas). El tratamiento requiere una combinación de antibióticos, ya que ninguno por sí solo elimina la infección. En primera intención se administra rifampicina y doxiciclina, pero para las formas severas se agregan fluoroquinolonas o aminoglucósidos durante un mínimo de seis semanas. Se ha demostrado que el tratamiento con fluoroquinolonas asociadas a la rifampicina (seis semanas) presenta una mejor tolerancia que la doxiciclina asociada a la rifampicina.

4.2.10 ¿Qué enfermedades bacterianas son transmitidas por pulgas, piojos, garrapatas, animales terrestres y acuáticos (zoonosis bacterianas)?

Zoonosis es el nombre que se da a las enfermedades que se transmiten a los humanos por animales (directamente o por medio de vectores). Zoonosis inversas, son enfermedades que afectan humanos y se transmiten a especies animales libres de esa contaminación antes del contacto directo o indirecto con humanos.

4.2.10.1 Los transmisores de bacterias que caminan, corren, vuelan y nadan

Las pulgas
Suelen parasitar animales domésticos. Como las chinches, se alimentan de sangre de animales y una vez el hambre saciada, se retiran. Para desplazarse dan saltos de más de un metro y sobreviven en escombros o en la arena, donde depositan huevos, esperando una fuente de alimentos. Las picaduras de pulgas y chinches son similares, presentándose como ronchas más o menos grandes, con un puntito central apenas apreciable. Las picaduras de pulgas se observan sobre todo en los pliegues (codos, rodillas, cintura), y en ambos insectos suelen alinearse varias ronchas.

Los piojos
Son parásitos externos que se contagian por migración directa entre cabezas en contacto, o bien por gorras, paños, bufandas, cepillos de cabello, peines, toallas o almohadas. Los piojos no viven más de dos días fuera del contacto con las personas. No saltan y las picaduras no provocan lesiones típicas; a veces se observan lesiones de rascado.

Las garrapatas
No saltan, ni corren ni vuelan. Se enganchan en los tallos de las hierbas, y se sueltan para adherirse a la piel o al pelo del huésped. Una vez que han mordido la piel, quedan unidas hasta que se llenan de sangre. Durante el proceso de la alimentación, intercambian fluidos con el huésped, y sirven de vector de agentes patógenos. Si los animales están infestados con garrapatas, se debe suponer su presencia en la vegetación de los alrededores. En los humanos, pueden picar la cabeza y cuando se desprenden, dejan una especie de manchita negra central. Si no se han desprendido, no deben apretárselas con los dedos, ni quemarlas ni cubrirlas de alcohol o aceite. La actitud frente a las garrapatas es con pinzas de depilar, tomar la cabeza del parásito lo más cercano posible a la piel, y retirarla girando y tirando

suavemente hacia arriba.

Las chinches

De las camas generalmente no se instalan sobre el cuerpo humano, sino en muebles o tapizados. Las chinches adultas son de color café, de 0,6 cm a casi un centímetro, con un cuerpo plano, de forma ovalada. Soportan largos períodos sin alimentarse y no saltan ni vuelan. Se desplazan como las hormigas y viven en áreas que se limpian poco, invadiendo las camas desde muebles viejos o maletas. Provocan reacciones alérgicas, pero no son consideradas vectores de enfermedades infecciosas de humanos.

4.2.10.2 Pulgas y enfermedades bacterianas

Pulgas y peste negra

La peste es una enfermedad provocada por la bacteria *Yersinia pestis*, cuyo reservorio principal son las ratas. La mayoría de las ratas mueren cuando se infectan, pero un pequeño porcentaje sobrevive, quedando como reservorio. La pulga de las ratas que chupa la sangre de un animal infectado, ingiere las bacterias que se multiplican el intestino de la pulga, para ser transmitidas a otras ratas.

Las picaduras de pulgas de ratas, conejos, ardillas o perros salvajes, o los arañazos o mordeduras de gatos domésticos infectados, o la entrada de bacterias a través de la piel lesionada, inoculan *Yersinia pestis* al humano, que provocan enfermedades (yersiniasis) con 3 presentaciones diferentes:

1. La peste bubónica, que se caracteriza por bulbos o bubones, que reflejan la inflamación de los ganglios en la ingle, las axilas o el cuello, sobre todo en sitios cercanos a las picaduras de las pulgas. La peste bubónica, tiene un período de incubación de 2 a 8 días y se inicia con fiebre, escalofríos, sed intensa, náuseas y agotamiento. Según el estado inmunitario y la respuesta que cada individuo manifiesta frente a las infecciones.

2. La peste pulmonar, caracterizada por neumonía o bronconeumonía, con expectoraciones sanguinolentas, se propaga de un humano a otro.

3. La peste septicémica con meningitis (*Yersinia pestis* provoca una infección generalizada que se complica con meningitis y neumonía). A partir de ese momento avanza rápidamente (3 o 4 días), y si no es tratada, provoca la muerte.

Los primeros indicios escritos de la Peste se encuentran en la Biblia en textos que datan de 1000 años a.C. y en documentos romanos, en los que se explicita que Galeno tuvo que escapar del peligro de muerte por esta enfermedad.

Antes del saneamiento urbano, en ciudades sin cloacas ni desagües apropiados, la Peste afectó durante la Edad Media a Europa, estimándose que entre 1348 y 1720 hubo más de 10 pandemias de peste que provocaron 25 millones de muertes. Se ha podido establecer que la bacteria que afectaba a los pobladores de los puertos de la India, fue transportada a los pobladores del puerto de Crimea en la primera mitad del siglo XIV, desde donde se dispersó por Europa.

Una situación inusitada se había puesto de manifiesto cuando los roedores circulaban a sus anchas por unas ciudades llenas de suciedad y alimentos, donde la higiene personal era inexistente, ya que se la consideraba obscena, por los dogmas de la época, que establecían que bañarse era dañoso, ya que abría las porosidades del cuerpo, permitiendo la entrada del aire corrompido.

En un escenario histórico con tales características, esta enfermedad tuvo el campo libre para actuar impunemente, sembrando caos, terror y muerte por donde pasaba. Nadie sospechaba que las ratas eran culpables de la transmisión del agente patógeno. Los humanos de la época estaban acostumbrados a convivir con roedores, y en los barrios pobres y degradados, se hacinaban las gentes humildes que no eliminaban las pulgas de sus cuerpos ni ropas, siendo ellos mismos el potencial foco de infección. Por añadidura, Europa estaba sumida en la Guerra de los Cien Años (1339-1453) con ciudades sitiadas y hambrunas masivas.

El espectro de la peste fue voraz en Francia y Alemania, donde acabó con el 50 por ciento de la población. Por ejemplo Florencia, con 100.000 habitantes, perdió a la mitad de su población y en Venecia se registraban 600 entierros al día. El Papa, Clemente VI, que se hallaba en Aviñón, bendijo al río Ródano, donde se arrojaron los cadáveres de las víctimas, expandiendo la epidemia.

Un elemento socioeconómico a considerar para la época y que pudo haber influido en la difusión de la Peste fue el contacto con vías fluviales o marítimas, ya que entre 1300 y 1528, la población de Hungría pasó de dos millones de habitantes a más de tres y medio. Este aumento de la población en un país europeo, debe contrastarse con la pérdida de habitantes de otros países, con poblaciones vecinas a vías fluviales activas que fueron diezmadas por *Yersinia pestis*. Esta situación se explica considerando varios elementos entre los que se destaca la riqueza cerealera de las planicies húngaras –donde la infección por *Yersinia pestis* no fue precedida por hambrunas– a lo que se agrega que el país sin puertos dificultaba el ingreso de ratas y de personas con pulgas infectadas. Algunos investigadores explicaron este fenómeno histórico por la prevalencia en la población húngara del grupo sanguíneo B, que teóricamente seria menos vulnerable a los efectos de *Yersinia pestis* y a sus toxinas.

En la edad media, la relación de microbiología y aspectos sociales, puso de manifiesto que la peste no provocó víctimas exclusivamente por la toxicidad bacteriana, sino también por los asesinatos masivos de centenas de familias inocentes. Este hecho es explicable por la mala fe difundida por teorías conspirativas religiosas, esgrimidas por un aparato religioso represor que dominaba cuerpos y almas de casi todos los europeos. Un análisis global muestra hoy que las consecuencias nefastas de la epidemia de peste no pueden disociarse de la institución de la inquisición, fundada en el seno de la iglesia romana en 1184 en la zona de Languedoc, y que se implantó en el reino de Aragón como organización represora estatal en 1249.

La inquisición, creada con principios para la supresión de herejías, fue un sanguinario aparato de represión transnacional y transcultural que azotó a millones de humanos. Los juicios inquisitorios por herejía contra los humanos y animales, finalizaban con torturas, humillación pública, asesinatos y destrucción por el fuego del cadáver de las víctimas juzgadas.

La primera Inquisición estatal se agudizó con la unión de Aragón con Castilla, ya que este régimen la extendió con el nombre de Inquisición española, con control directo de la monarquía hispánica, y con acciones extendidas a todos sus territorios, incluidos más tarde los territorios de América. Las víctimas de ese aparato criminal fueron por una parte, los seres humanos, y por otra los animales. Se asesinaba a los acusados de brujería, a los que se acusaba de resistir a las exigencias eclesiásticas para disponer libremente de sus cuerpos, a los blasfemos, a los cristianos que dudaban de los dogmas instituidos por la iglesia romana, y a los acusados de judaizar en secreto.

La autoridad eclesiástica de la iglesia católica medieval había difundido conceptos tóxicos y procedimientos criminales, que sostenían que la existencia del pueblo hebreo ofendía a Dios, habiendo despertado la ira divina al provocar la epidemia de peste negra. Conforme la peste recorría Europa, en 1348 se condenaba en distintos territorios a familias que residían desde la destrucción del 2° templo de Israel, haciéndolas víctimas de crímenes masivos y persecuciones infames. El odio alimentado por sermones de párrocos exaltados, se volcó en contra de familias deseosas de mantener sus costumbres, su lengua y sus creencias religiosas. Atribuyéndoles el origen de la epidemia, miles de personas por todo Europa fueron apaleados y masacradas, en brutales *pogromos*. Los apresados por herejía fueron sometidos a terribles torturas para que confesaran que los hebreos fueron los culpables de conspiración.

La crasa ignorancia y el descalabro moral de la iglesia medieval provocó en Francia –entre otros lugares– matanzas en Carcasona y en Narbona. En los barrios en los que encerraron a las familias hebreas, se documentaron millares de humanos descuartizados, degollados y quemados vivos por arengas excitadas por autoridades eclesiásticas contra la epidemia provocada por *Yersinia pestis* y sus toxinas.

Los documentos suizos de la época informan que en Basilea, en enero de 1348, 600 civiles hebreos fueron quemados vivos, repitiendo esos actos criminales en Zúrich y Chillón.

La Corona de Aragón estimuló durante la epidemia a violentas arengas, en las que muchos miles de personas fueron pasadas a cuchillo, destruyendo completamente el barrio hebreo de Barcelona, Cervera, Tárraga y Lérida. Las pocas familias que pudieron salvarse de los asesinatos masivos, y las pocas familias que sobrevivieron a le epidemia de peste, abandonaron sus hogares y pertenencias en Europa occidental. A finales siglo XIV, en amplios territorios de Francia, Inglaterra y Alemania ya no había familias que profesaran el credo hebreo. Los que pudieron salvarse de la infección por *Yersinia pestis* y de los asesinatos organizados por bandas de criminales –algunas encapuchadas– fueron acogidos en Rusia, Lituania y Polonia. Por otra parte, durante la epidemia de peste se persiguió y asesinó a las mujeres a las que se culpaban de comerciar con sus cuerpos, ya que las autoridades de Roma, consideraban que la enfermedad fue resultado de la corrupción moral, siendo la Peste una enfermedad de Venus, el ídolo del amor. La extensión que habían tomado tantos actos criminales contra poblaciones civiles, instó a la publicación de una bula papal para matizar las órdenes persecutorias previamente ejecutadas por los inquisidores.

Pulgas y enfermedades bacterianas

La ciencia desmanteló aberraciones éticas de acusadores de herejías y de castigos divinos. Cuando los emperadores romanos convierten el cristianismo en religión estatal en el siglo IV, los herejes se consideran enemigos del Estado, ya que iglesia y gobierno civil no se habían separado.

Por otra parte, en el sudeste de Francia, los grupos cátaros (o albigenses) afirmaban la dualidad creadora (Dios y Satanás) y predicaban el ascetismo y el estricto rechazo del mundo material, percibido como obra demoníaca. En respuesta al resurgimiento de la herejía de grupos de cristianos disidentes, se produjo en el sur de Francia un vuelco contra la doctrina albigense. El papa Inocencio III organizó la citada Inquisición en 1184 como reacción, otorgando la potestad de juzgar y condenar a los herejes de su diócesis.

En ese horripilante período impregnado por el oscurantismo, los agentes de la iglesia de Roma ejercieron el control directo de todos los aspectos de la vida terrenal de las personas. El análisis de numerosos documentos de la época, demuestra que años antes de la epidemia de peste negra, la inquisición acusó a los gatos domésticos de ser diabólicos y la mera presencia de gatos haría aparecer al diablo, sobre todo si eran gatos negros. En el año 1227 el Papa Gregorio IX describió al demonio como un gato negro y en 1330 el Papa Clemente V acusó de brujería a las sectas de templarios por adorar a un gato. En el 1484, el Papa Inocencio VIII continuaba alentando el sacrificio de gatos, auspiciando incineración de felinos en fiestas populares.

Ahora, considerando que, en tierras sojuzgadas por la inquisición católica, la mayoría de los gatos fueron incinerados, se conjetura que la exterminación de los felinos tuvo mucho que ver con el aumento de la población de ratas infestadas con pulgas portadoras de *Yersinia pestis*, incrementando los riesgos de transmisión de bacterias que provocaron la peste. En los poblados sin gatos e invadidos por las ratas, la infección por *Yersinia Pestis* dejó una huella de muerte y destrucción, atormentando el alma de millones de personas y diezmando casi a la mitad la población europea.

Por otra parte, merece subrayarse además que, durante el medioevo, las doctrinas para el manejo higiénico individual del cuerpo humano –comunes en Grecia y Medio Oriente (baño ritual, mikvah, hammam y la práctica de deportes, baños termales, culto a la higiene corporal)–, y la búsqueda de evidencias en observaciones fuera de los dogmas eclesiásticos, fueron condenadas como paganas y satánicas. Esta cosmovisión aterradora participó en la sumatoria de víctimas fatales, agregando al efecto especifico de la toxina de la bacteria *Yersinia pestis,* los asesinatos masivos de los acusados por provocar la enfermedad o por no estar enfermos.

En 1894 Kitasato, un estudiante japonés en el laboratorio del Dr. Koch, y el Dr. Yersin, descubrieron que el agente de la peste era una bacteria (*Yersinia pestis*) que se transmite a las personas por picadura de pulgas.

Yersinia pestis son bacterias resistentes a las penicilinas y la mayoría de las cepas son sensibles a la estreptomicina, al cloranfenicol y a las tetraciclinas. Si el tratamiento se inicia rápidamente, la mortalidad de la peste bubónica llega a reducirse hasta el 1-5% de los afectados. La peste neumónica y septicémica se trata con antibióticos administrados al inicio del cuadro.

El brote de peste más importante de los últimos años se ha producido en Madagascar, uno de los países más pobres del mundo. Se han declarado 2.119 casos, entre confirmados en zonas rurales y urbanas, probables y bajo sospecha, con 171 muertes (un 8%). El 76% de los casos han sido de la forma neumónica, el 15% de la bubónica, un caso, de la forma septicémica y un 8% sin especificar. Para constatar la magnitud del brote entre 2010 a 2015, en el mismo período en todo el mundo se registraron 3.248 casos, con 584 muertes. Ante la situación malgache, más de 4400 personas fueron capacitadas para identificar y atender a posibles infectados por *Yersinia pestis*, para prevenir la propagación de la enfermedad. La mayor parte de los casos han sido tratados y se han recuperado, al igual que las personas que han estado en contacto con enfermos (unas 7.000 han sido tratadas de forma profiláctica).

Las personas afectadas presentan al inicio de la enfermedad tos, disnea, esputo con sangre, dolores abdominales y diarrea. Las infecciones por *Yersinia pestis* son sensibles a los aminósidos intravenosos (gentamicina) y a las fluoroquinolonas y (ciprofloxacina, ofloxacina) y tetraciclinas orales (doxiciclina).

En 2004-2014 en la República Democrática del Congo hubo 4.630 casos dudosos de peste y 349 muertes en una provincia.

En 2017 hubo un brote en Madagascar, y de agosto a noviembre del 2017 hubo 2,348 casos y 202 muertes con una alta proporción de casos de peste pulmonar en su forma más agresiva.

En Perú, hubo un brote de 31 casos en el 2010, y un caso se confirmó en julio de 2018. En China se informaron tres casos a fines de 2019.

4.2.10.3 ¿Qué enfermedades bacterianas (Rickettsiosis, Tifus, Borreliosis, Ehrlichiosis, Bartonelosis) son transmitidas por insectos (pulgas y sobre todo garrapatas) que parasitan animales domésticos, animales de granjas y animales salvajes en selvas y bosques?

Las Rickettsiosis

Incluyen síndromes febriles producidos por *Rickettsiales*, bacterias que sobreviven gracias al parasitismo energético intracelular. Tienen como reservorio al ganado bovino, ovino, caprino, gatos, perros, algunos animales salvajes y aves. Los animales infectados pueden ser asintomáticos, diseminando grandes cantidades de bacterias durante la parición (por la placenta contaminada) o por la leche.

Cuando una garrapata infectada se prende a la piel, pueden transcurrir de 12 a 24 horas antes que las *Rickettsias* pasen al torrente sanguíneo. Las *Rickettsias* se introducen a través de microheridas de la piel que producen las garrapatas y también a través de pequeñas lastimaduras cutáneas en contacto con heces de piojos o pulgas, y pasan directamente al torrente sanguíneo, multiplicándose en las células de los vasos sanguíneos.

La infección por *Rickettsia* provoca pústulas o escaras y fiebre alta, y acompañada de una baja brusca de la tensión arterial y dolor de cabeza, letargia, confusión o delirios. Se recomienda a las personas que frecuenten lugares con garrapatas, que vistan camisas de manga larga y pantalones largos con bandas elásticas en las muñecas y tobillos, aplicándose repelentes de garrapatas.

Las garrapatas de la piel deben extraerse utilizando pinzas o con los dedos cubiertos por guantes o por un trozo de papel, y nunca con los dedos desnudos. Se agarrará al insecto tan cerca de la piel como sea posible y se lo arrancará.

Las Rickettsiosis pueden también diseminarse por el viento a partir de polvo de locales contaminados con tejidos placentarios, líquidos de parto y excreciones de animales. Otras formas de contagio son por contacto directo con animales infectados, lana, paja, fertilizantes y ropa sucia de personas expuestas, leche cruda de vacas infectadas, y por trasplante de médula y transfusiones sanguíneas.

En algunos países, el termino **Tifus** designa al conjunto de enfermedades (Rickettsiosis) transmitidas por picaduras de piojos, pulgas y garrapatas que inoculan bacterias a humanos y a los animales.

Tifus murino endémico

Es una forma de tifus consecuencia de la infección por *Rickettsias* de ratas transmitidas a los humanos. Se observa de forma endémica en climas templados y específicamente en zonas costeras.

La transmisión de la enfermedad se produce por auto inoculación a partir de heces de pulgas en la zona de la picadura, y se contagia también por inhalación de heces de pulgas contaminadas. Las principales series de casos clínicos se han descrito en EE.UU., México, sudeste asiático, Australia, Grecia, España y Portugal.

Tifus exantemático epidémico

Es provocado por *Rickettsia* prowazekii, en poblaciones que viven en condiciones de higiene deficiente.

La enfermedad se transmite por piojos del cuerpo (*Pediculus humanus corporis*) o a partir de heces de ratas domésticas, gatos, zorrinos, etc. y se manifiesta sobre todo en personas que viven en barrios con servicios sanitarios deficientes. Los microorganismos se eliminan por las heces de los piojos durante la picadura y se inoculan por rascado en la piel.

La primera mención histórica de rickettsiosis se encuentra en el monasterio de La Cava en España donde se relata que, en 1489, los soldados que regresaban de Chipre transmitían una enfermedad extraña (que se denominó epidemia española). Los conquistadores llevaron esta bacteria al nuevo mundo que se propagó en los soldados por sus propios piojos y pulgas.

En junio de 1812, Napoleón invadió Rusia con un ejército de casi 500.000 reclutas. Al cruzar Polonia y Rusia occidental, casi la mitad murió por tifus rickettsial y disentería (la mayoría de los decesos se debió a infecciones y no a las heridas de guerra o al crudo invierno de las estepas rusas).

Durante la Primera Guerra Mundial y en los levantamientos posteriores, hubo destrucción de las viviendas y baños públicos en Polonia, y los desplazamientos de poblaciones dieron lugar a epidemias. Informados del sufrimiento de sus familiares en Polonia, se organizó un Comité Estadounidense para ayudar a las organizaciones regionales. En abril de 1920, viajó el Dr. l Plotz, que había ideado una vacuna contra el tifus, para evitar la propagación de la enfermedad. Plotz llevó un equipo de médicos y una máquina de desinfección móvil, que calentaba la ropa y las mantas a temperaturas muy elevadas.

Se pudo determinar que, como consecuencia del encierro de familias de Europa central en espacios restringidos de guetos, las condiciones de vida se tornaron dramáticas por falta de energía, agua y alimentos.

La gente encerrada y la ropa estaban infestadas por piojos, al igual que los tranvías y las tiendas. Los piojos se encontraban en periódicos y hasta en la corteza del pan. Frente a la hambruna impuesta por los asesinos que ocuparon los países del centro y este de Europa y sus cómplices locales, se desató una epidemia de tifus en la que se estimaba que fallecieron unas 5.000 personas al mes entre las personas encerradas en el gueto de Varsovia. La Cruz Roja Internacional, que tuvo acceso a los campos y que tuvo la misión de supervisarlos entre 1939 y 1945, adelantó cifras de 271.304 civiles hebreos fallecidos. Entre las causas principales de muerte se subrayaron epidemias de tifus causado por piojos infectados. Entre los muy pocos sobrevivientes de los campos criminales en los que la barbarie nazi había industrializado la muerte de seres humanos, en el invierno de 1944 las *Rickettsias* provocaron una grave epidemia suplementaria.

Fiebre de las Montañas Rocosas

Es provocada por *Rickettsia rickettsii*. Esta enfermedad sigue siendo una amenaza para los individuos sanos debido a las dificultades de diagnóstico. Es endémica en muchas zonas boscosas de los Estados Unidos, Canadá y en Centro y Sudamérica. La exposición a ambientes o a mascotas infestadas por garrapatas ha provocado brotes en el estado de Nueva York.

Fiebre botonosa mediterránea

Es provocada por *Rickettsia conorii* es transmitida por insectos que parasitan perros y roedores salvajes. Es frecuente en países de la cuenca del mediterráneo. Los síntomas aparecen de 1 a 3 semanas después de la picadura de la garrapata. En sujetos en los que no se realiza un diagnóstico correcto, el cuadro clínico se complica con insuficiencia renal, meningoencefalitis, y falla multiorgánica.

Fiebre Q

Es una afección febril aguda provocada por *Coxiella burnetti* (*Rickettsia burnetti*). Fue descrita en 1937 en Australia como fiebre de etiología desconocida, y de ahí la apelación Q (query, que en inglés significa interrogante). La fiebre Q es considerada como un serio problema de salud pública en Europa. En Holanda se documentaron más de 4000 casos recientes de fiebre Q y los estudios efectuados, han demostrado una correlación entre los limites (cotas) a la producción de leche de vaca impuestos desde 1984 y el incremento de la producción de leche de cabra, lo que trajo aparejado el aumento del número de criadores de cabras que se instalaron cerca de zonas urbanas con gran densidad de población.

La fiebre Q se expande también por la urbanización de lugares previamente empleados para pastoreo, y deben integrarse en los factores de riesgo los usos recreativos y educativos de granjas y explotaciones ganaderas. Por otra parte, el aumento de la cría de corderos, cabritos y carneros para satisfacer las exigencias del mercado ha contribuido al aumento de esta infección en humanos.

Coxiella burnetti se diferencia de otras *Rickettsia* por su estabilidad y resistencia a agentes físicos y químicos, y por no producir erupción cutánea en el humano, siendo el único patógeno de esta familia que se transmitió directamente y sin la intervención de vectores (insectos). Sus reservorios incluyen más de 40 especies de garrapatas y animales salvajes, principalmente roedores y diversas especies de aves, perros, gatos y especialmente el ganado caprino, ovino, bovino, mamíferos domésticos, aves y reptiles. En pocas ocasiones, la enfermedad se observa en niños, especialmente en los que habitan en una granja.

La enfermedad puede progresar a una neumonía atípica, la cual puede desencadenar un síndrome de respiratorio agudo, usualmente durante los primeros días de infección. En los niños infectados menores de 3 años, la fiebre Q generalmente se descubre durante la búsqueda de la causa de una neumonía atípica.

Coxiella burnetti pueden causar infectar las válvulas del corazón (endocarditis) y las células del hígado, provocando hepatitis de origen bacteriano. En Australia se ha estudiado una vacuna con microorganismos vivos para personas expuestas, que es eficaz, pero provoca reacciones locales, por lo que el estudio serológico previo es esencial, ya que las personas con anticuerpos contra esta bacteria, pueden desarrollar abscesos y reacciones muy intensas

El control de la fiebre Q debe considerar que los brotes generalmente se producen por exposición ocupacional en veterinarios y criadores de ganado, trabajadores de mataderos o procesadores de carne, trabajadores de empresas de productos lácteos, granjeros e investigadores que manipulan ganado. Por lo tanto el control de la infección por *Rickettsias* en explotaciones ganaderas necesita la participación de autoridades sanitarias, veterinarios y propietarios.

Erradicar la infección de las vacas y rebaños de ovejas ha fracasado, y debido a que la infección en las cabras puede ser asintomática, el tamizado serológico de todos los animales no garantiza la erradicación. La limpieza de los establos y la remoción inmediata de las placentas y fetos abortados son imprescindibles para limitar la transmisión. Por otra parte, debe prohibirse absolutamente la entrada de perros o gatos domésticos a las explotaciones agrícolas, como el uso de estiércol obtenido en granjas contaminadas para abonar huertas familiares o jardines.

El tratamiento de infecciones agudas con antibióticos dura de dos a tres semanas. Para la forma de fiebre Q crónica, se recomienda una combinación de doxiciclina y ciprofloxacina de manera prolongada (2-3 años). Por regla general, las *Rickettsias* son sensibles a las tetraciclinas y al cloranfenicol, aunque los antibióticos no eliminen totalmente las *Coxiella*, limitan el crecimiento (bacteriostáticos). Para los casos de meningoencefalitis por *Coxiella*, el tratamiento debe incluir fluoroquinolonas que penetren la barrera hematoencefálica.

Las mujeres embarazadas y los niños con dientes de leche no deben ser tratados con tetraciclinas, ya que decoloran de manera permanente los dientes en crecimiento.

Para las embarazadas, la terapia prolongada con cotrimoxazol previene la infección placentaria evitando posibles repercusiones fetales, y protege a la embarazada de la forma crónica.

En 2016 se notificaron 1.102 casos de fiebre Q en Europa (0.2 casos por 100.000 habitantes) durante todo el año y sin mostrar la estacionalidad observada en años anteriores.

A excepción de las mujeres mayores de 65 años, la tasa de casos de fiebre Q notificada aumentó con la edad y fue mayor entre hombres que entre mujeres.

Fiebre Tíbola

Es una enfermedad que se produce por la picadura de garrapatas de ovejas, cabras y jabalíes, habituales en la Península Ibérica y en Francia. Lo provoca *Rickettsia slovaca*. La primera descripción de esta enfermedad en 1997 se refería a una persona que había visitado los Pirineos y presentaba una escara en el cuero cabelludo, con adenopatías y fiebre.

Ehrlichiosis

También llamadas anaplasmosis, son enfermedades bacterianas reconocidas en humanos en 1987 en EE.UU. y Europa. Aunque los 3 tipos de *Ehrlichiosis* humana son ocasionados por distintas especies (*Ehrlichia chaffeensis, descripta en Estados Unidos en 1986, Ehrlichia ewingii y Anaplasma*), las infecciones tienen signos y síntomas similares. *Ehrlichia* y *Anaplasma* son *Rickettsias* que se transmiten a humanos por picaduras de garrapatas y tienen como reservorios a ciervos, cabras, perros y roedores silvestres. Sin embargo la fuente de contagio puede originarse en nematodes (gusanos redondos) y trematodos (gusanos planos) que infestan animales.

El tiempo entre la picadura de la garrapata y el inicio de la enfermedad va de 7 a 9 días.

Los síntomas son parecidos a la gripe, con fiebre, fuerte dolor de cabeza, escalofríos y temblores. La enfermedad provoca alteraciones gastrointestinales, y en menos de la mitad de los afectados, se observa una notable baja de plaquetas y de glóbulos blancos.

La mayoría de niños infectados con *Ehrlichia* que son tratados apropiadamente se recuperan en 1 a 2 semanas. En casos severos, se produce daño cerebral. En América del Sur se ha confirmado la presencia de Ehrlichiosis/anaplasmosis humanas entre otros países en Argentina, Brasil, Venezuela y Chile.

El tratamiento requiere dosis repetidas de doxiciclina asociadas o no a la rifampicina, claritromicina, josamicina, ciprofloxacina o cloranfenicol, y dependiendo de la presentación clínica y del estadio de la infección, en ciertos casos los síntomas duran más de un año.

Enfermedad de Lyme

También conocida como borreliosis de Lyme, es causada por la bacteria *Borrelia burgdorferi*. Fue descrita por primera vez en los Estados Unidos (en Lyme, Connecticut) en el año 1975. Es trasmitida por garrapatas, y los reservorios de estas bacterias son los roedores salvajes y los ciervos. La mayoría de los casos se presentan durante la primavera, y el verano y al inicio los síntomas evocan un síndrome gripal.

La infección provoca una erupción cutánea en forma de círculo llamada eritema migrans, que se agranda hasta llegar a más de 5 cm de diámetro, pudiendo adoptar el aspecto de un anillo o evolucionar formando una vesícula. Pocos días después de la picadura, suele manifestarse fiebre, dolores y ganglios inflamados. Unas semanas o meses después, pueden aparecer manifestaciones cardíacas y neurológicas, dolores articulares intensos y hasta derrames sinoviales. Si el tratamiento se inicia precozmente, la mayoría de los afectados responde. Sin embargo, en estadios avanzados de la infección, los dolores musculares y articulares, y la sensación de fatiga persisten durante largos períodos.

Borrelia burgdorferi es sensible a las penicilinas, tetraciclinas, cefalosporinas y macrólidos. En los casos en los que no se observe mejoría, debe repetirse el ciclo de tratamiento con antibióticos a dosis óptimas durante no menos de 2 semanas.

La enfermedad de Lyme es la enfermedad transmitida por garrapatas más común en los Estados Unidos y prevalece en gran parte de Europa central. Estimaciones recientes sugieren que aproximadamente 300.000 personas se infectan por esta bacteria cada año en los Estados Unidos. La carga mundial de la enfermedad de Lyme ha aumentado y se ha extendido a regiones y países donde la enfermedad no se había registrado previamente.

Para la mayoría de las personas con infección localizada temprana, la administración oral de doxiciclina se recomienda como la primera opción, ya que es eficaz no solo contra las *Borrelia* sino también contra una variedad de otras transmitidas por garrapatas (durante el tratamiento con doxiciclina debe evitarse la exposición al sol debido al riesgo de quemaduras). Por otra parte, en general las tetraciclinas (doxiciclina, etc.) están contraindicadas para niños menores de ocho años y mujeres embarazadas o en período de lactancia. Las alternativas a la doxiciclina son amoxicilina, cefuroxima y azitromicina, recomendadas sólo en caso de intolerancia a los otros antibióticos.

Cuando no pueda claramente distinguirse si la erupción es causada por *Borrellia burgdorferi* o si es una manifestación de una celulitis, la administración de amoxicilina / ácido clavulánico es efectiva para ambas infecciones.

Las personas con infección por la bacteria de la enfermedad de Lyme diseminada temprana o tardía pueden sufrir de afecciones cardíacas sintomáticas, artritis o síntomas neurológicos como parálisis facial, radiculopatía, meningitis o neuropatía periférica. En casos severos se recomienda la administración intravenosa de ceftriaxona como primera opción (la cefotaxima y la doxiciclina pueden ser alternativas eficaces). Estos regímenes de tratamiento duran de una a cuatro semanas.

Las complicaciones neurológicas de la enfermedad de Lyme se pueden tratar con doxiciclina oral, y si no hay respuesta terapéutica se recomienda el re tratamiento con ceftriaxona inyectable. Si la inflamación de las articulaciones persiste o se reactiva meses después del tratamiento, se puede considerar una segunda ronda de antibióticos intravenosos para el re tratamiento en caso de mala respuesta a los antibióticos orales.

Por regla general, no se recomienda un régimen antibiótico prolongado que dure más de 28 días ya que no hay evidencia de que tratamientos a muy largo plazo demuestren eficacia antibacteriana.

Tularemia

Es una zoonosis causada por la bacteria *Francisella tularensis,* denominación otorgada en reconocimiento a los estudios realizados por Francis en animales del condado de Tulare de Utah. *Francisella tularensis* infecta roedores (liebres y conejos salvajes) que pueden transmitirla a los humanos si entran en contacto con tejidos de animales infectados. *Francisella tularensis* es además transmisible al humano por garrapatas, por picaduras de moscas, tábanos y mosquitos, o por inhalación de plantas o tierra contaminada. La Tularemia se transmite a través de heridas en contacto con un animal infectado o con su cadáver (conejo, rata, castor o ardilla).

Entre el 1926 y el 1928, en regiones entre los ríos Ob, Ural, Volga, Don y Dniéper se desencadenó una epidemia desconocida, con individuos que al inicio presentaban signos similares a la peste, pero con mortalidad mucho más baja. En ese período, las autoridades del ministerio de economía de la Unión Soviética negociaban las pieles de roedores salvajes. Las pieles de los animales infectados fueron las portadoras de *Francisellas* que provocaron la llamada epidemia rusa de la planicie del Volga.

La Tularemia no se contagia de persona a persona, por lo que no son necesarias las medidas de aislamiento (se aconsejen medidas de precaución especialmente para personas con heridas abiertas). El período de incubación de la Tularemia es de 3 a 5 días y debuta con fiebre, escalofríos, dolores de cabeza, diarrea, dolores musculares, dolor en las articulaciones, tos seca y debilidad progresiva. Pueden aparecer úlceras en el sitio de contacto con el agente infeccioso y dolor e inflamación de los ganglios linfáticos, dolor de garganta e inflamación de los ojos. Las *Francisellas* provocan neumonías severas si el contagio fue por inhalación (aerosoles con microbios).

La estreptomicina fue el primer tratamiento eficaz contra la Tularemia, con tasas de curación de hasta el 97%. La gentamicina, las tetraciclinas y las fluoroquinolonas son eficaces, pero requieren un manejo de los efectos secundarios (toxicidad renal, cardiaca y auditiva).

El fracaso terapéutico está relacionado con el retraso diagnóstico y con las recidivas. En estos casos, se sugiere renovar un ciclo de tratamiento antibiótico si se mantiene o si reaparece la fiebre, o si se detecta un aumento de tamaño, o si reaparecen ganglios, o si lo confirman los marcadores sanguíneos compatibles con una infección bacteriana activa.

La mortalidad provocada en humanos por las cepas europeas es relativamente baja y entre los factores de mal pronóstico cabe destacar la edad, las enfermedades crónicas intercurrentes, el diagnóstico o la terapéutica inadecuada y las formas pulmonares. Una vez curada la enfermedad la inmunidad residual es protectora.

Se dispone de una vacuna intradérmica compuesta de *Francisella tularensis* atenuadas, que confiere una inmunidad duradera, que se recomienda para cazadores, guardabosques, veterinarios, y para el personal de laboratorios que maneja muestras clínicas.

En 2016 se notificaron 1.148 casos de tularemia en la Europa (Finlandia representó el 61% de los casos).

La infección por tularemia transmitida por garrapatas en humanos generalmente ocurre en los meses de verano cuando las garrapatas son más activas.

Los tábanos y las moscas del ciervo en los Estados Unidos y los mosquitos en el norte de Eurasia participan en la transmisión de la bacteria. En el ciclo natural de *F. tularensis subsp. holarctica* juegan un papel importante como reservorios los roedores asociados con el agua (castores, ratas almizcleras y otros tipos de ratas, topillos de tierra y agua, conejos salvajes, ardillas y mapaches).

En el período 2001-2010, Kosovo tuvo durante la guerra, la mayor incidencia anual de tularemia en Europa, con una tasa de 5.2 por 100.000 habitantes. Suecia, Finlandia, Eslovaquia, República Checa, Noruega, Serbia-Montenegro, Hungría, Bulgaria y Croacia siguieron con tasas de 2.80, 1.19, 1.0, 0.81, 0.42, 0.4, 0.36, 0.21 y 0.15 por 100.000 personas, respectivamente. Hasta la fecha, Australia ha tenido solo dos casos de tularemia y no se han registrado casos de tularemia en el Reino Unido, Islandia, África, América del Sur y la Antártida.

4.2.10.4 ¿Qué son las Bartonellosis? (Fiebre Quintana o Fiebre de las trincheras, Angiomatosis bacilar, Peliosis hepática, Enfermedad de Carrión o verrugas del Perú)

Bartonelosis agrupa una serie de enfermedades producidas por una familia de bacterias parásitas intracelulares del género *Bartonella*, trasmitidas por garrapatas, pulgas, piojos, mosquitas flebotomas, moscas de la arena y mosquitos. Los humanos son el reservorio, y las manifestaciones clínicas provocadas por las distintas especies cursan con síndromes febriles agudos, cefalea, mareo y dolor en los miembros.

Fiebre Quintana o fiebre de las trincheras o fiebre de los 5 días

Es provocada por *Bartonella quintana* (también conocida como *Rickettsia quintana*) y transmitida por el piojo humano *Pediculus humanus corporis*. Esta infección provocó la muerte de casi 1 millón de personas durante la primera guerra mundial. Las manifestaciones de esta infección incluyen fiebre paroxística y urticaria. En la actualidad, la enfermedad se reporta en personas indigentes, como brotes aislados en los Estados Unidos y Francia.

Angiomatosis bacilar

Es una enfermedad provocada por *Bartonella henselae* o por *Bartonella quintana* que involucra la piel y varios órganos vitales. Fue descrita en personas inmunodeprimidas, afectando la médula ósea, hígado, bazo o ganglios linfáticos. Al emerger esta patología, se la confundía con neoplasias del tipo del síndrome de Kaposi.

Bartonella se transmiten por rasguños o arañazos de gatos o perros. La infección bacteriana puede ser tratada con antibióticos para reducir el tamaño de los tumores.

Se han observado fracasos terapéuticos con fluoroquinolonas, o trimetoprima-sulfametoxazol o cefalosporinas. Para esta afección, se recomiendo la rifampicina asociada a macrólidos o a la doxiciclina para personas inmunocomprometidas con enfermedades graves.

La terapia antibiótica debe continuarse durante varios meses, y en la mayoría de los casos, los tumores responden a la terapia con antibióticos. Si la inmunodeficiencia subyacente no se revierte, es de esperar futuras recaídas. En estos casos, la terapia antibiótica se reanudará o se mantendrá durante toda la vida.

Peliosis hepática

Se manifiesta por la aparición de múltiples quistes llenos de sangre en el hígado, quistes cuyo tamaño oscila entre unos pocos milímetros y 3 cm. Es provocada por *Bartonella henselae* en personas inmunodeprimidas. Estas bacterias inducen una proliferación de los vasos sanguíneos resultando en espacios llenos de sangre en la piel, hígado y bazo. Clínicamente debuta con síntomas gastrointestinales (náuseas, vómitos, diarrea o distensión abdominal), fiebre, escalofríos, inflamación del bazo y del hígado. En ciertos casos estas infecciones no son sintomáticas, observándose solo alteraciones en las pruebas de laboratorio. Cuando los quistes provocados por *Bartonella henselae* son numerosos y aumentan de volumen llevan a la insuficiencia hepática, ictericia y hemorragias internas fatales.

Para el tratamiento de Peliosis bacilar son activos los macrólidos, como asimismo la doxiciclina cuando los tratamientos duran más de 6 semanas. La ciprofloxacina asociada con ceftazidima o la ciprofloxacina con ceftriaxona son activas, o también la asociación rifampicina con gentamicina

Enfermedad de Carrión o fiebre de Oroya o verrugas del Perú

Es una enfermedad provocada por *Bartonella bacilliformis*. Se manifiesta con fiebre, anemia hemolítica e inmunosupresión y dura de 2 a 4 semanas. Si la infección no es tratada con antibióticos apropiados la tasa de mortalidad alcanza un 80%.

Si la infección por *Bartonella bacilliformis* se cronifica después de la resolución del proceso febril agudo y no se ha tratado al afectado con antibióticos apropiados aparecen las llamadas verrugas del Perú que adoptan forma de erupciones violáceas con aspecto de tumores. Si estas bacterias invaden el sistema nervioso (neurobartonelosis) el pronóstico es grave. Los objetivos del tratamiento son eliminar las verrugas lo más rápido posible y las lesiones extensas, ya que están predispuestas a sobre infecciones secundarias.

A fines del siglo XIX se registró una epidemia durante la construcción del ferrocarril Lima – La Oroya en la que fallecieron más de 7,000 obreros por la llamada Fiebre de la Oroya. En algunos sobrevivientes aparecieron erupciones rojizas, a las que se dio el nombre de verruga peruana. La enfermedad de Carrión se ha reportado en el Perú (Ancash, Cajamarca, Lima, etc.), Ecuador (Loja), Colombia (Nariño). En Tailandia y Sudán se han descrito cuadros similares.

Los macrólidos (azitromicina o claritromicina) son eficaces para la resolución de la linfadenopatía (inflamación de los ganglios linfáticos), y las personas con bacteriemia deben ser tratados durante al menos 4 semanas. Las personas afectadas por alteraciones de las válvulas cardíacas infectados por Bartonella bacilliformis requieren a menudo un reemplazo valvular. Si después de 2 semanas de tratamiento no se registran mejoría clínica se administra rifampicina combinada con gentamicina o con ciprofloxacina durante 3 a 6 semanas. Para el tratamiento precoz de Bartonelosis agudas no complicadas se puede optar por ciprofloxacina por vía oral.

4.2.11 ¿Qué enfermedades bacterianas transmiten las mordeduras de animales?

Las mordeduras de todos los animales con esqueleto óseo, huesos internos o cartilaginoso (vertebrados) pueden transmitir *Clostridium tetani* (agente del tétano).

Las mordeduras de perros transmiten *Pasteurella multocida* y *Capnocytophaga canimorsus*; las de gatos *Bartonella henselae*, *Pasteurella multocida*, *Francisella tularensis;* las de ratas *Streptobacilus moniliformis* y *Spirillum minus;* las de animales de agua dulce *Aeromonas hydrophila* y *Mycobacterium marinum* y las de agua salada *Vibrio vulnificus* y *Mycobacterium marinum*.

4.2.11.1 Mordedura de ratas

Provoca la fiebre espirilar (conocida en Japón como Sodoku), causada por *Spirillum minus*, bacteria presente en la saliva de algunos roedores. Los casos humanos se han descripto sobre todo en Asia como consecuencia de mordeduras pequeñas o arañazos de ratas, monos, ratones, ardillas, comadrejas y roedores salvajes.

Generalmente las lesiones cicatrizan rápido, pero en el sitio de la mordedura 14 y 18 días después aparece una inflamación dolorosa que se ulcera, seguida de fiebre, vómitos, escalofríos y ganglios dolorosos. Después de un período de aparente remisión inicial, en el sitio de la mordedura aparecen placas o manchas rojas o violáceas.

Se han descripto además diarreas, neuralgias, endocarditis, miocarditis, hepatitis y meningitis. En cerca de la mitad de los enfermos aparecen dolores intensos de las articulaciones, y sin tratamiento la infección evoluciona durante unas tres semanas provocando abscesos. Si no se trata, la tasa de mortalidad por complicaciones llega a casi el 10%.

La amoxicilina y las cefalosporinas (cefuroxima y cefotaxima) son activas, y en personas alérgicas a las penicilinas suele administrarse doxiciclina, cloranfenicol o estreptomicina durante no menos de una semana a dosis máximas. Las personas que presenten complicaciones de válvulas cardíacas (endocarditis) requieren altas dosis de penicilinas intravenosas durante varias semanas, agregando estreptomicina o fluoroquinolonas.

4.2.11.2 Mordeduras y arañazos de gatos y perros

Infección por *Pasteurella*

Se produce por bacterias que colonizan el aparato gastrointestinal y respiratorio de mamíferos y aves. Aunque los gatos (50-90%) y los perros (50-65%) estén colonizados por *Pasteurella multocida*, las tasas de colonización en humanos son bajas, habiéndose aislado de faringe y de secreciones respiratorias en 2 a 3% de personas que tienen contacto frecuente con animales domésticos. La colonización es más frecuente en personas con enfermedad pulmonar obstructiva crónica, en ancianos y en personas con inmunodepresión.

El humano se infecta por inoculación directa, o por arañazos o mordeduras y con menor frecuencia se producen infecciones de heridas abiertas. La infección se caracteriza por un rápido desarrollo de celulitis con o sin formación de abscesos y un drenaje purulento o sanguinolento por la herida. El comienzo puede cursar deforma aguda con fiebre, tos y dolor en el tórax. La complicación frecuente es la neumonía, y en más del 90% se manifiesta en personas con patologías broncopulmonares anteriores, pudiendo extender la infección por *Pasteurella multocida* a los huesos y a las articulaciones.

La mayoría de las cepas de *Pasteurella multocida* son sensibles a los derivados de las penicilinas (amoxicilina con ácido clavulánico), las tetraciclinas, las cefalosporinas de tercera generación, las fluoroquinolonas y el cotrimoxazol.

Enfermedad del arañazo del gato

Es el resultado de la infección de gatos a partir de pulgas portadores y picadura de garrapatas de *Bartonella*. Los más sensibles a esta infección son los gatos menores de dos años, los gatos con acceso al exterior de las viviendas, los gatos abandonados y aquellos que comparten el hogar con otros gatos. La infección del gato puede producirse por pulgas o por ingestión de bacterias de las heces durante el lamido, o a través de heridas en la piel, por contacto con saliva contaminada o por transfusiones de sangre. En la mayoría de los casos los gatos no presentan signos clínicos severos, salvo si son gatos inmunocomprometidos, con fiebre, inflamación ganglionar, inflamación de las encías, uveitis, alteraciones cardíacas, anemia y eosinofilia persistente (Ver *Bartonella* y piojos).

En el humano, a partir de las tres semanas de haberse producido el arañazo infectante aparece una inflamación dolorosa de ganglios, que hasta pueden llegar a supurar.

La inflamación ganglionar puede localizarse a distancia de arañazo, con o sin pápulas. La incidencia estacional de esta enfermedad está relacionada con gatos que permanecen más tiempo adentro y en contacto con personas durante los meses más fríos.

La infección local puede infectar la sangre (bacteriemia) con recaídas clínicas durante varios años.

Infección por *Capnocytophaga*

Estas bacterias se aislaron a finales de los 70 de encías y placas dentales de personas sanas y de esputos y frotis de gargantas sanas. Son parte de la flora normal de la boca de perros y gatos.

La especie *Capnocytophaga canimorsus* causa una enfermedad grave en el humano, con un intervalo entre la inoculación por mordedura de perro y el ingreso hospitalario que va de 1 a 30 días (promedio de 5 días). *Capnocytophaga canimorsus* provoca gangrenas en la zona mordida y la evolución fatal por sepsis fulminante supera el 25%, sobre todo en personas a las que se les ha retirado el bazo (esplenectomizados). La infección por *Capnocytophaga canimorsus* debe tenerse muy presente en personas mordidas por perros que padecen de deficiencias inmunológicas, o son dependientes al alcohol, sufren de cirrosis o están bajo tratamientos crónicos con corticoides u otros inmunosupresores.

Estas bacterias son sensibles a la asociación amoxicilina-clavulánico, piperacilina-tazobactam, carbapenémicos, clindamicina, tetraciclinas y cefalosporinas de tercera generación.

4.2.11.3 Mordeduras de peces contaminados o transmisión de infecciones a través de lastimaduras en contacto con aguas con peces contaminados

Mycobacterium marinum

Es una bacteria que se desarrolla en el agua. Causa infecciones oportunistas en humanos, que para algunas actividades profesionales son consideradas como enfermedad profesional. Afecta sobre todo a personas que trabajan en criaderos de peces o están en contacto frecuente con peces de acuario infectados.

Mycobacterium marinum produce granulomas que se transforman en pápulas y places rojas extensas. Las lesiones pueden ser dolorosas o indoloras y aparecen en codos, rodillas y pies cuando las personas se infectan en piscinas con aguas contaminadas, o en manos y cuando se infectan en acuarios domésticos. En ciertos casos, la infección por *Mycobacterium marinum* provoca lesiones que además de antibióticos apropiados, requieren una intervención quirúrgica para drenar las secreciones acumuladas.

Aeromonas

Son bacterias que se aíslan de aguas dulces, saladas, ríos, mares, lagos, y de aguas levemente cloradas o no cloradas. Sobreviven en medios aerobios y anaerobios, provocando enfermedades de peces y ocasionalmente de mamíferos, reptiles, anfibios y pájaros.

Aeromonas hydrophila, *Aeromonas caviae* y *Aeromonas sobria* afectan personas con respuestas inmunitarias comprometidas.

Las *Aeromonas* pueden provocar diarreas y producen toxinas que lesionan la piel (infecciones de heridas con necrosis) desde donde se diseminan provocando meningitis, peritonitis, endocarditis y septicemia (sobre todo en personas inmunodeprimidas).

Las *Aeromonas spp* son naturalmente resistentes a las penicilinas, requiriendo ser tratadas con azitromicina y cefalosporinas de 3a o 4a generación.

4.2.12 ¿Qué enfermedades provocan los microbios que venciendo las barreras de protección invaden la sangre?

La piel y las membranas húmedas (llamadas mucosas o tejidos mucosos) en contacto con el exterior, conviven con microbios que pueden o no enfermar al individuo que les sirve de huésped. Al descamarse, los tejidos expuestos al exterior, eliminan gran cantidad de microbios que se replican en la superficie corporal. Por otra parte, los tejidos mucosos (zonas externas húmedas) tienen células con capacidades para barrer las partículas de la superficie, y además producen fluidos (saliva, mucosidades, secreciones nasales, vaginales y lágrimas) que contienen agentes biológicos naturales que destruyen microbios o bloquear su multiplicación.

En el estómago, el ácido clorhídrico que producen sus propias células, inactiva varios agentes infecciosos, y en el aparato respiratorio, las células ciliadas y las secreciones que fabrican, actúan como microcepillos que barren microbios, y los conducen para ser deglutidos y destruidos por el aparato digestivo.

4.2.12.1 ¿Qué significa Bacteriemia?

Bacteriemia indica la presencia de bacterias en la sangre (detectadas por cultivo de una muestra, hemocultivo). En gran parte de las situaciones normales, los glóbulos blancos ingieren y destruyen los microbios que pudieren encontrar en la circulación sanguínea, por lo que la bacteriemia (bacterias circulantes) es un fenómeno fugaz que no es necesariamente sinónimo de enfermedad.

4.2.12.2 ¿Qué significa septicemia?

Frente a fallas de las barreras protectoras, por ejemplo, a partir de las vías respiratorias, abdomen, vías urinarias, heridas, etc., los microbios pueden infiltrarse e invadir masivamente la sangre, escapando al reconocimiento y al control de base de los mecanismos protectores. En ese caso se desencadena una respuesta inflamatoria generalizada, fenómeno que se denomina **septicemia** o sepsis.

En los humanos, la invasión microbiana provoca una sensación de debilitamiento general, pudiendo generarse una coagulación de la sangre dentro de los vasos (coagulación intravascular diseminada), con limitación de la llegada de oxígeno a los órganos vitales. Esa situación provocará fallas orgánicas, y al mismo tiempo sangrados severos, descenso de la presión arterial, enfriamiento de los pies y de las manos y una coloración azulada de la piel. Cuando la respuesta del organismo es masiva y descontrolada, los vasos sanguíneos podrán ser el blanco de auto agresiones por sustancias pro-inflamatorias liberadas por los leucocitos.

Las septicemias pueden originarse a partir de bacterias que infectan catéteres intravenosos, sondas uretrales, sondas para nutrición parenteral, hemodiálisis, uso y abuso de drogas endovenosas, traumatismos, diabetes mal equilibrada, complicaciones del cáncer, meningitis, complicaciones quirúrgicas, cirrosis hepática, infecciones renales y quemaduras. También son consecuencia de intervenciones dentales en personas con enfermedades cardíacas (sobre todo valvulares) y con prótesis o stents.

Dependiendo de la edad, de las enfermedades asociadas, del acceso a la atención médica de calidad y del número de unidades de terapia intensiva especializadas disponibles, la mortalidad por invasión masiva de microbios a la sangre (septicemia) variará (dependiendo de países y regiones) entre el 22% y el 76%.

Según el tipo de microorganismo que invada masivamente la sangre, la septicemia será consecuencia de una bacteriemia (bacterias), funguemia (hongos), parasitemia (parásitos) o viremia (virus). El pronóstico de estas gravísimas infecciones depende de varios factores, entre los que se puede subrayar al agente infeccioso, la historia, el estado del paciente y la calidad de la atención médica.

4.2.13 ¿Por qué las infecciones bacterianas pueden provocar la muerte de mujeres que dan a luz? ¿Por qué morir por parir o morir al nacer?

4.2.13.1. Higiene

En 1843 Holmes publicó un artículo titulado "La contagiosidad de la fiebre puerperal" en el que advertía del riesgo de transmisión de enfermedades mortales por los médicos, pero su trabajo fue violentamente rechazado por sus colegas. Por su parte, el doctor Semmelweis durante su actividad en el Hospital General de Viena, analizó a partir del 1842, las tasas de mortalidad en mujeres que sufrían fiebre puerperal (mortalidad post parto), reportando niveles que iban del 10 al 30%. Pensó que la mortalidad era causada por algo que se encontraba en los cadáveres sobre los que aprendían los estudiantes de medicina, y que se adhería a las manos de los examinadores de las parturientas. Postuló que las partículas cadavéricas adheridas a las manos entraban en el cuerpo de las parturientas y afectaban a las mamás y a sus propios hijos recién nacidos.

Años antes que Pasteur muestre sus resultados, Semmelweis había descubierto que lavarse las manos antes de asistir a una parturienta, limitaba las muertes post parto. Una vez establecida la relación de causa y efecto, recomendó el uso de cloruro de calcio para la higiene del personal, determinando que las tasas de mortalidad en el hospital en el que trabajaba, pasaron rápidamente del 12% en el año 1842 al 1% en el año 1848. Para los colegas vieneses, los trabajos de Semmelweis fueron considerados como un insulto al poder médico de la época y una degradación al prestigio indiscutible de sus prácticas. El jefe del hospital prohibió la puesta en práctica de sus recomendaciones sanitarias, relevando en 1849 al Dr. Semmelweis de su puesto hospitalario. Posteriormente en Inglaterra en 1860, Lister determinó que el 45% de los operados morían por infecciones, lo que lo motivó para estudiar los procedimientos destinados a eliminar microorganismos. Para reducir la transmisión de microbios durante el acto quirúrgico, utilizó una solución diluida de fenol para lavar la ropa de los cirujanos y el material quirúrgico, pulverizando fenol diluido en aerosol en el quirófano durante la operación.

La higiene corporal, sobre todo de las manos del personal, es uno de los factores más importante para el control de las infecciones. Sin embargo, durante y en post parto, las infecciones bacterianas provocan aun hoy en el mundo, más de 1.000 muertes por día (ver parágrafo 4.2.14 de este libro).

Por otra parte, la primera causa de muerte materna en varios países de Latinoamérica se atribuye a septicemias después de la interrupción de la gestación en condiciones de alto riesgo (falta de atención apropiada y falta de seguimiento de la mujer después de realizado el acto médico).

4.2.13.2 ¿Qué es la microbiota (o microbioma) de la placenta?

La placenta colonizada por bacterias (microbiota placentaria) es crítica para el crecimiento, el desarrollo y la supervivencia del feto durante el embarazo. La composición de la microbiota placentaria es distinta de la vagina, ya que está compuesta por agentes comensales no patógenos, y se la considera similar a microbiota oral.

En la composición de la microbiota placentaria se encontraron diferencias entre los nacimientos prematuros (alrededor 34 a 37 semanas) y los nacimientos a término. Se supone que ciertas bacterias en la placenta participan en nacimientos prematuros, sospechándose que la enfermedad periodontal es un cofactor de nacimientos prematuros. Por ejemplo, se pudo determinar una abundancia de la proteobacteria *Burkholderia* en placentas de nacimientos prematuros y de *Paenibacillus* en la de las madres que dieron a luz a término.

Por otra parte, macrosomía fetal es una situación que refiere a bebés que al nacer pesan más de 4000 gramos. Se asocia con un riesgo aumentado del 400% de laceraciones perineales graves, poniendo al bebé a riesgo durante el parto. Los bebés que pesan más de 4500 g conllevan un riesgo 21 veces mayor de lesiones de hombros en el parto. Ciertas características de la microbiota placentaria se asociaron con un aumento significativo de peso gestacional.

4.2.13.3 ¿Cómo contaminan las bacterias a los recién nacidos?

Los primeros meses de vida son considerados críticos, ya que deben facilitar la instalación de una microbiota eficaz que permita la maduración de las funciones inmunes. Los miles de millones de microorganismos –en su mayoría bacterias que habitan el intestino y estructuran la microbiota intestinal, ayudarán a digerir los alimentos, modulando las respuestas inmunes y optimizando el aprovechamiento energético de los alimentos. Dependiendo del entorno geográfico y socioeconómico en el que se encuentre, cuando un niño pasa a una alimentación sólida, la microbiota cambia y puede equipararse casi a la del adulto.

En un parto por vía natural, la microbiota (flora) vaginal y la flora rectal materna contaminan al recién nacido, quien posteriormente se contaminará con los microorganismos procedentes de los alimentos, especialmente de la leche, de la piel y del aire exterior.

4.2.13.4 ¿Qué enfermedades bacterianas graves pueden transmitirse durante el parto al recién nacido?

Como mencionado previamente, los *Streptococci del grupo B* (*Streptococcus agalactiae*) forman parte de los principales agentes causales de enfermedades humanas, provocando meningitis, sepsis.

Son los agentes responsables de más de la mitad de muertes por infecciones severas de transmisión materno–infantil. El porcentaje de secuelas entre los sobrevivientes infectados al nacer es muy elevado, por lo que ante una sospecha precoz de infección, debe iniciarse un tratamiento antibiótico.

Se estima que entre un 5 y un 40% de las mujeres son portadoras de esta bacteria y la tasa de transmisión de la madre al niño puede llegar al 50%. De todos los chicos infectados 1 a 2% de los recién nacidos desarrollarán signos clínicos si no se han puesto en ruta tratamientos antibióticos apropiados al inicio del parto.

Para limitar la transmisión de estas bacterias de la mamá al recién nacido, se han implementado múltiples estrategias para detectar en muestras vaginales (en algunos casos en orina) *Streptococcus agalactiae*, que coloniza el tracto gastrointestinal y genital, sobre todo porque las portadoras no siempre muestran síntomas.

El cultivo (idealmente vaginal y rectal) sistemático realizado entre las semanas 35 y 37 de gestación y el tratamiento apropiado, consiguió una disminución notable de la incidencia de septicemias neonatales.

La prevención de esta infección requiere la administración de antimicrobianos (generalmente ampicilina o amoxicilina intravenosa al inicio del trabajo de parto) a las mujeres con alto riesgo o a las mujeres portadoras de esta bacteria.

Se consideran mujeres con riesgo aquellas con parto prematuro, bacteriuria por *Streptococci* durante el embarazo, antecedentes de sepsis por *Streptococci*, fiebre durante el trabajo de parto y rotura prematura de membranas de más de 12 horas. Sin embargo, tratar sólo a las mujeres con alto riesgo no permite controlar esta infección, dado que 85 a 90% de las gestantes de territorios carenciados no muestran criterios de riesgo. Aun hoy, 40% de las sepsis neonatales por *Streptococci* ocurren en hijos de madres sin riesgo predeterminado y es imperiosa la detección de portadoras, sabiendo que gracias a esta medida, varios países han logrado minimizar la sepsis neonatal

4.2.13.5 ¿Qué infecciones bacterianas se ponen de manifiesto en los ojos en las primeras horas de vida?

Numerosas bacterias patógenas (*Neisseria gonorrhoeae, Chlamydia trachomatis, Streptococci*) son transmitidas del aparato genital a los ojos del recién nacido.

Para reducir estos riesgos, el Dr. Crédé puso en marcha en Francia en 1880 un programa para la protección de los ojos de los niños administrando una solución de nitrato de plata al 1%, con lo que inmediatamente redujo el número de ceguera corneal en los recién nacidos.

Desde hace algunos años se ha dejado de utilizar en muchos países la solución de nitrato de plata al 1% (que provoca signos inflamatorios entre un 50 y un 90% de los bebes tratados). Los colirios de gentamicina o tobramicina son activos contra *Neisseria gonorrhoeae* pero inactivos contra *Chlamydia trachomatis*. Las tetraciclinas, la azitromicina y la rifampicina tópicas son activas contra ambos tipos de infección.

4.2.13.6 ¿Qué bacterias predisponen a la ceguera a los niños que viven en condiciones de pobreza material extrema y analfabetismo?

Se han descripto variantes de *Chlamydia trachomatis* que infectan humanos por contacto directo con fluidos o secreciones, o por contacto con vestidos, pañuelos, chales contaminados y que podría ser transmitida por moscas. Infectan la conjuntiva iniciando un proceso inflamatorio.

El resultado de la infección crónica o de reinfecciones repetidas por *Chlamydia trachomatis* desencadena el tracoma, que es la causa principal de ceguera infecciosa mundial, con más de 80 millones de personas infectadas y 8 millones con la función visual comprometida en países con recursos sanitarios limitados.

El tracoma afecta poblaciones rurales que sobreviven en condiciones de abandono extremo, con bajos ingresos, bajo nivel educativo, viviendas precarias, carencia de acceso a servicios de agua potable y con limitado acceso a servicios de educación primaria y de salud. En el continente americano se estima que varias decenas de millones de personas viven en zonas con riesgo potencial de tracoma, habiéndose detectado tracoma activo en Brasil, Guatemala y Colombia.

En el año 2017 la OMS hizo saber que México había eliminado el tracoma como un problema de salud pública, siendo el primer país de la región en alcanzar la meta establecida por los agentes de la OMS.

Eliminar una enfermedad infecciosa implica interrumpir la circulación del agente infeccioso, con una drástica reducción de la carga de la enfermedad a niveles aceptables dados los instrumentos de una región. La eliminación de una enfermedad depende de acciones deliberadas, que exigen una continuación de medidas de vigilancia y control. Sin embargo, eliminar una enfermedad de un territorio no implica erradicarla. Erradicar requiere que la incidencia sea cero y no depende de un nivel establecido por modelos matemáticos institucionales o políticos.

Las infecciones Chlamydiales de tejidos de la superficie ocular pueden tratarse antes de los 10 años de edad con una dosis única de azitromicina oral o con 2 gotas de colirio de azitromicina estabilizada durante 3 días. Si la infección no es tratada antes de los 10 años, provoca la opacificación de la córnea y a la ceguera irreversible. Salvo los onerosos trasplantes de córnea, que han demostrado bajos resultados para mejorar las capacidades visuales de los afectados por tracoma a mediano plazo, no hay alternativas realistas para tratar a los ciegos con la córnea opacificada. Sin embargo, los antibióticos curan la enfermedad solamente si se implementan simultáneamente medidas para mejorar las condiciones sanitarias, y sobre todo si se mejora el nivel de educación básica de la población, sobre todos de las madres y las futuras madres.

Debe señalarse que el tracoma no fue eliminado de ciertas regiones, a pesar de haber recibido masivamente repetidos tratamientos antibióticos (más de 7 administraciones consecutivas de antibióticos orales).

La persistencia de altas tasas de enfermos por tracoma, las recaídas de tracoma activo en niños previamente libres del microorganismo, las reinfecciones en niños previamente curados y las infecciones en niños menores de 1 año, son observadas en distritos sanitarios en los que los tratamientos médicos no fueron acompañados por medidas eficaces para mejorar la educación primaria de la población. En otras regiones, por el contrario, la disminución significativa del número de niños con tracoma activo, se atribuyó en gran parte al aumento de escuelas primarias rurales y al derecho a la escolarización de las niñas.

Esta patología infectocontagiosa pone claramente de manifiesto el poderoso e irremplazable papel de la escuela como agente de salud.

4.2.14 ¿Qué son las infecciones nosocomiales?

Este concepto reúne las infecciones que adquiere un individuo asistido en un establecimiento de salud (hospital, clínica, consultorio, etc.).

Cuando se desconoce el estado infeccioso de un sujeto, se considera que todo síntoma de infección que aparece hasta las 48 horas después que la persona haya sido hospitalizada, es nosocomial.

En ese contexto, cualquier procedimiento de diagnóstico o de tratamiento que implique gestos invasivos, constituye un riesgo de contaminación (biopsias, endoscopias, catéteres, intubación y operación quirúrgica).

Los estudios epidemiológicos europeos han concluido que entre el 6 y el 9% de las personas hospitalizadas contraen infecciones en establecimientos de salud, con tasas de mortalidad que superan todas las cifras de las epidemias gripales recientes.

Las infecciones nosocomiales se contraen sobre todo en servicios de terapia intensiva (30%), cirugía (alrededor del 9%) y clínica médica (alrededor de 7%). Los servicios en los que menos casos se registran son los de pediatría y de psiquiatría.

Cuatro puertas de entrada reúnen el 80% de las infecciones nosocomiales, siendo las más frecuentes las del tracto urinario (cateterización de las vías urinarias); heridas operatorias; catéteres vasculares y tubos en el tracto respiratorio (sistemas de ventilación mecánica asistida).

La mayor parte las infecciones nosocomiales están provocadas por *Staphylococcus aureus* (frecuente en neumonías asociadas a ventilación mecánica e infecciones quirúrgicas). En algunos centros son prevalentes *Klebsiella* y *Pseudomonas aeruginosa* polifarmaco-resistentes. Esta situación es crítica en países donde la población no dispone de antibióticos de segunda línea, y si los hay, son inasequibles fuera de un sistema de seguridad social solidaria.

Otro ejemplo lo constituyen los esporos de *Clostridium difficile*, que como indicado, son resistentes al calor. Estas bacterias permanecen en las habitaciones durante largos períodos, sobre todo alrededor de las camas y baños, que son una de las fuentes de infecciones hospitalarias (enfermedad nosocomial).

Clostridium difficile frecuentemente contamina la piel de personas afectadas, y las superficies y equipos de asistencia. Los trabajadores de la salud juegan también un papel importante en la transmisión de *C. difficile* y la contaminación no está limitada a personas con infección sintomática. Los portadores asintomáticos presentan altas tasas de contaminación cutánea y son vectores directos por contacto.

El riesgo de adquirir el microorganismo se ve aumentado por varias condiciones entre las que interviene el tiempo de estancia en un nosocomio, las personas portadoras o afectadas por *Clostridium difficile* que comparten la habitación y los hospitales con alta prevalencia de infecciones por *Clostridium difficile*.

Las personas hospitalizadas con tratamientos especiales (antitumorales, antibióticos) tienen mayor probabilidad de ser colonizadas por *Clostridium difficile*.

Para limitar estas enfermedades, deben implementarse estrictas medidas de prevención, validar los métodos de esterilización, y administrar tratamientos preventivos cuando sea oportuno, sabiendo que muchos desinfectantes no destruyen los esporos, pero los derivados bien dosificados de cloro (lavandina, lejía) son eficaces.

4.2.15 ¿Qué significa desinfección, antisepsia, pasteurización y esterilización?

Desinfección y antisepsia se refieren a procedimientos a los que son sometidos ciertos objetos o personas para la inactivación o remoción de microorganismos que se consideren causales de enfermedades infecciosas.

Desinfección (por ejemplo, la eliminación de microbios de la piel antes de una cirugía) y antisepsia (generalmente se aplica a medios externos o a objetos inanimados) no son sinónimos de esterilización.

La pasteurización es un proceso aplicado a los alimentos que elimina ciertos microbios patógenos. La pasteurización puede ser lenta (63 °C durante 30 minutos), rápida (72 °C 15 segundos) o ultra alta temperatura, (Ultra High Temperature, 138 °C 2 seg).

La esterilización es el proceso por el cual se eliminan todos los microbios convencionales (134 °C durante 20 minutos en calor húmedo, o 200 °C durante 60 minutos en calor seco).

Ciertos agentes virales termo resistentes y los agentes infecciosos no convencionales (ver Priones en el capítulo 16 de este libro) hacen que los criterios para la calificación de esterilización empleada hasta hace poco, fueran reductores.

A la hora actual sería impropio considerar que un producto es estéril porque los cultivos microbiológicos de bacterias y hongos son negativos, según los requerimientos de las Farmacopeas o de otras instancias. Cultivo negativo indica la ausencia de microorganismos patógenos cultivables en medios líquidos o solidos comunes, en los que ni los virus ni los agentes infecciosos no convencionales pueden detectarse.

Informaciones adicionales

Struthers et al. Masson. Bacteriología Clínica. 2005.

Salinas JA, Avalos-Ramírez R, Riojas-Valdez V., Kawas-Garza J, Fimbres-Durazo H, Hernández-Vidal G. Serologic survey in animals of 'Q' fever in Nuevo Leon. Rev Latinoam Microbiol. 2002; 44(3-4):111.

Figueroa Ochoa IM, Verdugo Rodríguez A. Molecular mechanism for pathogenicity of Salmonella sp. Rev Latinoam Microbiol. 2005; 47(1-2):25-42.

Cortés CR, Téllez Isaías G., López Cuello C., Villaseca-Flores JM, Anderson RC, Eslava Campos C. Bacterial isolation rate from fertile eggs, hatching eggs, and neonatal broilers with yolk sac infection. Rev Latinoam Microbiol. 2004; 46(1-2):12-6.

Robles-Reyes R, Eusebio-Hernández MG, Avilés-Ruiz D. Evaluation of the Reveal quick test for Salmonella detection in raw chicken meat. Rev Latinoam Microbiol. 2001;43(2):76-83.

Anselmo RJ, Viora S, Barrios H, Terragno R, Alcaín A, Caffer MI. Serotypes of Salmonella isolated from the Luján River, Argentina. Rev Latinoam Microbiol. 1999; 41(2):77-82.

Cedillo-Ramírez L, Gil C, Zago I, Yáñez A, Giono S. Association of Mycoplasma hominis and Ureaplasma urealyticum with some indicators of nonspecific vaginitis. Rev Latinoam Microbiol. 2000; 42(1):1-6.

Binsztein N, Picandet AM, Notario R, Patrito E, De Lesa ME, De Petris A, Maurel D, Nader O, Rivas M, Szefner M, Vergara M. Antimicrobial resistance among species of Salmonella, Shigella, Escherichia, and aeromonas isolated from children with diarrhea in 7 Argentinian centers. Rev Latinoam Microbiol. 1999; 41(3):121-6.

González Pedraza Avilés A, Ortiz Zaragoza MC, Mota Vázquez R. Serotypes and antimicrobial susceptibility of group B Streptococcus from pregnant women in México. Rev Latinoam Microbiol. 2002; 44(3-4):133-6.

Islam MZ, Musekiwa A, Islam K, Ahmed S, Chowdhury S, Ahad A, Biswas PK. Regional variation in the prevalence of E. coli O157 in cattle: a meta-analysis and meta-regression. PLoS One. 2014; 9(4):e93299.

Villaseca JM, Hernández U, Sainz-Espuñes TR, Rosario C, Eslava C. Enteroaggregative Escherichia coli an emergent pathogen with different virulence properties. Rev Latinoam Microbiol. 2005; 47(3-4):140-59.

Torres AG. Current aspects of Shigella pathogenesis. Rev Latinoam Microbiol. 2004; 46(3-4):89-97.

Oteo JA, Nava S, Sousa Rd, Mattar S, Venzal JM, Abarca K, Labruna MB, Zavala-Castro J; RIICER. Latinamerican guidelines of RIICER for diagnosis of tick-borne rickettsioses. Rev Chilena Infectol. 2014; 31(1):54-65.

Guzmán-Blanco M, Labarca JA, Villegas MV, Gotuzzo E; Latin America Working Group on Bacterial Resistance. Extended spectrum ß-lactamase producers among nosocomial Enterobacteriaceae in Latin America. Braz J Infect Dis. 2014;18(4):421-33.

Vieira MA, Minamisava R, Pessoa-Júnior V, Lamaro-Cardoso J, Ternes YM, Andre MC, Sgambatti S, Kipnis A, Andrade AL. Methicillin-resistant Staphylococcus aureus nasal carriage in neonates and children attending a pediatric outpatient clinics in Brazil. Braz J Infect Dis. 2014;18(1):42-7.

Nantha YS. Therapeutic-diagnostic Evaluation of Chronic Cough Amongst Adults: Causes, Symptoms and Management at the Primary Care Level, Malaysia. J Family Med Prim Care. 2014 (3):207-12.

Kodaman N, Pazos A, Schneider BG, Piazuelo MB, Mera R, Sobota RS, Sicinschi LA, Shaffer CL, Romero-Gallo J, de Sablet T, Harder RH, Bravo LE, Peek RM Jr, Wilson KT, Cover TL, Williams SM, Correa P. Human and Helicobacter pylori coevolution shapes the risk of gastric disease. Proc Natl Acad Sci U S A. 2014;111(4):1455-60.

Bocanegra C, Salvador F, Sulleiro E, Sánchez-Montalvá A, Pahissa A, Molina I. Screening for Imported Diseases in an Immigrant Population: Experience from a Teaching Hospital in Barcelona, Spain. Am J Trop Med Hyg. 2014 Oct.

Krauss MR, Harris DR, Abreu T, Ferreira FG, Ruz NP, Worrell C, Hazra R; NISDI Pediatric Study Group. Tuberculosis in HIV-infected infants, children, and adolescents in Latin America. Braz J Infect Dis. 2014. p:S1413-8670.

Bhutta ZA, Sommerfeld J, Lassi ZS, Salam RA, Das JK. Global burden, distribution, and interventions for infectious diseases of poverty. Infect Dis Poverty. 2014. 31;3:21.

Ferri CP, Acosta D, Guerra M, Huang Y, Llibre-Rodriguez JJ, Salas A, Sosa AL, Williams JD, Gaona C, Liu Z, Noriega-Fernandez L, Jotheeswaran AT, Prince MJ. Socioeconomic factors and all cause and cause-specific mortality among older people in Latin America, India, and China: a population-based cohort study. PLoS Med. 2012 Feb;9(2):e1001179.

Goldschmidt P, Einterz E. The limits of medical interventions for the elimination of reventable blindness. Trop Med Health. 2014;42(1):43-52.

Goldschmidt P, Einterz E, Bates M, Abba F, Chaumeil C, Bensaid P. Contributions to the Improvement of Living Conditions among Neglected Populations with Trachoma. Trop Med Health. 2012;40(1):1-6.

Amza A, Goldschmidt P, Einterz E, Huguet P, Olmiere C, Bensaid P, Bella-Assumpta L. Elimination of active trachoma after two topical mass treatments with azithromycin 1.5% eye drops. PLoS Negl Trop Dis. 2010 Nov 23;4(11):e895.

Goldschmidt P, Vanzzini Zago V, Diaz Vargas L, Espinoza Garcia L, Morales Montoya C, Peralta B, Mercado M. Chlamydia trachomatis in the conjunctiva of children living in three rural areas in México. Rev Panam Salud Publica. 2007;22(1):29-34.

de Barbeyrac B, Goldschmidt P, Malembic S, Raherison S, Clerc M, Bodaghi B,-Bébéar C, Chaumeil C. Quality assessment of conjunctival specimens for detection of Chlamydia trachomatis by PCR in children with active trachoma. Clin Microb Infect. 2007;13(7):689-94.

Goldschmidt P, Rostane H, Sow M, Goépogui A, Batellier L, Chaumeil C. Detection by broad-range real-time PCR assay of Chlamydia species infecting human and animals. Br J Ophthalmol. 2006;90(11):1425-9.

Fagotipia de cepas de Staphylococcus aureus aisladas en nosocomios de la ciudad de Cordoba (Argentina). Revista latinoamericana de microbiología, 1983. Vol. 25, no3, 137-143.

Unemo M, Dillon JA. Mitigating the emergence and spread of multidrug- and extensively drug-resistant gonorrhea: is there sufficient support in resource-poor settings in África? Sex Transm Dis. 2014;41(4):238-9.

Diaz JH. Superficial and invasive infections following flooding disasters. Am J Disaster Med. 2014;9(3).

Leulmi H, Socolovschi C, Laudisoit A, Houemenou G, Davoust B, Bitam I, Raoult D, Parola P. Detection of Rickettsia felis, Rickettsia typhi, Bartonella Species and Yersinia pestis in Fleas (Siphonaptera) from África. PLoS Negl Trop Dis. 2014;8(10):e3152.

V.H. Hackert,W. van der Hoek,N. Dukers-Muijrers,A. de Bruin,S. al Dahouk,H. Neubauer Q fever: Single-point source outbreak with high attack rates and massive numbers of undetected infections across an entire region Clin Infect Dis, 55 (2012), pp. 1591-1599.

Oyston PC, Williamson ED. Prophylaxis and therapy of plague. Expert Rev Anti Infect Ther. 2013;11(8):817-29.

Raoult D, Mouffok N, Bitam I, Piarroux R, Drancourt M. Plague: history and contemporary analysis. J Infect. 2013;66(1):18-26.

Bevins SN, Baroch JA, Nolte DL, Zhang M, He H. Yersinia pestis: examining wildlife plague surveillance in China and the USA. Integr Zool. 2012;7(1):99-109.

Butler T. Plague into the 21st century. Clin Infect Dis. 2009 1;49(5):736-42.

http://www.fao.org/docrep/014/am401s/am401s05.pdf

http://www.kcom.edu/faculty/chamberlain/Website/lab/idlab/stain.htm

http://www.cdc.gov/std/spanish/stdfact-bacterial-vaginosis-s.htm

http://www.who.int/topics/trachoma/en/

http://www.who.int/features/2006/trachoma/es/

http://www.nlm.nih.gov/medlineplus/spanish/pneumococcalinfections.html

http://www.nhs.uk/translationspanish/Documents/Clostridium_difficile_Spanish_FINAL.pdf

http://www.serbi.ula.ve/serbiula/librose/pva/Libros%20de%20PVA%20para%20libro%20digital/Manual%20de%20Bacteriologia.pdf

http://www.nlm.nih.gov/medlineplus/spanish/ecoliinfections.html

http://bvs.sld.cu/revistas/ali/vol15_1_01/ali07101.htm

http://www.lanacion.com.ar/1671284-pablo-goldschmidt-en-ciertas-circunstancias-la-comunidad-medica-sufre-de-miopia-intelectual

http://sedici.unlp.edu.ar/bitstream/handle/10915/52389/Documento_completo.pdf?sequence=1

Schwaiger, K., Huther, S., Holzel, C., et al. Prevalence of antibiotic-resistant enterobacteriaceae isolated from chicken and pork meat purchased at the slaughterhouse and at retail in Bavaria, Germany. International journal of food microbiology, 2012, vol.154, n°3, p. 206-211.

http://www.aam.org.ar/manual-microbiologia.php

http://www.unsa.edu.ar/biblio/repositorio/malim2007/

https://www.monografias.com/trabajos89/limpieza-desinfeccion-materiales-laboratorio-clinico/limpieza-desinfeccion-materiales-laboratorio-clinico.shtml

5 ¿Qué son y cómo se originaron los virus?

La palabra virus se originó en la lengua latina, haciendo referencia al veneno, a sustancias tóxicas. El sustantivo fue usado en inglés ya en el siglo XIV y el adjetivo virulento (del latín *virulentus)*, implica venenoso.

Algunos consideran que los virus son seres vivos, mientras que otros los admiten sólo como estructuras moleculares transmisoras de información biológica.

Estos microorganismos están formados por ácidos nucleicos (información genética) rodeados por proteínas, con o sin una envoltura externa. Los virus no son capaces ni de alimentarse ni de reproducirse por sí mismos.

El origen de los virus sobre la tierra sigue es motivo de discusión. Para algunos, son fragmentos de ADN que se organizaron, evolucionaron y se desplazaron entre las células. Para otros, son pedacitos de genomas que se independizaron de estructuras bacterianas. Para la hipótesis del nomadismo, los virus habrían evolucionado a partir de fragmentos de ADN o ARN que escaparon de otros organismos. En ese caso el ADN fugitivo podría haber provenido de plásmidos o de moléculas de ADN que se multiplican y se mueven en diferentes posiciones de los genes de las células (genes saltarines).

Sin embargo, los conocimientos sobre los virus gigantes cuestionan todas las teorías anteriores, porque estos agentes microbianos son capaces de formar en estructuras intracelulares compuestas de membranas, ribosomas y mitocondrias dentro de las células que infectan. Debido a la complejidad y características de algunos megavirus, actualmente se especula que provienen de una rama desconocida del árbol de la vida, que debería colocarse entre las *Archaea* y los *Eukarya* o sincrónicamente con el primer ancestro común de los tres dominios. Este ancestro habría sido un organismo parasitario, el cual sufrió una reducción orgánica, con descendientes que no están estructurados como células independientes.

Las conjeturas de los estudios de la paleovirología sugieren que los virus se originaron independientemente de la primera célula viva (primer antepasado común universal de la vida) que co-evolucionaron de complejas moléculas de proteínas y ácidos nucleicos al mismo tiempo que aparecieron las primeras formas vivas, permaneciendo dependientes de la vida celular durante millones de años.

Por otra parte, si a partir de un antepasado común, se tiene en cuenta que la diversidad de formas de vida sobre la tierra, y sabiendo que los virus infectan seres vivos (de los diferentes caminos evolutivos), la existencia de los virus sería el representante más antiguo de la vida. Al haberse detectado especies virales capaces de fabricar aminoácidos —incluso sin infectar células— la frontera entre seres vivos y no vivos sigue aun sin poder ser delimitada. Sin embargo, si se considera que la mayoría de las proteínas virales no tienen equivalentes en ninguna otra célula de los seres vivos, se contradice la visión evolucionista que supone que los virus surgieron como ladrones de genes celulares, y que los genes virales provendrían de células extintas.

A nivel molecular los virus co-evolucionan con sus huéspedes, y un número importante de variantes producen enfermedades graves solamente si infectan organismos diferentes de sus huéspedes naturales. Esto deja abierta más dudas. Si los virus asociados con enfermedades, están en proceso dinámico de adaptación a un nuevo huésped, y si una vez lograda dicha adaptación, estos virus se perpetuarán y propagarán, no deberían destruir al organismo que lo alberga y lo reproduce. Incluso, en estas discusiones hasta algunos evocan una regresión celular, cuando consideran que los virus fueron en un principio pequeñas células que parasitaban a células más grandes y fueron perdiendo genes que no utilizaban.

De manera simple, los virus son micro-comprimidos de información genética (ADN o ARN) englobados en una cápsula proteica protectora (cápside). En algunos, alrededor de la cápside se dispone una capa formada de proteínas, azucares y grasas que se denomina envoltura vírica o peplos, que los hace lábiles y sensibles a cambios del entorno. Para estos últimos, la transmisión requiere un contacto directo entre organismos a una temperatura óptima, o directamente por la sangre (por ejemplo los *Herpes*, los VIH, etc.). Los virus sin envoltura son muy resistentes (*Poliovirus*, *Influenzavirus*) y mantienen su poder infeccioso fuera del organismo, transmitiendo enfermedades por agua, objetos diversos, aire, alimentos, estornudos, tos, etc.

5.1 ¿Cómo se detectan los virus, cómo se nutren y cómo se reproducen?

Los virus son entes individualizados en unidades muy pequeñas, cuya existencia fue intuida en el siglo XIX pero no probada objetivamente por no haber podido sido observados con microscopios. A mediados del siglo XIX, Pasteur propuso la teoría por la cual todas las enfermedades eran causadas y difundidas por algo invisible que se multiplicaba en el enfermo, pasando a otro y enfermándolo. Sin embargo, para la rabia, ningún microbio aparecía en la observación microscópica. Chamberlain desarrolló un filtro de un material cerámico que tiene poros que no dejan pasar bacterias. Los líquidos con bacterias filtrados no transmiten enfermedades bacterianas, sin embargo, transmitían enfermedades virales. A partir de la intuición de la transmisibilidad de enfermedades virales a plantas y animales quedó definitivamente caduca la necesidad de ver para creer.

Para ejemplificar magnitudes, si se le atribuye a una célula humana (glóbulo blanco) el tamaño de una cancha de fútbol, una bacteria tendría el tamaño de una cancha de tenis y un virus el tamaño de una pelota de tenis.

Los microscopios electrónicos son dispositivos que no funcionan con luz visible, sino que utilizan electrones, es decir partículas ondulantes de energía mucho mayor que la de la luz visible, que se emiten en un sistema de vacío absoluto que les impide ser desviados por el aire. En virología se emplean dos tipos de microscopios electrónicos, el microscopio de transmisión en el cual los electrones atraviesan lo que se desea estudiar y el microscopio de barrido (scanning) en el cual una parte de los electrones emitidos rebotan en el objeto iluminado, formando una imagen de la superficie de la muestra. Con la invención de la microscopía electrónica en 1931 por Ruska y Knoll, se obtuvieron las primeras imágenes de virus. La detección directa de virus requiere microscopios capaces de aumentar el tamaño de las imágenes hasta un millón de veces.

5.2 ¿Qué significa parasitismo integral?

Siendo incapaces de alimentarse, de producir energía y de utilizarla, los virus permanecen en el interior de las células, a la que insertándole mensajes moleculares específicos ponen a su entera disposición.

Los virus se caracterizan por su parasitismo energético (carecen de aparato enzimático que les permite producir y utilizar energía) y por parasitismo reproductivo (sólo pueden reproducirse utilizando energía y maquinarias reproductoras de las células que infectan).

Cuando un virus se pone en contacto con una célula receptiva capaz de fijarlo a su superficie, le inyecta su material genético (ácido nucleico). Los productos inyectados producen sustancias que bloquean las mini maquinarias celulares y frenan la fabricación de proteínas para la célula, desviando su programa vital e induciendo la célula infectada para que fabrique genes y proteínas virales. Cuando los genes virales y las proteínas de las cápsides de la nueva generación de virus están sintetizados por la célula infectada, se estructuran nuevos viriones, y las células llenas de virus hijos se rompen liberándolos, para reiniciar el ciclo infeccioso en lo que se denomina ciclo lítico viral.

5.3 ¿Qué virus enferman a los humanos?

5.3.1 Las virosis de la infancia

De los cerca de 3000 virus caracterizados, poco son responsables de las enfermedades de la infancia, la mayoría llamadas eruptivas, que tienen como principal manifestación ronchas, manchas o vesículas que enrojecen la piel y generalmente ocasionan picazón y molestias.

Las enfermedades eruptivas (exantemáticas) comienzan con o sin fiebre y provocan dolores, debilidad muscular, falta de apetito, dificultad para dormir y dolor de cabeza. Dependiendo de la enfermedad viral hay una variedad de forma de granitos (ronchas) que van desde tenues manchas rosadas hasta vesículas y ampollas.

Como en todas las infecciones, los síntomas y la gravedad de las enfermedades virales no dependen exclusivamente del virus ni del órgano que afecten sino de un número de factores de predisposición familiar e individual a las infecciones y de factores que en cada persona determinan una mayor o menor reactividad a la agresión microbiana. Por ejemplo, algunos virus causan en algunas personas dolor de garganta leve, tos, goteo nasal, dolor de cabeza, dolores musculares y fiebre, y en otras, severas complicaciones bronco-respiratorias.

Una lista no exhaustiva de enfermedades que afectan a los humanos provocadas por infecciones virales se presenta a continuación.

5.3.1.1 Sarampión

Es una enfermedad viral con sarpullido (del latín serper, serpurculus, propagarse) que se inicia en la frente y se extiende rápidamente a la cara y tronco. Se presenta como puntitos blanquecinos del tamaño de la cabeza de un alfiler. Es causada por un virus que acarrea complicaciones respiratorias y digestivas en niños pequeños. Puede provocar la muerte sobre todo en niños desnutridos.

Pocos días después del contagio, el exantema se inicia atrás de las orejas y en la línea de implantación del cabello y se extiende en forma descendente a la cara, tronco y extremidades. Durante la convalecencia el exantema comienza a desaparecer, en el mismo orden en el que apareció, y quedan manchitas de color café. Se produce una descamación fina de la piel, y la fiebre desaparece dos o tres días después de iniciado el exantema, al igual que el malestar general.

La mayor parte de las muertes asociadas al sarampión en bebés desnutridos son provocadas por neumonías.

En enfermos con sarampión 1 cada 1.000 casos padecen encefalitis aguda. La encefalitis asociada aguda al virus del sarampión muestra tasas de letalidad entre el 10 y el 30%, el 60% evolucionan a la normalidad, el 15% fallecen y el 25% presentan secuelas neurológicas.

¿Por qué el virus del sarampión pueda provocar complicaciones mortales varios años después de haberse aparentemente curado la enfermedad?

Se ha podido determinar que muchos años después de desaparecidos los síntomas del sarampión, el virus provoca en 7 de cada millón de afectados una encefalitis tardía, debido al efecto pro inflamatorio que ejercen los viriones que permanecen en los tejidos nerviosos, actuando como virus lentos. En esos individuos en los que el sarampión se ha curado, aparecen regresiones motrices y cognitivas, con convulsiones. Sigue un estado de estupor y un coma que lleva a la muerte. Las afectaciones del sistema nervioso por causa del virus del sarampión se describieron ya en 1872 y desde entonces se han identificado casos de encefalitis aguda, panencefalitis esclerosante subaguda, y encefalitis con cuerpos de inclusión en enfermos inmunodeprimidos.

La panencefalitis subaguda esclerosante o PESE se caracteriza por una degradación progresiva de las capacidades intelectuales asociada a espasmos, y su evolución es siempre fatal. Se pensaba que esta complicación aparecía en 1 de cada 100.000 personas que habían sufrido sarampión. Sin embargo, trabajos recientes demostraron que si el sarampión se manifiesta en niños de menos de 5 años el riesgo es de 1 caso cada 1700 afectados. Los estudios en Alemania y en los EE.UU. han indicado que la edad promedio del diagnóstico es de 12 años (de 3 a 35) y el lapso entre el sarampión y el diagnóstico de PESE es de 9 años y medio.

Las razones por las que aparece la PESE no han sido aún dilucidadas, ni las razones por las cuales los varones son más afectados que las nenas. Se sospecha la inmadurez del aparato inmunológico, la predisposición genética a esta enfermedad y la participación de otro agente asociado aun no descripto.

¿Por qué es vital la vacunación de la población contra el sarampión?

Expuesto el riesgo, el beneficio de la vacuna es indiscutible, ya que bien que el sarampión sea considerado por algunos como enfermedad relativamente benigna, si el virus permanece persistente en una persona aparentemente curada, desencadenará complicaciones.

Se estima que entre 2000 y 2016, la vacuna contra el sarampión evitó unos 20,4 millones de muertes (ha reducido la mortalidad mundial por esta causa en un 84% entre 2000 y 2016).

Por regla general se vacunan a los niños con 2 dosis, la primera al año de vida y la segunda a los 11 o 12 años. La vacunación contra el sarampión a partir de los 6 (en algunos países a partir de los 9 meses) meses de vida en zonas endémicas debería erradicar esta enfermedad y evitar la dispersión del virus que pueda ingresar a un territorio.

Un programa de vacunación inmediato (que requiere una cadena de frío que funcione adecuadamente) en la fase inicial de un brote, limita la propagación de la enfermedad.

Además, se aconseja que todos los niños diagnosticados de sarampión reciban dos dosis de suplemento de vitamina A, con un intervalo de 24 horas entre ambas ya que parece ser eficaz para restaurar los niveles de vitamina A en bebés desnutridos durante la enfermedad, que suelen ser bajos, incluso en los niños bien alimentados, pudiendo simultáneamente contribuir a proteger las lesiones oculares y la ceguera. Además, se ha demostrado que los suplementos de vitamina A reducen la mortalidad por sarampión en un 50%.

La Organización Panamericana de la Salud instó a los países miembros para vacunar a toda la población y fortalecer la vigilancia para detectar casos. En 2016, aproximadamente un 85% de la población infantil mundial recibió una dosis de vacuna contra el sarampión antes de cumplir un año de vida. En 2000, ese porcentaje fue del 72%, y en el 2016, se han registrado todavía casi 90.000 muertes implicando directamente al virus del sarampión en todo el mundo. Fue la primera vez en que el número de muertes fue inferior a los 100 000 por año.

En 2017 sólo cuatro países habían notificado casos confirmados de sarampión en Latinoamérica: Argentina, Canadá, Estados Unidos y Venezuela. Sin embargo, los casos en Europa se cuadruplicaron en el mismo período, lo cual incrementa el riesgo de importaciones de la enfermedad. Es notable que a pesar que la vacuna sea gratuita, en el 2015 haya habido más de 1000 niños afectados por sarampión solo en Berlín, y que entre 2008 y 2016 en Francia se hayan declarado 25000 casos de sarampión.

5.3.1.2 Rubeola

Es una enfermedad viral contagiosa que se caracteriza por un exantema (erupción, enrojecimiento) máculopapular (es decir pápulas –lesiones de la piel de menos de un centímetro de diámetro, elevadas y con bordes definidos y sólidas– sobre una mancha rojiza) más leve que el del sarampión o escarlatina, acompañado de un aumento de tamaño de los ganglios del cuello. Especialmente en adultos, se manifiestan dolores en las articulaciones y por lo general la erupción dura unos tres días y puede presentarse con fiebre.

El virus de la rubeola provoca una enfermedad benigna en la niñez, pero si infecta por primera vez a una mujer durante el embarazo provoca la muerte de los bebés en el útero. Por otra parte, cerca de un cuarto de los chicos cuyas madres contrajeron el virus de la rubeola durante el primer trimestre de embarazo, nacen con problemas de visión, audición, trastornos cardíacos, retraso mental y hasta parálisis cerebral. Muchos niños con síndrome congénito de rubeola presentan dificultades para aprender a caminar y para realizar ciertas tareas motoras.

Cuando la madre se infecta con el virus de la rubeola durante las primeras semanas del segundo trimestre de gestación el riesgo de síndrome congénito de rubeola es de alrededor del 1%, pero el riesgo que se produzcan defectos de nacimiento transcurridas 20 semanas de embarazo es mucho menor.

La vacuna administrada a los niños impide la propagación del virus y protege a las futuras embarazadas.

No se recomienda administrar la vacuna contra la rubeola (contiene virus vivo atenuado) durante el embarazo, y toda mujer que reciba la vacuna debe controlar la fertilidad hasta por lo menos tres meses después.

Las autoridades sanitarias de todos los países deben garantizar que si los resultados de laboratorio no muestran niveles de anticuerpos (considerados como protectores) contra la rubeola en futuras embarazadas y en mujeres que trabajan con niños (maestras, enfermeras, médicas, recepcionistas, asistentes de vida, choferes, etc.), debe proporcionárseles gratuitamente la vacuna para evitar riesgos en sus hijos.

5.3.1.3 Varicela

Provocada por un *Herpesvirus*, se caracteriza por una erupción que brota bruscamente provocando el enrojecimiento leve de la piel y granitos que crecen y forman vesículas que se transforman en costras húmedas, que al desprenderse, dejan una pequeña cicatriz. Las lesiones afectan ojos, boca y nariz. (Ver *Herpesvirus* en el apartado 5.3.4.4).

5.3.1.4 Eritema infeccioso o quinta enfermedad

Es provocado por el *Parvovirus* humano B19. Se manifiesta por un enrojecimiento intenso de ambas mejillas que se extiende a brazos, piernas, pecho y abdomen. Este virus es el que provoca el típico el signo de la mejilla roja durante la fase aguda (signo de la cachetada) (Ver *Parvovirus* en el apartado 5.3.4.3).

5.3.1.5 Exantema súbito (roséola infantil o sexta enfermedad)

Afecta sobre todo a menores de 4 años y se manifiesta con una erupción generalizada color rosado que aparece y desaparece en horas. Es provocado por la infección por *Herpes humanos tipo 6* o *tipo 7* (Ver *Herpesvirus* en el apartado 5.3.4.4).

5.3.1.6 Viruela (del latín *varus*, pequeña pústula)

Es una enfermedad que se manifiesta con abultamientos en la cara y en el cuerpo. Los humanos son los únicos portadores naturales del virus de la variola (o viruela) y no se conocen casos transmitidos por insectos o animales.

El Faraón Ramsés V, quien murió en 1157 muestra en sus restos momificados marcas de viruela en la piel. Los indígenas de América carecían totalmente de defensas ante esa enfermedad desconocida para ellos, causando un derrumbe demográfico.

La viruela o variola afectó a poblaciones nativas de México, Chile y del Perú. Durante varios siglos, las epidemias letales hicieron que en algunas culturas se haya prohibido dar nombre a los niños hasta que contrajesen la enfermedad y sobreviviesen a ella por la tasa de mortalidad que llegó a ser hasta de un 30 %. Estas cifras, sin embargo, se han relativizado gracias al uso de las herramientas de análisis metagenómico de ADN extraído de 29 esqueletos enterrados en Oaxaca (México) –ligados a la primera epidemia de peste en 1545– en los que se encontraron genomas asociados a la bacteria *Salmonella enterica*, variedad *Paratyphi C*, descartando la viruela, el sarampión, las paperas y la gripe como los agentes sospechosos de tantos fallecimientos.

Generalmente, para que la viruela se contagie de una persona a otra es necesario un contacto cercano y prolongado con fluidos corporales infectados o con objetos contaminados, como sábanas, fundas o ropa. Rara vez la viruela se ha propagado por el aire en edificios, transportes públicos, etc. Para que la viruela se contagie de una persona a otra, se requiere un contacto prolongado cara a cara.

Los seres humanos fueron los únicos portadores naturales del virus de la viruela y no se conocen casos de viruela transmitidos por insectos o animales. La persona con viruela es contagiosa desde que se manifiesta la fiebre, y alcanza su máxima capacidad para transmitir el virus cuando aparece la erupción, siendo infecciosa hasta que se haya caído la última costra seca de la viruela.

La viruela se presentaba bajo dos formas: la variola mayor, enfermedad grave con una tasa de mortalidad de 30% o más en personas no vacunadas, y la variola menor, más leve y con una tasa de mortalidad inferior al 2%.

Los síntomas de la forma mayor aparecen 8 a 15 días después del contagio, con escalofríos, fiebre alta, dolor de cabeza, dolores de las articulaciones y musculares, a veces náuseas y vómitos. Luego se manifiestan erupciones de la piel con lesiones que forman pústulas que exudan líquido y secan formando costras. Al ceder las pústulas aparecen cicatrices permanentes.

A fines del siglo XVIII en Inglaterra, Jenner recogió muestras de pústula de la mano de una persona infectada por el virus de la viruela bovina, y lo inoculó a un niño de ocho años. Pocos días después, Jenner volvió a realizar pinchazos superficiales con la viruela, y el vacunado no desarrolló la enfermedad.

No se conocen tratamientos antivirales específicos contra la viruela y de forma sintomática se debe mantener la higiene de las lesiones para evitar sobreinfecciones bacterianas o fúngicas. Se administran tratamientos para aliviar el picor, el dolor y la fiebre.

La administración de vacuna antivariólica entre el día 1 y 4 después del contagio aliviaba parcialmente ciertos síntomas y se considera que las inmunoglobulinas específicas son de utilidad. El cidofovir ha mostrado resultados prometedores en modelos de variola animal. Sin embargo, la vacuna antivariólica producida con virus vivos no patógenos para los humanos, llegó a provocar efectos adversos, habiéndose registrado hasta cuadros de encefalitis en 1 de cada 300.000 vacunados.

En 1967 la OMS instituyó el programa de erradicación de la variola y la prevención global requirió la vacunación masiva de una dosis única mediante un raspado cutáneo. La enfermedad fue eliminada de América latina en 1971, de Indonesia en 1972 y de la India en 1975. Los últimos focos se registraron en Etiopia y Somalia y fueron eliminados a mediados de los 70, considerándose que esta enfermedad había sido erradicada. Al no haberse detectado nuevos casos de viruela desde 1977 la OMS sugirió en 1980 la suspensión de la vacunación. Una vez que la enfermedad se erradicó en todo el mundo, se suspendió la vacunación masiva de la población.

Se mantienen reservas del virus de la variola en dos laboratorios, en el Instituto VECTOR de Novosibirsk (Rusia) y en el Centro de Control de Enfermedades de Atlanta (CDC, Estados Unidos). Se ha tratado sin éxito que se eliminen esas reservas virales para evitar que por un accidente o por mal uso, alguna de ellas se difunda.

5.3.1.7 Paperas o parotiditis

Son inflamaciones provocadas por un virus *Paramyxoviridae* del género *Rubulavirus* que afecta glándulas parótidas (tejidos glandulares detrás de la mandíbula) dos o tres semanas después del contagio. El humano es el único reservorio de este agente infeccioso.

El virus de las paperas se transmite de persona a persona por gotitas de la respiración, tos y estornudos, o por contacto directo con artículos contaminados o por orina. Esta enfermedad viral afecta sobre todo niños entre los 2 y 12 años que no han sido vacunados, aunque puede presentarse en personas de todas las edades.

Los síntomas iniciales de la parotiditis son dolor de cabeza, malestar, fiebre que no sube de 38 °C y dolor mandibular, principalmente al tacto. La fiebre suele acompañarse de inflamación de glándulas parótidas y puede complicarse con de trastornos respiratorios, pancreatitis, meningitis e inflamación testicular en varones que han alcanzado la pubertad (la mitad corre el riesgo de sufrir atrofia testicular).

Antes de disponer de la vacuna la enfermedad era una de las causas principales de sordera infantil.

En las mujeres las paperas provocan inflamación de ovarios y senos, y hay datos que sugieren un incremento en el número de abortos espontáneos de mujeres embarazadas que contrajeron paperas durante el primer trimestre de embarazo. Antes de la introducción de la vacunación universal, las paperas fueron frecuentes en todo el mundo, afectando a la mayoría de los niños entre 2 y 15 años.

Desde introducción de la vacuna, la incidencia disminuyó bruscamente, hubo pocos brotes ocasionales en Latinoamérica. La prevención por la vacuna es eficaz, y salvo el tratamiento sintomático con medicamentos antifebriles, no hay antivirales activos contra el virus de las paperas.

5.3.1.8 *Bocavirus*

Han sido identificados en 2005 como responsables de infecciones respiratorias agudas en niños (de 6 a 24 meses) afectados por bronquiolitis, sibilancias, dificultad respiratoria, hipoxia, fiebre, rinitis, Crup y neumonía. Se han descripto 4 variedades de *Bocavirus* humanos (pertenecen a la familia de *Parvovirus*) y se ha determinado que su distribución es mundial. Se estima que en 5 a 10% de los chicos que presentan infecciones respiratorias (rinitis, bronquiolitis o neumonías), sobre todo en invierno, se hallan infectados por *Bocavirus*. Los *Bocavirus* se han aislado también de heces de niños, pero no se ha podido establecer su implicación en patologías gastrointestinales.

5.3.1.9 Bronquiloitis

El *Virus sincicial respiratorio* Infecta las vías respiratorias y los pulmones de bebés y niños pequeños sobre todo menores de 2 años.

El Virus sincicial respiratorio se disemina a través de diminutas gotitas de secreciones nasales, bucales y faríngeas o por objetos en contacto con fluidos infectados. Puede mantener su poder infeccioso durante al menos media hora en las manos y hasta 5 horas en pañuelos o trapos usados. Provoca brotes de bronquiolitis en las guarderías, casi siempre en otoño, que suelen prolongarse hasta inicios de la primavera. Los síntomas difieren de acuerdo con la edad y a la respuesta individual frente a la agresión viral. Generalmente aparecen de 4 a 6 días después del contacto con el virus y los chicos mayores presentan formas pseudogripales, con tos, congestión nasal y febrícula (la infección puede también manifestarse en personas de otras edades).

El diagnóstico de bronquiolitis se realiza sobre la base de parámetros clínicos. En algunas ocasiones, se manifiestan complicaciones llamadas atelectasias, que son pequeños segmentos del pulmón como "adheridos" y que no se llenan de aire en la inspiración, pareciendo desinflados en las imágenes radiológicas. Esta complicación requiere asistencia kinesiológica respiratoria para permitir facilitar el a acceso del aire al segmento afectado. Se han aislado además otros agentes responsables de bronquiolitis (además del *Virus sincicial respiratorio*), entre las familias de *Adenovirus, Influenzavirus y Parainfluenzavirus*.

La eficacia de las vacunas para prevenir las bronquiolitis por *Virus sincicial respiratorio* no se conoce con precisión. Se han producido preparaciones con anticuerpos sintéticos contra *Virus sincicial respiratorio* que pueden inyectarse antes de la temporada de epidemia para bebés prematuros o para los que padecen de enfermedades cardíacas o pulmonares crónicas.

5.3.2 ¿Qué virus afectan preferentemente a los tejidos de la nariz, garganta, oídos, laringe, faringe, bronquios y pulmones?

Existen más de 200 tipos diferentes de virus que provocan resfríos y se multiplican fácilmente en las vías nasales, creciendo de manera óptima a una temperatura de 33 °C en tejidos internos de la nariz. Resisten temperaturas superiores, infectar otros tejidos y eliminarse como partículas infectantes en los excrementos.

5.3.2.1 Los *Rhinovirus*

Son agentes infecciosos descubiertos en 1956, que pertenecen a la familia de los *Picornavirus* (pico por ser virus muy pequeños cuando se los examina al microscopio electrónico, y r-n-a porque contienen ARN). Estos virus provocan gran parte de los resfríos (constipados). Los *Rhinovirus* son muy contagiosos y resistentes a cambios de temperatura y humedad, por lo que permanecen infecciosos fuera del cuerpo humano en superficies inertes, toallas, sabanas, pañuelos y utensilios domésticos.

El aumento de los casos durante el invierno puede atribuirse a una influencia de las bajas temperaturas sobre las funciones inmunitarias microcirculación. Por otra parte, el clima frío y seco aumenta el tiempo de residencia de los virus en los aerosoles y de esta manera influir en la transmisibilidad. Además, los días fríos, la gente permanece más tiempo en el interior de sus viviendas, contactándose con mayor frecuencia con virus que los niños puedan traer o llevar de las escuelas.

Estudios con células y tejidos animales han demostrado que, a bajas temperaturas, se reducen ciertas respuestas inmunes capaces de bloquear la replicación de los virus que provocan resfríos. De ahí que se haya postulado que inhalando aire frío del exterior, la temperatura del interior de la nariz baje, reduciendo la actividad de las células inmunes, y permitiendo que el virus se desarrolle. El resfrío provocado por *Rhinovirus* debe ser considerado "banal", sólo en personas que no reciben tratamientos inmunosupresores, ya que pueden provocar bronconeumonías mortales en personas que requieren tratamientos para evitar rechazo de injertos, o tratamientos contra enfermedades autoinmunes, contra tumores o tratamientos a largo plazo con corticoides (sobre todo si el número total de linfocitos es bajo).

Los resfríos (llamados constipados en la península ibérica) son cuadros provocados generalmente por *Rhinovirus*. Estos virus provocan al menos 50% de los resfríos y en alrededor de 1/3 de niños los resfríos se complican con otitis media y en 1/4 llega a aislarse el virus en fluidos del oído medio. Afectan a los niños menores de 1 año, al menos 2 veces por año, en algunos con muy pocos síntomas o con síntomas pasajeros. En un número importante de niños infectados por *Rhinovirus*, los tejidos respiratorios se sobreinfectan con bacterias.

En la población general, la infección por *Rhinovirus* no genera inmunidad protectora contra infecciones posteriores, y se ha demostrado que los adultos también sufren afecciones provocadas por *Rhinovirus* al menos dos veces al año. Independientemente de la inmunidad local que parece ser de muy corta duración, no parece generarse inmunidad cruzada entre los virus que provocan resfríos a largo plazo entre una especie y otra de *Rhinovirus*.

La repetición de los episodios de resfríos, no ha podido relacionarse con datos que demuestren que los *Rhinovirus* establezcan una persistencia en los tejidos respiratorios (como los *Herpesvirus*) y se reactiven frente a estímulos externos o internos.

Se atribuye a los resfríos un 40% del ausentismo de los trabajadores, y a la fecha, es curioso hallar muy pocos trabajos científicos sobre estrategias de protección contra el resfrío (llamado banal).

En Inglaterra en 1946, se había creado una unidad destinada a las investigaciones sobre el resfrío (Medical Research Council (Wiltshire), donde se probó que las bebidas calientes que se ingieren de manera empírica para contrarrestar los síntomas del resfrío común, no tenían eficacia objetiva sobre el paso de aire por las fosas nasales. Sin embargo, el folclore terapéutico pudo rescatar y validar ideas populares, ya que ya evaluación global de los síntomas subjetivos puso de manifiesto que las personas que ingerían bebidas calientes sentían subjetivamente que respiraban mejor. Además, esas mismas personas indicaron que la nariz les producía menos secreciones y la tos cedía. Las bebidas frías o a temperatura ambiente no provocaron efectos subjetivamente benéficos, demostrándose que la ingesta de líquidos calientes es un placebo fisiológicamente activo.

Por otra parte, la sabiduría popular indica que el frío, o el exponerse a corrientes de aire generan síntomas de resfríos. Se ha estudiado también este fenómeno con 2 grupos de voluntarios a los que se les propuso mantener los pies a temperatura ambiente o someterlos a aire frío dos veces por día durante 5 días. Un 10% de las personas que no se sometieron a un enfriamiento de los pies presentaron signos de resfrío y más del doble de las personas cuyos pies fueron expuestos al frío. Las personas que se habían resfriado, fueron las que en un cuestionario previo, habían consignado un número más alto de episodios de resfrío por año, en el pasado.

Prácticamente ningún centro universitario público o privado, orienta sus investigaciones hacia el desarrollo de terapéuticas o vacunas plurivalentes que protejan contra virus que provocan estos cuadros clínicos, sobre todo en la estación invernal. Esta situación no encuentra explicaciones científicas que justifiquen la falta de interés, fuera de la gigantesca fuente de ingresos que representan las vitaminas, las preparaciones anecdóticas y los remedios para tratar los llamados síntomas gripales (bajo cualesquiera de las formas farmacéuticas, sean comprimidos, productos efervescentes, jarabes, supositorios o gotas), sean prescriptos o de venta libre. Se estima que, por año, solamente la población de los Estados Unidos gasta unos 3.000 millones de dólares en medicamentos de venta libre para los síntomas de los resfríos y 400 millones adicionales en medicamentos de venta bajo receta.

5.3.2.2 Rinosinusitis agudas virales

Pueden ser el resultado de infecciones de tejidos nasales generalmente por *Rhinovirus* y se presentan con goteo nasal, tos seca y escalofríos, y con una duración que no supera tres semanas. La etiología viral se descarta si duran más de 4 semanas o si aparecen secreciones purulentas densas por más de tres días, acompañadas de fiebre.

5.3.2.3 Laringitis viral

Es la inflamación de la laringe, órgano que contiene el aparato de producción de la voz, y estructura la parte superior de la tráquea donde se insertan las cuerdas vocales. Al inflamarse producen ronquera o afonía (pérdida de la voz). La transmisión viral se produce por tos o por los estornudos, con epidemias anuales entre los meses de noviembre y marzo (hemisferio norte) y de mayo a septiembre (hemisferio sur), aunque puedan presentarse casos aislados durante todo el año. La laringitis viral aguda suele resolverse en pocos días en niños de menos de 3 meses. Si los síntomas duran más de 7 días y persiste un babeo permanente, es necesario descartar enfermedades hormonales u otras afecciones no virales de las cuerdas vocales.

5.3.2.4 Faringitis viral

Es la causa más común de dolor de garganta y refleja la inflamación de la mucosa que reviste la faringe (estructura en forma de tubo que ayuda a respirar y está situada en el cuello y conecta la nariz y la boca con la laringe y el esófago. Las faringitis virales pueden ser provocadas por *Adenovirus, Influenza*virus (virus de la gripe), virus de la mononucleosis infecciosa (Epstein-Barr virus), *Rhinovirus y Parainfluenzavirus.*

Durante las faringitis se observan dificultades para tragar saliva y alimentos, amígdalas dolorosas y fiebre más o menos elevada. En las personas afectadas, si los cultivos de hisopados de garganta no revelan causas bacterianas, no es requerido el tratamiento sistemático con antibióticos. Cabe agregar que las sobreinfecciones bacterianas de las faringitis virales no son muy frecuentes en personas inmunocompetentes (ver más atrás infecciones bacterianas).

5.3.2.5 Laringotraqueitis aguda o Crup viral (gritar roncamente en inglés antiguo)

Se manifiesta con dificultades respiratorias acompañadas por tos de perro que revela la inflamación de las cuerdas vocales. El Crup se presenta normalmente entre los 6 meses y los 5-6 años en chicos en los que una infección viral provoca la inflamación de tejidos de laringe, tráquea y grandes bronquios con infiltración de glóbulos blancos. Los productos pro inflamatorios que liberan los leucocitos obstruyen las vías respiratorias, situación que se evidencia por un esfuerzo al respirar y un flujo de aire ruidoso y agitado (estridor).

A medida que la tos se hace frecuente, los chicos presentan molestias respiratorias (ruido durante la inspiración) que empeoran durante la noche y que por lo general duran de 5 o 6 días. En los varones es un 50% más frecuente que en las nenas, con una prevalencia que aumenta en otoño. Estas laringotraqueitis virales son provocadas por *Parainfluenzavirus* en el 75% de los casos (sobre todo los tipos 1 y 2) y el restante de los casos por *Influenzavirus* A o B, *Adenovirus, Virus Sincitial Respiratorio* y el virus del sarampión. Generalmente los síntomas mejoran rápidamente, aunque suelen prolongarse hasta 7 días, creando el terreno para complicaciones bacterianas con riesgo de neumonía y edema pulmonar.

El Crup viral es auto limitado, y como se señala para todas las virosis respiratorias, si dura más de una semana o es recurrente, requiere un seguimiento médico para determinar la causa. Las vacunas contra las bacterias y virus que afectan los órganos respiratorios (*Influenzavirus, Corynebacterium diphtheriae, Pneumococci y Haemophilus*) han reducido notablemente los casos de complicaciones respiratorias severas.

5.3.2.6 Otras virosis respiratorias (ver más adelante *Adenovirus* y *Enterovirus*)

5.3.3. ¿Qué es la gripe?

Gripe o gripa (del francés *grippe*, garra) es una enfermedad provocada por *Influenzavirus* o *Parainfluenzavirus*. Los reservorios de estos virus son las aves y los murciélagos, que pueden estar afectados o sólo servir de vehículo para la dispersión viral.

Las autoridades sanitarias internacionales (Organización Mundial de la Salud, OMS) han registrado varias epidemias gripales. La epidemia de 1918, llamada "gripe española" fue desencadenada por una cepa de *Influenzavirus* A H1N1 (H por la proteína de la superficie del virus llamada Hemaglutinina y N por la proteína Neuraminidasa). Sin embargo, entre 1918 y 1919 los primeros casos se detectaron en los Estados Unidos y dos meses más tarde hubo contagios masivos en España, Francia e Inglaterra. Cuando la epidemia tocó a su fin en 1919, se informaron un millón de muertos en los Estados Unidos, 10 millones en la India, y aproximadamente 30 millones en todo el mundo.

Es oportuno recordar que en 1918 Europa estaba en las fases finales de una gran guerra, y que era usual que las autoridades políticas culparan a otros países de enfermedades devastadoras. Cuando la gripe llegó a España en mayo del 18, la mayoría de los españoles, supuso que provenía allende sus fronteras. Sin embargo, ya se habían registrado casos en Estados Unidos desde hacía varios meses y en Francia. En plena guerra, los médicos militares franceses se referían a ella como la *maladie onze*, la enfermedad once.

Debe tenerse presente que España fue neutral en la 1ª guerra mundial, y la prensa no estaba censurada. En 1918 los periódicos locales informaban debidamente de la devastación que provocaba la enfermedad, y los parisienses, que desconocían los estragos provocados por la gripe en las trincheras de Flandes y Champagne, fueron informados que dos terceras partes de los madrileños habían enfermado en solo tres días. Con el control de los medios ejercidos por ciertos gobiernos, y sin ser informados que la gripe llevaba más tiempo entre sus conciudadanos que entre los españoles, los franceses, los británicos y los estadounidenses llamaron gripe española a esta epidemia. No es de sorprender que esta denominación no aparezca casi nunca en las fuentes médicas españolas de la época, ya que esta denominación fue parte de la Campania de propaganda antiespañola surgida de la rivalidad entre los imperios europeos en el siglo XVI, que describía a los conquistadores como los seres más brutales. Por otra parte, en Senegal a esta patología se la conocía como gripe brasileña, y en Brasil, gripe alemana. Los polacos la denominaron enfermedad bolchevique, los persas enfermedad de los británicos, y los japoneses, gripe del sumo. En varios países africanos la llamaron enfermedad del blanco, "*Man big daddy*".

En 1918 no se distinguía entre la viruela, el sarampión o la gripe, ni a veces siquiera entre las hambrunas y las muertes en las guerras. Incluso durante la epidemia de 1918, en Freetown, un periódico propuso llamarla *manhu* (¿qué es esto?), referido a lo que el pueblo de Israel se preguntó al ver caer *manhu*, maná del cielo mientras cruzaban el Sinaí y el mar Rojo.

Los habitantes de Ghana, la llamaron mal de *Kodwo,* por el señor Kodwo, la primera víctima que murió en esa zona. En África, la enfermedad quedó fijada en los nombres de los grupos de edad nacidos en esa época. Por ejemplo, en Nigeria se conocía a los nacidos entre 1919 y 1921 como *ogbo ifelunza*, grupo de edad de la gripe. Cuando pudo comprobarse que la pandemia fue mundial, el nombre adoptado fue dado por los vencedores de la 1ª guerra mundial, habiendo grabado el nombre con el que se conoce, la gripe española.

En 1957 la llamada "gripe asiática", provocada por el *Influenzavirus* cepa H2N2, generó complicaciones mortales a casi 4 millones de personas. En 1968 la gripe de Hong Kong provocada por la cepa H3N2 se asoció con la muerte de 1 millón de personas.

A mediados del mes de marzo de 2003, desde la OMS se emitieron comunicados después del aislamiento de una cepa viral asociada con casos de neumonía en Asia. Según los expertos de ese momento, no había precedentes en la historia de una infección respiratoria provocada por *Coronavirus* que se hubiera expandido tan rápido, en lo que fue denominado oficialmente síndrome respiratorio agudo severo (SRAS). Esta enfermedad se describió en la provincia de Cantón en noviembre del 2002, y en los primeros días de abril de 2003 el SRAS comenzó a recibir una atención particular por los medios de comunicación masiva de países industrializados. Las escuelas de varios países suspendieron las clases, y se impuso la cuarentena a millones de personas. En varios países; los viajeros procedentes de Canadá, China, Hong Kong y Singapur fueron discriminados, maltratados y aislados durante días, habiendo prohibido algunos países la entrada a ciudadanos provenientes de regiones afectadas. En China se amenazaba oficialmente con una pena de 10 años de prisión o más, e incluso con la pena de muerte, a quien voluntariamente extendiese la enfermedad. Sin embargo, fue precipitado o tal vez hasta erróneo haber desencadenado pánico utilizando el término pandemia (epidemia mundial), sobre todo sin disponer de datos que demostraran si existían casos provocados por este virus en años anteriores. De lo acontecido con el SRAS en 2003, se retiene que los comunicados oficiales infundiendo pánico se basaron sobre todo en cálculos y previsiones de modelos matemáticos que integraron exclusivamente los cambios parciales de estructuras de proteínas virales. Refirieron esas peculiaridades virales directamente a cifras de morbilidad y mortalidad de la mal etiquetada gripe española. Sin embargo, hasta mediados de julio del 2003 hubo 8045 casos de SRAS confirmados y 765 personas fallecieron por complicaciones (sobre todo neumonía). Más del 80% de los fallecidos vivían en China, Hong Kong, Taiwán y Singapur, y el hecho paradójico fue que las tasas de mortalidad no hayan sido directamente proporcionales al total de casos clínicos confirmados en cada país, lo que pone en tela de juicio el real impacto de la infección viral sobre la mortalidad.

En la primera década del siglo XXI (2009-2010) volvieron a emitirse alarmas publicando previsiones de entre 50 y 500 millones de muertes, por una aparente novísima gripe (gripe A H1N1). El origen de la infección se atribuyó a una variante de la cepa A de *Influenzavirus* con secuencias genéticas provenientes de cepas aviarias, porcinas y humanas.

Cuando pudo aislarse la cepa de *Influenzavirus* H1N1, se desencadenaron desde la OMS y por los medios de difusión masiva, sendos comunicados sobre un "nuevo y temible" virus, que iba difundirse cuando las aves portadoras migrarían hacia los diferentes países (el virus caería del cielo), provocando una catástrofe global. Los responsables de los aparatos sanitarios internacionales, al redactar y difundir alertas, ignoraron la complejidad y realidad de los determinantes de las enfermedades humanas.

En una atmósfera de miedo, los especialistas y peritos comunicaban cifras, sin integrar elementos históricos de los modelos matemáticos predictivos utilizados por los epidemiólogos. Obviaron integrar en sus previsiones la participación directa del progreso social como determinante del pronóstico de las enfermedades infecciosas.

Uno de los elementos que se obvió considerar, fue que lo que definían como cepa viral se había aislado de aves durante días subsiguientes a largas tormentas de nieve en las que no hubo ni salida ni llegada de pájaros. Simultáneamente, se habían encontrado aves muertas portadoras de esa variante viral H1N1, que no habían llegado recientemente desde otras latitudes. El análisis crítico de los comunicados, publicaciones y alertas lleva también a considerar que los dos primeros casos afectados por esta cepa viral fueron residentes en los Estados Unidos (una niña de 9 años en California y un niño de 10 años en San Diego) que enfermaron el 28 y 30 de marzo respectivamente, no habiendo tenido ningún contacto ni con cerdos, ni con aves, ni antecedentes de haber viajado a México.

En México, la primera muerte se registró el 11 de abril, en una niña que enfermó el 19 de marzo y fue atendida en el Instituto Nacional de Enfermedades Respiratorias de México. A partir de los primeros afectados los casos de México y Estados Unidos fueron caratulados por la Organización Mundial de la Salud como producidos por la nueva cepa del H1N1. Los comunicados desencadenaron medidas injustificables, sobre todo contra los mexicanos. En efecto, considerando que haya habido previamente síntomas de esa gripe en habitantes de les Estados Unidos y luego en México, y que en 6 semanas se confirmaba la presencia de ese virus en todo el mundo, se indicaba que, en México, una cepa viral porcina, altamente patógena y letal, excesivamente transmisible y con capacidades de mutar *ad libitum*, apareció por artes de un fenómeno *ex nihilo*. Siguiendo con el análisis crítico de esa crisis gripal, el 26 de abril 2009 se registró el primer caso de infección por el virus A H1N1 en el continente europeo (España) y el 29 de abril ya se había sido aislado en 44 de los 45 países europeos. El 11 de junio de 2009, la Organización Mundial de la Salud declaró la "pandemia *Influenzavirus* A H1N1 de origen porcino", por un virus compuesto de segmentos genéticos algo distintos de los virus porcinos conocidos. Pocas semanas después, 38 países confirmaron muertes asociadas al aislamiento de *Influenzavirus* A H1N1.

En ningún informe, los peritos especificaron claramente si las personas afectadas o si las personas fallecidas, habían previamente recibido algún tipo de inmunización antigripal. Tampoco se explicitó si esas personas estaban afectadas por patologías recurrentes (diabetes sin control, bronquitis, insuficiencia cardiaca o respiratoria, etc.). Al no disponerse siquiera de datos de años anteriores obtenidos en países en los que el virus H1N1 fue detectado en el 2009, debería haberse supuesto que el virus ya existía, y que no había aparecido repentinamente caído del cielo, que no había surgido en México y menos, que la nueva variante viral habría mutado por obra y gracia de una fuerza interior propia de los *Influenzavirus A*, como si la nueva cepa viral habría sido el producto de una intencionalidad microbiana que la impulsaba voluntariamente a alterar su genoma y su fenotipo.

Durante varias semanas, desde los centros de informaciones epidemiológicas, los peritos infectólogos y los peritos matemáticos –y en el resto del mundo los médicos y periodistas– se abocaron a copiar y pegar cables en los que curiosamente, los unos eran la referencia de los otros. Fueron momentos en que la población globalizada se sentía amenazada por una pandemia mortal, y la realidad de las cifras puso nuevamente en evidencia –como en el caso del SRAS– la incoherencia de las instituciones internacionales que emiten comunicados y alertas apresuradas, sin evaluar la robustez de los modelos de análisis que utilizan ni las consecuencias de sus predicciones.

Ahora, aceptando que fue a causa de la gripe mal llamada "española" que fallecieron entre 1916 y 1918 más humanos que durante la primera guerra mundial, era de considerar en las previsiones macabras de fines del siglo XX y en las de principios del siglo XXI , que a principios del 20 no existían tratamientos antibióticos para las sobreinfecciones bacterianas pulmonares (con riesgo mortal) –que como se indicó previamente– se desarrollan cuando los virus fragilizan y permeabilizan las primeras barreras defensivas por efecto de la inflamación local, facilitando la proliferación de bacterias presentes en la nasofaringe, la mayoría de las cuales son sensibles a las estrategias antibióticas actuales.

Por otra parte, sabiendo que los virus del resfrío y de la gripe (más de 100 especies) provocan inflamaciones, y que un tejido inflamado y lesionado es terreno fértil para complicaciones broncopulmonares, el control de la inflamación con tratamientos apropiados (corticoides u otros) reduce eficazmente los edemas, si las personas se hallan cubiertas con terapias anti infecciosas adecuadas.

A título de ejemplo, para corroborar la gravedad de los anuncios ineptos y el eco que tuvieron en la prensa de difusión masiva, al concluir la temporada gripal del 2009-2010, en una de las metrópolis europeas, se confirmaron 100 casos mortales por complicaciones de gripe H1N1. En el mismo contexto, en la temporada anterior, y sin haberse difundido pánico mediático, habían fallecido de patologías equivalentes 300 personas (no vacunadas contra la gripe).

Para este análisis, es también necesario aclarar que, durante los primeros años del siglo XX, los niveles de inmunidad contra los *Influenzavirus* eran bajos, y sin parangón ni con la situación mundial a fines del siglo XX ni a principios del 21. Dicho de otro modo, la población (vacunada o convaleciente) es portadora de niveles de anticuerpos y células que almacenan la memoria inmunológica (previamente sensibilizadas). Estas células ejercerán un impacto negativo sobre la replicación, la libre circulación y la transmisión de *Influenzavirus*. Además, la composición proteica del virus (H y N) se modifica por mutaciones azarosas en el genoma y por mezcla de fragmentos de genes de diversas variantes de *Influenzavirus* en tejidos animales. Hasta la fecha, no se ha podido demostrar que las células con memoria inmunológica de un individuo, que reconocen una mezcla de componentes de una especie gripal, ignoren totalmente otras variantes (lo que equivaldría a considerarlos ineficaces para proteger al individuo contra los signos severos que puedan provocar otras variantes de la misma familia). Este elemento no fue incorporado a los cálculos previsionales de las víctimas fatales indicados por la OMS, lo que sugiere que los funcionarios internacionales aplicaron modelos reduccionistas pero con resultados maximalistas basados únicamente en las alteraciones superficiales de las proteínas virales. A posteriori, todos los resultados demuestran ampliamente que alertas y pánico carecieron de justificación científica al no sopesar la historia de las poblaciones en contacto con las variantes de Influenzavirus.

A todo lo antedicho, se debe igualmente agregar que los *Influenzavirus* no son los únicos responsables de signos clínicos graves que deben ser asociados a previsiones de morbilidad y mortalidad (válido para todos los virus que infectan el árbol respiratorio). Como ya fue explicitado, cuando los virus infectan las células protectoras que tapizan el interior de los tubos respiratorios, se generan respuestas inflamatorias que bloquean la labor de barrido natural de los espacios nasofaríngeos y bronquiales. Sin una eliminación permanente de microbios de los tejidos respiratorios altos, la carga bacteriana local sobreinfecta bronquios y pulmones. En otras palabras, las neumonías mortales que se generaron en personas con gripe, no fueron exclusivamente el efecto letal de los *Influenzavirus,* sino por la inflamación provocada por la infección viral, (que en algunos predispuso a la sobreinfección y se disemino en pulmones y sangre). Sobre la base de estas consideraciones, pareciera imprudente o incompetente predecir catástrofes humanas, sin que, al análisis del impacto propio a los cambios en los genes virales, se incluyan, como antedicho, los avances de las técnicas de cuidados intensivos para manejar las infecciones y trastornos respiratorios.

Debe recordarse que, en esos meses, se acentuaba el riesgo de pandemia por falta de vacunas antigripales protectoras contra la denominada nueva variante viral H1N1 o gripe porcina. La percepción de inacción de las autoridades políticas – muchas veces injustificada– fue resultado de informes periodísticos por una falta de nuevas vacunas. Para este punto también, los cables e informes copiados unos de otros y dispersados por todo el mundo, no consideraron que para las infecciones por *Influenzavirus* A no había pruebas entre la respuesta serológica de las personas vacunadas (cantidad de anticuerpos circulantes producidos por la vacunación o por refuerzos) y los síntomas clínicos de gripe provocados por nuevas variantes de *Influenzavirus*. En otros términos, la protección contra la enfermedad viral de una persona vacunada no se limitar exclusivamente a la fabricación de anticuerpos, sino también a desencadenar mecanismos de protección que se denominan inmunidad celular. Aquí cabe señalar, que la inmunidad celular se articula con una serie de sistemas protectores por la vacunación o por la exposición a antígenos (virus por ejemplo) que programan a los glóbulos blancos (linfocitos). Como previamente explicado, los linfocitos guardan en memoria esos contactos (en este caso la vacuna o los *Influenzavirus*), y en un futuro encuentro, esas células quedarán programadas y reconocerán al agente infeccioso, provocando una respuesta protectora, independiente de la cantidad de anticuerpos.

En individuos previamente vacunados que no contrajeron la infección gripal y que presentaban niveles de anticuerpos bajos, pudo demostrarse el rol activo de la inmunidad no dependiente de anticuerpos. En ellos, las células inmunitarias habían registrado la capacidad de reaccionar en el futuro contra entidades similares a las que se incluyeron en esa vacuna. Además, la memoria inmunológica de las células se prolonga en el tiempo, y es más duradera que los anticuerpos circulantes, cruzando muchas veces entre variantes virales. En otros términos, vacunar con una variante de *Influenzavirus* debería crear defensas contra otras variantes de la misma familia (protección cruzada). Sin embargo, nuevamente, ninguno de los informes de la OMS ni de las autoridades sanitarias de los diferentes países, relativizaron el pánico innecesario por una probable pandemia, con las pruebas científicas publicadas durante los 25 años anteriores. Un cuarto de siglo antes, se había demostrado en varias especies animales la reactividad cruzada: una vacuna antigripal protegía animales contra otras variantes.

En los anuncios alarmistas, también se obvió informar que hubo muestras obtenidas de humanos en 1930 que ya contenían secuencias virales similares a la cepa

H1N1 y que se habían detectado posteriormente en varios países en 1977, en los 80 y los 90. Se reitera nuevamente, que anunciar epidemias sin valores de referencia no permitía concluir que en el 2009-2010 hubo epidemia, o si sólo fue una temporada en la que se registraron y se diagnosticaron casos de gripe (identificándose y caracterizándose las cepas aisladas por técnicas inmunológicas o moleculares). Como corolario, merece destacarse, que a posteriori, todos los estudios confirmaron que el número de afectados por Influenzavirus H1N1 durante ese período en el que se anunciaron catástrofes sanitarias mundiales, no fue diferente de otros años.

Al día de la fecha, la realidad de los resultados confirma que todas las previsiones referidas a SRAS y a la gripe H1N1 fueron incorrectas. Los comunicados difundidos posteriormente, incluso por la presidencia de la OMS, confirmaron que las cifras reales de la gripe, representaron un impacto moderado, que no alcanzó los niveles alarmantes previstos, ni sobrepasó la capacidad de respuesta de los sistemas sanitarios.

Considerando lo antedicho, las predicciones que integren modificaciones de secuencias de genomas virales no son predictivas si ignoran las capacidades defensivas de los fenómenos celulares, la vacunación previa de la población, la prevención y atención de complicaciones que pudieren presentarse por sobreinfecciones bacterianas y el manejo de las alteraciones de la coagulación y de las funciones hepáticas y renales.

Aceptando el principio de precaución como elemento fundador de la protección de la población, el análisis crítico del caso de las gripes, muestra que el uso de la regla de 3 no es lícitamente aplicable para propagar predicciones sanitarias (con cifras de enfermos y muertes).

Suena hasta imprudente que se haya disparado tanto pánico por una variable (cambios de la superficie de un virus), sin haberse tomado el trabajo de incluir los aportes terapéuticos del siglo XX (impericia), a los que se deberían haber agregado entre otros, los avances de los respiradores artificiales, la posibilidad de medir en tiempo real la oxigenación de un individuo, el seguimiento de la coagulación sanguínea, el reemplazo de los factores deficientes, y las mejoras de las condiciones de vida de los afectados.

5.3.3.1 Covid19 (también denominado virus del síndrome respiratorio agudo severo Coronavirus 2 (SARS-CoV-2) o nuevo coronavirus 2019

Los resultados de laboratorios de diagnóstico virológico asiáticos que habían realizado pruebas moleculares a finales de 2019 merecen especial atención desde que todo el planeta fue acosado por una presión científica y mediática nunca encontrada en brotes de infecciones respiratorias virales anteriores.

Los virus respiratorios son los patógenos virales más comunes que afectan a la humanidad, y el consenso general es que estos agentes infecciosos provocan en la mayoría de las personas síntomas del tracto superior relativamente benignos, pero en otros, si infectan las vías aéreas inferiores, pueden inducir respuestas inflamatorias, aumentando la susceptibilidad a las infecciones bacterianas.

Por otra parte, los virus respiratorios están relacionados con exacerbaciones de enfermedades pulmonares crónicas, así como con asma, alteraciones de las funciones cardíacas y gastrointestinales, bronquiolitis en lactantes y niños y neumonía mortal en personas susceptibles de edad avanzada o en personas inmunocomprometidas.

La cepa de Coronavirus aislada en China a fines del 2019 etiquetada como Covid 19 -como otros virus respiratorios- puede provocar trastornos más o menos severos, en personas ancianas como así también en los que padecen de afecciones subyacentes. Para limitar la dispersión de virus respiratorios en la comunidad, desde siempre pareció razonable que se mantenga un cierto distanciamiento social con barreras mecánicas (especialmente para los ancianos, los inmunosuprimidos y en el personal que deba enfrentarse con fluidos biológicos).

Los datos publicados en 2020 por las autoridades chinas sobre los primeros 44.000 casos indicaron que alrededor del 85 % de las personas infectadas por Covid 19 presentaron síntomas similares a la gripe y el 15 % síntomas moderados a severos. De ellos, alrededor del 5% requirió cuidados intensivos. Por otra parte, se informaron casos de individuos infectados sin sintomatología clínica notoria.

Los rasgos más comunes que se describieron desde el inicio del brote en China fueron fiebre y tos en casi el 100% de los afectados sintomáticos, generalmente con dificultad para respirar y molestias nasales.

Para el Covid 19, los hisopados nasales fueron positivos en un 60% de los pacientes sintomáticos, que presentaron dolor de garganta y mialgia en (60%), fatiga (40%), dolor de cabeza (40 %), y expectoración (40%). Hubo personas infectadas por el Covid 19 que indicaron haber perdido el sentido del olfato y/o del gusto. Del 15% de los casos graves, las principales complicaciones fueron dificultad respiratoria aguda en un 20%, lesión hepática aguda en un 60% y diarrea en un 40%.

Los pronósticos del brote de Covid 19

El brote de neumonía atípica inducida por el Covid 19 se comunicó por primera vez desde Wuhan, Hubei, China una vez finalizadas las celebraciones del año nuevo chino, y la Organización Mundial de la Salud (OMS) lo reconoció como una pandemia el 11 de marzo de 2020. Sin embargo, existen dudas de las fechas en que las autoridades sanitarias chinas fueron informadas de este brote y el lapso que transcurrió hasta informar a las organizaciones internacionales. En ese momento, no había datos que hubieran permitido establecer el porcentaje de pruebas positivas con respecto a la población general, y no se informó si la variante del Covid 19 ya existía y si había circulado antes del último trimestre de 2019.

Desde antes que la OMS declarara la pandemia, el pánico global ya había comenzado a invadir la prensa, sin que se haya verificado si las personas previamente expuestas a otras cepas tenían protección parcial o total contra el Covid 19. La presencia de anticuerpos específicos contra esta variante de Coronavirus o contra otras –determinada en colecciones de suerotecas o en asintomáticos en contacto con personas infectadas– hubiera podido aclarar la realidad de los riesgos de transmisión (por ejemplo, determinar anticuerpos en sueros de pacientes de años anteriores conservados en congeladores y confrontarlos con severidad de la infección en los mismos).

El pánico generado por las opiniones de los expertos de la OMS llevó, el día en que el número de fallecidos aparentemente por Covid 19 superó los 11.000 -además de las muestras de hostilidad hacia personas de origen asiático-, a que los políticos de casi todo el mundo obligaran a 3 mil millones de personas a un confinamiento en sus domicilios con restricción de movimiento y cierre de instituciones educativas. Para luchar contra la pandemia de Covid 19, varias instituciones en Europa, Asia y América pusieron en práctica marcadores de distancia social que permitían rastrear teléfonos móviles y determinar patrones de movimiento de los habitantes y analizar, por ende, desplazamientos de las personas.

Convencidos de actuar de manera responsable gracias al asesoramiento de ciertos científicos y sin un escrutinio adecuado de los datos que se informaron, pero siguiendo consignas de la OMS, los gobiernos justificaron frente a sus ciudadanos que las decisiones fueron tomadas respondiendo a los datos de la ciencia.

Fue notable, sin embargo, que a pesar del confinamiento en la gran mayoría de los países europeos, Suecia haya dejado abiertas las escuelas, gimnasios, cafeterías, bares y restaurantes durante el brote de Covid 19, instando sólo a la responsabilidad individual para actuar con cuidado y siguiendo un mínimo distanciamiento social (evitar contacto con secreciones respiratorias). Pasados los primeros meses, este país informó una mortalidad relativa, que referida al total de habitantes del país, no fue significativamente superior a la de otros que dictaron leyes impetuosas y medidas represivas puestas en manos del poder policial, con multas a las personas que violaran las consignas establecidas. Sin embargo, durante las primeras semanas del brote, el número de fallecidos por millón de habitantes fue superior al de los otros países de la península escandinava. Este hecho aparentemente contradictorio no permite justificar ni anular las disposiciones que obligaron al cierre completo de las estructuras educativas, sociales y recreativas.

Desde el inicio, las cifras de casos confirmados revelaron que numerosos enredos metodológicos interfirieron en la elaboración de los baremos de fallecidos provocados por la infección por el Covid 19. De hecho, los datos al inicio del brote se recolectaron para responder a interrogantes distintos de la letalidad, hecho que llevó a que las previsiones basadas en datos de hospitales de la región de Hubei, sobreestimaran la virulencia de esta infección. En ese momento, el registro de muertes fue espurio, creándose confusión al determinar la tasa de mortalidad provocada por el Covid 19 y, por otra parte, los errores se multiplicaron al imputar al Covid 19 todos los fallecimientos que se producían por afecciones respiratorias crónicas severas, sin confirmación de la presencia del agente responsable o de imágenes típicas de la infección.

Antes del 2019, en la mayoría de los hospitales, hogares de ancianos, centros de salud y en los domicilios, no se registraban los microorganismos responsables del fallecimiento de los pacientes, salvo en algunos casos, cuando se identificaba una bacteria especifica asociada al deceso. De esta manera, sin valores de base, y aceptando que el Covid 19 pueda provocar afecciones severas, no fue científicamente posible establecer durante los primeros meses del brote la real mortalidad directamente atribuible a este agente.

Debe además indicarse que las muertes por insuficiencia respiratoria aguda originadas o no por infecciones virales se registraban como bronconeumonías agudas, o neumonías, paros cardiorespiratorios u designación similar (acompañadas o no por septicemia).

Finalmente, la gravedad de las infecciones y el impacto de las intervenciones fueron factores suplementarios que confundieron la estimación del riesgo ya que no tuvieron en cuenta el efecto de la calidad de la hospitalización en los diferentes centros.

Durante los primeros 4 meses de 2020, no fue científicamente posible comprender la situación sobre la base de argumentos precisos validados porque muchos de los que fallecieron ya padecían de otras enfermedades graves antes de contraer la infección viral mientras que en otros la infección cursó sin sintomatología.

Relativizando informaciones

La tasa de ataque o transmisibilidad (qué tan rápido se propaga una enfermedad) se modeliza utilizando el número reproductivo Ro, que representa un número promedio teórico de personas a las cuales una sola persona infectada transmitirá el virus.

El Ro para Covid 19 se estimó al principio en 1.4 a 3.5, pero pocas semanas después, las cifras fueron cambiando varias veces a valores de 2.2.

La aproximación científica habría sido determinar la prevalencia de la infección en una muestra aleatoria de la población general (no únicamente la que se presentaba con síntomas en los hospitales del epicentro del brote) y repetirla a intervalos regulares para estimar la incidencia de nuevas infecciones. Sin embargo, se desencadenó el pánico global utilizando el coeficiente entre la cantidad de personas que murieron y aquellos en los que se sospechaban como probablemente positivos (sabiendo que no en todas las personas fue detectado el Covid 19 ni otros virus que provocan neumonía). Por consiguiente, sin pruebas de laboratorio ni imágenes pulmonares típicas de la infección por Covid, muchos casos de personas con fiebre y dificultad respiratoria se atribuyeron y registraron como infectados por el Covid 19.

Las conjeturas e hipótesis de expertos mezcladas con elucubraciones de ciertos individuos activos en las redes sociales y la información permanente que difundieron (a veces de forma teatralizada) los medios de comunicación, crearon una aflicción global (peor que en 1968, 2003 y 2009) que produjo una sobrecarga en los servicios médicos.

La población asustada que presentaba síntomas leves o graves buscaba atención urgente, y si se hospitalizaban, llegaron a crear al principio una sobre selección de personas más enfermas, modificando la tasa de mortalidad. Fue notable que en áreas en las que los hospitales chinos no habían sido abrumados por el aflujo incesante de pacientes, la proporción de casos fatales fue de alrededor del 0.2%, mientras que la proporción en otras regiones fue de más del doble. De este modo, durante las primeras semanas en Wuhan, el sistema de salud sobrecargado con insuficiencia de recursos, sin procedimientos claros y con falta de camas, no pudo contener al número de personas que requerían asistencia.

Los datos del brote de Covid de China indicaron que las personas infectadas presentaron trastornos gastrointestinales o diarrea. Si bien la gran mayoría de los pacientes en China y Corea fueron tratados de forma ambulatoria, aproximadamente 26/10.000 requirieron atención hospitalaria, con una incidencia cercana a 1/100 en los mayores de 65 años. Al inicio del brote, para una población de 10 millones de habitantes se pronosticaron 50.000 neumonías/año, los que habrían requerido un mínimo de 500 camas en unidades críticas de cuidados intensivos altamente capacitadas para manejar neumonías graves.

Finalmente, los resultados de los análisis de los datos de distintas regiones por epidemiólogos y virólogos de China confirmaron 3 meses después de declarado el brote que el Covid 10 fue considerablemente menos letal de lo previsto.

Pánico y mortalidad global

Después del 11 de marzo del 2020, más de 2 millones de personas fueron diagnosticadas como probablemente infectadas por el Covid 19, y cientos de miles han muerto por complicaciones severas probablemente ligadas a este virus. Esta cifra merece ser confrontada a las de antes del 2020, en las que de los 56,9 millones de muertes registradas en todo el mundo (datos de la OMS en 2016), el 54% se debió a:

- Cardiopatía isquémica y accidente cerebro vascular en 15,2 millones de personas (causas principales en todo el mundo durante los últimos 15 años).
- Infecciones del tracto respiratorio inferior (3 millones).
- Enfermedad pulmonar obstructiva crónica (3 millones).
- Cáncer de pulmón, de la tráquea y los bronquios (1,7 millones).
- Diabetes (1.6 millones en 2016 en comparación con menos de un millón en 2000).
- Tuberculosis (1.3 millones),
- VIH / SIDA (1 millón en 2016 en comparación con 1,5 millones en 2000),
- Accidentes de tránsito (1,4 millones).

Todos los años, entre 290.000 a 650.000 personas mueren en el mundo por complicaciones de los *Influenzavirus* estacionales (lo que indica que la gripe estacional mata entre 795 y 1.781 personas por día).

En los EE. UU, durante la temporada 2018-2019, se estimaron 35,5 millones de casos de gripe, de los cuales 16.5 millones necesitaron de asistencia médica, resultando en 490.600 hospitalizaciones y más de 34.200 fallecimientos.

Antes de Covid 19, la neumonía era la sexta causa de muerte en los Estados Unidos, y la neumonía grave adquirida en la comunidad fue responsable de una mortalidad del 35 al 40% de los afectados, representando de 2 a 3 millones de casos anuales, y causando la muerte de 45.000 personas.

En Francia, las presentaciones clínicas de infecciones respiratorias virales tuvieron poco impacto conocido antes del Covid 19, ya que no estaban sujetas a declaración obligatoria. El motivo de ingreso a los servicios de terapia intensiva se computaba principalmente como insuficiencia respiratoria (con más del 60% de los pacientes que requirieron ventilación asistida).

Los Centros Nacionales de Influenza (NIC) asociados a laboratorios de detección de Influenza en 122 países informaron a FluNet que en el período entre el 03 de febrero de 2020 y el 16 de febrero de 2020, en la última temporada de invierno ha habido alrededor de 13 millones de enfermos de gripe, 120.000 hospitalizaciones y 6.600 muertes relacionadas directamente con los virus de la gripe. La hospitalización global asociada fue de 1.9 por 100.000 habitantes, con una tasa de hospitalización más alta en los mayores de 65 años (47,6 por 100.000 habitantes), seguidos de niños de 0 a 4 años (34,4 por 100.000 habitantes) y adultos de 50 a 64 años (23,2 por 100.000 habitantes).

En Guangzhou, China, por el seguimiento durante 7 años de casos de Coronavirus humanos en niños hospitalizados, reportó una estacionalidad de estas infecciones respiratorias virales en una región subtropical, con brotes en casi cualquier época del año, predominantemente en primavera y otoño. Los Coronavirus humanos HCoV-OC43, HCoV-NL63, HCoV-229E y HCoV-HKU1 predominaban de forma impredecible en China y en casi todas las encuestas HCoV-OC43 fue la cepa más común de las cuatro, seguida de HCoV-NL63.

Con respecto a la neumonía infantil, esta afección cobró la vida de más de 800.000 niños menores de cinco años en los últimos años, lo que significaba 1 cada 39 segundos.

En Escocia, un estudio utilizando como útil de laboratorio, la reacción de polimerasa en cadena (PCR) para detectar virus en adultos y niños con enfermedad respiratoria aguda con más de 44.000 episodios durante 9 años, mostró que los Coronavirus humanos eran más comunes en el invierno; y eran menos comunes que los causados por Rhinovirus.

En Noruega, una encuesta de nueve años de todos los niños menores de 16 años ingresados por enfermedad respiratoria aguda (2010-2014), detectó a los

Coronavirus HCoV-OC43 y al HCoV-NL63 como agentes epidémicos cada dos inviernos.

En varios estudios (1973, 2003 y 2016), los Coronavirus se han relacionado temporalmente con ataques de asma agudos tanto en niños como en adultos desde mediados de los 90 y se asociaron se asociaron con crup en niños y con infecciones hospitalarias en unidades de cuidados intensivos neonatales.

La susceptibilidad individual frente a los virus respiratorios: todos somos seres únicos

Para que una infección viral se produzca, los virus deben reconocer receptores que actúan como cerraduras en la superficie de las células. Las cerraduras no están presentes en todas las células del organismo, y su distribución y cantidad difieren entre tejidos y órganos. En un mismo individuo, el número de receptores permisivos en la nariz, la garganta, los bronquios y los pulmones varían como también varía el número entre las distintas personas.

Como indicado previamente (Capítulo 5.1), una vez que los virus reconocen y se fijan a su receptor inician su desplazamiento desde la superficie celular al retículo endoplásmico, donde los elementos propios a los virus secuestran y ponen a su servicio la maquinaria del interior de la célula (citosol).

Para llevar a cabo esos procesos, los mecanismos inducidos en las células huésped eliminan las proteínas protectoras de los genes virales, y una vez que la información viral está disponible, las micro maquinarias de la célula huésped se ocupan de producir los genes virales para la nueva generación de partículas infecciosas. Los virus imponen de esta manera sus genes como patrones de replicación futura para su propia reproducción. Posteriormente, varios procesos intracelulares del huésped envuelven y protegen a los genes recién producidos y completan la maduración y transportan las partículas en formación a la superficie de las células que los generaron o provocan la implosión celular, liberando una nueva generación de partículas virales que podrán unirse e infectar a otras células huésped.

Las cerraduras y toda la maquinaria celular son proteínas que se sintetizan siguiendo la información genética estrictamente personal codificada en el ADN de cada individuo. En consecuencia, cada ser humano posee un patrón personal de proteínas según sus genes, que le determinan la susceptibilidad a ciertas infecciones. Esas proteínas participan en todos los aspectos del ciclo de vida viral (desde la posibilidad de fijarse al huésped, hasta la replicación de los genomas virales y el ensamblaje de nuevas partículas infecciosas).

De esta manera, en la misma familia, en el mismo grupo social, en la misma aldea o en el mismo país, algunas personas permiten la fijación de virus, otras pueden permitirlo pero en un número reducido, mientras que otras tienen cerraduras que se abren fácilmente. Se puede extender el mismo concepto a las capacidades individuales de replicar más o menos virus.

El reactoma viral (reacciones corporales contra infecciones virales)

Los individuos de la misma especie reaccionan de manera diferente a las agresiones microbianas, y contra los virus, existen barreras innatas (proteínas) codificadas también de manera diferente en cada ADN humano (Ver capítulo 3.2.1). Pueden además dispararse defensas adquiridas después un primer encuentro con un agente infeccioso (o después de la vacunación), produciendo anticuerpos o células que podrán neutralizar específicamente sea a las partículas virales o a las células infectadas con virus.

Los mecanismos activados en cada persona para hacer frente a las infecciones virales o a ciertas transformaciones celulares constituyen lo que se denomina reactoma, que se compone de proteínas del huésped también codificadas de manera diferente en el ADN de cada individuo.

Para el Reactoma ya han sido referenciadas en las bases de datos más de 400 proteínas celulares (codificadas por el ADN) que pueden interactuar con más de 30 virus diferentes.

Por ejemplo, para el virus de la Influenza A se han descripto no menos de 12 interacciones entre estructuras del virus y proteínas humanas; para el virus de la hepatitis C, 314 interacciones; para el Herpesvirus asociado al sarcoma de Kaposi al menos 123; para los Adenovirus (que provocan enfermedades respiratorias, queratoconjuntivitis, cistitis y gastroenteritis) más de 97 proteínas del huésped; y para el virus Epstein-Barr, las proteínas virales pueden unirse a 112 proteínas humanas diferentes.

Las personas infectadas con Covid 19 (como para otras infecciones) pueden o no superar la infección (y la enfermedad) de manera rápida y eficiente. Este hecho se observó en el 85% de las personas con infecciones comprobadas. Por otro lado, en los que presentan signos clínicos graves, reacciones exageradas a la agresión viral –al igual que para otras infecciones–, puede que interacciones con el reactoma individual induzca la liberación descontrolada de mediadores de la inflamación que pueden lesionar los tejidos respiratorio, vascular y cardíaco (transformando una afección banal en una enfermedad mortal) (Ver 3.4).

La precisión de los procedimientos utilizados el inicio del brote para el diagnóstico de la infección viral por Covid 19

El diagnóstico de laboratorio de infecciones virales -como la provocada por Covid 19- depende de la calidad de la recolección de la muestra del paciente en el momento adecuado. Los primeros métodos desarrollados localmente en China (utilizando técnicas de reacción en cadena de la polimerasa con transcriptasa inversa en tiempo real), indicaron que el Covid 19 se detectaba en el 63% de los hisopos nasofaríngeos de poblaciones seleccionadas (se verificó que las primeras pruebas producían resultados falsos negativos en no menos de 20% de los casos). Los resultados falsos negativos sugirieron que una carga viral insuficiente podría ser en parte responsable de las muestras tomadas en periodos fuera de la ventana de secreción viral. De este modo, es probable que si la tasa de infección fue más alta, la tasa de mortalidad fue mucho más baja.

Por otra parte, durante los primeros meses de confinamiento de 3.000 millones de individuos, no se dispuso de forma masiva de tests para determinar la exposición a este virus, hecho que hubiera dado un índice de seropositividad en la población. De todos modos, la presencia de anticuerpos no era garantía de protección absoluta contra una futura infección, ni eliminaba el riesgo de reactivación o reinfección viral, ni era el marcador confiable que garantizara que los anticuerpos impidieran la transmisión viral.

Los marcadores biológicos de gravedad de infecciones por Covid 19 en China

Los útiles que compararon enfermedad grave por Covid 19 con la forma más leve fueron: leucocitosis (aumento de 2 veces), neutrofilia (aumento de 4.4 veces), linfopenia (0.4 veces, es decir, disminución), tiempo de protrombina (TP, aumento de 1.14), Dímero D (aumento de 4.8), albúmina (0.8 veces, es decir, disminución), ALT (aumento de 1.8 veces), bilirrubina total (aumento de 1.3 veces) y LDH (aumento de 1.4 veces) y aumento de la procalcitonina. La procalcitonina no parece haber estado sustancialmente alterada al inicio de la infección por Covid 19, y el aumento progresivo reflejaba un peor pronóstico. El aumento de los niveles séricos de procalcitonina suele ser normal en pacientes con infecciones virales, mientras que el aumento gradual puede reflejar una sobreinfección bacteriana, que contribuye a la progresión desfavorable.

En los pacientes con fiebre y signos respiratorios que necesitaron ingreso a la unidad de terapia intensiv, se observaron generalmente valores más altos de glóbulos blancos (1,5 veces); un mayor recuento de neutrófilos (1,7 veces); Proteína C reactiva (pCr) (1,7 veces); así como valores más altos de lactato deshidrogenasa (LDH) (2.1 veces); alanina aminotransferasa (ALT) (1.5 veces); aspartato aminotransferasa (AST) (1.8 veces); bilirrubina total (1.2 veces); creatinina (1.1 veces); troponina I cardíaca (2.2 veces), dímero D (2.5 veces) y procalcitonina (1.2 veces). Con respecto a este último parámetro, la tasa de pacientes con valores anormales ingresados en la Unidad de Cuidados Intensivos fue más de 3 veces mayor que la de aquellos que no lo fueron. Menor. En estos pacientes el recuento de linfocitos fue menor (0.9 veces).

Los no sobrevivientes a la infección por Covid 19 desarrollaron con mayor frecuencia linfopenia mucho más marcada y leucocitosis con valores de urea y creatinina muy aumentados. En esta serie de pacientes de China, en el 71,4% de los que fallecieron pudo confirmarse una coagulación intravascular diseminada, en comparación con solo el 0,6% de los que sobrevivieron. Los valores de protrombina, de dímero D y de productos de degradación de fibrina /fibrinógeno fueron 1.14, 3.5 y 1.9 veces superiores en los no sobrevivientes que en los sobrevivientes.

En Corea, el análisis de las imágenes sistemáticas de pulmón realizadas en personas con neumonía viral confirmó que la neumonía por Covid 19 manifestaba imágenes de opacidades como de vidrio esmerilado con una forma parcheada confluente o nodular a veces bilateral (solo una proporción reducida de pacientes con Covid 19 la neumonía presentaba imágenes normales). La tomografía computarizada de tórax pudo así ayudar a decidir sobre la necesidad de hospitalización en Unidades de Cuidados Intensivos entrenados para el manejo de insuficiencia pulmonar.

Algoritmo simplificado frente a la neumonía viral

En un contexto de transmisión viral, más del 80% de las personas infectadas que presentan fiebre, cansancio muscular, tos seca leve, dolores musculares y articulares, congestión nasal, secreción nasal, dolor de garganta y/o diarrea, se recuperan sin tratamiento antiviral específico. Sin embargo, las personas con más de 2 días de fiebre, tos y dificultad para respirar necesitan de asistencia médica (aproximadamente 1 de cada 6 infectados con Covid 19 manifiesta claramente dificultades para respirar).

Las personas mayores (> de 70 años) y aquellas con enfermedades cardiovasculares subyacentes, diabetes, enfermedades respiratorias crónicas, cáncer, presión arterial alta, afecciones neuromusculares, alteraciones de las funciones cardíacas o diabetes, tienen más probabilidades de requerir asistencia médica inmediata.

De acuerdo con las conclusiones del grupo de trabajo clínico l de Corea del Sur Covid 19:

1. Si los pacientes son jóvenes, sanos y tienen síntomas leves sin afecciones subyacentes, los médicos pueden seguirlos sin tratamiento antiviral específico.
2. Si han transcurrido más de 10 días desde el inicio de los signos clínicos y los síntomas son leves, los pacientes no tienen necesariamente que iniciar tratamientos con antivirales.
3. Si los pacientes tienen 65 o más años, o tienen afecciones subyacentes con síntomas e imágenes que evoquen neumonía viral, debe considerarse la administración de antivirales lo antes posible.
4. Se puede agregar hidroxicloroquina por vía oral durante 7 a 10 días y /o otros agentes si se valida la eficacia clínica.
5.

Estrategias terapéuticas para la neumonía asociada al Covid 19

- Las actividades de los medicamentos antivirales sistémicos contra los *Herpesvirus* o contra los *Influenzavirus* no fueron validadas para la infección por Covid19 (oseltamivir, peramivir, zanamivir, ganciclovir, aciclovir y ribavirina).

- Para el tratamiento o para la protección contra la superinfección bacteriana en la fase inicial, se ha sugerido asociar un macrólido a un beta lactámico. En Japón, esta asociación redujo la duración de la estancia de los pacientes hospitalizados en aproximadamente un 50%. A pesar de la ausencia de un ensayo clínico controlado, se propuso la asociación con fluoroquinolones o azitromicina.

- Remdesivir es capaz de disminuir la replicación de Covid 19 *in vitro* y es activo en animales contra el virus del Ébola. Su eficacia clínica está en curso de evaluación.

- La asociación de lopinavir y ritonavir disminuye la carga viral de Covid 19 (datos preliminares de Corea). Se sugirió asociar estos agentes al beta interferón (antiviral e inmunomodulador), utilizado previamente para tratar a pacientes con MERS-Coronavirus.

- La cloroquina y la hidroxicloroquina son moléculas que han usado en humanos desde 1945 para tratar la malaria, la amebiasis y las ciertas afecciones autoinmunes. Estos agentes inhiben la replicación de varios agentes infecciosos y para el Coronavirus SARS los efectos pudieron ponerse de manifiesto cuando estos productos se añadían al medio de cultivo antes o después del inicio y establecimiento de la infección. Sin embargo, la evaluación de riesgo toxico indica que valores :> 10 mg / kg pueden ser tóxicos, y el riesgo de mortalidad se estima a dosis > 30 mg / kg. En niños menores de 6 años, la ingestión de solo una tableta puede ser fatal.

- Tratamiento por inmunidad pasiva. El plasma de convalecientes se ha utilizado a lo largo de la historia para hacer frente a enfermedades infecciosas. Durante el brote de influenza de 1918, las tasas de mortalidad se redujeron a la mitad en personas tratadas con plasma de convalecientes, en comparación con los que no lo fueron, y el tratamiento era particularmente efectivo cuando los anticuerpos se administraban en los primeros días de su infección. Por otra parte, el plasma convaleciente es el tratamiento validado para la fiebre hemorrágica argentina (virus de Junín), que desde 1979 ha protegido de la muerte a más del 90% de los afectados. En China, la preparación de plasmas de convalecientes de SARS precipitado con etanol frío seguida de una cromatografía de intercambio iónico, se utilizó para el tratamiento de pacientes con SARS. Las inmunoglobulinas así purificadas se formularon en una solución al 5%, con un título de anticuerpos neutralizantes contra el virus del SARS de 1: 200. El plasma donado por pacientes que se han recuperado de Covid 19 se utilizará para tratar la enfermedad en los hospitales del Reino Unido y en los EE. UU.

- Los anticuerpos de un sobreviviente. El mapeo molecular estructural de uno de los anticuerpos de un sobreviviente de la epidemia de coronavirus-SARS (anticuerpo CR3002) reveló la presencia de un sitio de vulnerabilidad casi idéntico en diferentes variantes de Coronavirus, sugiriendo la capacidad neutralizante potencial de esta inmunoglobulina. El sitio reconocido por este anticuerpo en la estructura del Covid 19 no se superpone con el sitio de unión al receptor celular ACE2, lo que indica que el mecanismo de neutralización por CR3022 no depende del bloqueo directo del receptor viral. Si los efectos neutralizantes se confirman, el anticuerpo CR3022 podría agregarse al arsenal terapéutico contra el Covid 19 y proporcionar protección a las personas expuestas al virus.

• Anticuerpo monoclonal humanizado anti interleucina 6. Los virus respiratorios pueden aumentar la liberación de mediadores inflamatorios como la interleucina 6, citocina que actúa como mediadora de la fiebre y estimuladora de procesos inflamatorios y autoinmunes. Tocillizumab, también conocido como atlizumab, es un anticuerpo monoclonal humanizado contra el receptor de interleucina-6 (IL-6R) utilizado para el tratamiento de la artritis. La Comisión Nacional de Salud de China incluyó el uso de tocillizumab en las pautas para tratar la neumonía severa en pacientes con Covid 19, y los equipos italianos y franceses confirmaron la eficacia del tocillizumab en neumonías severas.

• El sistema del Complemento, es uno de los componentes del aparato inmune que mejora (complementa) la capacidad de los anticuerpos y de las células inmunes para eliminar microorganismos y células muertas. El sistema del Complemento está formado por una serie de proteínas (más de 30), sintetizadas por el hígado, que se liberan al torrente circulatorio como precursores inactivos. Cuando el sistema del Complemento es activado, se producen cortes de los bloqueadores de las proteínas precursoras, activándose una cascada que libera mediadores pro inflamatorias.

El sistema del Complemento, que está asociado a un amplio espectro de enfermedades que afectan múltiples órganos, es uno de los mediadores del daño del tejido pulmonar durante las infecciones virales respiratorias.

El Eculizumab es un anticuerpo monoclonal humanizado recombinante contra la proteína C5 del sistema del complemento, que evita la activación de la cascada de activación.

Como Eculizumab inhibe la actividad mediada por el Complemento, se planteó la posibilidad que el tratamiento con Eculizumab mejoraría los resultados clínicos de pacientes con neumonía grave asociada a la infección por COVID-19, y en Nápoles, Italia, los pacientes con un diagnóstico confirmado de infección por Covid 19 y neumonía muy severa fueron tratados con Eculizumab, heparinas de bajo peso molecular, antivirales (Lopinavir + Ritonavir), Hidroxicloroquina, ceftriaxona, vitamina C, y ventilación no invasiva.

Los primeros resultados mostraron que la administración de Eculizumab indujo una descenso notorio de los marcadores inflamatorios (los niveles promedio de proteína C reactiva disminuyeron de 14.6 a 3.5 mg/dl) y una notable mejoría clínica. Como el Eculizumab inhibe la activación del Complemento, las personas tratadas pueden ser vulnerables a infecciones por ciertas bacterias que no pueden ser destruidas por el aparato inmunológico, con lo que al igual que el tocillizumab, se requiere que los pacientes tratados sean controlados y seguidos por riesgos de infecciones, sabiendo que Eculizumab se han observado infecciones meningocóccicas mortales.

- Anthihipertensivos. La enzima convertidora de angiotensina 2 (ACE 2) es una proteína celular que sirve de receptor a la cepa implicada en la epidemia de SARS 2002-2003 y al Covid 19.

La enzima convertidora de angiotensina 2 (ACE2) y su homólogo cercano, la enzima convertidora de angiotensina 1, pertenecen a la familia de enzimas que transforman la angiotensina (ACE), ejerciendo funciones fisiológicas opuestas.

La enzima convertidora de angiotensina 1 (ACE1) escinde la angiotensina y genera angiotensina II, que activa al receptor de angiotensina (AT1R), contrayendo los vasos sanguíneos y elevando la presión arterial.

En oposición, la enzima que transforma la angiotensina 2 (ACE2) genera un potente vasodilatador y, por lo tanto, actúa como un regulador negativo del sistema.

Los antagonistas del receptor 1 de angiotensina AT1R prescritos para reducir la presión arterial (losartán, olmesartán, candesartán, eprosartán, rebersartán, telmisartán, valsartán, etc.) aumentan la expresión de de la enzima convertidora de angiotensina cardíaca 2 (ACE2) y regulan la expresión renal de la enzima convertidora de angiotensina 2 (ACE2) en ratas tratadas crónicamente. En conjunto, el bloqueo crónico del receptor 1 de angiotensina AT1R provoca una regulación positiva de la enzima convertidora de angiotensina 2 (ACE2).

Varios trabajos sugieren que la unión de la proteína de la espícula del Coronavirus a la enzima convertidora de angiotensina 2 (ACE2) provoca un aumento de la de la enzima convertidora de angiotensina 2 que podría proteger contra lesión pulmonar aguda. Queda entonces por determinar si el porcentaje de personas infectadas con Covid 19 que presentan síntomas graves y fueron medicadas crónicamente con bloqueadores del receptor 1 de angiotensina (AT1R) es menor que el porcentaje de pacientes infectados con Covid 19 que no fueron tratados con estos productos. Este dato respaldaría la idea que los antagonistas del receptor 1 de angiotensina (AT1R) podrían conferir una protección menos parcial contra las formas graves de la infección por Covid 19.

Determinantes no biológicos de la gravedad de la infección por Covid 19

La morbilidad y mortalidad inducidas por los virus respiratorios (lesiones directas, superinfecciones con bacterias que colonizan el tracto respiratorio, insuficiencia cardíaca, sepsis y o trastornos de la coagulación y/o hipersecreción de mediadores inflamatorios) no son el resultado exclusivo de interacciones biológicas entre un sujeto infectado y el virus.

Para Covid 19, el primer análisis de casos de España indicó que el 10% de los casos confirmados que requerían hospitalización tenían entre 40 y 50 años, el 14% entre 50 y 59; 19% entre 60 y 69; 24% entre 70 y 79; 19% entre 80 y 89; y 5,2%, 90 o más. Más del 50% de las muertes tenían 80 años o más, el 19% tenían 90 años o más y la tasa de mortalidad entre 70 y 79 era del 8,5%. En Italia, la tasa de mortalidad fue del 40% para las personas entre 80 y 89; 35% entre 70 y 79; 11% para personas entre 60 y 69 y 9% por 90 años o más.

Ahora, si ni la susceptibilidad individual ni los perfiles de reacción exagerada alcanzan para explicar la gravedad de la infección y las tasas de mortalidad, otros factores merecen ser considerados para la comprensión de este tipo de infección.

Dicho de otro modo, las tasas diferenciales de morbilidad y mortalidad regionales deberían relativizarse a la luz de la disponibilidad de estructuras competentes, de la calidad de los procedimientos empleados para hacer frente a las complicaciones severas, a los equipos disponibles y a los dispositivos y productos farmacéuticos, para lo cual la bio-equivalencia humana debería revisarse cuidadosamente.

A la fecha, existen pruebas que demuestran que el manejo de pacientes críticos por intensivistas altamente capacitados y equipados influye positivamente en el resultado de las neumonías infecciosas. Según los datos de Eurostat, Alemania fue uno de los países europeos con el mayor número de camas de terapia intensiva al inicio del 2020. En 2017, ese país reportó 601.5 camas de cuidados intensivos por cada 100.000 habitantes, Francia 309 e Italia 262. Según las cifras de la Organización para la Cooperación y el Desarrollo Económico, el Reino Unido disponía de 5 veces menos camas que Alemania y un 33% menos que Francia.

Las cifras de mortalidad revelan entonces que las personas mayores de 70 años y aquellas con afecciones clínicas con un impacto en las funciones respiratorias, no estaban protegidas por infraestructuras sanitarias suficientes y/o que no accedieron a la asistencia especializada a tiempo, y/o que los centros de salud y el personal no pudo manejar la severidad de los cuadros clínicos.

Durante las primeras 4 semanas de pandemia, Italia informó más de 16.000 fallecimientos por Covid 19, con una tasa de mortalidad de más del 20% para pacientes ingresados en las unidades de terapia intensiva. Según las primeras explicaciones del asesor científico del ministro de salud, la tasa de mortalidad se debió a la demografía (la nación tiene la segunda población de más edad del mundo) y a la forma en que los hospitales registran las muertes. En efecto, los pacientes italianos en los hospitales eran sustancialmente mayores que en China (la mediana era 67 años) y el 87% de las muertes fueron en personas mayores de 70 años. Sorprendentemente, en la reevaluación de los Institutos de Salud locales, en sólo el 12% de los certificados de defunción se había indicado una causalidad directa por el Covid 19, sabiendo que el 88% de los que habían fallecido hasta la 3ª semana de marzo de 2020 tenían al menos un pre-morbilidad asociada, y muchos tenían dos o tres. Esto no significa que el Covid19 no haya contribuido a la mortalidad de la población de más de 70 años, sino que el número de víctimas mortales se ha visto probablemente incrementado por personas con condiciones de salud subyacentes que pueden haberse infectado.

A pesar de lo antedicho, merece que en esa región se ponga de manifiesto que hubo orientaciones financieras para reducir el gasto en salud pública durante más de 3 décadas, las que redujeron significativamente la capacidad de las instituciones públicas del país, con escasez de camas de terapia intensiva y de equipos de reanimación neumológica. Los resultados de mortalidad en Alemania demuestran que la mayor proporción de muertes con respecto a los infectados fueron registradas en países que redujeron el gasto público para los servicios de cuidados intensivos. En el pico del primer brote, mientras los médicos y enfermeros luchaban con los respiradores disponibles frente a los que desarrollaban una descompensación respiratoria severa, los hospitales tuvieron que reducir implícitamente el límite de edad, y los datos de febrero del 2020 mostraron que la falta de barreras mecánicas eficientes que se habían puesto a disposición de médicos y enfermeras creó el trágico entorno para la contaminación del personal.

Por otro lado, en el caso de Italia, debe tenerse en cuenta que el asbesto (amianto) se ha producido ampliamente desde 1945 hasta 1992.

El asbesto es un grupo de minerales que se presentan como fibras finas en forma de aguja que históricamente se han utilizado como aislante contra incendios, para tanques de agua, techos y tuberías, en industrias y en hogares.

Los efectos nefastos del asbesto sobre el árbol respiratorio (afecciones no cancerígenas, incluidos derrames pleurales y cáncer) aumentan notablemente si la exposición al asbesto se combina con el tabaquismo.

En biopsias pulmonares de mesoteliomas (tumor maligno difuso, que puede afectar la pleura, el peritoneo y el pericardio) de trabajadores textiles de la región, se han encontrado fibras de amianto.

Lombardía es la región con el mayor número de hombres empleados en sectores en los que se ha utilizado el amianto, y el alto número de casos de neoplasias pulmonares entre las mujeres de la región se ha explicado por la presencia de amianto en las industrias textiles y de confección. Entre 2000-2012 se notificaron un total de 4.442 casos de mesotelioma maligno (2.850 hombres, 1.592 mujeres) en Lombardía, con un número por año que sigue aumentando (+ 3.6% en hombres, + 3.3% en mujeres) en personas de más de 65 años.

Por lo antedicho, no pueden obviarse en los análisis de diferencias regionales de morbilidad entre regiones y países la falta de protección mecánica adecuada contra los virus respiratorios (mascaras, guantes, escafandras, etc.), los recortes en los presupuestos de salud pública -que se traducen en camas insuficientes, reducido personal, aparatos y medicamentos insuficientes-, las condiciones ambientales de la población y la contaminación del aire respirado.

El miedo global que despertó un virus respiratorio

Declarar una infección como pandemia implicaba reconocer la circulación del agente en varios países, sin hacer alusión a la gravedad de la enfermedad. En el momento en que se declaró esta situación, las estimaciones de mortalidad asociada al Covid 19 lo ubicaban en un rango similar al de otros virus respiratorios provocando, como previamente indicado, complicaciones severas en individuos afectados por otras patologías, con sistemas inmunitarios comprometidos o de avanzada edad.

La declaración de pandemia en el año 2020 como resultado de la sumatoria de un número de estados que detectaron a Covid 19 fuera de la China hizo que todo el planeta existiera bajo una restricción masiva de libertades individuales. La humanidad se vio abrumada por discursos que reiteraban que la especie humana había sido atacada con un enemigo invisible, astuto y formidable que obligaba a imponer el aislamiento global masivo, sin haber tomado en cuenta que sobre todo el personal sanitario había sido expuesto a actividades que amenazaron sus vidas.

Las imposiciones de la pandemia de Covid 19 se vislumbraron desde instituciones que diseñaron paradigmas y leyes que se presentaron por cortos períodos de tiempo, que luego cambiaron por otras, y que luego hicieron que lo ilegítimo fuera legítimo. Todo eso sobre la base de cálculos teóricos y sin pruebas de certeza científicamente justificadas.

Hiperconectados por las redes sociales y gracias al uso de técnicas ultrasensibles de biología molecular, miles de millones de humanos fueron literalmente encerrados sin habérseles justificado el impacto real de la dispersión de un virus respiratorio en personas debidamente protegidas. El mundo entero fue espectador de una pasión inexplicable que hizo que los gobiernos adoptaran medidas absolutamente contrarias a las buenas prácticas, renunciando a la detección del agente o de los marcadores de protección y confinando a la población en su conjunto.

Cabe volver a destacar que las dolencias respiratorias habituales experimentadas años anteriores causaron un promedio de 2.600.000 muertes en todo el mundo, y las cifras por Covid 19 no fueron significativamente más altas durante los períodos equivalentes. Sin embargo, los cálculos y pronósticos hicieron que todo el planeta cruzara el Rubicán, pasando un punto de aparente no retorno, sin tener en cuenta que desde la aparición del Covid 19 la lista de enfermedades de notificación obligatoria se había actualizado y que todo deceso con una prueba positiva para Covid 19 y toda sospecha fuera registrado en el certificado de defunción como muerte por Covid-19. En este contexto y durante semanas, desaparecieron todas las otras causas de deceso por fallas respiratorias o por neumonías severas.

Comprender la génesis del extraordinario pánico internacional requirió la confrontación atenta e impredecible de datos y supusiciones con la realidad, intuyendo que las instituciones supranacionales presionaron involuntariamente a los aparatos decisionales de los Estados. Esta presión puso fin a la diversidad de opiniones y las sumergió en acciones arbitrarias que crearon miedo, borrando de ellas la inteligencia de las personas. Para este tipo de fenómeno social, la filósofa Hannah Arendt expresó la convicción de que sería posible descubrir los mecanismos por los cuales los elementos tradicionales del mundo podrían disolverse en un conglomerado, donde todo perdería su valor específico y se volvería irreconocible a la comprensión humana. Refiriéndonos a Arendt, una vez declarada la pandemia del 2020, las clases sociales de todo el mundo se transformaron en masa atemorizada. En la multitud amenazada, las facultades críticas de la mayoría de los médicos, del personal científico y de otros miembros de la sociedad parecían haberse quedado en suspenso, aceptando como verdaderas las declaraciones más improbables. La mente grupal hizo que las personas sintieran, pensaran y actuaran de una manera diferente a la que hubiera optado cada individuo, porque las emociones intensificadas por la retroalimentación mutua del pánico periodístico y pseudocientífico, diluyeron las críticas.

Pasado el 4° mes desde que la China informó de la presencia del virus respiratorio Covid 19, la sociedad se hallaba literalmente inundada por informaciones monotemáticas referidas a una infección respiratoria y la totalidad de la problemática humana se había reducido a la guerra contra un enemigo invisible. Poco a poco se puso de manifiesto la ardua y no reconocida labor de los agentes de salud, la falta de protección que se les había proporcionado, y los contagios y muertes que se habían producido durante el ejercicio de sus funciones.

La confusión de problemas, pruebas científicas y soluciones hizo que los mensajes internacionales se resumieran al encierro obligatorio como única medida para salvar vidas.

En medio de la confusión generalizada y de falsas informaciones (*fake news* sobre los típicos complots internacionales y curas milagrosas), la OMS emitió una nueva estrategia para minimizar los peligros de una recaída severa frente al Covid 19, advirtiendo que levantar las restricciones demasiado pronto podría ocasionar un resurgimiento letal de la pandemia.

En América Latina, la directora de la Organización Panamericana de la Salud recomendó extrema cautela a los gobiernos a la hora de flexibilizar las normas de distanciamiento social y alertó que el covid-19 aún no había golpeado con toda su fuerza.

Para el levantamiento de las restricciones del confinamiento de la población, las recomendaciones parecen haber sido producidas fuera de toda realidad social, ya que se fijaba como factor clave del control del contagio que se presentaren solamente casos esporádicos y en lugares específicos, y que su origen haya sido claramente identificable (tanto de los infectados importados como de los contactos locales). En ese contexto, para las personas que hubieren llegado infectadas desde fuera del territorio, la OMS consideró necesario que se efectúe el análisis de la ruta por la que llegaron esos sujetos, disponiéndose de la capacidad material para detectar (laboratorios especializados, etc.) y gestionar inmediatamente todos los casos existentes entre los viajeros infectados, acompañantes y contactos. La organización transnacional recomendó que en los países donde experimente una desaceleración del bloqueo de la libre circulación de personas, se disponga de medios dedicados al seguimiento de todos los casos y contactos, así como estructuras seguras para aislar a los infectados. De ese modo, cada país debería hacer frente a todos los nuevos casos diarios que seguirán apareciendo tras el levantamiento de las restricciones. Otras condiciones a cumplir indicaban la reducción al mínimo de riesgos de rebrotes en instalaciones médicas, la puesta en marcha de medidas preparativas en lugares de trabajo, escuelas y en zonas con r concentración de gente.

Por su parte, la Comisión Europea, advirtió en un documento enviado a los gobiernos, que una reapertura paulatina del confinamiento podría llevar inevitablemente a un aumento de nuevos casos, por lo que recomendó que el levantamiento de las medidas de confinamiento se lleve a cabo cuando el contagio del virus se hubiere reducido durante lo que se considere un tiempo significativo (algunos peritos consideraron que una caída de los contagios durante 14 días consecutivos). Sin embargo, no habiéndose podido efectuar un muestreo sistemático de portadores del virus (fuera de los sujetos sintomáticos), estas consideraciones parecen limitarse al campo de reflexión teórica. Dicho de otro modo, con cerca de 3 millones de personas con infecciones probadas o sospechosas y con más de 210.000 fallecidos, relajar el confinamiento debería haber necesitado de útiles materiales para la detección de cualquier inicio de brote precoz para ponerle coto. Esto por el momento parece poco aplicable en la mayoría de los países ya que requeriría de un aumento significativo de la capacidad de asistencia sanitaria de calidad, de una vigilancia epidemiológica correcta y de medidas de protección del personal sanitario y de la población en general.

Las consecuencias intencionadas y no intencionadas que tuvo el pánico global generado por un virus respiratorio pudieron determinarse, sabiendo que la perspectiva ética no fue enfrentar vidas versus trabajo sino vidas versus vidas.

Ahora, sabiendo que:

1. no hubo datos disponibles sobre la existencia ni la distribución global del Covid 19 en períodos anteriores a diciembre de 2019 para evaluar el impacto real del brote;

2. ninguna evidencia científica indicó que la exposición previa a esta variante o a virus de la misma familia o grupo confería o no protección contra las complicaciones severas provocadas por el Covid 19;

3. cada persona es única por los genes que le codifican las proteínas que subyacen a la permisividad a las infecciones y a la susceptibilidad a la enfermedad;

4. cada persona posee capacidades específicas innatas y adquiridas individuales para reducir o bloquear el procesamiento viral y reaccionar de manera diferente, desarrollando signos clínicos severos;

5. fue absurdo extrapolar las tasas de morbilidad y mortalidad de una región a toda la población del planeta, teniendo en cuenta únicamente los datos obtenidos con hisopos nasales y tests de capacidades diagnosticas limitadas realizados en personas que acudían a los servicios hospitalarios;

6. no hubo evidencia de que el Coronavirus detectado en 2019 tuviera un potencial letal más alto que otros virus respiratorios,

el pánico frente al Covid 19 puso en evidencia un fenómeno desconocido, que pudo asimilarse a un acoso injustificado, que más allá del real poder patógeno en las personas a riesgo, influyó en las decisiones de los gobiernos, y que se tradujo en un grave impacto en la existencia de las personas. Sin dejar de lado los riesgos de morbilidad y mortalidad de los virus respiratorios, el pánico mundial generado por la carga emocional construyó un monstruo que no fue humanamente sostenible.

5.3.4 ¿Qué virus enferman la piel y las mucosas?

5.3.4.1 Los *Papillomavirus* humanos (HPV)

Constituyen un grupo (más de 50) de especies con un tropismo por las células epiteliales (células que tapizan la piel y las mucosas). El HPV (virus del papiloma) se transmite de una persona a otra por el contacto de piel a piel, incluso sin relación sexual. La mayoría de personas tienen o tendrán infección por HPV (virus del papiloma) sin síntomas. A lo largo de la vida, 3 de cada 4 mujeres se infectarán por *Papillomavirus* humanos y la mayoría de las infecciones ocurren antes de los 30 años, aunque las mayores de 30 años son susceptibles de adquirir nuevas infecciones.

Las infecciones por el VPH pueden desaparecen espontáneamente, o causar lesiones benignas (verrugas), que en ciertos casos llegan a transformarse en carcinomas invasivos (peneanos, uterinos, cervicales, de laringe, esófago, intestinales y pulmonares). Numerosas evidencias asocian las infecciones de los HPV con el cáncer, ya que en prácticamente la totalidad de los tumores del cuello uterino (99.7%) se encuentran genomas de *Papillomavirus* (*Papillomavirus* 16, 18, 31, 33, 35, 45, y 58). Se puedo determinar que alrededor del 15% de todos los cánceres en mujeres y el 10% de todos los cánceres de la población general están asociados a infecciones por distintas especies de *Papillomavirus*. En países industrializados, 65% de los humanos están infectados por alguno de los *Papillomavirus*, se asocian con 84% de casos de cáncer de ano o de lesiones precancerosas, con 47% de cáncer de pene y con 32% de neoplasias de boca, orofaringe y laringe.

El cáncer de cuello uterino es el segundo en incidencia a nivel mundial, siguiendo al cáncer de mama, con 500.000 casos nuevos de cáncer de cuello uterino y más de 250.000 muertes cada año. La tasa de incidencia varía de país a país con un 80% de los casos en los países con pocos recursos económicos, probablemente por los escasos servicios de cuidado de salud obstétrica y ginecológica y por la falta de los programas de tamizado sistemático y gratuito de muestras de cuello uterino, (África, América Central, América del Sur y el Caribe tienen la incidencia más alta). Las tasas más bajas se encuentran en Finlandia, Estados Unidos, Canadá, Australia, el Reino Unido y Holanda. La exploración sistemática a través de los exámenes de Papanicolaou, debe extenderse a toda la población para detectar cambios de las células del cuello uterino, que son precursoras del cáncer. Antes que empiecen a causar lesiones y síntomas, la detección precoz mejora los resultados de los tratamientos. La contribución de estas estrategias diagnósticas se ha demostrado claramente por la disminución de la incidencia de cáncer de cuello uterino en todo el mundo.

Los *Papillomavirus* llegan a causar cáncer en la garganta, incluidas la base de la lengua y las amígdalas (llamado cáncer orofaríngeo). La transformación de las lesiones precancerosas se desarrolla muy lentamente y puede que no se diagnostique hasta años, o incluso décadas después de que una persona se infecte con el *Papillomavirus*. En la actualidad, no hay manera de saber quién solo tendrá una infección temporal por el *Papillomavirus* y quién tendrá cáncer después de contraer la infección. Los hombres que tienen relaciones con probabilidades de contraer el *Papillomavirus* anal, tienen un riesgo aumentado de cáncer de ano. Por otra parte los hombres con sistemas inmunitarios débiles (incluidos los VIH) que se infectan con el VPH tienen más probabilidades de presentar neoplasias relacionadas con este virus.

Prevención del cáncer provocado por los *Papillomavirus*

Se incorporó una vacuna al calendario de vacunación en numerosos países. Se la recomienda para las niñas, que deben recibir 3 dosis, separadas la segunda un mes después de la primera y la tercera a los 6 meses. Las vacunas contra los tipos 16 y 18 del VPH protegen contra dos tipos que causan el 70% de los casos de cáncer cervical, aunque ya se dispone de una vacuna contra 9 especies de *Papillomavirus* que protegen contra el cáncer de cuello uterino y las verrugas genitales. Las mujeres adultas, pueden también beneficiarse de los efectos de la vacuna, ya que induce niveles de protección más altos que la infección natural, incluso a las que pudieren ya estar infectadas por uno de los Papillomavirus. Además, en mujeres de hasta 45 años a las que se les ha practicado una conización en los últimos 3 años por haberse detectado una proliferación celular de alto grado (conización es una intervención quirúrgica para extirpar a través de la vagina una pieza en forma de cono del cuello uterino) se ha sugerido el interés por administrar la vacuna nonavalente. Se ha comprobado que en las mujeres vacunadas y sometidas a conización por una neoplasia cervical intraepitelial, el riesgo de presentar nuevas lesiones cervicales en el seguimiento post-conización es un 60-80% menor que en las mujeres no vacunadas (la protección se explica por la reducción de nuevas infecciones o el control de reactivaciones virales).

En los Estados Unidos y en Austria se recomienda la vacuna para niñas y varones entre los 11 y 12 años, y para las personas a riesgo de contraer la infección por vía anal, se recomienda la vacuna hasta los 26 años. En Australia la vacuna contra los *Papillomavirus* se administra gratuitamente a niñas y varones entre 12 y 13 años, y en Canadá se recomienda a niñas y varones entre 9 y 26. La vacuna contra los *Papillomavirus* es recomendada en Francia para las niñas entre 11 y 14 años, para los niños mayores no vacunados, para los hombres de 21 años si no se vacunaron, y para los hombres portadores del Virus de la Inmunodeficiencia Humana, o con respuestas inmunitarias debilitados de hasta 26 años de edad. Sin embargo, en varios países, las entidades sanitarias públicas limitan por ahora el financiamiento del costo de la vacuna al 65% para las mujeres de 14 a 23 años, sobre la base de 3 dosis.

5.3.4.2 *Coxsackievirus* y enfermedad de la mano, el pie y la boca

Esta afección viral se caracteriza por pequeños granitos que se transforman en vesículas ovaladas o lineales en la palma de las manos, planta de los pies, punta de los dedos y en la boca. El exantema de manos, pies y boca es causado por los *Coxsackievirus* que infectan sobre todo a niños menores de 10 años, aunque los adolescentes y adultos pueden contraer la infección.

La enfermedad se observa generalmente en verano y a principios del otoño, los *Coxsackievirus* se transmiten de persona a persona a través de estornudos, tos o contacto con objetos contaminados (ver *Enterovirus* en el apartado 5.3.5.3).

El tiempo entre el contacto con el virus y el inicio de los síntomas va de 3 a 7 días y se inicia con fiebre, dolor de cabeza, pérdida de apetito, pequeñas ampollas en las manos, los pies y en la zona donde se colocan los pañales. Las pequeñas vesículas son dolorosas cuando se las presiona y en algunos individuos, los *Coxsackievirus* provocan dolor de garganta, pudiéndose observar aftas. Se han asociado los *Coxsackievirus* a enfermedades de la retina y del nervio óptico.

5.3.4.3 *Parvovirus* humano B19

Infectan niños y adultos provocando la "quinta enfermedad", que se manifiesta con el signo típico el de la cachetada (eritema en los pómulos) y fiebre.

Los *Parvovirus* (humanos y animales) son muy resistentes a las condiciones ambientales extremas y pueden sobrevivir fuera del organismo.

Entre un 45 y un 60% de los adultos mayores de 19 años de edad de la población mundial ya han sido infectados (tienen anticuerpos) contra el *Parvovirus B19*.

La primo infección –que provoca la erupción inicial en las mejillas– se extiende al tronco y a las extremidades, y desaparece entre 7 y 10 días, evoluciona favorablemente en la mayoría de los afectados.

El *Parvovirus* humano B19 invade células que son precursoras de glóbulos rojos provocando anemia.

La primo infección durante el embarazo se asocia a abortos espontáneos, anemias fetales, hidropesía fetal, trastornos del desarrollo del encéfalo y muerte fetal (la tasa de infección fetal durante la primo infección de la embarazada va del 10 al 33% y la muerte fetal del 3% al 9%). La hidropesía fetal por *Parvovirus B19* se manifiesta como una hinchazón del feto, por cantidad excesiva de líquidos que ingresan a los tejidos intrauterinos (probablemente por la anemia que provoca este virus por disminución de la producción de glóbulos rojos del feto. Como los órganos en gestación no son capaces de compensar la anemia, el corazón desarrolla insuficiencia funcional y grandes cantidades de líquido se acumulan en los tejidos fetales).

En los adultos, la infección provoca un malestar general, picazón intensa y fuertes dolores en las articulaciones en personas sin antecedentes de artritis. Los dolores afectan sobre todo muñecas, tobillos y rodillas. Por otra parte, la infección puede llevar a la descamación palmar y plantar asociada con picazón en los dedos de las manos y pies. Ciertas infecciones por *Parvovirus B19* han sido asociadas a miocarditis, pericarditis, hepatitis y síndromes de fatiga crónica en niños y adultos.

Algunas especies de *Parvovirus* se transmiten entre cachorros o perros adultos no vacunados que entran en contacto con la materia fecal de otros perros infectados. Esta virosis animal se transmite con pequeñísimas cantidades de virus, transportados de un lugar a otro en pelos de los animales, en patas y hasta se han aislado de la suela de calzados de transeúntes contaminadas en la vía pública. Esto exige la limpieza y desinfección de las perreras contaminadas y de todas las áreas donde los perros se alojan. Los perros infectados deben aislarse de otros animales para minimizar la propagación de la infección.

No hay pruebas que demuestren que las cepas de *Parvovirus* que infectan cachorros afecten a los humanos.

Para los adultos afectados por infecciones agudas por *Parvovirus B19* los tratamientos se centran sobre todo en la disminución de dolores articulares, administrando analgésicos y antiinflamatorios y proscribiéndose los corticoides que afectan las respuestas inmunes, prolongando la infección viral.

5.3.4.4 ¿Qué son los Herpes y como afectan a los humanos?

La palabra *Herpes* proviene del griego *erpetós*, que significa culebra o serpiente (en latín *serpere*: arrastrarse). Desde la antigüedad las personas afectadas por esta infección, se quejaban de un dolor que se arrastraba por la piel para luego lastimarla.

Los *Herpesvirus* no permanecen en la zona donde provocaron las primeras lesiones. Por ejemplo en chicos pequeños, después de curada la primera angina herpética o cicatrizadas las lesiones bucales, las partículas herpéticas migraron e infectaron las células asociadas al nervio trigémino en las que permanecerán persistentes hasta que las condiciones permitan reactivarse. En las células de las personas infectadas que albergan a los *Herpesvirus,* se detectan mensajes moleculares (LAT o latency transcripts) que alertan de la presencia del virus dentro de ellas. Por lo tanto, los *Herpesvirus* no se erradican del organismo, y finalizado el primer episodio agudo en la vida de una persona –aunque evidencie la desaparición completa de síntomas (a menudo en la infancia)– los *Herpesvirus* ya se han desplazado a través de fibras nerviosas sensitivas (nervios) hacia los centros nerviosos, donde permanecen persistentes, sin provocar molestias. Del albergue viral se originan recurrencias (recaídas) herpéticas de manera a veces inesperada cuando no se administran tratamientos protectores de larga duración con antivirales (prolongan el tiempo entre las reactivaciones).

Los *Herpesvirus* que un momento determinado de la vida no producen lesiones ni enfermedad, se reactivan por irritación mecánica, raspado de la zona en que se encuentran las terminaciones nerviosas infectadas, quemaduras, exposición a las radiaciones ultravioletas sobre todo al sol intenso y sin filtro protector, tratamientos odontológicos, situaciones de alta tensión emocional, fiebre, enfermedades tumorales, ingesta de comidas picantes (ajíes, pimiento), neumonías, resfríos virales y alteraciones hormonales, inmunológicas o digestivas.

Herpes simplex virus tipo 1 (HSV-1)

Provoca generalmente lesiones bucales (boqueras, fuegos, fiebres labiales), nasales, oftálmicas y menos frecuentemente lesiones en dedos y en genitales. El *Herpes simplex virus* tipo 1 se contrae frecuentemente por contacto salivar cercano en la niñez (de madre a hijo), entre hermanos o compañeros de juego. Producen vesículas que forman un racimito rodeado de un pequeño halo rojo. Pocas horas antes de iniciarse los episodios futuros (reactivaciones), las personas infectadas sienten que ciertas localizaciones de la piel están tirantes, irritadas, con picor y molestias poco definibles. Horas después por ejemplo en el labio, aparecen vesículas dolorosas con secreciones generalmente transparentes, que terminan formando al cabo de unos días costras molestas con sangrado que puede durar 2 semanas.

Herpes simplex virus tipo 2 (HSV2)

Es un sub-tipo que provoca lesiones repetitivas en zonas genitales, anales y glúteas, aunque suele aislarse en personas con herpes oftálmico, nasal y bucal.

Varicella zoster virus (HHV3 o VZV)

De la familia de los *Herpesvirus,* provoca la enfermedad eruptiva llamada varicela. Como todos los *Herpes*, los *Varicella zoster virus* persisten en el organismo aunque los signos clínicos de la varicela hayan desaparecido.

De 1000 chicos afectados por la varicela antes de los 90 (antes de disponer de una vacuna eficaz) entre 2 y 3 requerían ser hospitalizados por las complicaciones de esta infección viral, y de los hospitalizados 1 de cada 100 fallecían. La tasa de casos de letalidad (por 100.000 casos) en los adultos sanos es de 30 a 40 veces mayor que en los niños de 5-9 años.

En personas que sufren inmunodeficiencias –incluida la infección por los Virus de las Inmunodeficiencias Humanas– y en niños que reciben tratamientos con esteroides sistémicos para el asma o tratamientos para evitar el rechazo de trasplantes, la primo-infección por *Varicella zoster virus* puede ser grave.

Las complicaciones debidas a la reactivación del virus de la varicela se observan con mayor frecuencia en adultos que en niños. En el 10%-20% de los casos, la varicela (clínicamente curada) provoca años más tarde zóster.

Cuando los *Varicella zoster virus* se reactivan (generalmente en personas de edad avanzada con alteraciones de la respuesta inmune, cansancio, radiaciones ionizantes, luz ultravioleta, excitación mecánica de terminaciones nerviosas por frote, raspado, fibras sintéticas irritantes, etc.), provocan signos clínicos conocidos como *zoster*, culebrilla, culebrina o culebrón. El término *zóster* (del latín y griego, cinturón) refiere a la distribución de las vesículas en la cintura durante la reactivación de *Varicella zoster virus*. La incidencia anual de zóster se estima en 5.22 episodios por 1000 adultos mayores y la incidencia va creciendo, debido al aumento de la esperanza de vida.

Los primeros síntomas de *zoster* son fiebre, sensibilidad a la luz, dolor de cabeza, hormigueos, picores y dolor en la zona del nervio afectado por el virus, que se desplaza desde las células nerviosas hasta el tejido cutáneo.

Una vez desaparecidas las vesículas dolorosas agrupadas a lo largo de un racimo en la piel, pueden manifestarse dolores crónicos intensos y picazón si quedan dañadas las terminaciones nerviosas, que se activan espontáneamente por una hipersensibilidad a los estímulos externos. Después del episodio agudo hay personas que perciben dolores espontáneos o provocados por el roce de la ropa, las sabanas, y los cambios de temperatura.

Si estas infecciones cursan con manifestaciones oftálmicas, requieren atención urgente con terapéuticas antivirales a dosis máximas, ya que conllevan complicaciones severas en el 20 al 70% de las personas afectadas.

Varicella zoster virus puede provocar también meningoencefalitis, mielitis y polineuropatías y la reactivación de este virus está asociada a parálisis facial, disminución de la audición y encefalitis de origen viral.

La vacuna contra la varicela protege de la infección viral por *Varicella zoster virus*, y la edad recomendada para su administración va de los 12 a los 24 meses. En algunos países se considera suficiente una sola dosis de la vacuna anti *Varicella zoster virus*. En los EE.UU. se recomiendan dos dosis con un intervalo de 4-8 semanas para los adolescentes y adultos, ya que la eficacia inmunológica alcanzó en un 78% de personas que han recibido 1 dosis y 99% en los que recibieron 2 dosis. Por otra parte, se considera que para las personas mayores de 60 años, la vacuna los protege de reactivaciones de la varicela (zoster).

El Programa Mundial de Vacunas e Inmunización de la Organización Mundial de la Salud no ha establecido el período de protección de la vacuna contra la varicela, ni las consecuencias epidemiológicas de la vacunación infantil con diversos niveles de cobertura o del efecto preventivo que tiene la vacunación de los adultos y las personas de edad con antecedentes de varicela. Sin embargo, algunos estudios muestran que la vacuna administrada en las primeras 72 horas post exposición al contagio viral protege de la varicela y reducir los síntomas en un 90% de los vacunados.

Se recomienda que en todos los adultos sanos se determine la presencia de anticuerpos contra la varicela, y en caso de no existir evidencia de inmunidad previa, administrar 2 dosis por vía subcutánea, separadas al menos por 4 semanas. Se recomienda la vacunación también para el personal sanitario sin anticuerpos anti *Varicella zoster virus* circulantes, al igual que para los contactos familiares de personas inmunocomprometidas, las personas que vivan o trabajen en entornos en los que la transmisión del virus (maestros, empleados de guarderías, residentes y personal en los ámbitos institucionales), personas que vivan o trabajen en entornos en los que la transmisión ha sido reportada (estudiantes universitarios, presos y miembros del personal de instituciones correccionales y personal militar), las mujeres no embarazadas en edad fértil, los adolescentes y adultos que viven en hogares con niños, y los viajeros internacionales.

En niños menores de 10 años con enfermedades virales (sobre todo varicela o gripe provocada por los Influenzavirus) o después de recibir la vacuna de la varicela, se debe evitar el uso de antiinflamatorios no esteroideos y de la aspirina. En los niños, estos tratamientos se asocian al disparo del síndrome de Reye (sobre todo en niños de entre 4 a 16 años). El uso de aspirina o de derivados salicilatos en niños con enfermedades virales, provoca sarpullido en las palmas de manos y pies con malestar general, vómitos persistentes, seguido de cambios en el comportamiento, habitualmente agresivo, letargo y hasta pérdida de consciencia (edema cerebral y aumento de presión intracraneal), convulsiones, coma y muerte. Es un cuadro con mortalidad elevada (entre el 20 al 40%), aunque con buen pronóstico para los que superan el cuadro agudo. En los niños en los que se sospeche esta complicación, se suelen utilizar fármacos sobre todo para tratar los edemas cerebrales (diuréticos osmóticos, sedantes y barbitúricos), asociados a antibióticos para reducir riesgos de infecciones secundarias.

Herpes simplex virus y *Varicella zoster virus* en el sistema nervioso central. Encefalitis herpéticas.

Los *Herpesvirus* pueden provocar encefalitis. Esta enfermedad es de mal pronóstico si no se administran terapéuticas antivirales y antiinflamatorias precoces con dosis que aseguren que los medicamentos atraviesen la barrera que separa la sangre del cerebro (barrera hematoencefálica) para alcanzar niveles de antivirales requeridos para controlar la replicación viral en los tejidos infectados.

Los patógenos que más se asocian a les encefalitis virales son los *Herpes simplex virus* (65%), seguido por el VZV y los *Enterovirus*.

Debe notarse que para esta afección hay diferencias regionales notables. Por ejemplo, se han reportado numerosos casos de encefalitis que no fueron provocadas por *Herpesvirus* sino por el virus de la encefalitis japonesa (en Japón), en el este y norte de Europa, por virus transmitidos por garrapatas (tick-borne encephalitis virus), *Flavivirus* o por *Alphavirus* en los Estados Unidos.

Epstein Barr virus (EBV o *Herpesvirus* humano tipo 4 o HHV4)

El EBV es un virus de la familia de los *Herpesvirus* que provoca la mononucleosis infecciosa, también conocida como enfermedad del beso. *Epstein Barr virus* se transmiten sobre todo por la saliva durante besos intensos (sabiendo que durante un beso de diez segundos, dos personas intercambian más de 80 millones de microorganismos), o por beber del mismo vaso o de la misma botella, y por compartir comida o bebidas con personas que secretan el virus por la saliva, ya que mantiene su poder infeccioso durante varias horas fuera del cuerpo en recipientes alimenticios contaminados con saliva. Resulta muy llamativo que dada la gran diversidad en la dieta y en factores culturales que pudieran influir en la saliva humana, el analisis del microbioma de la saliva no varía sustancialmente alrededor del mundo.

Epstein Barr virus se fijan a las células de la oro faringe, desde donde infecta una de las fracciones de los glóbulos blancos (linfocitos). El primer contacto infeccioso con este virus (primo infección) se produce generalmente en adolescentes y adultos jóvenes.

Provoca fiebre, faringitis (dolor de garganta), inflamación de los ganglios y una sensación de cansancio muscular intensa.

Aunque varía el tiempo durante el cual una persona es contagiosa, generalmente se admite que el peligro de contagio se limita al período en el que duran los síntomas (la fiebre normalmente cede en 10 días y la inflamación de los ganglios y la del bazo se normalizan en unas 4 semanas, sabiendo que en algunos casos llegó a durar 1 año).

La primera infección (primo infección) por *Epstein Barr virus* puede pasar desapercibida, sobre todo en adolescentes. Sin embargo, ciertas afecciones no resueltas se asocian con la aparición de tumores humanos malignos, en especial el linfoma Burkitt, un tumor de rápido crecimiento que comienza con masas que se desarrollan en la mandíbula u otras áreas faciales (sobre todo en personas que viven en los trópicos y en regiones en las cuales la malaria es endémica).

El linfoma de Burkitt o leucemia de células de Burkitt (linfocitos B transformados en células malignas) afecta predominantemente a poblaciones jóvenes, y en el mecanismo patogénico de este virus se evidencia la rotura de un cromosoma celular en el que se insertan mensajes virales que descontrolan la división de las células. Este linfoma se asocia también a la inmunodeficiencia, en especial por el Virus de la Inmunodeficiencia Humana.

Por otra parte, se ha detectado secuencias del genoma del *Epstein Barr virus* en biopsias de tejidos de personas con signos de déficit secretorio, sugiriendo que la infección crónica por ese virus, esté asociada con enfermedades de glándulas secretoras y deficiencias de fluidos biológicos que hidratan el ojo, la boca y la vagina.

Cytomegalovirus o HHV5

Son *Herpesvirus* que infectan las glándulas salivares (al inicio) y luego circulan en los glóbulos blancos de la sangre (polinucleares) pudiendo afectar seriamente a las personas inmunodeprimidas. Los Cytomegalovirus en los adultos se transmiten sobre todo por saliva, fluidos genitales, transfusiones de sangre o trasplantes de órganos.

La primo infección por el *Cytomegalovirus* suele provocar cuadros similares a la mononucleosis por EBV, sobre todo fatiga intensa que dura varias semanas, con una sensación de pérdida de fuerza muscular, faringitis, inflamación de los ganglios, dolores articulares y en algunas personas signos de hepatitis viral.

La mujer embarazada que se infecta durante el embarazo o que reactiva una infección persistente, si transmite *Cytomegalovirus* al feto –que lo replica en sus células– provocando la inflamación del hígado y del bazo, trastornos oculares, retraso del crecimiento, microcefalia y calcificaciones cerebrales.

La reactivación de este virus en personas con inmunodeficiencias pone en peligro la función visual, hepática y respiratoria. En los Estados Unidos, nacen 5.000 bebés por año víctimas de sordera, ceguera y retardo mental provocados por una infección por *Cytomegalovirus* durante la gestación.

No hay vacuna disponible que proteja contra la infección viral; sin embargo, existen por lo menos 3 alternativas terapéuticas antivirales (inmunoglobulinas, ganciclovir y foscarnet) que han mostrado ser eficaces para tratar las formas graves.

Para el desarrollo de vacunas, se evalúan cepas atenuadas de CMV y subunidades de antígenos virales, entre los que se encuentra el variante virus *Cytomegalovirus-Towne* (virus atenuado), o varios antígenos recombinantes, o partículas de *Alphavirus* (VRPs) que expresan antígenos virales o péptidos sintéticos. Ninguna de estas vacunas ha inducido respuestas humorales y celulares durables, y sobre la base de esos resultados, se están estudiando vacunas con fragmentos del ADN de *Cytomegalovirus*, y otras con símiles de partículas virales sintéticas (Virus-like particles o VLPs). Estas últimas son proteínas sintéticas conformadas artificialmente para imitar las estructuras de los virus, sin el genoma del virus en el interior. Las VLPs son inmunogénicas, y al no contener información genética para la replicación viral, se hallan desprovistas del riesgo de generar partículas infecciosas.

Herpes Humanos 6 y *Herpes Humanos 7* (HHV6 y HHV7)

Son los agentes infecciosos que provocan la llamada sexta enfermedad o roséola infantil.

Se hallan emparentadas genéticamente con los *Cytomegalovirus* e infectan células de la sangre circulante, de la piel y del sistema nervioso central. HHV-6 y HHV-7 provocan del 10% al 45% de los episodios febriles de los niños.

La roséola infantil por HHV6 se presenta habitualmente entre los 6 y 24 meses de edad, aunque en la infección por HHV7 hubo casos más tardíos.

La transmisión de la roséola se hace de persona a persona especialmente por la saliva, estornudos, tos, besos, contacto con juguetes que van a la boca entre los niños. La transmisión es también frecuente por portadores y asintomáticos del virus.

Pasado un período de incubación de unos 14 días, aparece fiebre, signos de resfrío y ganglios inflamados en la nuca, seguidos por exantemas en placas que abarcan rostro y tronco. Esta enfermedad eruptiva se manifiesta sobre todo en menores de dos años y dura unos pocos días, durante los cuales presentan fatiga, falta de reactividad, irritabilidad y granitos rosados que comienzan en el pecho diseminándose luego por la cara, el abdomen y las extremidades. Las manchitas que cubren el cuerpo casi no pican ni generan malestar y por lo general desaparecen en pocos días. La complicación más común en estas situaciones son las convulsiones febriles. Durante esta infección, se ha podido determinar que 15% de los niños afectados pueden sufrir convulsiones febriles.

Herpes Humano 6 y Herpes Humano 7 afectan en casos aislados los tejidos cerebrales (provocando meningoencefalitis) en niños inmunodeprimidos que reciben tratamientos anti rechazo de trasplantes. *Herpes Humanos 6* y *Herpes Humanos 7* son cofactores de morbilidad y mortalidad en personas con inmunodeficiencias, en las que llegan a provocar encefalitis, hepatitis, supresión de las funciones de la medula ósea, colitis y patologías pulmonares.

La roséola es generalmente benigna y autolimitada, y la mayoría de los niños se mejoran dentro de una semana después del inicio de la fiebre. Se recomienda reposo, hidratación y control de la fiebre con analgésicos comunes, como el paracetamol. Una vez resuelto el episodio febril, y desaparecidas las manifestaciones en la piel, estos virus permanecerán persistentes en las personas inmunocompetentes.

El Ganciclovir, foscarnet, y cidofovir inhiben la replicación del HHV-6A, HHV-6B y HHV-7.

¿Qué tumores se asocian con infecciones por *Herpesvirus*?

Herpesvirus 8 (HHV8) se detecta en lesiones de las personas que presentan sarcoma de Kaposi, un tumor con lesiones en piel, mucosa bucofaríngea, tejidos gastrointestinales o pulmonares de color rojo azulado y de forma irregular. *Herpesvirus* 8, aunque altamente prevalente, no se asociaba a patologías de personas inmunocompetentes, y en algunas poblaciones, la prevalencia dela infección llega a niveles del 50%, situándose entre el 2% y el 8% en la población mundial.

La participación del *Herpesvirus* 8 como desencadenante o como cofactor de la proliferación tumoral de células del tejido conectivo y/o del tejido vascular que caracteriza el sarcoma de Kaposi pudo comprobarse, ya que el ADN del *Herpesvirus* 8 se detecta en las lesiones coloreadas pero no en los tejidos adyacentes que no presentan signos de transformación tumoral. En personas coinfectadas (VIH y HHV-8) que no benefician de tratamientos anti retrovirales apropiados, se estima que el riesgo relativo extrapolado a diez años para desarrollar sarcoma de Kaposi va del 30 al 50%.

Por otra parte, se considera que el HHV 8 es un factor que predispone a enfermedades malignas en personas con patologías hematológicas, ya que se han aislado secuencias de este virus en personas no infectadas por el Virus de la Inmunodeficiencia Humana que presentaban enfermedades malignas (linfomas, enfermedad de Castelman, linfomas non Hodgkinianos y Hodgkinianos, leucemias linfoblasticas agudas, leucemias linfocíticas y mielomas).

La enfermedad de Castelman se caracteriza por un aumento de tamaño de los ganglios linfáticos y puede manifestarse a cualquier edad. En la forma localizada sólo un ganglio linfático está afectado, mientras que en la forma multicéntrica son varios. La pérdida de peso se observa en 69% de los afectados y la fiebre en 67%. El VHH-8 se encontró en entre el 60% y el 100% de las personas con enfermedad de Castelman asociada al virus de la Inmunodeficiencia Humana.

5.3.4.5 Molusco contagioso *(Molluscum contagiosum)*

Es una enfermedad de la piel provocada por virus de la familia *Poxvirus* que se transmiten por contacto directo con la piel de una persona afectada o por toallas contaminadas, ropa, jabones, cepillos para el cuerpo, juguetes, contacto genital, etc.

El virus que provoca *Molluscum contagiosum* sobrevive en superficies tocadas por una persona infectada (instalaciones deportivas, aparatos deportivos, etc.) y puede infectar en una misma persona varios territorios de la piel sana por tocado, rascado, afeitado, etc. La prevalencia es mayor en niños menores de 10 años, en personas que residen en países con clima tropical, en personas inmunocomprometidas o con tratamientos antitumorales, o con dermatitis atópica (alergias) y en atletas.

De 2 a 7 semanas después del contacto, los *Poxvirus* generan pequeñas protuberancias agrupadas en la piel (salvo en la palma de la mano o en las plantas de los pies) con aspecto de granitos minúsculos blandos que brillan y muestran un color blanquecino o rosado claro. A veces presentan una parte achatada o menos elevada en el centro. Pueden medir entre 2 y 5 milímetros. Generalmente se los observa en la cara, abdomen, torso, brazos, piernas y genitales. En las personas inmunocomprometidas, las lesiones llegan a ser más grandes y formar protuberancias de hasta 15 milímetros de diámetro.

Por regla general en personas inmunocompetentes, las pequeñas lesiones de la piel desaparecen entre 6 y 12 meses de manera espontánea sin dejar cicatrices, con lo que no siempre se requieren tratamientos quirúrgicos o medicamentosos.

Ciertas lesiones se eliminan con crioterapia (nitrógeno líquido adaptado a la dermatología), por raspado con cureta, con láser específico, cremas ácidas a base de ácido tricloroacético, podofilina tópica, cremas con cantharidina, retinoides, o imiquimod. El antiviral cidofovir ha mostrado ser eficaz sobre sobre todo para personas infectadas por el Virus de la Inmunodeficiencia Humana.

5.3.5 ¿Qué enfermedades virales afectan sobre todo al aparato digestivo?

5.3.5.1 Los *Rotavirus*

Son la causa más común de gastroenteritis grave en recién nacidos y niños pequeños, por los daños que provocan en las células que recubren el interior del intestino delgado (provocan entre un 30 y 40% de todos los casos de diarrea aguda en pediatría, con un pico entre los 6 y 12 meses de edad). Las infecciones por *Rotavirus* son una de las mayores determinantes de deshidratación en menores de 5 años, cursando con fiebre, vómitos y diarrea acuosa.

Se estima que las diarreas por *Rotavirus* afectan a más de 110 millones de niños en todo el mundo y son responsables da más de 500.000 muertes de menores de 5 años.

Los *Rotavirus* se transmiten por vía fecal-oral, siendo la fuente de infección el agua, las manos, los frutos de mar bivalvos y los alimentos contaminados con residuos fecales. Pasados los 5 años, la mayoría de los chicos ya han sido infectados al menos una vez por los *Rotavirus*.

Debido a la alta transmisibilidad y a la resistencia a los desinfectantes, se ha constatado que las medidas generales de higiene del personal de hospitales, clínicas, guarderías, y la higiene usual de manos y alimentos con intervenciones practicadas en rutina, son poco eficaces. Por otra parte, los procesos de elaboración de quesos blandos y ciertas pasteurizaciones rápidas, no alteran la infectividad de los *Rotavirus*.

A temperaturas de una heladera doméstica (4 °C), o a la temperatura de un congelador de cocina (-20 °C), la capacidad infectante de los *Rotavirus* es mantenida durante varios días.

Se han desarrollado 2 vacunas por vía oral, una que contiene 2 variantes y la otra 5. La primera se administra 2 veces y la segunda 3. El calendario establece que la eficacia optima se obtiene si las vacunas orales contra *Rotavirus* se administran a las 6 semanas de vida, con un refuerzo 4 semanas después para el primer tipo de vacuna, y con 2 refuerzos a las 10 y 16 semanas de vida para el segundo tipo.

En varios países se comprobó que las dos vacunas protegen a los niños de gastroenteritis severa provocada por *Rotavirus*, con resultados menos significativos para la forma leve de diarrea. En el año 2010, algunas autoridades sanitarias europeas no habían reconocido la utilidad de estas vacunas, (no las habían incluido en el calendario de vacunas para niños), por eficacia discutible o por el costo que facturaban los productores de estas vacunas a los seguros sociales nacionales. Sin embargo en el 2013, las pruebas de eficacia fueron contundentes, poniendo en evidencia la necesidad de incluirla en los programas de protección a la población infantil.

En Europa y los Estados Unidos, la protección de la población vacunada superó niveles del 90% mientras que en América Latina los niveles de protección de los vacunados fueron del 80%. En África los niveles de protección de los vacunados variaron entre los diferentes países entre un 50% y un 80% (sabiendo que en algunos países los *Rotavirus* producen síntomas similares a los *Norovirus* (ver más adelante). Todos los estudios clínicos demostraron que las vacunas contra los Rotavirus disminuyeron la morbilidad, los días de hospitalización de los niños y el número de víctimas fatales

5.3.5.2 *Calicivirus* (del latín *calyx*, cáliz)

Son virus que observados con el microscopio electrónico presentan pequeñas depresiones en la superficie, en forma de copa o cáliz.

Los *Calicivirus* felinos infectan el tracto respiratorio, incluyendo a los pulmones, nariz, boca (a veces origina úlceras en la lengua, intestinos y afecta al sistema musculo esquelético de los gatos). Son sumamente contagiosos y se observan con mayor frecuencia en refugios, criaderos, en los que hay una gran cantidad de animales. Los gatitos de más de 6 semanas parecen ser los más susceptibles.

Se propagan a través del aire, cuando un gato infectado estornuda y contamina las superficies. Además, el virus se puede encontrar en las partículas de polvo y en la caspa felina. Hay una vacuna contra los *Calicivirus* felinos. En los humanos, varios *Calicivirus* son responsables de gastroenteritis agudas, que constituyen una de las primeras causas de morbilidad y de mortalidad en la población infantil en los países no industrializados (representan cerca del 10% de las hospitalizaciones de menores de 5 años). Por otra parte en cifras globales, los *Calicivirus* en todo el mundo son hoy una de las principales causas de brotes de gastroenteritis no bacteriana de todas las edades confundidas.

Dos géneros de *Calicivirus* afectan directamente las células gastro-intestinales humanas (*Norovirus* o virus *Norwalk-like virus* y *Sappovirus*). Se discute si las especies que enferman a los gatos afectan a los humanos.

Norovirus

Son Calicivirus aislados en la ciudad de Norwalk, Ohio, y provocan gastroenteritis (inflamación del estómago y de los intestinos).

Se han identificado 17 genotipos diferentes de *Norovirus* que infectan humanos, y varios otros que infectan al ganado bovino y a los roedores.

Los *Norovirus* humanos se transmiten por contacto entre personas o por aguas, superficies o alimentos contaminados. Gracias a los útiles diagnósticos de biología molecular, se ha podido determinar que los *Norovirus* son probablemente la causa más común de brotes de gastroenteritis que afectan todas las edades de forma esporádica. Se inician generalmente en hospitales, cárceles, residencias para personas mayores y barcos de cruceros, donde se propagan muy rápidamente, con un período de incubación de 24 a 48 horas. Se asocian sobre todo a la manipulación de alimentos por una persona infectada (sin guantes, ni medidas corporales higiénicas estrictas).

Varias encuestas internacionales han demostrado que las personas mayores residentes en instituciones dedicadas, presentan un riesgo mayor de contraer infecciones gástricas por los *Norovirus*. Por otra parte, las tasas de mortalidad de personas de más de 65 años afectadas por los *Norovirus* es 200% mayor que la de los niños menores de 5 años.

Norovirus es responsable del 10% de las hospitalizaciones de personas que viven en hogares geriátricos, con tasas de letalidad del 2%. En Inglaterra y Gales se estima que cada año mueren más de 80 personas mayores de 65 años por esta infección.

Estudios realizados en Suecia y en los Estados Unidos demostraron que los Norovirus son la primera causa de brotes de infecciones alimentarias, muy por encima de *Salmonella* y otras bacterias. Como indicado, las gastroenteritis provocadas por *Norovirus* son graves en niños menores de 5 años y en mayores de 65.

En China, los estudios epidemiológicos han determinado que los *Norovirus* son responsables de por lo menos un 20% de las gastroenteritis agudas (en Shanghái, los *Norovirus* son considerados los agentes entero patógenos más prevalentes). En Japón, de todos los episodios registrados de gastroenteritis en la población general, un 30% fueron provocados por *Norovirus*.

En Latinoamérica, 38 estudios epidemiológicos indicaron que el 15% de las gastroenteritis fueron provocadas por *Norovirus*, habiéndose demostrado la presencia de *Norovirus* en 8% de personas sin síntomas de gastroenteritis. Los Norovirus son responsables de 1 de cada 6 hospitalizaciones por diarrea aguda en niños menores de 5 años hospitalizados en Latinoamérica.

En la mayoría de los casos, las infecciones por *Norovirus* provocan náuseas y vómitos, diarrea y dolores abdominales, y la fiebre es poco frecuente. Las personas infectadas eliminan grandes cantidades de *Norovirus,* que son capaces de mantener su poder infeccioso fuera del organismo durante un tiempo considerable. Por otra parte la alta contagiosidad de los *Norovirus* se debe a que muy pocas partículas virales son requeridas para que la enfermedad se transmita. Por otra parte, se postula una predisposición familiar para contraer esta infección.

Las infecciones por *Norovirus* son por regla general autolimitadas y suelen resolverse en 48 horas. Sin embargo debe tenerse en cuenta que en personas con enfermedades de base, o las personas de edad avanzada, la enfermedad puede complicarse con cefaleas, vértigo, anorexia o letargia, que persisten hasta 20 días. Por otra parte se han informado recurrencias de esta infección.

Al no poder cultivarse fácilmente en el laboratorio, resulta difícil establecer procedimientos para inhibir la replicación o inactivarlo. Sin embargo, con especies cultivables similares, se ha podido determinar una resistencia a los desinfectantes usuales (no al Cloro). La higiene estricta de manos y los procedimientos estrictos para desinfección y reducción de riesgos de virus sin envoltorio, limitan la transmisión.

No se dispone de vacunas que protejan contra la infección por *Norovirus,* y un ensayo clínico realizado en China en niños inmunosuprimidos, indicó la resolución de la diarrea con un tratamiento de 14 días con nitazoxanida (un derivado de un agente antiparasitario).

En la Argentina, informes sobre 42 brotes de gastroenteritis esporádicos con diarreas no bacterianas entre el 2004 y 2016 indicaron la presencia de *Norovirus* en 72% de los casos reportados, *Rotavirus* en 8% y la co-infección de estos 2 agentes en 20% de las muestras estudiadas. Se pudo además determinar que la estacionalidad de los brotes por *Norovirus* es similar a los *Rotavirus,* con un mayor número de casos en invierno, a diferencia de las infecciones intestinales bacterianas que cursan sobre todo en los meses cálidos.

Sappovirus

Son patógenos virales de la familia de los *Norovirus,* descubiertos en 1977 en un hogar de niños en Sapporo, Japón. Su presencia también se puso en evidencia en hogares de ancianos, y se lo considera responsable de brotes de gastroenteritis de Japón, Estados Unidos, Reino Unido, Arabia Saudí, Sudáfrica, Kenia, Australia, Argentina y Finlandia. Generalmente estos virus se detectaron por laboratorios en que las muestras de diarreas aparentemente virales eran negativas para *Rotavirus* y *Norovirus.*

5.3.5.3 ¿Qué son las Enterovirosis?

Las infecciones por *Enterovirus* (familia que incluye más de 230 especies) son de distribución mundial, y las enfermedades que provocan se presentan en los climas templados en otoño y verano, y en los climas tropicales todo el año.

Los *Enterovirus* (*Coxsackievirus, Echovirus, Enterovirus y Poliovirus*) sobreviven en el agua, son resistentes a varios solventes y a la acidez del estómago. Esta peculiaridad les permite llegar infectantes al intestino, donde lesionan las células que están en contacto directo con los vasos sanguíneos, pudiendo entrar a la circulación y difundir hacia hígado, pulmones, corazón y sistema nervioso central.

A escala comunitaria, los *Enterovirus* provocan epidemias que se inician generalmente por ingesta de aguas, alimentos, objetos inanimados, ingreso a piscinas contaminadas, pero sobre todo, por deficiencias en la higiene de las manos del personal de cocinas, restaurants y del personal sanitario. Todos los alimentos (frutas, verduras crudas, ostras, ostiones, vieiras, almejas, etc.) son susceptibles de transmitir *Enterovirus* responsables de enfermedades gastrointestinales.

Las infecciones por *Enterovirus* son más frecuentes en edades tempranas y azotan pueblos en los que por negligencia o por corrupción se reducen las proporciones críticas mínimas de filtros y desinfectantes antimicrobianos (Cloro, etc.) en el agua de bebida o de recreación. Sabiendo que algunos de estos desinfectantes se volatilizan en días de calor intenso, las aguas no tratadas con concentraciones de cloro requeridas o las aguas tratadas y no controladas, son vehículos de *Enterovirus.*

Los *Enterovirus* provocan resfríos, faringitis, angina, lesiones del paladar, labios e infecciones respiratorias severas (neumonías), afecciones febriles inespecíficas, sobre todo en los recién nacidos y bebés de corta edad, enfermedades neurológicas graves como la poliomielitis, vómitos, diarrea, dolor abdominal y hepatitis. Los *Enterovirus* infectan tejidos del corazón provocando pericarditis viral. En la piel son causa de exantema y algunas especies pueden provocar meningitis y encefalitis.

En la superficie ocular, los *Enterovirus* provocan conjuntivitis hemorrágica, enfermedad conocida como conjuntivitis Apolo, denominación dada durante la epidemia en el sudeste asiático, que se manifestó el día en que en la capsula Apolo llevó al primer humano a la luna (no fue la influencia de la luna sobre la génesis de la epidemia, ya que de los ojos de las personas afectadas fue aislado el *Enterovirus* 70).

Poliovirus

Poliomielitis (del griego polios, gris; mielos, médula; itis, inflamación) es una enfermedad causada por 3 especies de *Poliovirus* (de la familia de los *Enterovirus*). En un 90-95% de casos, las infecciones por *Poliovirus* son subclínicas o inaparentes, y en un 4-5% aparecen signos de enfermedad que generan complicaciones neurológicas.

Los *Poliovirus* sólo se transmiten entre humanos y no se conocen reservorios animales. Son altamente contagiosos, propagándose fácilmente de persona a persona a través de la ruta fecal-oral, por ingestión de alimentos crudos o de agua contaminada y a veces por la ruta oral-oral. Las partículas de *Poliovirus* se excretan en las heces durante varias semanas que siguen a la infección inicial. El tiempo de incubación va de 6 a 20 días.

La infección por *Poliovirus* provoca enfermedades que paralizan grupos musculares, con disminución de la motricidad pero conservación de la sensibilidad.

En 1909 Landsteiner y Popper establecieron en Austria que la poliomielitis era una enfermedad contagiosa propagada por un virus. En 1915 miles de personas huyeron de Nueva York frente a una epidemia que paralizó a 27.000 personas y en la que fallecieron 9.000.

A medida que las epidemias de la poliomielitis se difundían por las ciudades de los Estados Unidos, el Presidente Roosevelt instó a la creación de la National Fundation for Infantile Paralysis, para desarrollar una vacuna se convirtió en la conocida "March of Dimes", financiada en su mayor parte por contribuciones individuales de ciudadanos. Los donativos se utilizaron también para financiar las campañas de vacunación en todos los Estados Unidos después del descubrimiento de las vacunas a mediados de los años 1950 (Salk, vacuna inyectable y Sabin, vacuna oral).

En 1956 se registró en la Argentina una epidemia que afectó a 6.500 niños (33 casos/100.000 habitanes). En el 2016 se informaron 49 casos de enfermedades por virus similares al de la polio.

En 1988 se habían producido 350.000 casos de poliomielitis en 125 países y gracias a la vacunación generalizada, la polio quedó eliminada del hemisferio occidental. Sin embargo, la poliomielitis reapareció en estos últimos años en al menos 10 países (Irak, Siria, Camerún, Pakistán, Nigeria, Etiopia, Somalia, Guinea Ecuatorial y Afganistán). La enfermedad sigue aún presente en esos países, probablemente por una cobertura inmunitaria incompleta, sospechándose que las vacunas no llegan a las niñas. Se recomienda imperativamente la vacunación contra la polio en todo el mundo, debido al riesgo de los casos importados.

Los casos de poliovirus salvaje han disminuido en más de un 99% desde 1988: de un estimado de 350.000 casos en más de 125 países endémicos a 33 casos reportados en 2018.

De las 3 cepas de poliovirus salvaje (tipo 1, tipo 2 y tipo 3), el poliovirus salvaje tipo 2 fue erradicado en 1999 y no se ha encontrado ningún caso de poliovirus salvaje tipo 3 desde el último caso reportado en Nigeria en noviembre de 2012.

Los casos de poliovirus salvaje han disminuido en más del 99% desde 1988, de un estimado de 350.000 casos a 33 casos reportados en 2018.

Mientras un solo niño permanezca infectado, los niños en todos los países corren el riesgo de contraer polio. No erradicar la poliomielitis de estas últimas fortalezas restantes podría dar lugar a 200.000 nuevos casos cada año, dentro de 10 años, en todo el mundo.

Bosnia y Herzegovina, Rumania y Ucrania continúan en alto riesgo de un brote de poliomielitis después de la importación o aparición de virus circulantes, debido principalmente a la inmunidad subóptima de la población. Además, Polonia se consideró provisionalmente en alto riesgo, debido a una disminución en la cobertura nacional de inmunización, la vigilancia subóptima del poliovirus y, en particular, la falta de un plan de acción nacional adecuado para la respuesta al brote de polio.

En Afganistán, la prohibición de las campañas de vacunación de casa en casa desde mayo de 2018, junto con la inseguridad y el conflicto en curso en algunas áreas, ha resultado en que los servicios de vacunación extrañen a aproximadamente 1 millón de niños. Algunas áreas clave de transmisión de virus no están bajo el control del gobierno y mantener la motivación del personal para completar el esfuerzo de erradicación se está convirtiendo en un desafío. En Pakistán, los servicios de inmunización extrañan a un gran número de niños en los reservorios de virus centrales debido a la fatiga de la comunidad, la pérdida de confianza en la vacunación y la incapacidad para mantener la efectividad del programa frente a las extensas campañas contra la vacunación en las redes sociales.

La circulación continua del virus de la poliomielitis salvaje en Afganistán y Pakistán ha provocado un nuevo retraso en el calendario previsto para la erradicación mundial de la poliomielitis, con una interrupción de la transmisión que ahora se estima en 2020.

Coxsackievirus

Son *Enterovirus* identificados en 1948 en el pueblo de Coxsackie en los Estados Unidos durante una epidemia de poliomielitis. Se los caracteriza como *Coxsackievirus* A y B, ambos transmisibles por la vía oro-fecal. Los *Coxsackievirus* de tipo A producen aftas, faringitis con vesículas dolorosas (similar a la angina herpética), infecciones respiratorias generalmente benignas, infecciones de la piel, del hígado, los llamados resfríos de verano, y en algunos casos meningitis benignas (ver 5.3.4.2 Enfermedad de la mano, el pie y la boca).

Los **Coxsackievirus de tipo B** provocan la enfermedad de Bornholm (isla de Dinamarca) que se manifiesta con fiebre y dolores musculares intensos. Por otra parte, provocan diarreas, infecciones respiratorias, cardiacas (miocarditis agudas) y como los del tipo A, provoca afecciones del sistema nervioso central, generalmente con buen pronóstico.

Los **Coxsackievirus del grupo B** fueron implicados entre los determinantes de la génesis de la diabetes de tipo 1 (presentación clínica de la diabetes dependiente de la administración cotidiana de insulina).

La diabetes es el resultado de la destrucción de las células que producen insulina en el páncreas y los *Coxsackievirus* del grupo B infecta directamente las células del páncreas y dañar a las productoras de insulina. Los estudios poblaciónales demostraron que la infección por *Coxsackievirus* tipo B se asoció con un riesgo de diabetes tipo 1, mientras que otros 35 tipos de *Enterovirus* estudiados no mostraron una implicación real. Si estas hipótesis se confirmaran, quedaría abierta una nueva alternativa para proteger a la población no infectada con una vacuna para limitar nuevos casos de diabetes insulino-dependiente, sabiendo que el grupo *Coxsackievirus B* incluye 6 variantes).

Echovirus (virus Entéricos Citopáticos Humanos)

Son una de las principales causas de fiebre aguda en lactantes y niños pequeños, y una de las causas más frecuentes de las llamadas meningitis asépticas (el líquido cefalorraquídeo de las personas con meningitis no presenta leucocitos polinucleares).

Los *Echovirus* pueden provocar síntomas similares a ciertas infecciones bacterianas y virales, con riesgos de viremia sistémica implicada en numerosos casos de mortalidad infantil.

Como para todos los *Enterovirus*, el hacinamiento, la pobreza material y las malas condiciones de higiene, facilitan la transmisión de persona a persona de estos virus por la vía oro fecal, la respiración, y las secreciones orales y la saliva.

5.3.5.4 ¿Qué son las *Adenovirosis*?

Son enfermedades provocadas por *Adenovirus*, virus estructurados con cápsides proteicas muy resistentes. Para estos virus, los fluidos biológicos humanos contaminados mantienen su poder infeccioso durante varias semanas a 4 °C y durante años en congeladores a -25 °C. Por otra parte, la infectividad de los *Adenovirus* se mantiene, incluso cuando estos virus son sometidos a tratamientos con solventes o detergentes.

Se ha podido determinar que en todo el mundo la mayoría de los niños ha sufrido al menos una infección por *Adenovirus* al cumplir los 10 años.

Los *Adenovirus* provocan resfríos, amigdalitis, neumonitis, diarreas y queratoconjuntivitis en personas inmunocompetentes. En personas trasplantadas que reciben terapias inmunosupresoras contra el rechazo, provocan cuadros severos con viremia generalizada de pronóstico reservado.

Las infecciones gastrointestinales por *Adenovirus*

por regla general se presentan en menores de 5 años y son reflejo de mala higiene de las manos de la familia o del personal, o de aguas o alimentos contaminados. Las infecciones intestinales severas por *Adenovirus* provocan diarreas hemorrágicas, inflamación abdominal. En los bebés se observa una posición fetal debida al malestar general, los dolores y la letargia. Los niños que padecieron neumonías por *Adenovirus* son por otra parte propensos a desarrollar patologías pulmonares crónicas.

Los *Adenovirus* provocan epidemias de conjuntivitis y queratitis

Pueden dejar secuelas que comprometen la función visual. Generalmente, las infecciones oftalmológicas son iatrogénicas (los virus se contagian en consultorios, clínicas, hospitales) y se difunden a la familia y al entorno por contacto directo con secreciones, por manijas de puertas contaminadas, toilettes, equipos de examen oftalmológico, aparatos para medir la presión intraocular mal descontaminados, manos mal lavadas, toallas, almohadas, sabanas, etc.

5.3.5.4.3 *Adenovirus* y tumores

En las células animales se ha observado que los *Adenovirus* integran una porción de su información genética a los núcleos de las células que los albergan y producir tumores. De esta forma, ciertos productos codificados por genomas virales, interactúan con los sistemas de regulación de la multiplicación celular. Al día de la fecha, los tumores inducidos por *Adenovirus* en modelos animales no se han confirmado en tejidos humanos, y no hay pruebas que demuestren inequívocamente la participación de los *Adenovirus* como factores desencadenantes de neoplasias humanas.

5.3.5.5 ¿Hay otras coronavirosis?

La familia *Coronavirus* incluye a una extensa familia de agentes infecciosos que provocan desde los resfríos llamados banales, hasta síndromes respiratorios agudos severos (SRAS) y MERS (síndrome respiratorio severo de oriente medio (MERS).

En 2012 se detectaron en Arabia Saudita afecciones de origen viral provocadas por una variante de la familia de *Coronavirus*. Las personas afectabas presentaban fiebre, tos y dificultades respiratorios, y en algunos casos síntomas gastrointesti-nales. Se conocían en ese momento 4 variantes de *Coronavirus* que provocaban resfríos, pero ninguna con características tan patogénicas como la última.

Esta nueva variante de *Coronavirus* ha infectado residentes y viajeros proceden-tes de países del golfo pérsico. En un principio se pensaba que este virus se había dispersado de reservorios en murciélagos, pero pudieron confirmarse que los reser-vorios se encuentran en camellos (dromedarios).

Se han registrado en pocos años más de 1000 casos de MERS en 15 países, con 700 en Arabia Saudita.

Estos nuevos *Coronavirus* escapan a las respuestas inmunitarias y atacan células de los bronquios.

5.3.6 ¿Qué enfermedades virales se transmiten por fluidos biológicos de anima-les enfermos o animales aparentemente sanos portadores?

5.3.6.1 La rabia

Es una enfermedad mortal transmitida por perros, gatos, murciélagos, zorros, zorrinos (mofetas), hurones, mapaches, marmotas y lobos. La transmisión está li-gada a la saliva que transmite el virus de la rabia (*Lyssavirus*), un agente que al microscopio electrónico presenta una forma de bala o misil.

Ciertos animales salvajes transmiten la infección sin que en ellos se observen signos evidentes de enfermedad. Los murciélagos son reservorio de virus, y pueden transmitir *Lyssavirus* a animales domésticos, salvajes y a los humanos por morde-duras, e incluso también por raspaduras de la piel. En el continente americano, Australia y Europa occidental son el principal reservorio y fuente de rabia

En los últimos años, los casos de rabia en humanos por contacto con carnívo-ros salvajes infectados son muy raros, y en el 99% de los casos, la transmisión de la enfermedad fue por mordidas de perros callejeros.

El contacto directo con material infeccioso de personas afectadas (por ejemplo saliva) con mucosas o con heridas cutáneas recientes constituye un real riesgo, y no se conocen casos de transmisión de persona a persona por mordeduras.

Los trasplantes de órganos o tejidos de personas infectadas, o la inhalación de aerosoles con el virus son también fuentes potenciales de infección y la ingesta de carne cocida de animales infectados no ha sido hasta ahora considerada como transmisora de la enfermedad.

El virus de la rabia ataca al sistema nervioso, pudiendo provocar una forma paralítica en roedores y una forma furiosa en carnívoros. El virus se desplaza por el sistema nervioso llegando al cerebro y una vez que se manifiestan los primeros síntomas de la infección la muerte es inevitable.

Después de la entrada del virus de la rabia al humano, sigue un período de incubación sin síntomas, que va de 20 a 90 días, y que en muy raras excepciones dura hasta un año. La enfermedad debuta con entre 2 y 10 días con fiebre, cansancio, náuseas, vómitos, dolor de cabeza, hormigueos y calambres en brazos y piernas sobre todo en los lugares cercanos a la mordedura. Continúa con una fase aguda que dura entre 2 y 7 días con desorientación, alucinaciones, hiperactividad, movimientos raros de la nariz y fobia al agua y a las corrientes de aire, y dolores internos en los músculos de la garganta. Inmediatamente se instala una parálisis y coma, que lleva a la muerte en un lapso inferior a 14 días.

En España, se atribuían poderes curativos contra la rabia a Santa Quiteria, virgen y mártir gallega del siglo I. Desde el siglo II fue venerada como protectora de la rabia, pues se decía que infundía serenidad y dulzura a los atacados y en muchas regiones se tomó como costumbre lanzar a los perros rabiosos pan empapado en el aceite de una lámpara que ardiese ante su imagen. La Iglesia española, que contemplaba estas prácticas como herejías había desarrollado por su parte un ritual para tratar la rabia. Consistía en llevar a la persona con sintomatología rabiosa ante un sacerdote, que vestido con sobrepelliz y estola y pertrechado con una cruz y agua bendita, la conjuraba con gran devoción, tras lo cual recogía un poco de aceite de una lámpara que ardiese ante el Santísimo Sacramento y hacía una cruz en la mordedura. Seguidamente, recitaba otro conjuro y tomaba un poco de pan y sal. Conjuraba la enfermedad nuevamente con tres cruces sobre el pan y la sal y tres cruces sobre el pan con el aceite. Finalmente recitaba un último conjuro y rociaba al enfermo con agua bendita.

Frente a una mordedura, el lavado inmediato y a fondo de la herida con agua y jabón después del contacto con un animal sospechoso es fundamental y reduce el riesgo de muerte. Deben limpiarse de inmediato de producidas las heridas durante un mínimo de 15 minutos con agua y jabón, detergente, soluciones de Yodo u otras sustancias de actividad equivalente. La profilaxis tras la exposición, tiene por objetivo que en la persona mordida, se impida la invasión del sistema nervioso central por el virus, para evitar la muerte. En caso de mordedura, se debe observar al animal durante 10 días, para determinar si aparecen signos de rabia, hecho poco frecuente en animales vacunados.

Se debe alertar a los servicios veterinarios para encontrar al animal agresor y someterlo a un período de observación (siempre que se trate de perros o gatos domésticos aparentemente sanos). Para la profilaxis de la rabia, el tratamiento ha de administrarse durante el período de observación de 10 días. Si se concluye que el animal no tiene o no tenía rabia, el tratamiento debe interrumpirse.

Cuando no se pueda atrapar al animal sospechoso o no sea posible realizar las pruebas apropiadas, se debe administrar la profilaxis total, por lo que frente a una mordedura o a un riesgo desconocido, se debe iniciar un tratamiento tan pronto como sea posible. Las inmunoglobulinas y las vacunas administradas inmediatamente después de la exposición al virus son eficaces, y es vital recalcar que, hasta la fecha, una vez declarada la rabia, la muerte es inevitable.

Los tratamientos con sueros antirrábicos que se empleaban hasta hace unos años –dolorosos y riesgosos– requerían derivados (sueros) de origen animal. Estos productos sanguíneos han podido ser suplantados por fármacos biológicos con menos efectos adversos. Por regla general, la profilaxis post mordedura o exposición al virus requiere la administración inmediata de inmunoglobulinas antirrábicas (una primera alícuota a infiltrar alrededor de la lesión y la otra en un sitio distal de la lesión). Este procedimiento debe ser imperativamente seguido de 4 administraciones en el brazo. Los bioproductos fabricados en células humanas que se administran el día 0; 3; 7; 14 y 28 post exposición, han mostrado 100% de eficacia en la profilaxis antirrábica humana.

Las vacunas antirrábicas que se utilizan como inmunización anterior a la exposición, son recomendadas para personas que tengan ocupaciones de riesgo, como el personal de laboratorio que trabaja con virus de la rabia (y otros *Lyssavirus*) y las personas que realizan actividades profesionales o personales en las que puedan tener contacto directo o indirecto con murciélagos, animales carnívoros y mamíferos de zonas afectadas por la rabia (por ejemplo, personal que trabaja en programas de lucha contra las zoonosis y guardabosques).

Se recomienda también vacunar contra la rabia a las personas que viajen a zonas remotas donde haya antecedentes de transmisión de rabia y a los viajeros que se vean obligados a permanecer durante estancias prolongadas en zonas de alto riesgo, si el acceso a los productos biológicos es limitado.

Vacunar a los niños que residan o visiten zonas de alto riesgo puede ser también indicado, ya que corren riesgos de ser mordidos jugando con animales desconocidos

Desde 1983, el continente americano ha reducido la incidencia de la rabia en más del 95% en humanos y en 98% en perros, gracias a políticas y programas eficaces de campañas de vacunación canina coordinadas a nivel regional y a la disponibilidad de productos para la profilaxis post exposición. Se espera que en Asia Sudoriental pueda eliminarse la enfermedad en el 2020.

5.3.6.2 ¿Qué son las Bornavirosis?

En la ciudad de Borna, Sajonia (Alemania) se produjo en 1885 una epidemia extraña en caballos y ovejas, que mostraban comportamiento anormal y alta mortalidad. Años más tarde, los agentes infecciosos responsables de esta epidemia, los *Bornavirus*, pudieron aislarse de bovinos, perros, gatos, aves y primates en Europa, Asia, África y América del Norte, identificándose cuatro cepas: *Borna V*, *Borna HE/80*, *Borna No/98* y *Borna H1766*.

Se conjetura que los *Bornavirus* se transmiten por la saliva o por secreciones nasales entre humanos y a los humanos por perros, gatos y caballos.

En algunos animales infectados los *Bornavirus* provocan retinitis, ceguera y encefalitis mortales. Los chicos y adultos con enfermedades de la sangre o con enfermedades autoinmunes, presentan el riesgo más alto de infectarse con *Bornavirus*.

La ansiedad, agresividad, separación del rebaño e hiperactividades observadas en animales infectados, se debe sobre todo a la respuesta inmune contra las células infectadas del sistema nervioso central (inflamación cerebral). Se ha sugerido que estos virus están asociados a desórdenes neurológicos y psiquiátricos en humanos que presentan signos de encefalomielitis. Sin embargo, hay casos en que estas infecciones cursan sin fiebre, sin cambios comportamentales ni signos típicos de encefalitis.

Algunos estudios indicaron que las infecciones por *Bornavirosis* servirían de sustrato orgánico a ciertas formas de depresión, manía, ansiedad, desórdenes cognoscitivos, y desórdenes auditivos, porque se observó que la prevalencia de anticuerpos anti *Bornavirus* en personas con trastornos psiquiátricos llega al 30%, mientras que en sujetos sin manifestaciones evidentes de psicosis, los niveles son inferiores al 1%. La amantadina y la ribavirina tendrían efectos sintomáticos benéficos para esta infección viral.

5.3.7 ¿Qué son las *Arbovirosis*?

Arbovirus es el nombre que se da a varias familias de virus transmitidos por artrópodos (**arthropod-bo**rne viruses). El término artrópodo refiere a animales sin vertebras dotados de un esqueleto externo con un cuerpo formado por segmentos repetitivos y con apéndices articulados (patas, antenas). Los artrópodos con seis patas son los insectos y con 8 patas, los arácnidos y las garrapatas.

Se han descripto más de 400 virus transmitidos por artrópodos, de los cuales cerca de 100 producen enfermedades en los humanos. Casi todas las enfermedades virales transmitidas por garrapatas o mosquitos presentan al inicio síntomas clínicos superponibles, y pueden pasar desapercibidos, resolviéndose sin complicaciones. Las enfermedades transmitidas por artrópodos se diferencian sobre todo por su gravedad.

Tras un período de incubación de 8-14 días, las encefalitis virales por *Arbovirus* –de comienzo repentino– se manifiestan con cefaleas violentas, fiebre, nausea y vómitos, delirio, parálisis muscular y coma.

En primavera y verano se observan sobre todo en Escandinavia y son relativamente leves, pero en el lejano Este de Rusia suelen ser graves (convulsivos y parálisis fláccida). En EE.UU. y Canadá se han registrado brotes familiares por ingesta de leche y de queso infestado por garrapatas. Los pequeños roedores, picados por la larva de garrapata son reservorio de estos virus.

A título indicativo, se mencionan 5 familias que provocan Arbovirosis humanas.

5.3.7.1 *Bunyaviridae* (orden con más de 300 especies)

Las garrapatas, aves y pequeños roedores sirven de vehículo a numerosas fiebres hemorrágicas provocadas por la familia de *Bunyaviridae*, entre los que se pueden citar: *Crimea-Congo virus, Thrombocytopenia-syndrome virus; Heartlandvirus* y *Bhanjavirus* (Bunyamwera es el sitio de Uganda donde se describieron inicialmente estas patologías). Las aves migrantes que diseminan garrapatas, exponen a la gente no inmunizada a riesgos suplementarios de enfermedades emergentes. Todas estas infecciones debutan de forma abrupta con fiebre, dolor de cabeza, náuseas y dolores muscular, a veces con crisis convulsivas, espasmos musculares y parálisis muscular que puede llegar a ser permanente. La mortalidad varía del 1 al 20% de los afectados

Crimea-Congo Hemorrhagic virus

Provoca hemorragias con un riesgo letal de entre el 10 y el 40%. Es endémico en África, los Balcanes, países de medio oriente y de Asia al sur del paralelo 50. *El primer brote descripto* fue en Crimea en 1944. La enfermedad provocada por este virus es endémica en varios países de África, en Kosovo, Albania, Irán, Pakistán y Sudáfrica. Numerosos casos han sido diagnosticados en la península de Kertch, en Kazakstán, Uzbekistán, Astrakán, Rosto, y en Bosnia-Herzegovina, Albania, Bulgaria, Iraq, Península arábica, Paquistán, oeste de a China, Turquía y África del Sur. En el hemisferio norte la transmisión se produce sobre todo entre los meses de marzo y septiembre, con picos en junio y julio. En Paquistán los brotes son bianuales, con picos entre marzo y mayo y entre agosto y octubre. Se la considera como enfermedad emergente en la India desde 2011. En España se han registrado casos a partir del 2016. Entre 1998 y 2013 esta enfermedad se observaba sobre todo en Turquía Rusia, Irán, Paquistán y Afganistán. En cerámicas muy antiguas se han podido hallar proteínas de *Crimea-Congo Hemorrhagic virus* que hacen suponer que esta enfermedad existe desde hace varios siglos.

Actualmente se registran alrededor de 1.000 casos de infección por *Crimea-Congo Hemorrhagic virus* en Europa del Este, los Balcanes y Turquía, y esta cifra va aumentando en los últimos años, probablemente con el incremento de la presencia de su principal vector, las garrapatas de género *Hyalomma*.

CCHFV es un patógeno emergente que causa preocupación en Europa por el alto índice de mortalidad que produce y por no existir vacunas ni tratamientos eficaces, además del riesgo de contagio de persona a persona, y del alto riesgo de transmisión al personal sanitario si no se toman medidas de bioseguridad específicas.

En poblaciones de Asia central, se han analizado los riesgos de contaminación por *Crimea-Congo Hemorrhagic virus* por otras vías que las picaduras de garrapatas y se ha sugerido que los animales virémicos durante el sacrificio y la manipulación de los cortes de carne durante ciertos rituales religiosos, representarían el riesgo mayor de emergencia de brotes de esta enfermedad, sabiendo el potencial de transmisión viral a partir de la sangre de animales contaminados. Las personas que participan en las ceremonias religiosas sin protección eficaz (guantes, máscaras, etc.) correrían un alto riesgo, sabiendo que se ha verificado el poder patogénico por aerosoles durante compañas llevadas a cabo en los 80 y en los 90 en Asia central. El reservorio del *Crimea-Congo Hemorrhagic virus* se encuentra en el ganado bovino, ovino y caprino, y las aves son vectores resistentes a la infección.

La transmisión se produce por picaduras de garrapatas infectadas, o por aplastamiento de garrapatas infectadas (ectoparásitos hematófagos) o por exposición en mataderos o carnicerías a sangre o heces de animales infectados. Se han registrado contaminaciones en veterinarios y en personal hospitalario a cargo del cuidado de personas afectadas, y por accidentes de exposición a fluidos, por deficiencias en la esterilización del material y por uso de materiales que no habían sido esterilizados.

Los animales salvajes y domésticos son blanco de las garrapatas, y aunque se infecten con *Crimea-Congo Hemorrhagic virus* no desarrollan la enfermedad (estos virus circulan de manera silenciosa en ciclos prolongados garrapatas, vertebrados, garrapatas).

Unos 3 días después de la contaminación, aparecen repentinamente síntomas, con fiebre, dolores musculares, mareo, dolor y hasta rigidez de la nuca, dolor de espalda, fotofobia y molesta en los ojos. Pueden acompañarse de dolores de estómago, vómitos, diarrea y confusión mental. Unos 2 a 4 días después, la agitación se trasforma en sueño, fatiga intensa e inflamación del hígado (que es palpable por el médico). Se manifiesta una inflamación de los ganglios, rash, sangrado en la piel o en la boca y moretones (hematomas) difusos.

Si los parámetros de laboratorio que miden las funciones hepáticas y renales se ven muy alterados son predictores de riesgos letales. Las infecciones por *Crimea-Congo Hemorrhagic virus* han mostrado niveles de mortalidad de hasta un 40%, generalmente en la 2a semana de la enfermedad (la fase clínica aguda dura unos 10 días).

La ribavirina ha sido utilizada para tratar casos agudos de CCHF con beneficio discutible. Una vacuna para los humanos se ha desarrollado, y se administra en escala muy reducida en países del este de Europa.

Las autoridades soviéticas desarrollaron en 1970 un antígeno preparado en cerebro de ratón inactivado con cloroformo y adsorbido a un adyuvante de Aluminio. Esta vacuna fue registrada en Bulgaria y es utilizada desde 1974 en áreas endémicas para el personal militar y los trabajadores del campo. Una segunda versión de la vacuna fue preparada en Bulgaria con una cepa aislada en 1981. El Ministerio de Salud de Bulgaria, ha informado una reducción en el número de casos de casos fatales por *Crimea-Congo Hemorrhagic virus* en los últimos 22 años. Sin embargo, estos datos deben matizarse, ya que no se sabe a ciencia cierta si la reducción histórica en el número de casos debe ser atribuida a la vacuna, o si hubo otros factores que redujeron a la exposición de los habitantes de la región a las garrapatas. Recién en el 2012, se pudo demostrar que las respuestas a la vacuna eran moderadas y requerían al menos 3 refuerzos para mejorar la protección. El límite de esta aproximación protectora viene dado porque las vacunas preparadas en cerebro de ratón, que inducirían la síntesis de anticuerpos, y reacciones contra las proteínas del cerebro, lo que hizo que no las autoricen las autoridades sanitarias internacionales.

Hantanvirus

Son virus de la familia de los *Bunyaviridae*, de los que se han caracterizado más de 25 especies diferentes. Se estima que 100.000 personas por año se contaminan y enferman por *Hantanvirus* en Asia.

Hantanvirus se aislaron de la zona del río Hantan en Corea, en la cual se describieron por primera vez epidemias que afectaron a más de 3000 conscriptos norteamericanos durante la Guerra de Corea (1950-1953). Sin embargo, en el decenio de 1930 ya se habían notificado casos de virus hemorrágicos en Europa y Asia, y recién en 1978 se pudieron aislar y clasificar los responsables, determinando que los roedores son el reservorio.

Los *Hantanvirus* del viejo mundo son predominantes sobre todo en China, Corea y Europa (Alemania, Bélgica, Suecia, Finlandia, Rusia, Italia, Republica Checa, Eslovenia, Croacia, Grecia, Francia y Bélgica) e incluyen las especies *Hantanvirus, Puumalavirus* (región del centro este de Finlandia), *Seoulvirus, ProspectHillvirus* y *DobravaBelgradvrius*. Todos provocan fiebre y trastornos renales severos con tasas de mortalidad entre el 1 y 15%. Varios miles de individuos se infectan por las especies *Puumalavirus, Tulavirus* y *Dobravavirus* en Europa (la mortalidad provocada por el DobraBelgradvrius llega a niveles del 12%).

Los *Hantanvirus* patógenos infectan a los humanos por inhalación de saliva, orina o contacto con excretas de pequeños ratoncitos infectados. Pueden provocar fiebres hemorrágicas, con compromiso renal y respiratorio (síndrome de distrés respiratorio de etiología inexplicada).

En Latinoamérica, se producen muchos más Hantanvirosis durante el verano que en invierno, y se los asocia a las vacaciones en zonas rurales y a los campings en zonas en hábitats de roedores salvajes. Por otra parte, los fuegos en los bosques provocan una migración de ratoncitos, escapando del fuego, y las lluvias estivales aumentan la disponibilidad de alimentos para los ratones. El *Hantanvirus* que desencadenó un brote de fiebre hemorrágica en 1993 en el sudoeste de EE.UU., se asemeja al *Andesvirus,* especie viral que produjo en la Argentina infecciones pulmonares severas en la región de El Bolsón y de Lago Puelo en 1996. Durante ese brote, se informó por primera vez el contagio de *Hantanvirus* de persona a persona, con desenlaces fatales. En 1996 en la Argentina hubo 18 casos mortales entre el 22 de septiembre y el 5 de diciembre y en el 2018 hubo no menos de 20 casos confirmados en los lugares endémicos.

En los bosques húmedos templados de la Patagonia, en México y en el Caribe, crecen plantas de colihue. Tienen aspecto similar a las cañas de bambú. Las cañas sirven de madriguera a pequeños ratones salvajes y florecen cada 60 a 70 años, produciendo grandes cantidades de semillas, que son un alimento para los roedores. Se ha podido establecer que el florecimiento de la planta que sirve de madriguera y de preciado nutriente, es un factor que incrementa la proliferación de roedores portadores de virus. Por otra parte las sequías, inundaciones, terremotos, actividad volcánica, deforestaciones, cambios en los usos del suelo y urbanización de zonas boscosas, favorecen el contacto de los humanos con productos excretados por ratones salvajes infectados desde antes de la llegada de los humanos por *Hantanvirus*.

Otras especies de *Hantanvirus* del continente americano (*Lagunanegravirus*, *Choclovirus* y *Juquitibiavirus*), causan enfermedades febriles asociadas con insuficiencia respiratoria aguda, shock, y con tasas de mortalidad que alcanzan un 80%. Estas últimas especies han sido aisladas en la Argentina, Bolivia, Brasil, Canadá, Chile, Estados Unidos, Panamá, Paraguay y Uruguay.

Los primeros síntomas de las enfermedades provocadas por *Hantanvirus* son fatiga, cefaleas, mareo, escalofríos, náuseas, vómitos, diarreas, dolores abdominales, fiebre y dolores musculares especialmente en los muslos, caderas, y espalda. Cuatro a 10 días después, se manifiesta tos intensa con dificultad para respirar, situación grave que requiere una hospitalización en unidades de cuidados intensivos. Las graves afecciones renales que provocan estos virus son producto de inhalación de partículas virales, mordeduras de roedores infectadas, arañazos o pinchazos con plantas o espinas contaminadas con orina de roedores salvajes que por regla general viven en los bosques. Se pudo estimar que la mortalidad por Hantanvirosis no tratadas llega a casi el 40%.

Limitar brotes de Hantanvirosis requiere el control de la proliferación de roedores, sellar los orificios que existan en las viviendas, disminuir las posibilidades que los roedores hagan madrigueras en las cercanías de las casas y eliminar lo que pueda atraerlos (alimentos, granos, basura). Aunque no haya tratamientos de eficacia probada, se administran antibióticos contra infecciones bacterianas del aparato respiratorio (hasta que se confirme el diagnostico viral). Un efecto antiviral contra los *Hantanvirus* ha sido probado con ribavirina, que disminuye la mortalidad cuando es administrada por vía intravenosa dentro de los primeros cinco días del comienzo de la enfermedad.

La experiencia de la Argentina al hacer frente a la enfermedad provocada por el virus de Junín, confirma el interés de las instituciones sanitarias internacionales para crear bancos de inmunoglobulinas hiper-inmunes preparadas con plasmas de convalecientes, que una vez certificados como productos biológicos seguros, puedan utilizarse para tratar a los afectados en brotes futuros. Las tecnologías con anticuerpos monoclonales humanizados, más onerosas, también facilita la producción de inmunoterapias eficaces en cantidades óptimas.

En Corea han desarrollado una vacuna preparada con *Hantanvirus* inactivados, que por su período de protección limitado, requiere refuerzos repetidos. Se están desarrollando otras estrategias con fragmentos de ADN de *Hantanvirus* que se inoculan a los roedores para reducir la transmisión viral a los humanos.

Los Hantavirus son virus transmitidos por roedores que pueden causar el síndrome cardiopul-monar por hantavirus en las Américas y la fiebre hemorrágica con síndrome renal en Eurasia.

El virus Hantan (HTNV) y el virus de Seúl (SEOV), el virus Andes (ANDV) y el virus Sin Nombre (SNV) se manifiestan principalmente en el pulmón y conducen al síndrome pulmonar o al síndrome cardiopulmonar Hantavirus con altas tasas de mortalidad.

En Europa, la infección por el virus Puumala y el virus Dobrava-Belgrado generalmente causa la llamada epidemia de nefropatía.

La característica patológica básica de los Hantavirus del mundo antiguo y del mundo nuevo es el aumento de la permeabilidad vascular, cuya patogénesis está altamente involucrada en la infección viral y las respuestas inmunes excesivas del huésped. La fuga capilar extensa produ-ce múltiples manifestaciones clínicas, como shock hipotensivo y edema pulmonar no cardiogé-nico, que puede deteriorarse y convertirse en insuficiencia multisistémica. Actualmente, no existen contramedidas terapéuticas aprobadas después de la exposición contra la infección por hantavirus, pero se han desarrollado estrategias de tratamiento diversificadas, que se dirigen al ciclo de vida viral y a los factores inmunológicos o pacientes del huésped.

Juntos, estos virus causan aproximadamente 200,000 infecciones humanas en todo el mundo en los últimos años, con una tasa de letalidad de 5–15% hasta 40%. En China, de 2006 a 2012, se notificaron un total de 77.558 casos y 866 muertes con una tasa de incidencia anual promedio de 0.83 por 100.000 y una tasa de mortalidad de 0.01 por 100.000 y una tasa de letalidad de 1.13%. Hasta ahora, se han reportado casos en 30 de las 32 provincias en China (excluyendo Hong Kong, Macao y Taiwán). Más del 90% del total de casos se agruparon en nueve provincias y se informaron principalmente en las temporadas de primavera y otoño-invierno.

Solo las vacunas inactivadas con virus completos contra HTNV o SEOV tienen licencia para su uso en la República de Corea y China, pero las eficacias protectoras de estas vacunas son inciertas.

Tratamiento

El inicio de una observación cuidadosa y un tratamiento de apoyo rápido pero juicioso son cruciales para mejorar la condición de supervivencia del paciente. Se ha demostrado que la admisión a la Unidad de Cuidados Intensivos y el tratamiento de apoyo podrían reducir en gran medida la tasa de mortalidad, con hidratación intravenosa y terapia con electrolitos para mantener la presión sanguínea fisiológica. Las transfusiones de plaquetas se pueden aplicar para reducir la mortalidad en pacientes con trombocitopenia grave. La hemodiálisis intermiten-te es la primera opción para rectificar la disfunción renal en pacientes con daño renal agudo, especialmente cuando los pacientes presentan edema pulmonar o cerebropatía por lesión multi-orgánica. La monitorización cardíaca continua y el soporte respiratorio pueden requerir venti-lación mecánica, oxigenación por membrana extracorpórea y hemofiltración.

Heartland virus
Fueron aislados en Missouri, Estados Unidos en el hospital regional de Heartland en el 2009, de personal agrícola con fiebre, fatiga, diarrea y disminución de plaquetas y leucocitos circulantes. La enfermedad se diagnosticó en 2 agricultores que vivían separados por casi 100 km de distancia que presentaban fiebre, fatiga, diarrea, baja significativa del número de plaquetas y de linfocitos. El virus puede ser transmitido por garrapatas y los síntomas que provoca son similares a la Ehrlichiosis.

En 13 estados de los EE.UU., los estudios efectuados en el 2015, determinaron la presencia de anticuerpos específicos contra el *Heartland Virus* en muestras sanguíneas obtenidas de ciervos salvajes, coyotes, mapaches y otros roedores. Por otra parte, una variante similar que provoca el mismo tipo de enfermedad, había ya sido aislada en el 2011 en China. En el 2018 se confirmaron más de 40 casos.

La mayoría de los afectados por el *Heartland virus* se recuperan, y las tasas de mortalidad son bajas.

Oropouchevirus
Se aislaron en 1955 en zonas del rio Oropouche, en Trinidad y en Brasil, de sangre de perezosos de la selva tropical cuando se estaba construyendo la ruta de Belem a Brasilia. Este virus es responsable de epidemias frecuentes de rápida difusión, y es después del Dengue, el segundo agente causal de fiebres de origen Arboviral.

En Belem se registraron en pocas semanas más de 11.000 casos. Entre 1978 y 1980 se registraron más de 100.000 casos, y se estima que en Brasil se siguen produciendo unos 500.000 casos por año. Esta enfermedad también afecta pobladores de varias regiones selváticas y urbanas del Caribe y de Panamá. En los últimos 60 años se han registrado más de 30 brotes epidémicos declarados en Brasil, Panamá, Perú, Trinidad y Tobago.

La infección por *Oropouchevirus* provoca fiebre brutal y síntomas similares al Dengue (dolor de cabeza, anorexia, dolores musculare y articulares, fotofobia, y en algunos casos meningitis). Algunos infectados presentan un rash similar a la rubeola, y por lo general esta enfermedad es autolimitada. Los síntomas ceden, pero en un 60% de casos, se observan recaídas con síntomas menos severos. No se han descripto casos mortales en personas infectadas por *Oropouchevirus*.

La Fiebre del Valle del Rift
Es una zoonosis provocada por *Rift Valley fever virus* o RVF.

El Valle del Rift es la fractura geológica que se extiende a lo largo de 4830 kilómetros en el este africano.

Valle del Rift virus es endémico en Kenia, Tanzania, Somalia, África del Sur, Madagascar, Egipto, Sudan, Mauritania, Senegal, Arabia Saudita y Yemen. Las hembras de los mosquitos y moscas de agua dulce que se alimentan de sangre, son vectores del virus, y lo transmiten por vía trans ovárica a la progenie.

Valle del Rift virus provoca abortos en vacas, ovejas y cabras, y la infección puede ser mortal. Provoca un síndrome febril agudo, y es raro que se complique con trastornos neurológicos y trombosis.

Los análisis epidemiológicos concluyen que la mayoría de las infecciones humanas por *Valle del Rift virus* recientes se produjeron por picaduras de insectos o por inoculación directa a través de heridas en la piel de personas que trabajaban en contacto con sangre o con órganos de animales infectados (ayuda al parto de bovinos, exámenes veterinarios o en mataderos), habiéndose registrado muy pocos casos de transmisión por leche cruda. En Europa y los EE.UU. se han registrado brotes probablemente por importación de animales infectados desde zonas endémicas o portadores de mosquitos. No se conocen casos de transmisión entre personas. No hay aún vacunas disponibles y la suramina parece tener una actividad limitada para bloquear la replicación del *Valle del Rift virus*.

La Fiebre Pappataci

Del italiano, pappataci, pequeño mosquito o jején, es una enfermedad causada por los *Phlebovirus* que se transmiten por pequeños mosquitos flebótomos ("sandflies"). Se distribuye en regiones subtropicales desde el sur de Europa hasta la India.

La enfermedad es estacional y aparece pocos días después de la picadura. Se caracteriza por fiebre, cansancio, distrés abdominal y temblores, y cura espontáneamente. El mosquito se infecta con sangre de un humano, desde 48 horas antes de la aparición de la fiebre y hasta 24 horas después, y queda infectado de por vida, pudiendo transmitir los virus a su progenie.

Existen siete tipos inmunológicos afines de *Phlebovirus* (Nápoles, Siciliano, Candiru, Chagres, Alenquer, Toscana y Punta Toro), con predominio geográfico. Las poblaciones nativas suelen tener alta inmunidad, quizá por infecciones adquiridas en la infancia, por lo cual las infecciones más graves ocurren en viajeros ocasionales o recién llegados a la zona.

En España se han aislado recientemente de casos de encefalitis, la cepa Toscana, que se creía circunscrita al centro de Italia.

Los brotes se reportaron en regiones tropicales y subtropicales con largos períodos de tiempo seco y caluroso en Europa, Asia y África, en selvas lluviosas de América. El reservorio es el humano y diversos vertebrados, especialmente ratones que viven en túneles en zonas desérticas que excavan para protegerse de las temperaturas extremas).

Mayarovirus

provoca fiebre, dolor de cabeza, dolores musculares y articulares y rash. Se produce por picadura de mosquitos. Es endémico en zonas selváticas de Bolivia, Brasil, Guyana y Trinidad-Tobago. Se describieron recientemente casos en Haití. La enfermedad se diseminó por picaduras de insectos después del terremoto del

2010, que degradó las escasas estructuras sanitarias que existían en la isla. La fiebre por Mayarovirus es una enfermedad benigna, que se manifiesta como un síndrome seudo gripal de unos 3 días y que se asocia a erupciones cutáneas.

Caraparuvirus
Provocan en zonas tropicales de América síndromes febriles, dolores articulares y musculares, cefalea, fotofobia durante 4 a 5 días. Es transmitido por mosquitos y se piensa que el reservorio también se encuentra en roedores.

Guamavirus
Se aísla de humanos febriles y de monos centinelas de Brasil. Se transmite por roedores que viven en selvas tropicales. Se han descripto casos en Brasil, Guyana francesa, Panamá, Surinam y Trinidad. En el humano, provocan fiebre, migraña y leucopenia. Se han descripto casos en personas que ingresaron a selvas tropicales.

Guaroavirus
Aislados de sujetos febriles en la zona amazónica de Colombia y de Brasil, y de mosquitos de varias regiones de América Latina. Provoca migraña, dolores musculares y articulares, postración y leucopenia.

Tacaiama virus
Se aisló de la zona selvática de Brasil de personas que presentaban fiebre con dolores musculares y articulares durante 3 a 5 días.

Sinnombrevirus
En 1993 se produjo una enfermedad desconocida hasta ese momento en 32 de los 55 jóvenes que formaban parte de la comunidad indígena de Navajos en los Estados Unidos. Trastornos respiratorios y la mortalidad tan elevada, hicieron que se reporte una entidad grave respiratoria y desconocida hasta ese momento. Ese mismo año, se produjo otra epidemia de fiebres hemorrágicas con compromiso respiratoria, aislándose en el Cañón Muerto en los EE.UU. un *Hantavirus* llamado "*Sinnombrevirus*", que también pertenece a la familia de los *Bunyaviridae*.

5.3.7.2 Los *Flavivirus* (flavi: amarillo, por la Fiebre Amarilla)
Son *Arbovirus* son transmitidos por

- mosquitos o garrapatas: Fiebre Amarilla, Dengue, Encefalitis Japonesa,
- por un artrópodo desconocido: *Entebbevirus, Modocvirus, RíoBravo*virus, *Islas-Carey*virus, virus de murciélagos de Dakar, virus de la leucoencefalitis, etc.

Fiebre amarilla
Es provocada por un miembro de la familia de los *Togavirus* que se transmiten por una especie particular de mosquito. Puede cursar con síntomas leves o con fiebre prolongada, dolores musculares intensos especialmente en la espalda y las

rodillas, náuseas, vómitos, pérdida del apetito, enrojecimiento de ojos, la cara o de la lengua. La Fiebre Amarilla muestra picos en los meses del verano, una baja en la morbilidad en la estación más fresca y nuevos brotes en el verano siguiente.

Se han descripto brotes de Fiebre Amarilla antes del descubrimiento de América, en sitios con condiciones climáticas apropiadas para el desarrollo de mosquitos transmisores de este *Flavivirus*.

La primera epidemia de Fiebre Amarilla sufrida por los europeos no tuvo lugar en Europa sino en América, en lo que es hoy Santo Domingo en el 1494, propagándose la enfermedad hasta la población indígena y continuando su acción hasta el 1496. Según las crónicas de Herrera de 1599, 8 años después de la conquista de México una epidemia Fiebre Amarilla fue registrada entre 1494 y 1496 por los europeos en la Española (hoy Santo Domingo). Los recién llegados a América que sobrevivían a la primera crisis de Fiebre Amarilla no volvían a contraerla.

En la ciudad de Buenos Aires, la Fiebre Amarilla provocó gravísimas epidemias fatales en 1852, 1858, 1870 y 1871. La última provocó la muerte de aproximadamente al 8% de los habitantes de la Capital Federal, con más de 14.000 fallecimientos registrados. A partir de esa epidemia, las autoridades capitalinas tomaron medidas para ofrecer agua potable y construir desagües pluviales y cloacales por separado, en redes subterráneas.

El primer caso de asociación mosquitos (*Aedes*) y virus se demostró en la terrible epidemia de Fiebre Amarilla (vómito negro) que asoló Cuba. En la guerra de 1898, en el mar Caribe y en Cuba, este *Flavivirus* provocó en los estadounidenses como en los mambises cubanos y en los españoles, más muertes en sus respectivas filas que la propia guerra. El resultado de estas pérdidas humanas fue el que muy probablemente originó la pérdida de las últimas posesiones de la corona española en el mar Caribe.

Desde 1881 el médico cubano Carlos Finlay había sugerido la transmisión de esta enfermedad era por mosquitos, pero su sugerencia no fue aceptada por sus coetáneos, quienes aseguraban que el contagio por contacto directo con excretas de enfermos, vestidos y camas contaminadas, etc. En Cuba, la Fiebre Amarilla había causado más muertes entre los soldados norteamericanos que las balas de los españoles, habiendo muerto un tercio de los oficiales norteamericanos. En 1900 llegaron a Cuba los médicos Walter Red y James Carroll que no pudieron detectar ningún microbio responsable de la muerte de tantas personas.

Finlay insistió que los casos no estaban en relación de contigüidad, sino que la enfermedad mortal saltaba de una casa a otra y que, en una misma casa, durante una o dos semanas no ocurrían nuevos casos, que volvían a aparecer dos o tres semanas después. Esta particularidad la atribuía a que el patógeno necesitaba tiempo para desarrollarse en un insecto. Los expertos norteamericanos recurrieron a la experimentación con voluntarios humanos a los que se los expuso para que fueran picados por mosquitos que, previamente se habían alimentado de sangre de enfermos, y los voluntarios enfermaron. Por otra parte, se hizo permanecer a voluntarios en habitaciones donde estaban enfermos graves, durmiendo en camas sucias donde habían fallecido enfermos de fiebre amarilla, pero sin mosquitos, y no hubo contagio.

Para confirmar las observaciones de Finlay, obtuvieron sangre de enfermos en fase aguda de fiebre amarilla, la filtraron para que no pasen bacterias, y la inocularon a voluntarios, que enfermaron, demostrando de modo inaceptable para los principios éticos, que el agente causal era un virus.

El mosquito que transmite la Fiebre Amarilla (*Aedes aegypti*) es el mismo que transmite el Dengue y la malaria. Se piensa que estos mosquitos llegaron al continente americano durante el siglo XVII, en los contingentes de humanos arrancados de sus países en África para servir como esclavos en el nuevo mundo

Un número importante de personas infectadas por el virus de la Fiebre Amarilla presenta síntomas leves, y el pronóstico es excelente. Un 15% puede desarrollar complicaciones con períodos de recuperación que duran varios meses. Este virus provoca la muerte entre 30 y 50% de las personas que presentan sintomatología severa (alteraciones de la función renal y hepática). Puede provocar cuadros clínicos con consecuencias mortales que debutan con ictericia (al igual que en las hepatitis, la piel y las partes blancas de los ojos se ponen amarillas por acumulación de una sustancia química amarillenta, la bilirrubina, que es el producto de la descomposición de la hemoglobina de los glóbulos rojos). Si el hígado lesionado no cumple con la función detoxificadora, la bilirrubina se acumula en la sangre y la piel puede aparecer amarillenta. La ictericia de la Fiebre Amarilla se acompaña de dolor abdominal y vómitos a veces con sangre, disminución del volumen emitido de orina, sangrado de la nariz, boca y ojos.

Para la Fiebre Amarilla existe una vacuna preparada con virus atenuados que es eficaz. Las vacunas se administran en una dosis única, y los fabricantes recomiendan que se inyecten por vía subcutánea o intramuscular. La protección conferida dura por lo menos 20-35 años (probablemente toda la vida).

En general es bien tolerada, con sólo entre el 2 y el 5% de reacciones adversas leves.

Pueden vacunarse las personas infectadas por el Virus de la Inmunodeficiencia Humana asintomáticas y presenten cifras de linfocitos T auxiliares CD4 ≥200/ mm^3. También pueden vacunarse todos los niños cuyo estado clínico sea bueno, y no es imprescindible realizarles pruebas de detección del Se han descripto brotes de fiebre amarilla antes del descubrimiento de América, en sitios con condiciones climáticas apropiadas para el desarrollo de mosquitos transmisores de este *Flavivirus*.

La vacuna antiamarílica se administra a personas entre los 9 meses y los 60 años que viajen o permanezcan en áreas donde se transmite el virus, 10 días como mínimo antes de llegar a destino.

Las autoridades sanitarias deben tener presente que en los lugares en los que las campañas de vacunación han cesado, y la cobertura no se ha mantenido, la enfermedad ha recurrido y producido brotes importantes.

Las autoridades argentinas informaron en el 2008 que se aplicaron 1.415.895 dosis de vacuna antiamarílica a nivel nacional, de las cuales 400.000 dosis se administraron en la provincia de Misiones, habiéndose destacado que los departamentos de mayor riesgo habían alcanzado coberturas vacunales cercanas del 100%. Desde ese momento no se han registrado las dosis administradas, sabiendo que, desde julio del 2014, Brasil declaró la reemergencia del virus de la fiebre amarilla. Entre enero de 2016 y principios del 2018, ya 7 países latinoamericanos notificaron casos confirmados de fiebre amarilla: Bolivia, Brasil, Colombia, Ecuador, Guyana Francesa, Perú y Surinam (el mayor número de casos humanos registrado en varias décadas).

En Brasil, entre el 1 de julio de 2017 y el 13 de marzo de 2018 se confirmaron casi 1000 casos, con 300 personas fallecidas, cifra superior al mismo período del año anterior (610 casos confirmados con 196 fallecidos). Se observa un aumento de casos notificados en la semana 7 probablemente relacionada al feriado del carnaval que propició un amplio desplazamiento de gente.

Denguevirus

Provocan un cuadro febril denominado dengue clásico. Estos virus infectan anualmente a más de 390 millones de personas y más de 3.000 millones de humanos corren el riesgo de contraer le infección. A nivel mundial, el dengue es la enfermedad más común por *Arbovirus*, con 40% de la población mundial viviendo en zonas de transmisión. De las 390 millones de infecciones estimadas y 100 millones de casos anuales, una proporción progresa a formas graves. Aproximadamente uno de cada 2000 casos de dengue son mortales. La tasa de letalidad de los afectados por Dengue grave se reduce de casi el 10% a menos del 0.1% si se actúa rápidamente con atención apropiada.

Los primeros brotes de la enfermedad por dengue en la región de las Américas datan de 1635.

La deforestación y urbanización deficiente –casi siempre acompañada de falta de agua potable y cloacas– obliga a los habitantes a almacenar agua en recipientes mal cubiertos o en estanques expuestos a la intemperie, que favorecen la reproducción de los insectos. Por otra parte, los desechos, las malas condiciones de vivienda, la migración por conseguir trabajo, los viajes turísticos y la mayor velocidad con la que se transporta actualmente a la población, hacen que millones de personas y mercancías crucen fronteras, facilitando el transporte de mosquitos y del virus desde las áreas endémicas hasta las áreas libres de enfermedad.

Los mosquitos tigre generalmente se crían en pequeñas masas de aguas estancadas y cualquier pequeña grieta u oquedad servirá para que los mosquitos se introduzcan y depositen sus huevos.

Las larvas se encuentran en agua estancada durante al menos una semana en regiones que van del Ecuador hasta casi el círculo polar. Las larvas proliferan en pantanos, en canales, charcos, acequias, bordes de ríos, agujeros de árboles, axilas foliares, interior de plantas, bidones, cisternas y todo tipo de recipientes al aire libre. No es necesario que haya una gran cantidad de agua, y en la mayoría de casos, una altura de 1 cm de agua puede ser suficiente para que las larvas se desarrollen.

Las hembras de los mosquitos requieren del aporte de las proteínas en la sangre para desovar. Cada hembra deposita entre 60 y 80 huevos cada 5 o 6 días.

Los *Denguevirus* se transmiten por la picadura de las hembras de *Aedes aegypti*, *Aedes albopictus* o mosquito tigre (mosquito con patas blancas y negras). Las hembras de estos insectos (que transmiten Dengue y fiebre amarilla) son hematófagas (se alimentan de la sangre de otros animales), y tras perforar la piel inyectan un anticoagulante que puede causar una inflamación local. Los mosquitos portadores del virus son infectantes de 8 a 12 días después de haberse alimentado con sangre de una persona infectada por *Denguevirus* y permanecerán infectantes por el resto de sus vidas.

Los enfermos son un reservorio de la enfermedad si son picados hasta poco antes de terminar el período febril. No se conocen casos de dengue transmitido directamente de una persona a otra.

Las picaduras tienen picos de incidencia pocas horas después de la puesta de sol y varias horas antes del amanecer. Sabiendo que la capacidad de vuelo de estos artrópodos no supera los 100 metros, el mosquito que pica es generalmente el mismo que nació y se crió en el entorno de la persona picada y de la previamente infectada.

Los casos de infecciones causadas por *Denguevirus* en América Latina serían mayores que los reportados oficialmente por los servicios de vigilancia epidemiológica. En varios países latinoamericanos se multiplicaron los fallecimientos por dengue en los últimos años, sobre todo los que presentaban enfermedad respiratoria, cardíaca, diabetes, obesidad o inmunocompromiso. Entre 2011 y 2014 se registraron más de 3.5 millones de casos sospechosos de dengue en cinco países (Brasil, Colombia, Honduras, México y Puerto Rico) confirmándose 2.000.000 de casos y 59.000 de dengue hemorrágico. En 2015 la Organización Panamericana de la Salud registró cerca de 500.000 casos de dengue confirmado, con más de 1.200 muertes. En Brasil fallecieron al menos 863 personas por causa del dengue, 72 en Colombia, 50 en Perú, 15 en Nicaragua, 8 en Ecuador y 5 en Paraguay.

El dengue benigno llamado también fiebre quebrantahuesos, se caracteriza por un cuadro febril de duración limitada (2 a 7 días) con malestar general, dolor de cabeza, dolor del globo ocular, dolor muscular y dolores articulares acompañado a veces de erupciones. La enfermedad comienza con fiebre, y en los niños con síntomas leves en las vías respiratorias, enrojecimiento facial y leves trastornos gastrointestinales. El *Denguevirus* puede provocar micro hemorragias de escasa intensidad por la extravasación de glóbulos rojos al dañar vasos capilares. Más de la mitad de las personas que se infectan con el virus del dengue son asintomáticos, el 10% presenta fiebre y el 5% manifestaciones hemorrágicas por aumento de permeabilidad de los vasos sanguíneos y por alteración de los mecanismos de coagulación de la sangre.

Los mini derrames forman manchitas rojas del tamaño de una cabeza de alfiler (petequias), y se acompañan frecuentemente con sangrados de nariz (epistaxis) y de encías.

Se han descripto 4 serotipos (variantes) del virus del Dengue, y el riesgo de dengue hemorrágico es mayor en para el DEN-2, seguido por DEN-3, DEN-4 y DEN-1. Los individuos infectados con un serotipo mantienen una memoria inmunológica prolongada que provee de protección de por vida contra el serotipo infectante, mientras la protección cruzada contra de los otros serotipos duran en promedio, de 3 meses hasta 3 años. Pasado este período, las personas previamente infectadas son susceptibles a la infección con los otros 3 serotipos.

Después del corto período de protección cruzada, se incrementa el riesgo de enfermedad grave, resultado de una infección secundaria heteróloga. Los complejos antígeno-anticuerpo que se forman en la sangre circulante durante una infección secundaria facilitan la infección de nuevas células que se vuelven blanco de los mecanismos inmunitarios y, que al ser atacadas, liberan sustancias que aumentan la permeabilidad de los capilares sanguíneos, provocando fiebre hemorrágica. Por lo tanto, la forma hemorrágica del dengue se manifiesta generalmente en personas que han tenido un contacto previo con *Denguevirus*, y la gravedad depende de la susceptibilidad individual y del origen geográfico de la cepa.

El Dengue en su forma hemorrágica puede llevar a un síndrome de choque con pulso débil y acelerado, disminución de la presión arterial, piel fría y húmeda e inquietud generalizada. El estado general se deteriora con signos de sudoración intensa y dolor abdominal. En las personas que padecen la forma hemorrágica y no reciben tratamiento, la tasa de mortalidad alcanza del 40 al 50%. La atención hospitalaria correcta con tratamiento oportuno, llevan a que esta tasa de mortalidad se reduzca a menos de un 5% (el tratamiento del Dengue es sintomático y las mejoras se observan al cabo de aproximadamente 7 días). Para las personas infectadas, se proscribe la aspirina, ya que aumenta el riesgo hemorrágico. Hay datos experimentales que mostraron que la proclorperazina, un tranquilizante mayor que antagoniza los receptores de la dopamina (agente antipsicótico de la familia de la fenotiazina) utilizado para el tratamiento de vómitos y vértigo puede bloquear *in vitro* la entrada de los *Denguevirus* a las células.

Se ha desarrollado una vacuna que contiene una cepa viral atenuada y 3 virus obtenidos por recombinación genética con proteínas del envoltorio viral. Los datos experimentales muestran que los animales vacunados han resistido a las infecciones experimentales por diferentes cepas de *Denguevirus*.

La vacuna CYD-TDV (3 dosis separadas cada una por 6 meses), contra *Denguevirus* –que tiene una eficacia del 64.7% para prevenir dengue, 80.3% para prevenir hospitalización por dengue y 95.5% para prevenir casos de dengue grave– ha sido aprobada en varios países para su comercialización.

La prevención de esta enfermedad pasa por el control de los mosquitos, el acceso a servicios de salud equipados para manejar las complicaciones de la infección, la protección física de las personas no infectadas y el aislamiento de las personas afectadas para frenar la transmisión del virus de las personas enfermas a los afectados a los mosquitos, y de los mosquitos al entorno no infectado.

Esto, aunado a la rápida propagación de *Chikungunyavirus* y *Zikavirus*, hace necesaria la actualización de los agentes de salud respecto a la prevención, control y gestión de las infecciones causadas por *Arbovirus*.

Vacunas contra el dengue

El desarrollo de las vacunas contra el dengue comenzó en la década de 1920, pero se vio obstaculizado por la necesidad de crear inmunidad contra los cuatro serotipos del dengue. A partir de 2016, una vacuna contra el dengue había sido aprobada para uso médico en 11 países, y en 2019 fue aprobada en los Estados Unidos, en tres inyecciones separadas, con la dosis inicial seguida de dos inyecciones adicionales administradas a los seis y doce meses más tarde. Una versión está disponible comercialmente conocida como Dengvaxia, una vacuna debilitada pero viva contra cuatro tipos de virus del dengue solo se recomienda en aquellos que han tenido fiebre del dengue o poblaciones en las que la mayoría de las personas han sido infectadas previamente. El valor de la vacuna está limitado por el hecho de que puede aumentar el riesgo de dengue grave en aquellos que no han sido infectados previamente. Se administra en tres inyecciones durante un año. Se determinó que la vacuna era aproximadamente 76 por ciento efectiva en la prevención de la enfermedad sintomática confirmada por laboratorio en personas de 9 a 16 años de edad que previamente tenían enfermedad confirmada por laboratorio. Dengvaxia no fue aprobado en los EE.UU. Para su uso en personas no infectadas previamente por ningún serotipo del virus del dengue o para quienes se desconoce esta información. En 2017, el fabricante recomendó que la vacuna solo se use en personas que previamente han tenido una infección por dengue, ya que los resultados pueden empeorar en aquellos que no han sido infectados previamente.

En el estudio latinoamericano, la eficacia de la vacuna fue del 65.6% para prevenir la hospitalización en niños mayores de nueve años, pero considerablemente mayor (81.9%) para los niños que eran seropositivos (lo que indica una infección previa por dengue) al inicio del estudio. La serie de vacunación consta de tres inyecciones a los 0, 6 y 12 meses.

DENVax o TAK-003 es una vacuna quimérica recombinante con componentes DENV1, DENV3 y DENV4 desarrollados en la Universidad de Bangkok y Takeda Japón. Esta vacuna produjo respuestas de anticuerpos sostenidas contra las cuatro cepas de virus, independientemente de la exposición previa al dengue y el programa de dosificación. Esta vacuna fue eficaz contra el dengue sintomático, sin falta de eficacia en personas seronegativas o potencialmente les causó daño. Sin embargo, parece mostrar solo una eficacia moderada en otros serotipos de dengue que no sean DENV2.

TetraVax-DV es una mezcla tetravalente de vacunas monovalentes que se probaron por separado para determinar su seguridad e inmunogenicidad.

TDENV PIV (vacuna inactivada purificada por el virus del dengue tetravalente), se está evaluando una formulación sinérgica con un refuerzo principal con un tipo de vacuna seguido de un refuerzo con otro tipo. Además V180, también se está estudiando una subunidad recombi-nante expresada en células de Drosophila.

Encefalitis Japonesa

Es una virosis transmitida por mosquitos a los caballos y a los humanos. Los principales reservorios de este virus son los lechones infectados que transmiten estos virus a un gran número de insectos que se alimentan de su sangre. Las vacas también son infectadas por el Virus de le Encefalitis Japonesa, pero no se conocen casos que desarrollen la enfermedad. Se ha establecido que el mosquito pica y transmite el virus a finales de primavera a caballos y cerdos y a finales de verano a los humanos. En Japón las garzas son el vínculo epidemiológico entre las zonas rurales y las urbanas. Durante los meses invernales, el virus se mantiene en la sangre de murciélagos y mosquitos, pudiendo ser transmitido de forma trans ovárica a los insectos hijos.

Existen vacunas eficaces con virus atenuados para caballos y cerdos. Para la prevención de la enfermedad se ha probado que la inmunización de los porcinos es el método más eficaz para reducir la incidencia de esta infección en la población.

West Nile virus

Aislados en 1937, son transmitidos por varias especies de mosquitos. Los casos de muertes de aves y caballos, preceden a los casos humanos y son un buen indicador predictivo. Esta particularidad compromete a las administraciones estatales para estructurar y mantener sistemas de vigilancia epidemiológicos de salud animal y humana. En el hemisferio norte, el riesgo de ser picado por un mosquito infectado es mayor entre julio y principios de septiembre aunque en algunas regiones las picaduras de mosquitos pueden producirse durante todo el año. Este virus puede también transmitirse por la leche materna, transfusiones y trasplantes aunque no se transmite de persona a persona.

Los síntomas provocados por la infección por el Virus del Nilo Occidental dependen de las particularidades de cada persona infectada, y por ejemplo en niños con sistemas inmunes eficaces, se suele presentar una enfermedad con signos similares a la gripe. Algunos ni sentirán los efectos de la infección. Las personas de más de 50 años con un compromiso inmune suelen presentar fiebre alta y prolongada, dolor de cabeza, rigidez en el cuello y la espalda, dolores musculares, cansancio intenso, dolores en las articulaciones, ganglios inflamados y erupción de la piel. En los casos severos (los menos frecuentes) el Virus del Nilo Occidental provoca encefalitis. Se han desarrollado vacunas para caballos, pero no están disponibles preparaciones protectoras para humanos.

El informe del Centro Europeo para la Prevención y Control de Enfermedades para 2016 indicó 238 infecciones por el virus del Nilo Occidental, de las cuales el 94% fueron locales (la mayoría de los casos en Rumania e Italia), 27 muertes (27) relacionadas con infecciones del virus del Nilo Occidental adquiridas localmente fueron reportadas por Rumania, Hungría e Italia.

Tick-borne Encephalitis Virus

Circula en la mayoría de los países europeos, en Rusia y en China. La vacuna contra el *Tick-borne Encephalitis Virus* es eficaz.

Powassan virus

Transmitido por garrapatas (a veces por mosquitos), se aisló en el pueblo de Powassan, Ontario, Candada en 1958. Los *Flavivirus* del ártico, transmitidos por insectos presentan secuencias genéticas similares a ciertos virus de Alaska, Siberia y México, siendo los roedores uno de los reservorios conocidos. Este Flavivirus produce encefalomielitis de Powassan que puede ser mortal. Desde el 2010 se considera como una enfermedad emergente en América del Norte.

Habiéndose demostrado la similitud de *Flavivirus* endémicos a ambos lados del estrecho de Bering y habiendo aislado virus con características moleculares similares en personas con encefalitis en zonas recónditas de Europa y pobladores nativos de América, algunos investigadores consideran que estos agentes patógenos estaban presentes ya en el pleistoceno –período que abarca las últimas glaciaciones alrededor de 9.500 años aec– (paleolítico desde el enfoque arqueológico). Otras hipótesis sugieren que estos *Flavivirus* fueron introducidos por animales que atravesaron la calota glaciar, o por animales importados infestados con garrapatas. La ribavirina, no ha demostrado claras pruebas eficacia.

San Louisvirus

Provoca encefalitis, y es uno de los causantes de la enfermedad viral más común transmitida por mosquitos en los Estados Unidos, Canadá, México, y Centro y Sur América. Su ciclo natural se mantiene en mosquitos-aves-mosquitos y el tiempo de incubación va de 4 a 21 días.

Menos del 1% de los infectados desarrollan fiebre, dolores de cabeza, náuseas y raras complicaciones neurológicas. El mosquito vector de la encefalitis de St. Louis se cría en áreas que acumulan agua (neumáticos desechados, piscinas contaminadas, aguas a la orilla del camino, y recipientes como los bebederos para pájaros y macetas).

Zikavirus

Fueron identificados en 1947 en la selva Zika de Uganda, en un mono. En 1961 ya se habían aislado 12 variantes de *Zikavirus*. Este virus se dispersó por mosquitos durante las 6 décadas posteriores por África y Asia. En 1981 solo se habían informado 14 casos de enfermedad provocada por este virus, sabiendo que este virus puede también transmitirse por contacto genital de hombres a mujeres.

Zikavirus son endémicos de África y Asia y se ha documentado una seroprevalencia de más del 30% en algunos países africanos. Desde 1960 se reportan casos raros y esporádicos, pero los *Zikavirus* se han globalizado, y en los Estados Federales de Polinesia en el 2007 se había estimado que 73 % de la población de la isla Yap había sido infectada.

La incubación oscila entre 3 y 12 días, y tras este período, aparecen los síntomas, aunque la infección pueda presentarse de forma asintomática. Los signos de la enfermedad son moderados, fiebre de menos de 39 °C, dolor de cabeza, debilidad, dolor muscular y en las articulaciones, inflamación que suele concentrarse en manos y pies, conjuntivitis no purulenta, edema en los miembros inferiores y erupción en la piel, que tiende a comenzar en el rostro y luego se extiende por todo el cuerpo. Con menos frecuencia se presentan vómitos, diarrea, dolor abdominal y falta de apetito.

A finales de octubre de 2013, se inició un brote en la Polinesia Francesa, en el que se identificaron 10.000 casos de los cuales aproximadamente 70 fueron graves, con complicaciones de meningoencefalitis, y disminución de leucocitos en la sangre. El brote en Micronesia presentó las mismas características clínicas que los otros *Arbovirus,* sin embargo, la observación de síndrome de Guillan-Barré en los casos de Polinesia, indicó un incremento en la severidad clínica y su afectación al sistema nervioso.

En los ratones los *Zikavirus* son altamente neurotrópicos y puede aislarse de cerebros infectados de ratones jóvenes.

En el 2013 se habían observado anormalidades congénitas y algunos casos de microcefalia en bebes nacidos de madres que se habían infectado durante el embarazo.

En 2015 la infección por *Zikavirus* se detectó en Brasil, con cifras alarmantes por el número de casos de microcefalia, en niños nacidos de madres infectadas durante el embarazo. Según datos reportados por Brasil, la infección por *Zikavirus* provocó cerca de 4000 nacimientos de bebés con microcefalia en pocos meses.

Las infecciones por *Zikavirus* —como otras enfermedades infecciosas, vacunas o cirugías— pueden complicarse con el síndrome de Guillan-Barré, en el que el sistema inmunitario ataca los nervios periféricos provocando debilidad muscular o parálisis. El primer síntoma suele ser una sensación de hormigueo en las piernas que llega a extenderse a la parte superior del cuerpo. En casos severos, el individuo afectado queda casi paralizado por la debilidad muscular. Generalmente, los síntomas empeoran en un período de semanas y luego se estabilizan. La mayoría de los casos, incluso los graves, se recuperan.

La dispersión global de la infección por *Zikavirus*, sigue los mismos patrones de extensión que *West Nile, Ebola, Dengue,* y *Chikungunya*virus.

La cepa responsable del brote en Brasil, en América central y en América del sur, es idéntica a la que provocó los casos en la Polinesia francesa probablemente por los desplazamientos de poblaciones, que facilitaron la distribución masiva de mosquitos. Al día de la fecha, millones de personas se han infectado con este virus en todo el mundo. Sin embargo, en una región específica del Brasil, miles de casos de microcefalia fueron atribuidos directamente a la infección por *Zikavirus*. In embargo, resulta curioso, que el *Zikavirus* haya podido ser detectado en menos del 10% de los recién nacidos afectados, sobre todo en una de las regiones más pobres del Nordeste de ese país.

Es oportuno señalar frente a esta situación, que ni los análisis iniciales ni los comunicados difundidos por expertos de instituciones nacionales e internacionales, no consideraron que además del *Zikavirus*, se otros factores pueden generar trastornos neurológicos o malformaciones congénitas. Para esta situación, no hubo datos concretos sobre estas infecciones en años anteriores en Brasil. Sin embargo, es pertinente recordar que en islas de los territorios de ultramar de Francia, llegó a haber un 75% de la población infectada (con anticuerpos anti *Zikavirus*), y no hubo informes claros probando que la prevalencia de microcefalia se vió aumentada de forma dramática.

Por otra parte, en los Estados Unidos se informan más de 25.000 casos de microcefalia por año (de cada 10.000 chicos nacidos vivos, entre 2 y 10 muestran signos de microcefalia). Por otra parte son conocidas numerosas situaciones que pueden conducir a este tipo de malformación, que van desde déficit de ciertas enzimas, hasta trastornos vasculares (diámetro reducido de la aorta durante las primeras etapas de la gestación), toxicidad de las drogas antiepilépticas, consumo de alcoholes destilados, abuso de cocaína y ciertos psicotrópicos en los primeros días de la embriogénesis.

Desde lo estrictamente viral, las conclusiones de los reportes sobre *Zikavirus* no consideraron que una embarazada negativa para *Cytomegalovirus* que se infecta en el primer trimestre, puede concebir un bebé con microcefalia, sordera o catarata neonatal (Por ello y como previamente indicado, se recomienda a las embarazadas que no estuvieron expuestas a los *Cytomegalovirus*, a no trabajar en guarderías, hospitales o cambiar pañales).

En Brasil, los institutos de epidemiología informaron además que entre 5 y 23 de cada 10.000 chicos que nacen vivos, tienen anticuerpos que revelan una infección reciente contra la toxoplasmosis. Esto indica que todos los años, por lo menos 2650 chicos nacen con toxoplasmosis congénita, de los cuales 35% presentarán trastornos neurológicos serios (microcefalia y retardo mental), 80% problemas oftalmológicos, y el 40%, pérdida de la audición.

Otro elemento para contrastar cifras de informes referidos a microcefalia atribuidos en el 2015 exclusivamente al *Zikavirus*, es la influencia nefasta de rubeola congénita en la embrio y fetogénesis. La rubeola durante el embarazo provoca retraso del crecimiento intrauterino en 60% de los casos, con microcefalia en 27% (Como indicado previamente, para limitar este riesgo, existe una vacuna eficaz, que se administra gratuitamente en varios países latinoamericanos). En Brasil, la vacuna contra la rubeola se administra a personas entre 1 y 29 años de edad, y se estima que la cobertura llega al 90%.

Antes de iniciarse la distribución masiva de vacuna contra la rubeola, la prevalencia de infecciones en embarazadas era del 9.3%, habiéndose reducido a valores del 0.6% (6/1000) después de la vacunación en sitios que han efectuado el relevo de datos, y según informes oficiales, en los últimos años no han sido reportados casos de rubeola congénita.

También merecen también ser sopesados en la génesis de microcefalia de bebés nacidos en América latina, el uso masivo de herbicidas y plaguicidas, que frecuentemente se lanzan desde aviones. Por otra parte, desde lo socioeconómico y de las relaciones laborales en ciertos países, no debe obviarse al análisis de cofactores determinantes de ciertas malformaciones neonatales, el tiempo necesario para que una mujer asista a la consulta prenatal, al costo del transporte, y a la pérdida de la remuneración por presentismo.

Tomados en cuenta todos estos elementos, la emergencia de *Zikavirus* aparece como un catalizador que revela fallas de la atención primaria de salud a las mujeres más vulnerables. La amalgama de todos los factores precitados y la angustia por la imprudencia de agentes sanitarios que crearon pavor en las futuras madres, pueden haber llevado a interrupciones de embarazos en condiciones peligrosísimas, con riesgos más nocivos que la infección por *Zikavirus*.

El primer brote registrado de la enfermedad por el virus del Zika se informó en la Isla de Yap (Estados Federados de Micronesia) y fue seguido por un gran brote en la Polinesia Francesa en 2013, así como en otros países y territorios en el Pacífico. Hasta la fecha, un total de 86 países y territorios han reportado evidencia de infección por Zika transmitida por mosquitos.

Estudios recientes confirmaron que el virus del Zika es endémico e infectado en Asia durante al menos los últimos 17 años. En el primer trimestre de 2019 en Florida y California se notificaron más de 14 casos (importados), en El Salvador y Perú más de 100 y en Brasil más de 700.

5.3.7.3. Los *Arenaviridae*

Incluye más de 20 agentes patógenos para los humanos. Se multiplican y se acumulan en el citoplasma de las células infectadas, y su denominación se originó por las formas de arenilla en los ribosomas de las células infectadas cuando se las observa al microscopio.

Se diseminan por ratones domésticos portadores del virus en la sangre, que lo desparraman por la orina.

Estas enfermedades crean situaciones sin precedentes en la región y son generalmente consecuencia de modificaciones del entorno que crean los humanos cuando extienden sus hábitats a nuevos espacios para la producción agrícola o para habitarlos. En esas circunstancias, se producen contactos con agentes presentes en excreciones de roedores silvestres que previamente no habían estado en contacto con los humanos.

Los *Arenavirus* son relativamente resistentes al secado, por lo que se transmiten por cortes o lastimaduras abiertas, a través de material contaminado con excrementos secos de roedores infectados, o inhalando partículas de polvo secas infectadas con orina, heces o saliva de animales, o ingiriendo alimentos contaminados.

Los *Arenavirus* infectan con patrones de distribución geográfica circunscritos, como por ejemplo *Juninvirus* en Argentina; *Machupovirus* en Bolivia, *Guanaritovirus* en Venezuela, *Sabiavirus* en Brasil y *Lassavirus* en África occidental. Recientemente se aislaron además *Chaparévirus* en Bolivia y *Lujovirus* en África del Sur.

Los datos clínicos y experimentales han probado que los *Arenavirus* lesionan directamente a las células que tapizan el interior de los vasos sanguíneos (endotelio vascular), provocando la alteración de permeabilidad que precede a la hemorragia y al shock.

En hámsters infectados experimentalmente con *Arenavirus*, se confirmaron los efectos nocivos de estos virus sobre los vasos, pero hasta ahora, ni en necropsias de humanos víctimas de la fiebre de *Lassa* ni en primates infectados experimentalmente, se detectaron lesiones vasculares severas.

Fiebre de Lassa

Los *Lassavirus* son *Arenavirus* que provocaron una epidemia febril con complicaciones severas en los 50 en la región de Lassa, Nigeria, con una mortalidad del 30%.

La fiebre de Lassa es endémica en toda África Occidental con 10.000 a 300.000 infecciones y 5.000 muertes por año. En el 2009 se diagnosticaron numerosos casos en Guinea Conakry, Liberia, Mali, Sierra Leone y Nigeria. En el 2011 se detectaron casos de fiebre de Lassa en Ghana y en 2014, numerosos casos en Benín.

Uno de los reservorios de este virus es la rata Áfricana, y la enfermedad se transmite por aerosoles o por contacto directo con excrementos, o por alimentos o agua contaminada con excrementos de roedores.

Los *Lassavirus* pueden infectar a partir de cortaduras o lastimaduras de la piel cuando se preparan comidas con carne de roedores infectados, y la transmisión interhumana de este *Arenavirus* originó epidemias con altas tasas de mortalidad. Los *Lassavirus* también se transmiten también por vía cutánea y genital, habiéndose registrado brotes hospitalarios por agujas contaminadas, secreciones faríngeas y orina de personas afectadas. El esperma transmite estos virus hasta casi 3 meses después que desaparezcan los síntomas. Los *Lassavirus*, como otros *Arenavirus*, llegan a contaminar al personal hospitalario y a los trabajadores de los laboratorios.

La fiebre de Lassa suele debutar con nauseas, y vómitos, conjuntivas rojas, edema en las orbitas e inflamación del cuello. Un 25% de los afectados sufren sordera durante el período agudo. Si la enfermedad se agrava, se producen hemorragias con derrames en la pleura y edema cerebral. En el transcurso de la enfermedad, la mortalidad global es del 1 al 2% de todas las personas infectadas, pero si los síntomas se agravan y los afectados requieren hospitalización, la mortalidad asciende a niveles de hasta el 30%. El tratamiento específico con ribavirina puede ser útil en algunos casos.

La infección afecta a las mujeres 1.2 veces más que a los hombres. El grupo de edad predominantemente infectado es de 21-30 años. Las estimaciones de la fiebre de Lassa son de 200.000 a 500.000 casos con alrededor de 5.000 muertes al año.

Fiebre Hemorrágica Boliviana (FHB)

Es una enfermedad zoonótica arenaviral conocida localmente como tifus negro. Es producida por el *Machupovirus*, aislado en 1959. Es transmitida por contacto con roedores o por inhalación de excretas de roedores infectados, pudiéndose transmitir de persona a persona. Está limitada al Departamento de Beni, en los municipios de las provincias Iténez (Magdalena, Baures y Huacaraje) y Mamoré (Puerto Siles, San Joaquín y San Ramón). La vacuna contra el *Arenavirus* Junín es eficaz.

Fiebre Hemorrágica Brasileña (FHB)

Es causada por el *Sabiávirus,* aislado en 1990, y también se transmite por aerosoles. Hasta la fecha, su presencia se documentó en el pueblo de Sabiá, San Pablo, Brasil, con reservorio y vector desconocidos. Se estima el tiempo de incubación entre 7 y 16 días, y se manifiesta con fiebre, ojos rojos, fatiga, mareos, dolores musculares y pérdida de la fuerza. Los casos severos presentan hemorragias, convulsiones, choque, coma y muerte. Se han reportado casos mortales de trabajadores sanitarios que se han infectado con *Sabiávirus* en el laboratorio.

Coriomeningitis linfocítica

Esta virosis descripta ya en 1933 provoca meningitis, encefalitis o meningoencefalitis. Como infecta a todas las especies de pequeños roedores domésticos, la distribución de esta enfermedad es mundial.

La seroprevalencia (personas que han sido infectadas) se incrementa con la cercanía a roedores domésticos. El virus de la coriomeningitis linfocítica puede transmitirse de una madre infectada a su feto y por trasplantes de órganos. En la población general, el virus de la coriomeningitis linfocítica tiene patogenia limitada, que se asemeja a la gripe. Sin embargo, este *Arenavirus* infecta los plexos coroideos, que son las estructuras vasculares del encéfalo que forman el líquido cefalorraquídeo.

La infección dura de 1 a 3 semanas, y complicarse con artritis, inflamación del páncreas y los testículos, hidrocefalia y lesiones neurológicas permanentes.

La infección por este virus puede ser mortal en personas con disfunciones inmunológicas.

La fiebre hemorrágica Lujo

Se describió por primera vez en Johannesburgo, Sudáfrica en el 2008. El nombre *Lujovirus* proviene de una persona transportada desde Lusaka (Zambia) a Johannesburgo. *Lujovirus* han sido transmitidos por una persona afectada a 4 trabajadores del hospital donde se hallaba internada.

Como casi todas las otras infecciones por *Arenavirus*, la clínica debuta con fiebre, dolor de cabeza, vómitos, diarrea, dolores en las articulaciones y en los músculos, días antes de las primeras hemorragias (esta enfermedad es parecida a la fiebre hemorrágica de Lassa). No provocó hemorragias severas, sin embargo se manifestaron signos neurológicos y falla multiorgánica, con coagulación intravascular diseminada y muerte en 4 de los 5 casos diagnosticados. Se estima que la ribavirina combinada con las estatinas, N acetil cisteína y factor VII a de la coagulación reducirían la mortalidad provocada por *Lujovirus*.

Teniendo en cuenta la gravedad de las enfermedades por *Arenavirus* transmitidas por roedores salvajes y domésticos, se recomienda evitar cualquier contacto directo con roedores o murciélagos, y con sus fluidos, a las mujeres embarazadas, y evitar cualquier contacto con recipientes que contengan orina o excrementos de mascotas. Se debe proscribir tocar o limpiar jaulas ni siquiera con guantes (estos virus infectan por la piel y al ser inhalados).

Las personas que trabajen o limpien sitios que puedan alojar roedores deben usar mascaras eficaces, y en áreas en las que pululan roedores (graneros, bodegas, barracas) y en los laboratorios, se recomienda el rociado con desinfectantes, humidificando las superficies para reducir la posible dispersión viral por aerosoles y viento.

La Fiebre Hemorrágica Argentina

Es una enfermedad viral grave producida por *Junínvirus*, un *Arenavirus* aislado en 1958. Como los otros Arenavirus, el *Junínvirus* se transmite por contacto directo con roedores o por inhalación de excretas de roedores. La enfermedad se circunscribe a las provincias argentinas de Buenos Aires, Córdoba, Santa Fe, Entre Ríos y La Pampa. Es más frecuente en la población rural, predominantemente en agricultores con edades comprendidas entre 15 y 60 años, que se exponen al material contaminado con excretas de roedores. La forma aguda de la enfermedad presenta desde signos leves a formas graves, con fiebre y alteraciones sanguíneas, neurológicas, renales y cardiovasculares, que sin tratamiento evolucionan hacia la muerte, en un lapso de una a dos semanas.

Los primeros síntomas son fiebre, dolor de cabeza, debilidad, cansancio, dolores articulares y oculares y pérdida de apetito. Esta enfermedad tiene su mayor incidencia entre marzo y octubre, y el tiempo de incubación va de 1 a 2 semanas.

En América del Sur, por regla general las complicaciones hemorrágicas de los *Arenavirus* son similares, independientemente de la especie viral. Estos agentes infecciosos se multiplican destruyendo las células que originan las plaquetas sanguíneas, provocando hemorragias (trombocitopenia severa). Aparecen petequias, hemorragias conjuntivales y de las mucosas, con melena (sangrado gastrointestinal y materias fecales negras por la sangre eliminada en las heces) que por lo general comienzan 5 después de iniciada la enfermedad. Sin tratamiento la mortalidad alcanza un 30%.

Para el tratamiento son necesarias preparaciones de inmunoglobulinas obtenidas de plasmas de convalecientes. El tratamiento iniciado dentro de los 7 días del inicio de la enfermedad provocada por *Juninvirus*, reduce la mortalidad a niveles cercanos al 1%.

La vacuna conocida como Candid1, producida por el Instituto Nacional de Enfermedades Virales Humanas contra el *Arenavirus* Junín de la Argentina, ha demostrado ser inocua, inmunogénica y con un 95% de efectividad. Se indica a partir de los 15 años de edad a personas que residan en zonas de riesgo. El número de casos reportados de fiebres hemorrágicas en la Argentina ha disminuido drásticamente al haberse puesto a disposición de la población la vacuna con virus atenuado y los tratamientos con inmunoglobulinas de convalecientes. La vacuna Candid1confiere una protección cruzada contra las fiebres hemorrágicas provocadas por *Machupovirus* de Bolivia.

Por otra parte, trabajos experimentales han demostrado que el tratamiento de animales con altas dosis de favipiravir disminuye la mortalidad, y la biterapia con favipiravir y ribavirina mejora los resultados. En 2012-2014 se reportaron 84 casos.

5.3.7.4 *Filoviridae*

Filoviridae es un grupo que incluye *Marburgvirus*, *Cuevavirus* y varias especies de *Ebolavirus,* entre los que se han caracterizado el EBOV o *Ebolavirus* Zaire; EUDV o *Ebolavirus* Sudan; BDBV o *Ebolavirus* Bundibugyo; TAFV o *Ebolavirus* Costa de Marfil; o virus de la selva Tai y *Ebolavirus* Reston que proviene de las Filipinas (este último parece que no provoca enfermedades en humanos). El nombre *Ebolavirus* se originó en un brote registrado en 1976 en Yambuku, República Democrática del Congo (Zaire) a orillas del río Ébola. Los *Filoviridae* son agentes infecciosos diferentes de los *Arbovirus* (virus transmitidos por picaduras de mosquitos o garrapatas).

Ebolavirus son *Filovirus*

Dispersados por varias especies de murciélagos de la fruta presentes en África central y Subsahariana. La vía de infección más probable se inició por contacto directo de humanos con secreciones de murciélagos o con sus excreciones o frutas mordidas y comidas por monos. La infección viral puede transmitirse también por contacto directo con sangre (lesiones o microlesiones), fluidos corporales (saliva, semen, sudor, etc.) o tejidos de personas o animales infectados.

Los humanos infectados con *Ebolavirus* presentan al inicio de la enfermedad síntomas inespecíficos, con fiebre, vómitos y diarrea, que llega a ser severa. Las hemorragias se producen en menos de la mitad de los casos. Se ha determinado que distintos *Ebolavirus* causan síntomas similares, aunque varían en términos de progresión y virulencia. Las tasas de mortalidad oscilan entre menos de 40% para *Ebolavirus Bundibugyo* y llegan a valores cercanos al 50% para *Ebolavirus Sudan*, pudiendo ser superiores para *Ebolavirus Zaire*.

En 2000-2001 se registró un brote de *Ebolavirus* en Uganda con 425 casos y 224 muertes registradas (letalidad 53%).

La OMS comunicó en agosto del 2012 la aparición de numerosos casos de fiebre hemorrágica por *Ebolavirus* en Sudan, Uganda, República democrática del Congo, con tasas de mortalidad que variaban en valores que iban del 24.8% al 89.5%, sin que en ese período se hayan proclamado alertas mundiales. En el 2013, el análisis global de casos de Ebola, mostró niveles de mortalidad que oscilaron entre 54 y 75% de afectados. Durante ese año, los casos de *Ebolavirus* en África Occidental habían puesto en evidencia dos fenómenos repetitivos y nefastos, primero la virulencia del agente transmisible, y segundo, la total incapacidad de los sistemas de salud pública para responder a las necesidades de atención primaria de la gente infectada.

El 21 de marzo de 2014, el Ministerio de Salud de Guinea informó que se había diagnosticado en 49 personas una enfermedad caracterizada por fiebre, diarrea severa y vómitos, con una alta tasa de letalidad (59%). Quince de las 20 muestras de esos individuos, que se enviaron desde Conakry al Instituto Pasteur de Lyon, Francia, mostraron resultados positivos para las secuencias moleculares de *Ebolavirus*. Pocos días después en Sierra Leona, se confirmaron muchos casos, siendo el país que tuvo las tasas más altas de infecciones confirmadas. Cabe destacar, que en Sierra Leone fueron enviados cientos de soldados para proteger los hospitales que habían internado personas afectadas por *Ebolavirus*. Además, todos los habitantes de dos ciudades del este de Sierra Leona, fueron puestos en cuarentena, encerrados en sus barrios, y se llegó hasta a solicitar restricciones de viajes a nivel mundial, instando a las aerolíneas a considerar precauciones estrictas para escalas en Guinea Conakry, Liberia, Sierra Leona, Nigeria y Costa de Marfil. Pocos días después de declarados los casos, la directora general de la OMS hizo un llamamiento mundial, solicitando ayuda para los afectados, para lo que declaraba como el brote más grande, más grave y más complejo en la historia de casi cuatro décadas de conocida esta enfermedad.

En los tejidos que tapizan el interior de los vasos sanguíneos, las partículas de *Filovirus* provocan daños severos, liberando moléculas que inducen fiebre e inflamación y pérdida de la integridad de los vasos. De ahí que algunas personas infectadas puedan sufrir hemorragias visibles (menos de la mitad de los casos).

Como para tantas otras enfermedades que afectan a los humanos, durante este brote de una enfermedad por *Filovirus* quedó sin respuesta el interrogante de por qué no se tomó en consideración que el *Ebolavirus* ya había afectado a poblaciones de África occidental en varias oportunidades. Tampoco se ha podido establecer las razones por las que durante el año 2014 hubo muestras de personas que se presentaron en el hospital de Guinea Conakry con síntomas febriles indiferenciados, y que justo ese año, fueron analizadas en laboratorios europeos, sin que se contrate esta información con datos de muestras de personas con patologías similares que hubieren sido virológicamente analizadas en años anteriores.

Sobre la base de lo antedicho, nuevamente aquí, como para la gripe, los anuncios desde la OMS y los comunicados de prensa no parecían hallar un sustrato sólido para calificar la situación ni de epidemia emergente ni de pandemia. La situación provocada por las muertes por *Ebolavirus* en África sin embargo pudo poner de manifiesto varios hechos:

1. *Ebolavirus* es transmisible de persona a persona;
2. Los países de África occidental carecen de estructuras sanitarias para atender a la población con enfermedades provocadas por *Filovirus* (incluidos los riesgos hemorrágicos;
3. La educación para la salud sigue siendo inoperante si no es parte de programas de educación básica, que permitan a toda la población integrar racionalmente los riesgos de los que prodigan cuidados a enfermos, o los que participan directamente o indirectamente en rituales mortuorios de personas afectadas.
4. La enfermedad de Ebola en el 2014 permitió que haya laboratorios que confirmaran una enfermedad mortal que en algunos casos al principio de su desarrollo presentaba síntomas inespecíficos;
5. El pánico generado por el temor al contagio en países industrializados, pudo –de cierta forma– facilitar el acceso a la asistencia médica a los afectados que previamente no la tenían.
6. La confusión generalizada y la impericia de los peritos a cargo de estrategias de control y tratamiento, hizo que al principio del brote, las personas afectadas no pudieran beneficiar de tratamientos a base de concentrados de inmunoglobulinas específicas humanas purificadas a partir de plasmas de convalecientes, sabiendo que esas inmunoglobulinas son defensas adquiridas que ayudaron a inhibir la infección por *Ebolavirus* a los sobrevivientes, y que la administración de esas preparaciones de anticuerpos había ya demostrado previamente su eficacia contra infecciones experimentales en varias especies animales que habían sido inoculadas con *Filovirus*. Como indicado previamente para los *Arenavirus*, hubo antecedentes en la Argentina, de tratamientos exitosos y de bajo costo,

con preparaciones extraídas del plasma de personas convalecientes con altos niveles de anticuerpos humanos contra el virus hemorrágico Junín. Como previamente sugerido, estas preparaciones deberían haberse previsto y producido –siguiendo estrictas normas de seguridad– a partir de plasmas de convalecientes, conociéndose la morbilidad y mortalidad de *Ebolavirus* en brotes ya documentados en 1976, 1994 y 2012.

Queda subrayar también, que pocas semanas después de desencadenado el pánico mediático por *Ebolavirus* –con alarmas desde la OMS y amplificadas por las agencias noticiosas– se informó desde esferas políticas y sanitarias, la inminente puesta a disposición para la evaluación clínica, de una preparación farmacéutica a base de un cóctel de anticuerpos monoclonales humanizados contra el *Ebolavirus* desarrollada por un laboratorio privado en California, EE.UU. gracias a un programa financiado por el gobierno y centros militares, en cooperación con las autoridades sanitarias canadienses. Esas preparaciones patentadas requirieron en primer lugar desencriptar la secuencia de ADN humano que codifica las regiones variables de anticuerpos en el genoma humano, y una vez identificados los segmentos con información para producción de anticuerpos, pudo clonárselos para introducirlos en células. De esta manera las células tradujeron proteínas (inmunoglobulinas humanizadas), gracias a tecnologías innovadoras para producir productos protegidos por patentes internacionales. No hay datos que confronten los efectos clínicos de los anticuerpos policlonales humanos preparados con plasmas de personas en fase de convalecencia, comparados con las mezclas de anticuerpos monoclonales humanizados producidos con técnicas moleculares (patentadas y caras).

Debe subrayarse, que gran parte de las estructuras sanitarias de las regiones azotadas recientemente por *Filovirus* (Ebola, etc.) carecían de presupuestos para la atención médica primaria de los afectados. Por otra parte, el ingreso mensual de una familia residente en los países que han informado un incremento notable en la incidencia de Filovirosis en el 2014 (*Ebolavirus*) se sitúa entre 20 y 40 dólares por mes. A esta situación debe agregarse que al principio del brote, en casi todos los centros que brindaban atención, se exigía el pago de un ticket de entrada –con un costo no menor de 1 dólar– para la compra de lo que se denomina libreta del hospital. En las realidades socioeconómicas en los que aparecieron los primeros casos de Ebola, hubo centros de salud en los que cada comprimido, aguja, jeringa, gasa, etc. requería pago, y en los dispensarios alejados, todos los dispositivos médicos y medicamentos se cobraban a los enfermos. A partir de esta situación, la falta de recursos económicos, hizo que al principio muchos afectados por Filovirosis no hayan solicitado atención médica apropiada, difundiendo la infección en sus entornos. Este drama sanitario –como tantos que afectan a los pobres entre los más pobres del mundo– hizo que los países con asistencia médica deficiente o inexistente, pongan en evidencia las carencias que los afectan, y que se les preste una fugaz atención desde los medios de comunicación masiva, y únicamente por el miedo a que difundan *Filovirus* a territorios menos empobrecidos.

El corolario del brote de *Filovirus* en Guinea Conakry y en varios países vecinos del oeste de África, deja también claro que, con un costo significativamente inferior a los productos patentados obtenidos por tecnologías recombinantes, las inmunoglobulinas policlonales de convalecientes podrían haber aliviado el sufrimiento y evitado la muerte de miles de personas, en países que, carentes de recursos financieros, no habrían podido asumir los costos de medicamentos biotecnológicos.

Se sabe que el virus del Ébola persiste en sitios con privilegios inmunes en algunas personas que se han recuperado de la enfermedad del virus del Ébola. Estos sitios incluyen los testículos, el interior del ojo y el sistema nervioso central. En las mujeres infectadas durante el embarazo, el virus persiste en la placenta, el líquido amniótico y el feto. En las mujeres que han sido infectadas durante la lactancia, el virus puede persistir en la leche materna. En lo anterior, a los sobrevivientes masculinos de Ébola se les debe realizar una prueba de semen a los 3 meses después del inicio de la enfermedad, y luego, para aquellos que dan positivo, cada mes a partir de entonces hasta que su semen da negativo para virus dos veces por RT-PCR.

Los brotes de 2014-2016 en África occidental fueron el mayor brote de Ébola desde que se descubrió el virus por primera vez en 1976. El brote comenzó en Guinea y luego cruzó las fronteras terrestres hasta Sierra Leona y Liberia. El brote actual de 2018-2019 en el este de la RDC es muy complejo, y la inseguridad afecta negativamente las actividades de respuesta de salud pública.

Los brotes de 2014-2016 en África occidental fueron el brote de Ébola más grande y complejo desde que se descubrió el virus por primera vez en 1976. Hubo más casos y muertes en este brote que en todos los demás combinados.

5.3.7.5 *Togaviridae*

Incluye dos géneros: uno que provoca la rubeola, y el otro es transmitido por artropodos (*Arbovirus*).

Semlikivirus

Son *Togavirus* aislados de mosquitos de la selva de Semliki en Uganda en 1942. Se distribuye en el centro, este y sur del continente africano, infectando animales y humanos. Se transmite por picaduras de mosquitos, aunque se han descripto casos de infecciones por inhalación o por ingesta de productos contaminados. Provocan encefalitis mortales en roedores, pero hasta la fecha solo produjo enfermedades reversibles y sin complicaciones mayores en humanos, con un solo caso mortal conocido.

Chikungunyavirus

Fueron aislados en Tanzania en 1952 y provocan los síntomas de la enfermedad cuando son transmitidos por picaduras del mosquito *Aedes aegypti*. En el 2004 los

Chikungunyavirus emergieron de África oriental, habiéndose difundido e infectado rápidamente a millones de personas en Europa y el continente americano. Los brotes de *Chikungunya* se han documentado al sur de los Estados Unidos ya en 1827, y se piensa que muchos de los brotes de "dengue" registrados antes de disponer de técnicas diagnósticas, fueron en realidad casos mal identificados de virus del Chikungunya.

El humano es el principal reservorio durante los períodos epidémicos, y en los períodos inter epidémicos, diversos animales han sido implicados, incluyendo primates no humanos, roedores, aves y mamíferos pequeños.

Las infecciones por *Chikungunyavirus* provocan fiebre, erupciones cutáneas y dolores corporales intensos. El término *Chikungunya* –que significa inclinado o torcido– ilustra la postura adoptada por las personas afectadas, en las que articulaciones sufren procesos inflamatorios agudos. En 2005-2006 los brotes en la isla de la Reunión provocaron más de 260.000 casos y 237 muertes asociadas.

Los dolores articulares que provoca esta infección pueden durar más de 3 meses que llevan a un agotamiento nervioso y a un estado general de carácter depresivo. En los casos graves, esta infección provoca daño renal que lleva a la muerte

Se ha podido demostrar que el *Chikungunyavirus* ha sufrido modificaciones que le permitieron ser trasmitidos ya no exclusivamente por el mosquito *Aedes aegypti*, sino también por la especie *Aedes albopictus* (conocido como mosquito tigre). La amplificación del rango de vectores de transmisión explicaría los numerosos casos aparecidos en regiones del Océano Índico y el brote epidémico en Ravena (Italia) en septiembre de 2007.

Entre 2013 y 2014, en las Américas se han detectado más de 500.000 casos sospechosos y más de 6.000 casos confirmados de fiebre *Chikungunya* en la India.

El tratamiento de la fiebre por *Chikungunyavirus* requiere analgésicos y anti inflamatorios. Las inmunoglobulinas purificadas obtenidas de personas en fase de convalecencia han mostrado ser eficaces, y serían un útil terapéutico para tratar a los recién nacidos de madres afectadas en el momento del parto. Contra los intensos dolores de las articulaciones, la ribavirina ha mostrado una actividad farmacológica en un grupo reducido. No se dispone aún de la vacuna producida con cepas virales y proteínas recombinantes, que se haya validado frente al desafío infeccioso experimental en roedores y en primates.

Antes de 2013 se habían identificado brotes de virus Chikungunya en países de África, Asia, Europa y los océanos Índico y Pacífico. A fines de 2013 se identificó en el Caribe la primera transmisión local del virus Chikungunya en las Américas.

En 2019 2020 se notificaron numerosos casos en Brasil, Colombia, El Salvador, Nicaragua y Perú. No se notificaron casos autóctonos del virus Chikungunya en Europa continental y el Reino Unido en 2019 y 2020.

Sindbisvirus

Fueron aislados en 1952 en El Cairo son transmitidos por mosquitos y los reservorios son las aves. La infección por *Sindbisvirus* en humanos provoca artralgias, erupciones cutáneas y malestar general. Esta infección viral se detectó en África meridional y oriental, Egipto, Israel, Filipinas y Australia, habiendo provocado un brote reciente en Finlandia (Enfermedad Pogosta).

Virus de la Encefalitis Equina Venezolana

Fue aislado en 1938 y es transmitido a los humanos por picaduras de mosquitos infectados, principalmente en Colombia, Ecuador, México, Perú, Trinidad y Venezuela. El tiempo de incubación va de 2 a 5 días y los síntomas se presentan de manera súbita y con severidad variable. El 94% de las personas infectadas presenta fiebre (39 a 40 °C) que cede en 4 a 5 días. Puede estar acompañada de dolor de cabeza intenso, malestar general, debilidad, escalofríos, dolores musculares, náuseas, vómitos, anorexia y diarrea. Los signos progresan a partir del quinto día de la enfermedad hacia un cuadro neurológico con convulsiones, alteración del estado de la conciencia, desorientación, somnolencia, letargo, hiperacusia. Los casos graves provocados por el virus de Encefalitis Equina Venezolana pueden llevar a la muerte.

Virus de la Encefalitis Equina del Oeste

Es transmitido por mosquitos. El virus fue aislado en 1930. Se distribuye en Norte América, Argentina, Brasil, Uruguay. Los períodos de incubación van de 2 a 10 días. La Encefalitis Equina del Oeste provoca brotes en caballos, con pocos casos en humanos, sobre todo en personas que viven, trabajan o participan en actividades recreativas al aire libre en las áreas endémicas. La enfermedad tiene un comienzo súbito con migraña, decaimiento, escalofríos, fiebre, mialgias y malestar general. Los síntomas se acentúan con vómitos, somnolencia, confusión y postración. Pueden complicarse con síntomas neurológicos, debilidad muscular y temblores generalizados especialmente de las manos, labios y lengua. La mejoría comienza 1 semana después.

Las medidas de tratamiento incluyen reposo, hidratación adecuada y terapia sintomática ya que no hay vacunas eficaces ni tratamientos antivirales de actividad probada. Para esta enfermedad la prevención pasa sobre todo por la educación sanitaria, la atención de los focos animales y un sistema de información y vigilancia epidemiológica con participación comunitaria de veterinarios y criadores de caballos.

Mayarovirus

Aislados por primera vez en 1954 en Mayaro, isla de Trinidad, son el agente etiológico de la fiebre Mayaro (ya ha sido aislado en varios países sudamericanos). Son transmitidos por mosquitos y hasta el día dela fecha, se los ha aislado exclusivamente en las Américas. Sus hospederos principales son las aves, el humano actúa como hospedero incidental, y varios otros mamíferos. El ciclo de vida se parece mucho al de la Fiebre Amarilla. Se ha detectado una prevalencia de Mayarovirus en comunidades indígenas, de hasta el 41%. El virus se puede expandir por medio de viajeros o aves migratorias. La infección provoca fiebre alta, *rash*, mialgia, dolor de cabeza y artralgia (más del 50 de los afectados por con virus Mayaro desarrollan artralgia persistente de las grandes articulaciones). Se han descrito pocos casos de enfermedad febril hemorrágica, con sangrado por trombocitopenia e ictericia. En raros casos provoca encefalopatía.

5.3.8 ¿Qué son las Paramyxovirosis emergentes?

Los *Paramyxovirus* son agentes infecciosos de las vias respiratorias que se transmiten generalmente de un individuo a otro por secreciones respiratorias aéreas. En los últimos años se han descripto especies patógenas que han emergido en varios países. Los *Paramyxovirus* emergentes están relacionados en sus estructuras genómicas con los responsables de ciertas formas de gripe (*Parainfluenzavirus)*, con los virus de las paperas, del sarampión, con el Virus Respiratorio Sincicial y con los *Metapenumovirus*.

Dos miembros de familia de *Paramyxoviridae* provocaron recientemente epidemias de encefalitis mortales en Asia y en Australia. Hasta hoy no se han detectado casos humanos en otras partes del planeta (aunque estos virus fueran identificaron en murciélagos africanos).

5.3.8.1 *Nipahvirus*

El primer brote por *Nipahvirus* ocurrió en Malasia en 1998, con 300 personas que presentaron enfermedades respiratorias y neurológicas. Este virus fue aislado en 1999 durante el brote de encefalitis viral en la ciudad de Nipah, en Malasia.

Causó más de 100 muertes y los afectados habían estado en contacto con cerdos, que a su vez padecían de encefalitis. A partir de esto, se decidió el sacrificio preventivo de 1.000.000 de cerdos. Sin embargo, se ha podido determinar que los *Nipahvirus* son excretados por murciélagos en la orina, sin ser ellos mismos afectados, y muchos enfermos se contaminaron por ingesta de dátiles infectados con orina de murciélagos, y los cerdos, por mangos mordidos.

En Bangladesh, en el 2001, también hubo un brote de *Nipahvirus*, y posteriormente se informaron brotes en Siliguri, India, indicándose el riesgo de la transmisión de persona a persona en hospitales. Desde el 2001 prácticamente todos los años se registran brotes en Bangladesh y en India.

Después de la exposición al *Nipahvirus* y de un período de incubación de 5 a 14 días, se manifiestan episodios de fiebre y dolores intensos de cabeza, mareos, desorientación y confusión. Los signos y síntomas progresan, y 1 a 2 días después, algunas personas presentan signos respiratorios que pueden llevar a un estado comatoso. Durante varios años, la infección por *Nipahvirus* provocó alteraciones en el comportamiento y convulsiones repetitivas.

5.3.8.2 *Hendravvirus* (HeV)

Es un *Paramyxovirus* que se aisló de humanos y caballos con afecciones respiratorias y neurológicas en Hendra, en la periferia de Brisbane, Australia en 1994. Desde el 2008 se registraron más de 11 brotes de *Hendravirus* en la costa este de Australia, siendo sobre todo afectados los caballos, que los transmiten a los humanos por contacto cercano e incluso durante las autopsias.

Hendravirus provocan un síndrome gripal con complicaciones respiratorias y neurológicas, y como para los *Nipahvirus*, el reservorio son los murciélagos.

La vacuna producida con proteínas antigénicas del *Hendravirus* protege también contra las infecciones por *Nipahvirus*.

5.3.8.3 ¿Dónde se concentran los reservorios de *Paramyxovirus* que emergen y cómo aparecieron estas enfermedades?

Estas gravísimas afecciones conjugan decisiones que autorizaron la construcción de viviendas en zonas salvajes de la costa este de Australia y la extensión de explotaciones agrícolas a zonas vírgenes desmontadas, en las que humanos, cerdos y caballos se aproximaron a los hábitats naturales de murciélagos, con los que no habían tenido contacto previo directo ni indirecto.

Se ha podido determinar que los murciélagos son portadores y reservorios de muchos más patógenos que los roedores (aunque hay muchas más especies de roedores que de murciélagos). Se han detectado cientos especies de virus que provocan zoonosis, siendo entre otros, reservorios de *Coronavirus*, SARS, *Marburgvirus*, *Filovirus*, *Marburg virus, Lyssavirus* (rabia), Nipah y Hendra virus, etc. Sin embargo, a los murciélagos sólo se los conocía como vehículo de la rabia, cuyos brotes epidémicos fulminantes, pero poco frecuentes son circunscritos geográficamente.

Varias pruebas científicas explican que los murciélagos sean reservorios globales de infecciones que afectan a los humanos y a los animales y en todo el mundo:

* En los fluidos biológicos de todas las especies conocidas de murciélagos y de todo el mundo, se han hallado numerosos virus. Este hecho implicaría una difusión de continente a continente a partir de un antepasado común. Estas constataciones demostraron que los huéspedes voladores son portadores de patógenos desde hace ya varios miles de años (antes de la separación de los continentes).
* Los murciélagos participarían de alguna manera en la aparición de las infecciones virales de todo el reino animal, siendo reservorios confirmados del virus del sarampión, de las paperas, de la neumonía, la gripe, las encefalitis, de la enfermedad de Carré (moquillo) en el perro, de la peste de los pequeños rumiantes y de numerosas infecciones respiratorias animales.

- Se trató de determinar la fuente de contagio *Paramyxovirus* en cada género –quirópteros, roedores, aves, seres humanos, cánidos o bovinos–, y según el árbol genético de los *Paramyxovirus*, la probabilidad de transferencia de los murciélagos a otros animales es la más contundente y probada, habiéndose identificado más de 60 nuevas especies de *Paramyxovirus* en los murciélagos, situación que comprometería la erradicación de numerosas enfermedades humanas.

- Los *Hendravirus* y *Nipahvirus* (que afectan poblaciones de Asia y Australia) fueron detectados murciélagos aislados de África.

- El comportamiento de los murciélagos facilita su rol de reservorios de enfermedades, porque suelen habitar en colonias a menudo hacinadas, situación que favorece la propagación y el mantenimiento de los virus en dichas colonias (que los transmite al ser humano directamente o a través de especies animales intermedias).

- Los murciélagos, que transportan en su seno un amplio rango de familias de virus, pueden, al menos en apariencia, no verse afectados por los patógenos que los infectan. La aparente salud, indicaría que los virus pueden sobrevivir en hospedadores sin matarlos.

- Algunas especies de murciélagos hibernan, lo que contribuye al mantenimiento de especies virales en la estación fría (muchos virus patógenos para los humanos no se replican de forma eficiente a temperaturas inferiores a los 35 grados).

- La capacidad de vuelo de los murciélagos frugívoros no les permite ingerir frutas enteras, y por eso las muerden y las mastican sin ingerir más que sus jugos, escupiendo el resto. Las frutas escupidas o mordidas, si son ingeridas por otros animales, abren las fuentes de transmisión por vía gastrointestinal. Algo similar ocurre en el caso de murciélagos insectívoros.

- Los murciélagos llegan a vivir más de 30 años, multiplicando posibilidades de transmisión de agentes infecciosos, especialmente de virus que establecen en ellos estados de persistencia.

- Muchas especies de murciélagos migran (a veces distancias superiores a los 1000 km), favoreciendo la dispersión geográfica de virus.

- El riesgo de transmisión para los humanos por murciélagos infectados por patógenos se incrementa en territorios en los que los murciélagos son cazados y consumidos como alimento. De la misma manera, los mordiscos y arañazos de murciélagos son fuente de infección.

- El creciente solapamiento entre hábitats de murciélagos y humanos deja pensar que los brotes relacionados con virus asociados a murciélagos portadores (emergentes), serán cada vez más frecuentes.

- Las bases de datos para determinar virus alojados en 207 especies de murciélagos de 77 países han detectado ya 5.700 virus.

5.3.8.4 ¿Qué mecanismo biológico explicaría la supervivencia de murciélagos infectados con virus mortales?

El vuelo de los murciélagos es una respuesta natural que protegería a los portadores de enfermedades que son mortales para otros animales (y para los humanos). Al volar, el metabolismo de todo el organismo y la temperatura corporal de los murciélagos aumenta a niveles de lo que para los otros mamíferos es fiebre (37.8 a 40.6 grados). El aumento diario, a veces varias veces al día de la temperatura corporal tendría un efecto activador de funciones metabólicas, exacerbando sistemas de defensa inmunitaria para frenar procesos incipientes de infecciones virales. Los índices metabólicos de la mayoría de los pájaros se multiplican por 2 cuando vuelan, pero los de los murciélagos, se incrementan entre 15 y 16 veces.

Por lo tanto, que no se hayan registrado epidemias mortales en colonias de murciélagos portadores de virus altamente patógenos para los otros mamíferos, estaría en relación directa con episodios repetidos diariamente de aumento significativo de las temperaturas corporales, situación que puede considerarse como un efecto antiviral de la inmunidad innata.

Por otra parte, las temperaturas febriles que experimentan los organismos de los murciélagos varias veces por día cuando vuelan se contrastan con los estados de sopor. Los murciélagos también regulan la temperatura corporal por debajo de los niveles normales, y disminuyendo los requerimientos de oxígeno, permiten una reducción del ritmo cardíaco y bombeo de sangre a los tejidos (estado de letargo diurno o torpor). Esta reducción de la temperatura corporal llega a producirse en un mismo día (períodos de descanso o percha). Como indicado, la replicación viral se reduce o inhibe cuando la temperatura del tejido infectado no es óptima, y el sopor prolongado provoca hipotermia, que sería otra de las estrategias de la selección evolutiva de protección contra las enfermedades. El torpor o sopor no es un proceso continuo, ya que siempre se suceden períodos donde los murciélagos reactivan el metabolismo.

La temperatura afecta todos los procesos químicos y hace que los murciélagos, con una gran diversidad de regulación que van de la fiebre al volar al sopor o letargo, puedan limitar la replicación de los virus que portan en sus tejidos.

5.3.9 ¿Qué medidas protegen a la población de enfermedades virales transmitidas por pequeños roedores, por murciélagos y por sus parásitos? ¿Pueden ser los humanos los agentes transmisores de virus a otros animales?

Garrapatas alimentadas con sangre de humanos afectados por enfermedades virales, han transmitido virus a terneros, vacas, ovejas, erizos, liebres, conejos de laboratorio y marmotas. Los animales infectados han desarrollado una viremia (virus circulante en sangre) de corta duración. Sin embargo, no se ha podido demostrar aun la presencia de todos los virus infecciosos en la sangre de las aves portadoras de garrapatas infecciosas.

Las barreras físicas son una de las claves a tener en cuenta en zonas de riesgo, en las que debe primar el uso de mangas largas, medias, pantalones largos, repelente de insectos, mosquiteros impregnados con insecticidas, lavado de manos con agua y jabón, y persuasión para limitar rituales mortuorios que impliquen exposición directa de la piel y mucosas a contactos con piel y fluidos de personas fallecidas.

Por eso, para evitar riesgos de transmisión de infecciones virales vehiculizadas por garrapatas o insectos, se recomienda el uso de pantalones largos y camisas con mangas largas cuando se entre en bosques o en terrenos donde circulen animales salvajes. La ropa de colores claros permite detectar con facilidad a las garrapatas adheridas a los tejidos. Se recomienda además, meter el borde de los pantalones dentro de las medias, y la camisa dentro de los pantalones.

Al aire libre (sobre todo en áreas infestadas por mosquitos o garrapatas) se debe aplicar repelente que contenga productos activos, siguiendo las indicaciones del productor. Los repelentes eficaces deben ser aplicados sobre la piel, el cuero cabelludo y la ropa.

A los trabajadores, se les aconseja el uso de guantes si trabajan en contacto directo con animales, o con sus tejidos o pieles o cueros, sobre todo en áreas endémicas.

Se recomienda a los ganaderos que compran animales provenientes de otros criaderos o de otros terrenos, de verificar en cada animal la ausencia de garrapatas. Si las hubiera, se deberá aplicar correctamente insecticidas apropiados para limitar la difusión de estos insectos a los otros animales del criadero y a los humanos en contacto con ellos.

La cuarentena de los animales recién llegados es recomendada, ya que ese proceso permitirá verificar o no la ausencia de insectos en el ganado.

En animales domésticos y en el ganado, se debe verificar de forma permanente la ausencia de insectos y si los hubiera, eliminarlos de manera apropiada.

La supervivencia de ciertos virus fuera del organismo –sobre todo de virus hemorrágicos (*Hantavirus*, *Juninvirus*, etc.)– hace necesario el uso de máscaras protectoras de nariz y boca y de guantes, a los que deban exponerse a labores agrícolas en contacto potencial con excreciones de roedores.

La higiene de las manos y el cambio de ropas cada vez que se hayan frecuentado zonas con roedores son imperativos absolutos.

Se estima por otra parte, que el riesgo de adquirir ciertas virosis mortales disminuye no acostándose sobre bolsas de cereales o sobre paja o en el suelo, y no comiendo o durmiendo donde circulan roedores ni en zonas que no hayan sido limpiadas y desinfectadas a fondo con productos apropiados.

En zonas a riesgo, se debe proscribir la introducción de tallos, hojas o granos en la boca, que puedan haber estado en contacto con orina de roedores.

Las malezas y la acumulación de residuos en los alrededores de las viviendas y en los sitios de recreación de niños, facilitan a los roedores portadores de virus el acercamiento para alimentarse o hacer nidos.

La protección de la población exige desmalezar los entornos de vida de humanos. La presencia de murciélagos debe controlarse, aunque la fauna depredadora de roedores (lechuzas, lechuzones, chimangos, etc.) puede ser un útil auxiliar que limite el acercamiento de pequeños roedores portadores de agentes infecciosos a las viviendas.

La atención médica durante las etapas iniciales sobre todo de fiebre hemorrágicas, requiere de Unidades de Cuidados Intensivos que brinden a los que lo necesiten, atención gratuita y dispongan de camas de hospitalización adaptadas a agentes potencialmente transmisibles de persona a persona.

El personal entrenado debe confirmar rápidamente el diagnóstico clínico y biológico, y en caso de necesidad, disponer de procedimientos claros para el manejo de las complicaciones de la función renal y hepática, como asimismo de las estrategias terapéuticas para combatir las posibles sobreinfecciones respiratorias y monitorear la coagulación sanguínea.

Se debe considerar la urgencia vital de las personas afectadas para adaptar tratamientos y limitar los riesgos de hemorragias o de coagulación intravascular diseminada. Ante una sospecha de infección viral, el uso de aspirina o de anticoagulantes orales debe ser excluido.

5.3.10 ¿Qué medidas ambientales pueden contribuir a proteger la población contra enfermedades virales transmitidas por mosquitos?

- Reducir o eliminar el agua estancada.
- Eliminar latas, recipientes de plástico, cerámicos y similares que junten agua, mas no sea poca, que permitirá a las hembras depositar las larvas.
- Retirar y eliminar los neumáticos usados, ya que finas capas de agua en su interior sirven de criadero a los mosquitos.
- Perforar la base para que se vacíen completamente los recipientes de reciclado que se guardan a la intemperie.
- Revisar las canaletas de los techos para que drenen bien y limpiar las canaletas que se obstruyan con hojas o residuos, varias veces al año.
- No dejar que se acumulen hojas caídas de los árboles en el piso porque pueden acumular pequeñas cantidades de agua que servirán a los mosquitos hembras para desovar sobre ellas.
- Si hay recipientes para el baño de los niños o adultos, piletas, piletones, etc. ponerlos baca abajo una vez usados, lo mismo las carretillas.
- Si se crían gallinas, patos u otros animales en las cercanías de los domicilios, vaciar el agua de bebida y cambiarla cada 2 días.
- No dejar que crezcan plantas ni que se acumulen residuos en los bordes de los estanques.

- Limpiar todos los espacios con aguas recreativas, (piscinas, jacuzzis, estanques, balnearios de aguas fluviales vecinos a las habitaciones, estanques) manteniendo niveles de cloro activo.
- Si las aguas recreativas tienen cubiertas, drenar el agua de los cobertores después de las lluvias para que no se acumulen finas capas de agua.
- Eliminar el agua que se acumula en los bordes de las viviendas.
- Verificar que no haya agujeros en los mosquiteros de ventanas y puertas

5.3.11 ¿Qué son los Retrovirus? ¿Qué enfermedades retrovirales se transmiten por contacto genital o sanguíneo?

Hasta los años 60 el mundo científico aceptaba que las informaciones genéticas de un organismo que se almacenaban en el ADN se transcribía en mensajes de ARN para fabricar proteínas que participarían en la síntesis de futuros ADN. Como indicado previamente, las proteínas son el andamio y la matriz para las células genitoras y funcionan como útiles para fabricar enzimas, que son las que copiarán directamente una nueva cadena del ADN de la célula madre para la célula hija. El mundo vivo se articulaba con el fenómeno registrado en el ADN que se transcribía en ARN que se traducía en proteínas para servir de copiadoras de ADN.

Los equipos de Temin y Baltimore, cambiaron en los años 60 la comprensión de los fenómenos biológicos, al demostrar que ciertos virus con ARN son capaces de producir ADN, o sea al revés de lo que se conocía. Esas observaciones permitieron caracterizar enzimas, a las que denominaron transcriptasas inversas o reversas, que tienen la capacidad generar mensajes genéticos a partir de una matriz que no es ADN sino es ARN.

Se han aislado varios virus que contienen enzimas capaces de transcribir datos de diferentes especies al revés (retro transcripción).

Entre los *Retrovirus*, los *Lentivirus* (HTLV1; HTLV2; HIV1; HIV2) infectan a los humanos provocando inmunodepresión o neoplasias.

5.3.11.1 ¿Qué son las lentivirosis humanas?

HTLV-1 (Virus con tropismo por linfocitos-T humanos tipo 1) o *Human T-Lymphotropic Virus type I*

Fueron aislados en 1980 de una persona con linfoma. En 1985 se los asoció a la paraparesia espástica tropical. La infección por HTLV-I pudo detectarse en varios miembros de familias, siendo la transmisibilidad entre los cónyuges superior al 65%, independiente de quién fuera el enfermo.

Los HTLV-1 infectan entre 15 a 25 millones de personas, existiendo regiones endémicas en las que las cifras de prevalencia son elevadas (15%) en el sur de Japón, África, Melanesia y en las islas Seychelles, con cifras intermedias (5-14%) en el Caribe y África Occidental, y con cifras bajas (< 5%) en Australia y países latinoamericanos como Colombia, Perú, Panamá, Brasil, Chile y Argentina. La prevalencia en poblaciones autóctonas de Brasil, Colombia, Argentina, Perú, Guayana Francesa y Chile sugiere la presencia prehispánica.

Se piensa que este retrovirus fue vehiculizado desde Asia por los primeros habitantes de las Américas que cruzaron el estrecho de Bering, trayendo consigo el HTLV-I y el HTLV-II.

En oleadas sucesivas, distintos grupos y durante varios miles de años fueron poblando el continente americano. Los que llegaron a orillas del océano Pacífico a Chiloé y la región andina aledaña desde Alaska, eran portadores de HTLV-I. En cambio los portadores del HTLV-II se concentraron en la cuenca de los ríos Orinoco, Amazonas, Paraná y en la costa atlántica hasta la Tierra del Fuego. En 1999 pudo demostrarse la presencia temprana del HTLV-I en oasis de la puna de Atacama y el ADN del HTLV-I se detectó en una momia con más de 1.500 años de antigüedad.

En América latina son portadoras de HTLV-I, más del 40% de las madres de personas afectadas por paraparesia espástica. Se detectó la presencia de HTLV-1 en comunidades originarias (2.3%) y donantes de sangre de las provincias de Jujuy (0.97%) y Salta (0.71%). Entre la descendencia de las personas afectadas la infección llega a más del 20% en las hijas y al 10% en los hijos.

Los HTLV-I se transmiten por transfusiones de sangre, o de la madre infectada al hijo por vía vertical y amamantamiento o por jeringas contaminadas por los que abusan de drogas endovenosas. La transmisión por vía sexual es menos frecuente que para el Virus de la Inmunodeficiencia Humana, ya que para una transmisión eficiente del virus HTLV-1 es necesario contactos entre célula infectada y célula receptora, lo que requiere encuentros frecuentes de las células.

Esta situación impone el control serológico de los dadores de bancos de sangre y el seguimiento de las mujeres embarazadas infectadas, incitándolas a limitar el amamantamiento. En este contexto, el riesgo de transmisión viral aumenta si el período de amamantamiento es superior a los 6 meses.

La infección por HTLV-1 se asocia a los linfomas de células T del adulto con afectación cutánea en el 50%. Este linfoma tiene una presentación epidémica en Japón, Caribe y África Central. La enfermedad presenta un largo período de latencia, afectando a individuos expuestos al virus en la infancia, y lo suficiente para provocar una transformación neoplásica de las células infectadas, por lo que se piensa que deben existir predisposiciones familiares o adquiridas que coparticipan en la génesis de estos linfomas.

El retrovirus HTLV-I puede insertarse e interferir con la división y la función de los linfocitos, causando linfomas cutáneos, síndromes inflamatorios (inflamación intraocular, afecciones tiroideas y pulmonares) y complicaciones infecciosas incluyendo dermatitis severas.

HTLV-2 (virus linfotrópico-T humano tipo 2)

Es endémico entre los pueblos autóctonos de América del norte, centro y sud, Japón y Corea. Se calcula que el virus linfotrópico-T humano tipo 2 infecta entre 3 y 5 millones de personas en el mundo y es endémico en poblaciones nativas de África y en varias comunidades originarias del continente americano, como los Navajo en México; los Wayuu, Guahibo y Tunebo en Colombia; los Cayapo y Kraho en Brasil; los Pume de Venezuela, los Tobas y Wichis en Argentina y en la Patagonia chilena y argentina en los Mapuches. Se lo ha asociado con síndromes neurológicos y con neoplasias de células T.

HTLV-3 y HTLV-4

Se aislaron en el año 2005 en muestras de cazadores de primates de zonas húmedas de Camerún. Ningún portador de estos virus mostró durante varios años de seguimiento signos de enfermedad. La composición genética del HTLV-3 es similar al STLV-3 (*Simian T-lymphotropic virus 3*) y el HTLV-4 es casi idéntico al virus STLV-4 hallado en gorilas salvajes.

Los *Spumavirus*

Son *Retrovirus* que provocan infecciones crónicas en animales, y hasta la fecha no se pudo afirmar a ciencia cierta su patogenicidad en humanos.

En mamíferos de América del Sur y América central (perezosos) se han encontrado secuencias de *Spumavirus* que han permitido fechar su existencia a millones de años en la escala evolutiva. Estos animales han evolucionado en territorios aislados y los datos moleculares confirman que las secuencias retrovirales de *Spumavirus* se habrían insertado en células de estos mamíferos hace más de 30 millones de años. El análisis de la evolución de las especies, sugiere que hay *Spumavirus* endógenos que siguieron la evolución paralela de microbios y mamíferos (Ver retrovirus endógenos en 5.3.11).

Los *Spumavirus* establecen infecciones persistentes *in-vitro* cuando se los cultiva con células de humanos, bovinos, felinos, y leones marinos. Las células infectadas muestran un aspecto espumoso debido a las vacuolas (especie de burbujas) que se producen. Los análisis moleculares sugieren que el virus espumoso humano sería una variante del virus espumoso transmitido por mordeduras de monos. Sin embargo, no hay conclusiones definitivas sobre su rol en el desencadenamiento de efectos oncogénicos, bien que se detectaron secuencias de *Spumavirus* en tejidos de personas afectadas de patologías tiroideas (sobre todo de tiroiditis autoinmunes). La presencia de Spumavirus se ha asociado a la génesis de trastornos endocrinológicos, a esclerosis múltiple, miastenia, fatiga crónica, fiebre mediterránea familiar, encefalopatías y trastornos de la audición.

5.3.12 Los virus de las Inmunodeficiencias Humanas (VIH)

Son *Retrovirus* que se han adaptado durante millones de años a infectar células de mamíferos. Los primeros análisis del material genético del Virus de las Inmunodeficiencias Humanas mostraron una similitud con los virus de la inmunodeficiencia de los simios, una familia de virus que afectan monos del centro de África.

Se ha evocado la hipótesis que los *Retrovirus* animales habrían infectado por heridas, mordiscos o arañazos a los cazadores. Sin embargo, es plausible que pueden haber también participado otros mecanismos de transmisión como la ingesta de carnes infectadas, o algún tipo de contacto estrecho con fluidos biológicos de animales.

Los **Virus de las Inmunodeficiencias Humanas** son *Retrovirus* que tienen la capacidad de fijarse a una población de glóbulos blancos (linfocitos T 4), que desempeñan un papel fundamental en el control de la respuesta inmunológica contra infecciones microbianas y en el control del desarrollo de células tumorales.

Una vez que el virus inyecta su material dentro de los linfocitos (glóbulos blancos T 4), puede permanecer en estado persistente con baja actividad multiplicativa durante años. Si el virus se activa y se inicia el proceso que le permite reproducirse, provocará la muerte de los linfocitos que lo albergan, que como indicado, son células de la respuesta protectora del organismo. La destrucción de esas células defensivas pone en evidencia una vulnerabilidad adquirida a infecciones y a la reducción de capacidades para frenar la proliferación de células tumorales.

En diciembre de 1981, se comunicaron datos sobre graves infecciones que afectaron a personas que no habían sufrido hasta ese momento de déficits inmunitarios. Esta situación determinó que lo que configuraba ese Síndrome de Inmuno Deficiencia fue Adquirido, y no congénito.

En occidente, en el inicio de la década de los 80, durante los primeros años de la endemia, la labor de la prensa y de los peritos internacionales, se caracterizó por difundir informaciones que golpearon de manera injusta al pueblo haitiano, creando estigmas sobre el origen del Virus de la Inmunodeficiencia Humana. Se pudo comprobar casos de infecciones humanas por el Virus de la Inmunodeficiencia Humana ya en 1959, en un hombre de la etnia bantú de la ex ciudad de Leopoldville, actual Kinshasa, en lo que otrora fuera el Congo Belga. El Virus de la Inmunodeficiencia Humana que circulaba en personas que habitaban África, infectó a los profesores haitianos, docentes de lengua francesa que acudieron a ayudar al proyecto educativo del Congo durante las campañas de alfabetización, poco después que el ex Congo Belga obtuvo su independencia. Debido al lapso de tiempo entre la infección viral y el desarrollo clínico de la enfermedad, las primeras descripciones clínicas asociadas a esta infección fuera del continente africano se informaron recién a fines de los 70 (1978).

Durante varios años, la ignorancia de los comunicadores médicos y la labor de la prensa hicieron que ser haitiano provoque discriminación sistemática, debido a que se los había incluido en lo que deslices de los primeros análisis epidemiológicos reduccionistas, circunscribieron como riesgo a contraer la inmunodeficiencia adquirida a cuatro letras haches (hombres sexualmente relacionados con hombres, hemofílicos, heroinómanos y haitianos).

Sin embargo, debe subrayarse que la prevalencia del Virus de la Inmunodeficiencia Humana entre la población no dependía del lugar de nacimiento, sino que fue en el inicio facilitada por la pobreza del pueblo y la inestabilidad política en la isla. Además, recién en 1986 terminó el período de dictaduras haitianas –país gobernado por juntas militares– con un paupérrimo sistema de salud pública. Simultáneamente con las condiciones de higiene y salud de un país muy pobre, se asoció la democratización del transporte aéreo, poniendo en evidencia en países industrializados las infecciones oportunistas que estaban afectando otros pueblos. Este entorno epidemiológico requiere además asociar la difusión viral al panorama de miseria material extrema, y a los pagos ridículos por servicios sexuales que efectuaban los visitantes a poblaciones caribeñas hacia las cuales en los 80, pareciera haberse multiplicado el turismo sexual barato y masivo. En esas circunstancias, es comprensible que se hayan propiciado intercambios masivos de fluidos biológicos entre gente infectada y no infectada, transmitiendo un agente responsable de la destrucción de defensas inmunológicas por diversiones sexuales a muy bajo precio.

Por otra parte, a principios de la década del 80, y como sucedido durante epidemias previas, la ignorancia y la falta de datos científicos contundentes, hicieron que se informe que el sufrimiento y muerte anunciada para muchos humanos, eran producto de castigos divinos. Algunos hasta evocaron con una creencia simplista y no menos paranoide, la creación *ex nihilo* de un agente infeccioso que escapó de un laboratorio. Otros, hasta llegaron a sostener públicamente que el sufrimiento cotidiano de tantas personas afectadas era destinado a condenar a los que aceptaron la libertad de sus cuerpos, y asumieron plenamente sus deseos personales. Hubo otros, que afiliados a las simplistas teorías repetitivas del complot, lo llegaron a considerar como el producto de un agente creado para aniquilar mala gente.

Como para las víctimas de la peste de la edad media, hoy resulta vergonzoso para nuestra especie humana, releer las declaraciones de los 80, en las que los medios de comunicación masivos dieron espacio a miembros de ciertos cleros, que llegaron a considerar que la fase final de la infección por el Virus de la Inmunodeficiencia Humana –es decir la inmunosupresión adquirida (SIDA)– era el signo de la ira divina sobre los hombres y sobre los adictos al consumo de drogas ilegales. Con reminiscencias medievales y decimonónicas, se acusaba incluso a las poblaciones enfermas que vivían en condiciones de pobreza, como holgazanas, e inmersas en un abandono moral en el que las epidemias eran los castigos del creador impuestos a los menesterosos.

Para el Virus de la Inmunodeficiencia Humana no se ha probado la trasmisión por vectores (mosquitos, garrapatas, u otros animales), ya que la fracción de la población con más picaduras de insectos son los chicos, y no se conocen chiquitos infectados por el Virus de la Inmunodeficiencia Humana nacidos de una mamá no infectada. Millones de picaduras que infectaron con paludismo, peste, fiebre amarilla y tantas otras infecciones no han transmitido este *Retrovirus*.

Desde la confirmación de la existencia de los Virus de Inmunodeficiencias Humanas en 1985 y hasta mediados del año 1997, las alternativas que disponían los trabajadores de la salud para ayudar a las personas infectadas eran limitadas, por no decir inexistentes. La mayoría actuaba como receptores de resultados de laboratorio, que ayudaban a pronosticar o no un fin inevitable en función de valores de células de la sangre circulante (linfocitos T4). Solo se podía retrasar y muy parcialmente la aparición de ciertas complicaciones, con medicamentos contra infecciones oportunistas, pero sin verdaderamente limitar el daño que provocaban los Virus de las Inmunodeficiencias Humanas (se han aislado dos grandes grupos, el Virus de la Inmunodeficiencia Humana 1 o VIH 1 y el Virus de la Inmunodeficiencia Humana 2, o VIH 2) en el aparato defensivo de las personas infectadas.

A fines de los 80, en plena era de la productividad y la avidez por el éxito económico, no faltaron los que aprovecharon del dolor y sufrimiento, para ofrecer tratamientos que solo beneficiaron a los que los prodigaron. Antes del 1997, a las personas infectadas por los Virus de las Inmunodeficiencias Humanas que luchaban por sobrevivir, hubo quienes prometían mejorías y hasta curas con lo que llamaron terapias alternativas. Otros, ofrecían dietas balanceadas o macrobióticas, y hubo quienes defendían las sobrecargas vitamínicas, ejercicios y deportes, curas con corticoides, antibióticos contra los mycoplasmas intracelulares, aceites esenciales y extractos de flores, masajes, armonización de las corrientes energéticas, hormonas esteroideas anabolizantes, hormonas de crecimiento, inmunoterapia pasiva con anticuerpos de personas infectadas sin síntomas de infección oportunista, moléculas orgánicas que asociaban metales pesados, autovacunas, derivados de la placenta humana, citosinas, sangre procesada enriquecida con citosinas, extractos de cactus, plantas y hongos con propiedades alucinógenas, cigarrillos a base de flores de vegetales psicoactivos, participación en grupos de curación por autoayuda y sanación gracias a buenas vibraciones, etc. Nada de todo lo propuesto pudo hasta mediados de 1997 evitar la inexorable evolución fatal que provocaba la replicación del Virus de la Inmunodeficiencia Humana, porque llevaba a la destrucción de la inmunidad y ponía en evidencia agentes infecciosos que aprovechaban la destrucción de las defensas para provocar enfermedades (oportunistas). Frente a esta falta de defensas, proliferaron bacterias, virus, hongos, parásitos y células tumorales en sujetos incapaces de limitar la evolución fatal de la infección retroviral.

La combinación razonada de antivirales pudo también limitar de manera indiscutible los niveles de transmisión del VIH de las embarazadas a sus bebés, logrando que la tasa de recién nacidos que contraían la infección por VIH durante el período de gestación o durante el parto, baje de valores superiores al 20% a niveles inferiores al 1%.

Los tratamientos antivirales que se administran en función de la carga viral en el plasma circulante y de la estructura molecular de ciertos genes de los Virus de las Inmunodeficiencias Humanas, hacen posible que una enfermedad letal en 1997, se haya transformado en una afección crónica. La eficacia clínica de combinatorias razonadas de antivirales minimizó el pronóstico mortal de las personas, que recibiendo tratamientos adecuados con controles continuos de parámetros biológicos, recuperaron sus capacidades inmunodefensivas, creativas y afectivas.

La mayoría de las personas se hallan infectadas por la variante VIH 1. La variante CIH 2 infecta sobre todo personas de las antiguas colonias portuguesas de África. El VIH 2 se asocia con resultados de cargas virales inferiores al VIH1, lo que hace suponer que su poder patógeno y la evolución de la inmunosupresión que provoca son más lentos. La sobrevida de personas infectadas por el VIH 2 en los que la carga viral circulante es indetectable es equivalente a la población no infectada.

Para la infección por el VIH 1, el tratamiento antiviral debe iniciarse antes que el nivel de CD4 baje, a fin de proteger a la persona de infecciones oportunistas (y preservar el futuro). Sin embargo, la erradicación del VIH no es posible con terapias disponibles en la actualidad y las interrupciones del tratamiento antirretroviral son perjudiciales. Esto significa que el inicio de la terapia antiviral implica un tratamiento por un período indefinido. Por eso es necesario sopesar los beneficios (reducción de la morbilidad y la mortalidad relacionada) y las desventajas de una exposición prolongada a antivirales, esencialmente los potenciales efectos adversos a largo plazo.

La relación beneficio / riesgo se ha demostrado favorable para la enfermedad avanzada (inmunodepresión constatada con CD4 <350 / mm3), y varios argumentos de ensayos clínicos sostienen el inicio rápido del tratamiento.

Se ha demostrado el beneficio de la terapia antirretroviral en términos de supervivencia como de reducción de la progresión de la enfermedad con un recuento de CD4 de menos de 200 / mm3. Estas personas tienen peor pronóstico que los que empiezan el tratamiento con un recuento de linfocitos superior a 200 / mm3, y el valor pronóstico del recuento de CD4 inicial da paso a la asociación del recuento de CD4 y la carga viral plasmática 6 meses después del inicio del tratamiento.

Estos resultados subrayan para estas personas, el imperativo de efectividad inmediata del primer tratamiento para obtener la mejor restauración inmune y lo antes posible. Por otra parte, cuando la infección por VIH es revelada por una infección oportunista otra que la tuberculosis, (neumonía por *Pneumocystis*, infección bacteriana, etc.), el inicio del tratamiento antirretroviral debe completarse dentro de 2 semanas después del inicio del tratamiento de la infección oportunista, reduciendo a la mitad el riesgo de muerte o progresión de la infección por

VIH. El riesgo de desarrollar SIDA en 5 años es significativamente menor en personas que comenzaron el tratamiento entre 200 y 350 linfocitosCD4 / mm3 que en los que comenzó el tratamiento con 200 / mm3.

El inicio del tratamiento a un nivel de CD4 entre 350 y 500 células / mm3 se asoció con una mejor respuesta virológica, es decir con una rápida disminución de la carga viral circulante.

El seguimiento a 6 años mostró que los que iniciaron el tratamiento antiviral con un recuento de linfocitos CD4 por encima de 350 / mm3 evolucionaron hacia la normalización de los linfocitos CD4 (mediana de 829 / mm3), mientras que los pacientes que comenzaron el tratamiento con un recuento de CD4 entre 250 y 300 / mm3, la recuperación de CD4 tendió a meseta alrededor de 500 / mm3.

Todos estos datos justifican que es posible prever el inicio de un tratamiento en pacientes con un número de linfocitos CD4 de entre 350 y 500 mm3, en particular si la carga viral plasmática es superior a 100.000 copias / ml o el porcentaje de linfocitos CD4 por debajo del 15%, teniendo en cuenta otros elementos como la edad, las comorbilidades, la demanda y la preparación del paciente. En personas asintomáticos con recuento de CD4 superior a 500 / mm3 no hay suficiente evidencia para recomendar la terapia antirretroviral, aunque los modelos de supervivencia tienden a mostrar una ventaja en el tratamiento temprano.

El tratamiento de la infección por VIH 2 presenta ciertas especificidades, ya que estos virus son naturalmente insensibles a ciertas familias de antivirales empleados para tratar personas infectadas con VIH 1.

Sólo a partir del año 1997 se pudo demostrar que la asociación de 2 o 3 antivirales de síntesis que inhibían la multiplicación de los Virus de las Inmunodeficiencias Humanas, era paralela a la reducción de la mortalidad. Este hecho permitió en pocos meses mostrar en personas con síntomas severos, que la mortalidad del 90% (a fines de los 80) pasaba en pocos meses a niveles inferiores al 10%. Estas intervenciones medicamentosas descartaron definitivamente todas las hipótesis fantasiosas que consideraban que la inmunodepresión no era el producto de una infección viral.

5.3.13 Polyomavirosis

Polyomavirus son *Papovaviridae*, una familia de agentes infecciosos con características cercanas a los *Papillomavirus* (el prefijo poly- se refiere a la capacidad para producir múltiples tumores, a diferencia de polios que se refiere a la sustancia gris del tejido nervioso).

La existencia de *Polyomavirus* humanos se confirmó recién en 1965, al observarse partículas en los cortes anatómicos de cerebros de personas que habían fallecido de encefalopatía progresiva.

Los *Polyomavirus* pueden transmitirse por inhalación o por vía oral, y no se ha podido establecer una relación entre la infección por *Polyomavirus* y una sintomatología precisa, salvo en algunas manifestaciones respiratorias leves y cistitis. Se han descripto a la fecha 3 géneros distintos y 22 especies de *Polyomavirus,* de los cuales 11 infectan a los humanos y al menos 5 se pudieron asociar con enfermedades (antes se los conocía como *Papovavirus*).

Los resultados de análisis efectuados en muestras representativas de la población mundial indican que la mayoría de las personas de 10 años o más, han sido estado en contacto con *Polyomavirus JC* (por John Cunningham, una persona que falleció de leuco encefalopatía multifocal progresía), y entre un 70 y un 90% tienen anticuerpos contra los *Polyomavirus JC* y contra los *Polyomavirus BK*. Por otra parte se estima que 5 al 10% de las mujeres durante el embarazo reactivan las infecciones por *Polyomavirus*.

Los *Polyomavirus BK* (iniciales de la persona de la que después de un trasplante renal, se lo aisló en la orina) también pueden aislarse de todas las poblaciones del mundo y circulan de manera independiente, incluso en áreas remotas y aisladas, sin contacto previo con personas del exterior.

En personas inmunosuprimidas, el *Polyomavirus JC* puede provocar leuco encefalopatía multifocal progresiva (LEMP), generalmente en adultos a partir de los 50 años de edad (muy rara en niños). Esa particularidad, deja pensar que los signos clínicos son provocados por el virus que se hallaba persistente, que se reactivó. Frente a una baja de respuestas inmunitarias, el *Polyomavirus JC* reinicia su ciclo replicativo en células que envuelven las neuronas, destruyendo la vaina de mielina (oligodendrocitos que participan en el sostén y unión de las neuronas), con consecuencias letales.

El *Polyomavirus* BK se asocia sobre todo a enfermedades renales y su replicación se pone de manifiesto en rechazos de trasplantes, habiéndoselo también asociado al cáncer prostático.

El control de las infecciones sintomáticas por *Polyomavirus BK* requiere reducir los tratamientos inmunosupresores, y administrar antibióticos de la familia de las fluoroquinolonas (ciprofloxacina u otro). La citarabina ha demostrado un efecto benéfico sobre la leuco encefalopatía multifocal progresiva y la modulación de los inmunosupresores contra el rechazo de órganos, puede ayudar a controlar esta infección (Por ejemplo el cambio de tacrolimus por ciclosporina, etc.)

En el 2010, se caracterizaron nuevos *Polyomavirus* que infectan la piel (HPyV6 y HPyV7). En el 2012 *Polyomavirus* desconocidos se aislaron en Malawi y en Saint Louis, Missouri (de heces) y de muestras de heces y respiratorias de California, Chile y México. En el 2013 se detectó una variedad viral en el tejido hepático y también en heces humanas, y hasta la fecha, el potencial patogénico de estos últimos *Polyomavirus* no se conoce.

5.3.14 ¿Qué virus enferman y destruyen selectivamente a las células del hígado?

5.3.14.1 Hepatitis

Es un término que indica que el hígado presenta signos inflamatorios causados por microbios, alcohol o productos tóxicos.

Numerosos virus pueden provocar lesiones hepáticas, como el virus de Epstein-Barr (mononucleosis infecciosa), Cytomegalovirus, virus de la rubeola, varicela, etc.), por lo que para establecer un diagnóstico certero de Hepatitis, se requiere la confirmación por exámenes de laboratorio.

Las llamadas hepatitis virales son provocadas por agentes infecciosos que presentan un tropismo específico por las células del hígado, entre los que figuran los virus A, B, C, D, E, F y G.

Hepatitis A

Los virus de la Hepatitis A se transmiten por la vía oral-fecal (agua contaminada, verduras, frutas contaminadas, frutos de mar crudos, contacto directo con una persona infectada, etc.) y la enfermedad por regla general cura espontáneamente. La Hepatitis A se asocia a la falta de agua potable, a la pobreza y a al saneamiento deficiente y se producen más de 1,4 millones de casos en el mundo por año.

El período de incubación de la Hepatitis A va de 14 a 28 días, y se manifiesta con fiebre, malestar, pérdida de apetito, diarrea, náuseas, molestias abdominales, coloración oscura de la orina e ictericia y no todos los infectados presentan síntomas.

Sólo el 10% de los menores de seis años infectados por el virus de la hepatitis A presentan síntomas y muestran ictericia.

En raros casos, el virus de la Hepatitis A puede causar trastornos hepáticos severos, sobre todo en personas con antecedentes de enfermedades crónicas del hígado. La gravedad de la Hepatitis A (y la mortalidad que provoca) aumentan con la edad.

Las mejoras del saneamiento y la vacuna contra la Hepatitis A son los útiles eficaces para prevenir esta enfermedad y erradicarla.

Hepatitis B (VHB)

El agente infeccioso se caracteriza por una tendencia a las infecciones crónicas que escapan a las defensas inmunes de personas inmunocompetentes.

La particularidad del Virus de la Hepatitis B reside en el ADN de su genoma, que puede transcribirse en ARN, no sólo para traducir mensajes y fabricar proteínas virales, sino también para autocopiar ADN. Dicho de otro modo, el ADN que se transcribe en un mensaje (ARN) puede posteriormente copiarse al revés, auto retro transcribiéndose en un nuevo ADN genómico, por un mecanismo de transcripción inversa.

Los nuevos fragmentos de ADN que se producen por retro transcripción pueden acumularse dentro de la célula hepática infectada, e insertarse en su genoma. Esta particularidad molecular del Virus de la Hepatitis B caracteriza a ciertos virus tumorigénicos. Las inserciones de mensajes en genes que controlan la división celular aclaran el mecanismo inductor del carcinoma hepatocelular por los virus B.

Habiendo tratamientos activos, las personas crónicamente infectadas con el Virus de la Hepatitis B requieren un seguimiento médico al menos anual, en el que además de verificar la evolución o no de la infección, se evalúe la pertinencia de iniciar un tratamiento.

Para tratar la infección crónica por el Virus de la Hepatitis B, se han validado varias estrategias terapéuticas (adefovir dipivoxil, lamivudina, interferón alfa, etc.). En la mayoría de las personas, estos medicamentos disminuyen o detienen la producción del virus y reducen los daños hepáticos en 4 a 6 semanas, aunque en algunos casos, el virus no se erradique por completo del organismo infectado.

Sin embargo, el acceso al diagnóstico y tratamiento de la Hepatitis B es limitado en muchas regiones del mundo. Por ejemplo en el 2015, de los 257 millones de personas que vivían infectadas crónicamente por el Virus de la Hepatitis B, el 9% (22 millones) conocía la situación, y de los diagnosticados, la cobertura global del tratamiento fue solo del 8% (1,7 millones de afectados).

Muchas personas son diagnosticadas cuando se les manifiesta una enfermedad hepática avanzada. Entre las complicaciones de las infecciones por el Virus de la Hepatitis B, la cirrosis y el carcinoma hepatocelular causan una gran carga de enfermedad.

La transformación maligna que desencadena el Virus de la Hepatitis B progresa rápidamente, y dado que las opciones de tratamiento en fases tardías son limitadas, el resultado por lo general es deficiente. Es así que con bajos ingresos, la mayoría de las personas con cáncer de hígado mueren pocos meses después del diagnóstico, mientras que en países de recursos sanitarios óptimos, la cirugía y la quimioterapia pueden prolongar la vida por años. El trasplante de hígado a veces se practica para los casos de cirrosis, con éxito variable

Los tratamientos orales disponibles con Tenofovir o Entecavir raramente conducen a la selección de virus insensibles (en comparación con otros medicamentos). El costo se estima entre US $ 400 a US $ 1500 por un año de tratamiento dependiendo del país y de la utilización o no de genéricos.

El Mecanismo Global de Informes de Precios (GPRM) indica que el costo por un año de tratamiento anti Hepatitis B crónica (con medicamentos genéricos bioequivalentes) osciló entre US $ 48 a US $ 50 en febrero de 2017.

Sin embargo, en un número importante de personas, el tratamiento no llega a la cura definitiva de la infección del Virus de la Hepatitis B, porque solo suprime la replicación del virus. Esta situación implica que mientras los exámenes de laboratorio lo establezcan, el tratamiento deberá continuar de por vida.

Viroides

En 1967 en las plantas, Diener detectó partículas constituidas exclusivamente por una pequeña molécula circular de ARN a las que denominó viroide (generan deformaciones patológicas en los vegetales).

Los viroides carecen de propiedades codificadoras específicas y se consideran estructuras que escaparon de algún organismo en el transcurso evolutivo.

Su duplicación depende de la presencia de un virus ayudante, que les facilite el aparato enzimático (replicasa), sin que el viroide sea requerido para duplicación del virus ayudante. A diferencia de los virus, los viroides no poseen proteínas ni complejas ni lípidos, estando constituidos por una cadena cíclica corta de ARN circular que en principio no codifica proteínas.

Viroides humanos: el Agente Delta

En 1977, se describió la existencia de un agente transmitido por vía sanguínea, que requería la presencia simultánea de otro virus de Hepatitis para replicarse. Se lo denominó agente Delta o Viroide Delta o Virus de la Hepatitis D.

El agente de la Hepatitis D humana (con características de viroide), contiene un fragmento de ARN, y se estima que infecta a más de 15 millones de personas en todo el mundo, transmitiéndose por vía materno-infantil, sexual y sanguínea.

El agente de la Hepatitis D humana se multiplica en células hepáticas crónicamente infectadas por el virus de la Hepatitis B. Por su parte, el Virus de la Hepatitis B durante su ciclo replicativo, puede inducir la replicación del ARN del agente de la Hepatitis D humana, empaquetándolo en partículas infecciosas.

En 10% de las personas infectadas por el agente de la Hepatitis D humana se ha registrado el pasaje a la cronicidad, con un riesgo aumentado de provocar hepatitis fulminantes.

Las personas que no se encuentran infectadas o las no vacunados contra Hepatitis B, corren el riesgo de infectarse por el Virus de la Hepatitis B y co-infectarse simultánea o posteriormente con el agente de la Hepatitis D humana. De ahí que se presenten 2 situaciones de transmisión agente de la Hepatitis D humana, la infección concurrente y la sobreinfección.

La infección concurrente ocurre cuando un individuo adquiere simultáneamente el agente de la Hepatitis D humana y el Virus de la Hepatitis B. La mayoría de estas personas se recupera por completo; aunque provoquen mayores tasas de insuficiencias hepáticas fulminante y muertes, que la infección por el virus de la Hepatitis B.

La sobreinfección ocurre cuando una persona portadora crónica por virus de la Hepatitis B, es infectada por el agente de la Hepatitis D humana. Estos individuos por lo general experimentan un empeoramiento repentino del estado general (la tasa de cirrosis y enfermedad terminal es muy alta en infectados crónicamente por el Virus de la Hepatitis B sobre infectados con el agente de la Hepatitis D humana).

No hay inmunoglobulinas hiper inmunes anti agente de la Hepatitis D humana, disponibles para la profilaxis pre-o post-exposición. Dado que ningún tratamiento antiviral eficaz puede ser administrado, el trasplante de hígado puede ser una alternativa terapéutica para casos de hepatitis fulminantes, en portadores crónicos del virus de la Hepatitis B.

La vacuna contra la Hepatitis B es la mejor profilaxis contra los riesgos de infección por el agente de la Hepatitis D humana y contra las hepatitis fulminantes mortales.

Los Virus de las Hepatitis C

Infectan a cientos de millones de personas en todo el mundo, provocando una primo infección que puede pasar desapercibida (asintomática).

En ciertas personas los virus de las Hepatitis C producen una infección crónica, cuyas lesiones a largo plazo llevan a la enfermedad degenerativa acelerada de las células del hígado, con una cicatrización inapropiada de los tejidos del hígado (cirrosis). A nivel mundial, se estima que 71 millones de personas padecen de infecciones crónicas por los Virus de las Hepatitis C, y un número significativo de los crónicamente infectados, desarrollarán cirrosis o cáncer de hígado (cerca de 400.000 sujetos mueren al año por los Virus de las Hepatitis C).

En 1989, extrayendo ácidos nucleicos del plasma de chimpancés infectados con lo que se conocía como virus No A, No B se identificó uno de los Virus de las Hepatitis C. Los virus C pertenecen a la familia de los *Flavivirus* y causan 85% de las Hepatitis que no podían catalogarse hasta ese momento.

Los modos de transmisión más frecuentes son la exposición a pequeñas cantidades de sangre, el uso de drogas inyectables, las prácticas de inyección inseguras y las transfusiones de sangre o productos sanguíneos que no respeten exigencias de protección a la población.

Los Virus de las Hepatitis C persisten en las células del hígado en más de la mitad de las personas infectadas. Entre un 10 y un 30%, durante hasta más de 30 años, aparecen signos de cirrosis (causa más de un cuarto de los casos de cirrosis en el mundo) y de cáncer de hígado, lo que implica un riesgo de 20 veces más alto de desarrollar un carcinoma hepatocelular, con una proporción de aumento de riesgo de 1 a 3 por ciento por año. En las personas crónicamente infectadas, si se asocia el consumo excesivo del alcohol, el riesgo llega a ser 100 veces mayor. Sin embargo, en un 15 al 45% de las personas infectadas, los virus de las Hepatitis C se eliminan espontáneamente en un plazo de seis meses.

Las personas infectadas crónicamente pueden presentar insuficiencia hepática con hígado graso y várices esofágicas y gástricas potencialmente fatales.

El genotipo 1 del virus de la Hepatitis C es el más frecuente, con más de 80 millones de personas infectados, de los cuales 1/3 reside en el este de Asia. Le sigue el genotipo 3, con más de 54 millones y los genotipos 2, 4, 6 y 5. Los genotipos

1 y 3 son los más dominantes, independientemente de la situación económica del país donde se detectan, y en los países de bajos ingresos se concentran los genotipos 4 y 5.

Los distintos genotipos de virus de las Hepatitis C responden de manera diferente a los tratamientos, por lo que tratar esta infección requiere seleccionar moléculas antivirales según perfiles de susceptibilidad naturales de cada tipo.

Hay cuatro clases de antivirales de acción directa, que combinados son utilizados en personas infectadas con los virus de las Hepatitis C y se han desarrollado combinaciones de antivirales que actuando directamente sobre la replicación de los virus de las Hepatitis C, reducen o eliminan los virus circulantes en 3 meses.

1. Los inhibidores de la proteasa, bloquean una enzima viral (proteasa) (Glecaprevir; Paritaprevir; Voxilaprevir; Galexos; Grazoprevir; Sunvepra).
2. Los Nucleótidos y Nucleótidos inhibidores de la polimerasa, actúan en las células el hígado fijándose en el ARN viral para bloquearlos e inhibir su replicación (Sofosbuvir).
3. Los inhibidores de la proteína NS5A 3 que es necesaria para la replicación viral (Ombitasvir; Pibrentasvir; Daclatasvir; Elbasvir; ledipasvir; Ombitasvir; Velpatasvir).
4. Los inhibidores no nucleosidicos de la polimerasa, que se insertan en los procesos de replicación viral bloqueándolo (Dasabuvir).

Las combinaciones de ombitasvir, paritaprevir, y dasabuvir asociado a ritonavir (potenciador inhibidor de proteasa) son activas contra los genotipos 1a / b.

Las combinaciones de Ombitasvir y Paritaprevir con ritonavir son eficaces para el genotipo 4.

En casos de cirrosis compensada, la ribavirina puede mejorar la respuesta terapéutica. Para infecciones crónicas por el genotipo 3, se administran también 3 antivirales, y para el genotipo 4 se ha demostrado que puede ser eficaz la asociación daclatasvir + ribavirina + interferón pegilado.

La atención de los afectados por los virus de las Hepatitis C cambio el pronóstico de los afectados en todo el mundo, y Sofosbuvir con daclatasvir o una combinación de Sofosbuvir con Ledipasvir, ya son parte de los regímenes presentados en guías de la OMS, sabiendo que llegan a tasas de curación superiores al 90%.

Estos medicamentos son más efectivos, más seguros y mejor tolerados que algunos medicamentos utilizados anteriormente, con tratamientos de duración más reducida (generalmente 12 semanas).

Debe subrayarse, que en el 2017, de los 80 millones de personas que vivían con la infección crónica por los virus de las hepatitis C en todo el mundo, menos de un 20% (14 millones) conocía su diagnóstico y se estima que el 7% de los diagnosticados (1,1 millón) tuvo acceso al tratamiento. En el 2016, pudieron beneficiarse del tratamiento 1,76 millones de personas suplementarias.

A nivel mundial se han fijado objetivos para que el 80% de los afectados pueda beneficiar de tratamientos en el 2030, sabiendo que esos antivirales curan a más del 95% y prácticamente eliminan riesgos de cáncer de hígado y cirrosis.

Recientemente, las estimaciones de la OMS indicaron que 325 millones de personas viven con hepatitis B o C.

El advenimiento de una terapia antiviral segura, bien tolerada y altamente eficaz para la infección por el VHC hizo que la OMS proponga una estrategia global para eliminar la hepatitis C como una amenaza para la salud pública para 2030. Los elementos clave del plan de eliminación incluyen una mejor detección de casos no diagnosticados, mayor acceso a la atención para personas recién diagnosticadas y acceso ampliado al tratamiento.

Los Virus de la Hepatitis E

Se identificó en 1984 en las heces de personas afectadas por hepatitis no caracterizadas. El Virus de la Hepatitis E (género *Togaviridae)* provoca una enfermedad similar a la Hepatitis A, que por regla general no evoluciona a la cronicidad. El virus E provoca brotes epidémicos, transmitiéndose de persona a persona por contaminación fecal del agua y de las verduras y frutas regadas con aguas contaminadas. Se ha detectado el virus de la Hepatitis E en cerdos, monos, vacas, ovejas y cabras, lo cual indica diseminación zoonótica.

Se estima que 2.300 millones de personas se hallan infectadas por los virus de las Hepatitis E (hay descripto 4 genotipos) cada año, con más de 3 millones de casos agudos y alrededor de 56.000 fallecimientos (0.2 al 3%) directamente asociados a esta infección (aparentemente banal con un proceso de remisión es por regla general espontáneo).

La primera epidemia de Hepatitis E registrada, ocurrió en la India en 1955, cuando 29.000 casos de hepatitis ictérica se identificaron después de la contaminación fecal del agua de la ciudad de Nueva Delhi. Otra epidemia de hepatitis E fue declarada en 1978 en Cachemira, imputándose la contaminación al agua. Afectó a 16.000 personas. Se han documentado varias epidemias en otras regiones de la India, en la República de Kirguizia (ex Unión Soviética), Birmania, Borneo, Nepal y en varios países de África y del continente americano, sobre todo en la Ciudad de México. El período de incubación fluctúa entre 15-50 días y los síntomas se desarrollaron alrededor de 30 días después de la infección. La fase pre ictérica dura entre 1 y 10 días y presenta con frecuencia dolores de estómago, náuseas y vómitos.

Se han detectado virus de Hepatitis E en animales de varios países de Asia, África y Latinoamérica (Cuba, Venezuela, México, Costa Rica, Uruguay Argentina, Bolivia y Brasil.

El mecanismo fisiopatológico de la hepatitis fulminante en la infección por virus de la Hepatitis E no es conocido, y se ha notado que se asocia con una alta incidencia de coagulación intravascular diseminada en mujeres gestantes.

La transmisión materno fetal es alta (del 30 al 100%), y esta infección provoca nacimientos prematuros y muerte neonatal. En los casos de hepatitis fulminante asociados al virus de la Hepatitis E en mujeres embarazadas, el riesgo de mortalidad se estima aun 20%, sobre todo si la enfermedad cursa durante el tercer trimestre de embarazo.

Los Virus de la Hepatitis F

Se han detectado en 1994 en heces de personas que habían sido previamente transfundidas. Las seudo partículas virales de las heces de estas personas provocaron hepatitis, 20 días después de inyectárselas a monos. Sin embargo, la existencia de este agente es dudosa, ya que los experimentos que condujeron a su descripción no pudieron ser repetidos. Por el momento se considera que esta afección es rara, y se han documentado casos en la India, en Inglaterra, Italia y Francia.

Investigaciones posteriores no confirmaron la existencia de este virus, y fue excluido de la lista como causa de hepatitis infecciosa, pero un virus descubierto posteriormente que se cree que causó hepatitis se denominó Hepatitis G, aunque su papel en la hepatitis no se ha confirmado y ahora se considera sinónimo de virus GB C.

Los Virus de la Hepatitis G

La infección persistente por el virus de la hepatitis G parece ser bastante frecuente en la población general.

La importancia clínica de la infección por el virus de la hepatitis G con respecto a la hepatitis aguda o crónica no se conoce bien. Se ha detectado ARN viral en pacientes con hepatitis viral aguda no A no E, en pacientes con hepatitis crónica de presunta etiología viral, en pacientes con cirrosis y, en raras ocasiones, con carcinoma hepatocelular primario.

Fue identificada en 1995. Este virus (*Flavivirus*) con una homología de casi un 30% con los virus de las hepatitis C, se transmite de forma similar a los de las Hepatitis B y C (sangre, vía genital y de la embarazada al bebé). La prevalencia de anticuerpos contra el virus G en la población general oscila entre el 1 y el 2%. En sujetos con Hepatitis crónica C, la prevalencia de anticuerpos contra el virus G llega a valores entre el 10 y 20%. Aproximadamente un 2% de los dadores de sangre voluntarios de países industrializados tienen virus G circulante, y más del 13% tienen anticuerpos anti virus G (lo que significa que se han contactado previamente con este agente infeccioso).

Las personas infectadas con el VIH pueden estar coinfectados con el virus G y a pesar de la alta prevalencia, no hay pruebas claras que este virus cause indefectiblemente enfermedades hepáticas en los humanos. Es posible que sea un agente asociado a hepatitis leves post-transfusionales. Sin embargo, en Japón en la década de los 90, se correlacionaba la infección del virus G con hepatitis agudas fulminantes, sin embargo, los estudios posteriores indicaron que los casos fulminantes se debían a las poli transfusiones a las que fueron sometidos estos sujetos.

Los TTV

En 1998 se identificó nuevo virus asociados a hepatitis post-transfusional no A-E que fueron llamado TTV (*transfusión transmited virus*). Se ha demostrado que los niveles de la carga hepática de este virus son 10 a 100 veces superiores a los encontrados en el resto de los tejidos. Un número importante de dadores de sangre tienen anticuerpos contra este virus, pero no se pudo confirmar que provoque enfermedades graves en los humanos.

A pesar de la caracterización de virus de hepatitis de la A a la G, hay aun hepatitis virales que quedan sin explicación.

5.3.15 ¿Qué virus transforman las células normales en células cancerosas?

En un organismo vivo, se crean nuevas células para remplazar las viejas o para desempeñar nuevas funciones.

Las células proliferan únicamente cuando reciben señales específicas que provienen del medio o de las células vecinas, y cuando se altera el equilibrio de división y muerte celular, se puede generar un excedente celular con aparición de un tumor. Se han identificado más de 60 genes en los cromosomas humanos que regulan la proliferación celular. La transformación de células normales en células tumorales, refleja la ineficacia de los sistemas de control de reproducción celular.

Teniendo en cuenta lo antedicho, tumor es el aumento de volumen de tejidos por aumento del número de células. Si las células transformadas que han perdido el control se propagan y migran a tejidos vecinos, o se distribuyen desplazándose por los vasos sanguíneos o linfáticos, pueden instalarse y multiplicarse en otras regiones de un organismo. Neoplasia o cáncer son vocablos que se refieren a la interrupción de controles de la proliferación celular que producen tumores cuyas células invaden otros órganos.

Los genes que activan dentro de una célula su propia proliferación se denominan protooncogenes, y alteraciones de los protooncogenes pueden originar tumores. Por otra parte, hay genes supresores, que controlan de forma negativa la proliferación celular. Las modificaciones de estos supresores o su inactivación (pérdida de función represora) también generan tumores.

Algunos agentes infecciosos, sobre todo virales, pueden destruir las células que infectan, pero otros, se instalan de manera persistente en células que los alojan, y con un estímulo apropiado, inician ciclos de reproducción viral masiva, provocando la muerte de la célula. Sin embargo, hay virus en los que fragmentos del código genético viral se integran en el ADN de la célula que les permitió ingresar, y dependiendo en que sitio integren sus informaciones alteraran las funciones de los oncogenes o de los aumentos de estímulos de protooncogenes, generando tumores (un virus que infecta una célula infectada y se inserta en la vecindad de un protooncogén podrá desregularlo, convirtiéndose en oncogén).

Hay virus capaces de descontrolar la replicación de las células, siguiendo la estrategia de disparo y fuga. Esta situación implica que los productos virales perturban la represión de la división: las células seguirán creciendo sin freno, aunque los virus desaparezcan por acción del aparato inmunitario del afectado (dicho de otro modo, el efecto de inhibición de la represión se ve cristalizado en la producción de células tumorales, incluso cuando ya no haya virus).

5.3.15.1 Virus transformantes

En 1936 Bittner pudo comprobar que un virus de ratón provocaba cáncer de mama, pero estas observaciones no pudieron aun ser corroboradas con ningún virus que infecta en células humanas. Sin embargo, como indicado, hay tejidos que mantienen un ciclo de división normal, pero pueden transformarse en tumores al infectarlos con virus de la Hepatitis B y C; *virus de Epstein-Barr* (que se asocia a linfoma de Burkitt y al carcinoma nasofaríngeo); *virus HTLV-I* (leucemia); *Herpesvirus* 8 (sarcoma de Kaposi), y *Papillomavirus* (cáncer de piel, de cuello uterino, de colon, etc.).

5.3.15.2 Los *Polyomavirus* simios 40, aislados de monos, provocan cáncer en hámsteres

Para producir grandes cantidades de virus para la producción de antígenos para las vacunas, se utilizan células en cultivo que se infectan experimentalmente. Se ha detectado *Polyomavirus* simio 40 en algunos lotes de las primeras producciones virales utilizadas como vacuna (se hallaban presentes en las células renales utilizadas como materia de base para producir la vacuna). Hasta la fecha no se han asociado los *Polyomavirus* 40 que contaminaron los primeros lotes de vacunas contra la poliomielitis, con un aumento en la incidencia de cáncer en las personas vacunadas

5.3.15.3 *Polyomavirus Merkel*

Descubierto en 2008, provoca tumores en ratones de laboratorio (Merkel-cell *Polyomavirus*) y se ha demostrado que puede infectar humanos. Se lo ha detectado en lesiones carcinomatosas de las células de Merkel (localizadas en la piel a proximidad de los folículos pilosos y están asociadas a la sensación táctil).

El *Polyomavirus Merkel* transforma las células, y la mitad de los tumores en los que se encontraron secuencias del *Polyomavirus Merkel* se observan en áreas de cabeza y cuello expuestas, un tercio en las piernas, y alrededor de un sexto en los brazos.

Las células una vez transformadas por estos virus, invaden músculos y ganglios linfáticos diseminándose hacia el hígado, pulmones, cerebro y huesos. Este tipo de transformación cancerosa ocurre con más frecuencia en personas entre 60 y 80 años de edad, en cerca del doble en hombres que en mujeres.

Se ha sugerido, que la exposición a la luz solar o a los rayos ultravioleta, aumenta el riesgo de desarrollar estas transformaciones celulares asociadas a infecciones virales.

5.3.16 ¿Por qué se piensa que los virus participaron directamente en la evolución de las especies?

Numerosos elementos presentes en los virus son marcadores de coexistencia e influencia en la evolución de las especies. Los estudios moleculares han detectado en el genoma humano, numerosas secuencias de retrovirus, y este fenómeno sugiere que la integración estable de información viral en las células animales, pudo actuar como fuente de información genética y/o de innovación de especies.

No solo se han detectado secuencias retrovirales integradas al genoma de células humanas, sino también informaciones genéticas en otros virus, habiéndose podido establecer que las células de los animales se enriquecieron de información durante la evolución.

Los elementos virales que en principio fueron considerados secuencias retrovirales endógenas, son por ende informaciones virales embebidas en células eucariotas germinales (reproductoras) hace millones de años, hecho que para la paleovirología representan los fósiles de los virus. En el genoma humano, se pudo determinar que cerca del 8% de las secuencias son comunes a *Retrovirus*.

En los análisis paleo virológicos, también se ha determinado en células germinales de no menos de 20 especies de vertebrados, numerosas integraciones de más de 80 secuencias distintas de virus. Sin embargo, no pudo aun hallarse razones que expliquen que casi todas las secuencias corresponden a *Bornavirus* y *Filovirus*, conocidos por provocar enfermedades neurológicas mortales o fiebres hemorrágicas. Se intuye, que la integración de informaciones virales a células humanas, debe haber permitido algún beneficio evolutivo o alguna capacidad de resistir a las infecciones. Habiéndose detectado secuencias virales idénticas en varias especies animales, es claro que este fenómeno se produjo en un ancestro común, con lo que por la divergencia temporal en la evolución de las especies, este fenómeno debe haber existido ya en la prehistoria.

Por otra parte, más de 10 secuencias virales llamadas endógenas, similares a los virus que provocan Hepatitis B fueron detectadas en los ADN de peces, pájaros y patos. En otras especies, se han encontrado secuencias integradas del virus de la Coriomeningitis Linfocitaria (Lymphocytic Choriomeningitis Virus) y de *Bornavirus*. Estos resultados abren numerosos interrogantes para los que no hay modelizaciones ni hipótesis explicativas convincentes.

Referencias adicionales

Avendaño, Ferrés y Spencer. Virología Clínica, L.F., Mediterráneo, 2011. (Ed. Chile) ISSN 0716-1018

Charretón SL. Virus molecular biology. Rev Latinoam Microbiol. 2006;48(2):196-202.

Herrero R, Castellsagué X, Pawlita M et al. Human Papillomavirus and Oral Cancer:

The International Agency for Research on Cancer Multicenter Study. J Natl Cancer Institut. 2003; 95: 1772-1783.

Hong AM, Grulich AE, Jones D et al. Squamous cell carcinoma of the oropharynx in Australian males induced by human papillomavirus vaccine targets. Vaccine. 2010; 28: 3269-3272.

Dell'Oste V, Azzimonti B, De Andrea M et al. High ß-HPV DNA Loads and Strong Seroreactivity Are Present in Epidermodysplasia Verruciformis. J Invest Dermatol. 2009; 129 (S1): 1026-1034.

Guldbakke, KK, Brodsky J, Liang M, Schanbacher CF. Human Papillomavirus Type 73 in Primary and Recurrent Periungual Squamous Cell Carcinoma. Dermatologic Surgery. 2008; 34: 407-413.

Karagas MR, Waterboer T, Li Z, Nelson HH et al. Genus ⊠ human papillomavirus and incidence of basal cell and squamous cell carcinomas of skin: population based case-control study. BMJ. 2010; 341: c2986.

Blackwood JC, Streicker DG, Altizer S, Rohani P. Resolving the roles of immunity, pathogenesis, and immigration for rabies persistence in vampire bats. Proc Natl Acad Sci U S A. 2013;110(51):20837-42.

Endogenous non-retroviral RNA virus elements evidence a novel type of antiviral immunity.

Honda T, Tomonaga K.Mob Genet Elements. 2016 Mar 22;6(3):e1165785.

Paleovirology of bornaviruses: What can be learned from molecular fossils of bornaviruses. Horie M, Tomonaga K.Virus Res. 2018 Apr 6.

Elizondo-Quiroga D, Elizondo-Quiroga A. West nile virus and its theories, a big puzzle in México and latin america. J Glob Infect Dis. 2013;5(4):168-75.

Drexler JF, Corman VM, Drosten C. Ecology, evolution and classification of bat coronaviruses in the aftermath of SARS. Antiviral Res. 2014;101:45-56.

Franka R, Smith TG, Dyer JL, Wu X, Niezgoda M, Rupprecht CE. Current and future tools for global canine rabies elimination. Antiviral Res. 2013;100(1):220-5.

Caltenco-Serrano R, Sánchez-Huerta JL, Vargas-Jiménez R, Rodríguez-Suárez RS, Gómez-Barreto D. Cytomegalovirus infection in patients with solid-organ transplant. Recently reviewed immunologic response and pathogenicity mechanisms. Rev Latinoam Microbiol. 2001;43(4):177-82.

Goldschmidt P. Reducing HIV Mortality: A New Paradox for Practitioners Working in Countries with Socialized Health-care Systems. Trop Med Health. 2011;39(2):59-62.

Liotta DJ, Cabanne G, Campos R, Tonon SA. Molecular detection of dengue viruses in field caught Aedes aegypti mosquitoes from northeastern Argentina. Rev Latinoam Microbiol. 2005;47(3-4):82-7.

Bardach A, Rey-Ares L, Cafferata ML, Cormick G, Romano M, Ruvinsky S, Savy V. Systematic review and meta-analysis of respiratory syncytial virus infection epidemiology in Latin America. Rev Med Virol. 2014;24(2):76-89.

González-González AE, Aliouat-Denis CMJA, Dimanche C, Pottier M, Carretto-Binaghi LE, Akbar H, Derouiche S, Chabé M, Aliouat el M, Dei-Cas E, Taylor ML. Histoplasma capsulatum and Pneumocystis spp. co-infection in wild bats from Argentina, French Guyana, and México. BMC Microbiol. 2014;14:23.

Carter J, Saunders V. Virology: Principles and Applications, 2nd Edition. 2013. Wiley.

Bidgern A. Reverse Genetics of RNA Viruses: Applications and Perspectives; Wiley.

Ambrosio A, Saavedra M, Mariani M, Gamboa G, Maiza A. Argentine hemorrhagic fever vaccines. Hum Vaccin. 2011 Jun;7(6):694-700.

Enria DA, Ambrosio AM, Briggiler AM, Feuillade MR, Crivelli E; Study Group on Argentine Hemorrhagic Fever Vaccine. [Candid#1 vaccine against Argentine hemorrhagic fever produced in Argentina. Immunogenicity and safety. Medicina (B Aires). 2010;70(3): 215-22.

Enria DA, Briggiler AM, Sánchez Z. Treatment of Argentine hemorrhagic fever. Antiviral Res. 2008 Apr;78(1):132-9.

Ambrosio AM, Feuillade MR, Gamboa GS, Maiztegui JI. Prevalence of lymphocytic choriomeningitis virus infection in a human population of Argentina. Am J Trop Med Hyg. 1994 Mar; 50(3):381-6

Himeidan YE, Kweka EJ, Mahgoub MM, El Rayah el A, Ouma JO. Recent outbreaks of rift valley Fever in East África and the middle East. Front Public Health. 2014 Oct 6;2:169.

Estrada-Peña A, de la Fuente García J. Toward a multidisciplinary approach to the study of tick-borne diseases. Front Cell Infect Microbiol. 2014 Sep 30;4:118.

Nicholas DE, Jacobsen KH, Waters NM. Risk factors associated with human Rift Valley fever infection: systematic review and meta-analysis. Trop Med Int Health. 2014 Sep 24.

(http://www.who.int/immunization/documents/PP_yellow_fever_summary_ES.pdf)

Organización Mundial de la Salud (2014). Nota de scriptiva: Dengue y dengue hemorrágico:

http://www.who.int/mediacentre/factsheets/fs117/es/2. Organización Mundial de la Salud (2012). Global Strategy for dengue prevention and control, 2012–20 20.

http://www.who.int/denguecontrol/9789241504034/en/

http://www.virology.net/Big_Virology/BVHomePage.html

http://www.tulane.edu/~dmsander/garryfavweb.html

http://www.medicapanamericana.com/Libros/Libro/3889/Virus.html

http://www.who.int/mediacentre/factsheets/fs207/en/

http://www.msal.gov.ar/index.php/component/content/article/48/132-dengue

Wacharapluesadee S, Boongird K, Wanghongsa S, et al. A Longitudinal Study of the Prevalence of Nipah Virus in Pteropus lylei Bats in Thailand: Evidence for Seasonal Preference in Disease Transmission. Vector -Borne and Zoonotic Disease 2010;10(2):183-90.

Wong KT, Shieh WJ, Kumar S, et al. Nipah virus infection. Pathology and pathogenesis of an emerging paramyxoviral zoonosis. American Journal of Pathology 2002;161(6):2153-67.

https://www.worldometers.info/coronavirus/

Novel Coronavirus (2019-nCoV) situation reports - World Health Organization (WHO) 2019 Novel Coronavirus (2019-nCoV) in the U.S. -. U.S. Centers for Disease Control and Prevention (CDC)

Report 3: Transmissibility of 2019-nCoV - 25 January 2020 - Imperial College London Case fatality risk of influenza A (H1N1pdm09): a systematic review - Epidemiology. Nov. 24, 2013

A novel Coronavirus outbreak of global health concern - Chen Want et al. The Lancet. January 24, 2020

CDC Confirms Person-to-Person Spread of New Coronavirus in the United States -

CDC Press Release, Jan. 30, 2020

Estimating the effective reproduction number of the 2019-nCoV in China - Zhidong Cao et al., Jan. 29, 2020

Preliminary estimation of the basic reproduction number of novel coronavirus (2019-nCoV) in China, from 2019 to 2020: A data-driven analysis in the early phase of the outbreak - Jan. 30, 2020

Clinical Characteristics of 138 Hospitalized Patients With 2019 Novel Coronavirus–Infected Pneumonia in Wuhan, China - Wang et. al, JAMA, Feb. 7, 2020

C. Huang, Y. Wang, X. Li, L. Ren, J. Zhao, Y. Hu, L. Zhang, G. Fan, J. Xu, X. Gu, Z. Cheng, T. Yu, J. Xia, Y. Wei, W. Wu, X. Xie, W. Yin, H. Li, M. Liu, Y. Xiao, H. Gao, L. Guo, J. Xie, G. Wang, R. Jiang, Z. Gao, Q. Jin, J. Wang, B. Cao. Clinical features of patients infected with 2019 novel coronavirus in Wuhan, China. Lancet 395, 497–506 (2020).

https://www.infobae.com/tag/pablo-goldschmidt/

Severe acute respiratory syndrome-related coronavirus: Classifying 2019-nCoV and naming it SARS-CoV-2. Nat. Microbiol. 5, 536–544 (2020).

X. Tian, C. Li, A. Huang, S. Xia, S. Lu, Z. Shi, L. Lu, S. Jiang, Z. Yang, Y. Wu, T. Ying , Potent binding of 2019 novel coronavirus spike protein by a SARS coronavirus-specific human monoclonal antibody. Emerg. Microbes Infect. 9, 382–385 (2020).

https://science.sciencemag.org/content/early/2020/04/02/science.abb7269

https://www.fr24news.com/fr/homepage-infinite-scroll

https://www.clarin.com/buena-vida/coronavirus-panico-injustificado-dice-virolo-go-argentino-francia_0_yVcmJ4RM.html

Wang J, Liao Y, Wang X, Li Y, Jiang D, He J, Zhang S, Xia J. Incidence of novel coronavirus (2019-nCoV) infection among people under home quarantine in Shenzhen, China. Travel Med Infect Dis. 2020 Apr 2:101660.

Escalera-Antezana JP, Lizon-Ferrufino NF, Maldonado-Alanoca A, Khan S, Siddique R, Ali A, Bai Q, Li Z, Li H, Shereen MA, Xue M, Nabi G. The spread of novel coronavirus has created an alarming situation worldwide. J Infect Public Health. 2020 Apr 1. pii: S1876-0341(20)30405-6.

Keshtkar-Jahromi M, Bavari S. A Call for Randomized Controlled Trials to Test the Efficacy of Chloroquine and Hydroxychloroquine as Therapeutics against Novel Corona-virus Disease (COVID-19). Am J Trop Med Hyg. 2020 Apr 3.

Dondorp AM, Schultz MJ. Early Lessons on the Importance of Lung Imaging in No-vel Coronavirus Disease (COVID-19). Am J Trop Med Hyg. 2020 Apr 3.

Gupta R, Misra A. Contentious issues and evolving concepts in the clinical presenta-tion and management of patients with COVID-19 infectionwith reference to use of thera-peutic and other drugs used in Co-morbid diseases (Hypertension, diabetes etc). Diabetes Metab Syndr. 2020 Mar 25;14(3):251-254.

Ouslander JG. Coronavirus-19 in Geriatrics and Long-Term Care: An Update. JAm Geriatr Soc. 2020 Apr 3. doi: 10.1111/jgs.16464

Garcia-Castrillo L, Petrino R, Leach R, Dodt C, Behringer W, Khoury A, Sab-beM. European Society For Emergency Medicine position paper on emergency me-dicalsystems response to COVID-19. Eur J Emerg Med. 2020 Apr 1. doi:10.1097/MEJ.0000000000000701

6 - ¿Qué son los hongos invisibles?

Hongos (o *Fungi*), designa a un grupo de organismos eucariotas, es decir constituidos por células que contienen mitocondrias y un núcleo bien definido, que incluyen mohos, levaduras y setas. Los hongos pertenecen a un reino distinto de las plantas, animales y protistas, ya que entre otras características, sintetizan paredes celulares con quitina y producen compuestos más sólidos que la celulosa de las plantas y las paredes celulares de las bacterias.

Los hongos pueden ser unicelulares (levaduras) o pluricelulares (mohos) y se cuenta con más de 300.000 variedades, de los cuales la mayoría son filamentosos y pueden producir esporas. Los hongos son heterótrofos, es decir incapaces de sintetizar su propia materia orgánica. Se nutren ingiriendo sustancias exteriores que degradan con enzimas digestivas, que producen ellos mismos. Pueden utilizar como alimentos a otros organismos vivos que parasitan o utilizan la materia orgánica que descomponen.

Para reproducirse, las diferentes especies de hongos, o emiten brotes, o liberan esporas, que son células microscópicas que resisten bien las altas temperaturas y la humedad. A diferencia de las plantas, los hongos no tienen clorofila (compuesto de color verde que transforma la energía luminosa en electricidad, para fijar el Carbono). Se alimentan de otros organismos, o de la putrefacción o de las sustancias que se liberan durante la descomposición de la materia orgánica.

Los hongos denominados levaduras, son microorganismos unicelulares esféricos, ovoides, elipsoides o alargados, que presentan al menos una fase de su ciclo vital en la que se reproducen por gemación (brote de una célula hija), o división directa de un individuo en dos (bipartición). Forman sobre los medios de cultivo colonias pastosas y el desarrollo se pone en evidencia cuando una célula de levadura da lugar a brotecitos en diferentes puntos de la superficie, produciendo en cada uno una célula hija o varias células hijas.

Los hongos filamentosos se reproducen por medio de esporas (células microscópicas que cumplen un rol idéntico al de las semillas de las plantas). Son dispersadas por el viento o por los animales, y cuando encuentran condiciones óptimas de humedad, temperatura, luz y nutrientes, germinan produciendo hifas filamentosas que constituyen el cuerpo fundamental de la mayoría de los hongos. Las hifas forman una masa algodonosa (micelio) que se extiende para producir cuerpos fructíferos que son el equivalente de los frutos.

Una de las formas de identificar a los hongos microscópicos consiste en cultivarlos en medios nutritivos (*in vitro*), estudiando las capacidades de cada cepa fúngica para utilizar alimentos, y para crecer en condiciones extremas. Estos abordajes son muy limitados, y gracias a nuevas técnicas moleculares específicas, es posible identificarlos de manera exacta. Actualmente, la identificación y clasificación de los hongos, se apoya en el estudio de una secuencia genética universal presente en todos los hongos que define (como huellas digitales) las especies. Estas secuencias propias a los hongos, se encuentra inscripta entre el gen que transporta la información para la subunidad menor y la subunidad mayor del ADN ribosomal (regiones ITS1 y 2 y el gen ARN 5.8S), diferente para cada especie. El análisis de los textos moleculares de los genes ribosomales permite asignar una cepa aislada al grupo más próximo mediante comparaciones con los resultados disponibles en las bases de datos internacionales.

6.1 ¿Qué enfermedades provocan los hongos?

6.1.1 Enfermedades fúngicas de seres inanimados y animados

6.1.1.1 *Stachybotrys chartarum*

Son parte de los hongos que más se distribuyen en la naturaleza. Este hongo no infecta plantas, y se alimenta de celulosa, restos de papel y semillas. Causan daño a paredes y muebles, y pueden ser responsables de lo que se conoce como el síndrome del edificio enfermo.

Desde el 2000 sin embargo, se lo implica en hemorragias pulmonares de niños que viven en casas húmedas, y las toxinas que producen estos microorganismos afectan sobre todo caballos. En Hungría y Alemania, se han informado casos de personas en los que estos hongos han provocado lesiones de la piel, sobre todo en trabajadores agrícolas en contacto con pajas húmedas contaminadas.

6.1.1.2 El hongo *Phytophthora infestans*

La infección fúngica de cultivos de papas por el hongo *Phytophthora infestans* provocó el mildiú, enfermedad del tomate y la papa. Este hongo que se transmite por el viento provocó la hambruna de Irlanda durante la segunda mitad del siglo XIX. La infección por este hongo provoca manchas verdes claro o verde oscuro en el borde de las hojas. La papa infectada por *Phytophthora infestans* es propensa a otros hongos y bacterias que terminan por destruir el tubérculo.

6.1.1.3 El hongo *Botrytis cinerea*

Provoca la podredumbre noble de uvas, que es una etapa necesaria para concentrar los azúcares en las uvas utilizadas para elaborar los vinos de postre dulces. Este hongo, en algunas circunstancias, puede deteriorar y hasta destruir completamente las plantas de uva. Los hongos microscópicos del género *Ophiostoma* son responsables de la enfermedad del olmo causando estragos desde ya hace 50 anos.

6.1.1.4 El hongo *Claviceps purpurea*

Parasita plantas, produciendo sustancias tóxicas. Cuando el ganado consume alimento contaminado, puede inducir abortos en las hembras (enfermedad que se conoce como ergotismo) y puede llegar a provocar la muerte de los animales (ver más adelante).

6.1.2 ¿Qué enfermedades provocan los hongos en los humanos?

Los hongos pueden causar alergias (hacia componentes de esporas o de fragmentos fúngicos que pueden manifestarse como formas cutáneas, gástricas y respiratorias), intoxicaciones (Micotoxicosis y Micetismos) o infecciones (Micosis).

6.1.2.1 *Micotoxicosis* (Intoxicaciones por toxinas producidas por hongos)

Los *Aspergillus flavus* son hongos del medio ambiente que se desarrollan en materiales vegetales y producen sustancias tóxicas llamadas aflatoxinas. Cuando la humedad está por debajo del valor normal y la temperatura es alta, la cantidad de esporas de *Aspergillus flavus* aumenta en el medio ambiente. Las esporas pueden ser transportadas por el viento o los insectos e infectar las cosechas. Una vez infectada la planta, la producción de aflatoxinas se favorece durante su almacenamiento.

En caso que las condiciones de almacenaje de maníes y cereales no aseguren el secado correcto, se puede facilitar el desarrollo de hongos productores de aflatoxinas, las que a partir de ciertos niveles pueden producir daño hepático en los humanos. El riesgo para que se elaboren aflatoxinas en alimentos es mucho mayor en períodos de sequía intensos que preceden a la cosecha de cereales.

Las aflatoxinas son inodoras, insípidas e incoloras y resistentes a la degradación durante la cocción normal. No se conocen especies animales que resistan a los efectos tóxicos agudos de altas dosis de aflatoxinas, y la capacidad mutagénica que ejercen sobre las células del hígado explica los fenómenos carcinógenos que inducen.

Las aflatoxinas pueden provocar hepatitis agudas, edemas, alteraciones de la digestión y mala absorción. Además, niveles elevados de aflatoxinas pueden provocar edema cerebral, hemorragias y necrosis aguda de las células del hígado, con riesgos de cirrosis que puede transformarse en carcinoma hepático.

Los estudios epidemiológicos han demostrado un aumento del riesgo de desarrollar cáncer de hígado en niños expuestos crónicamente a las aflatoxinas.

En los países industrializados, se han reducido las graves intoxicaciones causadas por las toxinas de los hongos, gracias a la implementación de rígidas normativas para la elaboración y almacenamiento de alimentos, combinadas con la imposición de niveles máximos de toxinas permitidos en las materias primas utilizadas para elaborar alimentos.

Micotoxicosis y Fuego de San Antonio

La ingesta de los productos de los cornezuelos (hongos con forma de pequeños clavos curvados terminados en una esfera en cabeza de clavo) provoca hormigueos, vértigos, pulso lento y sensación de ausencia o insensibilidad, seguida por un estado de contractura muscular masiva, torpeza, delirio y muerte por asfixia debido a la parálisis de los músculos respiratorios.

En las tablas cuneiformes de la época Asiria, en el 600 aec, se habían referenciado pústulas maléficas en las orejas de los granos, y que probablemente eran contaminaciones de los cereales por el hongo *Claviceps purpurea*. Este hongo, que en ciertos casos hasta puede ser detectado a simple vista, ha producido epidemias gravísimas en Francia y Alemania en la edad media en las personas en contacto directo o en los que se alimentaban con centeno

Se describe como fuego de San Antonio, a las sensaciones de ardor en las piernas que sufrían las personas contaminadas (probablemente por el efecto vasoconstrictor intenso de las toxinas del cornezuelo).

Frente a la epidemia europea, la iglesia fundó las ordenes de San Antonio en Francia (año 1093), santo al que toda Europa le volcó su devoción. La protección contra este mal o la cura de la enfermedad, se lograban visitando el altar de San Antonio. Una de las alternativas que se pusieron en práctica consistía en llevar a Francia las reliquias de San Antonio Ermitaño, que se hallaban en Constantinopla (Estambul).

La intoxicación por los productos de este hongo, es conocida como ergotismo, y se inicia con frío intenso para convertirse en una quemazón aguda. Los efectos de la intoxicación pueden traducirse en alucinaciones, convulsiones y contracción arterial periférica que puede conducir a la gangrena de los tejidos. Las víctimas lograban sobrevivir quedaban mutiladas.

A fines del siglo XVI, los catedráticos de la Facultad de Medicina de Marburg en Alemania, establecieron que esta gravísima enfermedad mortal era provocada por el pan amasado con harina de centeno. Años más tarde, se descubrió que la harina de centeno estaba contaminada por *Claviceps purpurea*, un hongo que produce toxinas.

En los primeros inmigrantes del norte de América, en las familias Puritanas del pueblo de Salem, cerca de Boston, un brote con signos de esta enfermedad se registró en diciembre de 1691. Duró hasta mediados de 1692, afectando sobre todo a mujeres y a niñas jóvenes. Esta situación fue precedida por lluvias intensas y un calor inhabitual en la primavera, hecho que habría favorecido la contaminación de las espigas de centeno. Las victimas sobrevivientes fueron procesadas en 1692 en juicios públicos por brujería, y 20 fueron ahorcadas.

En 1942, una epidemia de Micotoxicosis ocurrió durante el ataque japonés a Calcuta. Durante la invasión a la India, las autoridades locales repartieron reservas de centeno que habían quedado guardadas antes de la guerra. Los granos se habían arruinado por proliferación de hongos, y se estima que entre el hambre y la intoxicación por *Claviceps purpurea* por cereales guardados en condiciones húmedas, fallecieron 3 millones de personas. Sin embargo, algunos especialistas consideran que en la llamada Hambruna de Bengala de1943 la falta de alimentos fue un elemento que no tuvo tanta implicancia como la contaminación de los alimentos repartidos a las víctimas de la miseria, el encierro y la guerra.

Las personas intoxicadas por el hongo *Claviceps purpurea* presentan quemazón en las extremidades, y una sensación de consumirse por un fuego interno. Las raras sobrevivientes perdían sistemáticamente el embarazo.

En Europa, al reducirse el consumo de harina de centeno –conducta rápidamente aceptada por la población– los casos casi desaparecieron y rápidamente. Sin embargo, las condiciones de pobreza extrema de ciertas poblaciones de campesinos rusos durante la hambruna del 1888 y de las personas obligadas a vivir en condiciones de encierro en guetos, hicieron que, a pesar de ya haberse conocido los riesgos de la ingesta de harinas de centeno contaminadas, se produjeran intoxicaciones masivas en el este de Europa.

En el verano de 1951, en inicios de la recuperación del desastre de la 2ª guerra mundial, en el sur de Francia, en el pueblo de Pont-Saint-Esprit, un brote de Micotoxicosis debido al llamado pan maldito, provocó en pocos días 50 hospitalizaciones graves en centros psiquiátricos, 250 internaciones con complicaciones severas y duraderas y 7 fallecimientos.

Las sustancias producidas por el hongo *Claviceps purpurea* (cornezuelo del centeno), responsables de esta enfermedad, son la ergotamina, ergocristina, ergometrina, ergotamina y ergocriptina, todas con efectos vasoconstrictores y algunas capaces de interferir con mecanismos de neurotransmisión (ácido lisérgico, precursor del alucinógeno LSD).

Los derivados de *Claviceps purpurea* son utilizados para el tratamiento de ciertas formas de migraña y otros para hemorragias postnatales.

Al agente causal se le sigue llamando hongo del cornezuelo del centeno, pero se lo puede encontrar en más de 200 especies de gramíneas, algunas de ellas cultivadas y otras a las que se puede ver en estado silvestre (avena, cebada, centeno, trigo, raigrás, pasto ovillo, kapi'ipe kavaju (*Paspalum notatum*), pasto miel (*Paspalum dilatatum*), kapi'ipe o bermuda (*Cynodon dactylon*), etc. El tratamiento de las semillas con fluquinconazol, asoxystrobina o Prochloraze, frenan la germinación de estos hongos.

6.1.2.2 ¿Qué son las micosis?

Micosis son enfermedades fúngicas adquiridas por contacto, por inhalación o por lesiones de continuidad que pueden ser superficiales, subcutáneas o profundas.

Los humanos poseen mecanismos defensivos frente a la infección inespecíficos y específicos (innatos y adquiridos). Los primeros son importantes en la lucha contra las micosis, siendo parte de la barrera física constituida por la piel y las mucosas. La actividad de dichos mecanismos se reduce en personas con alteraciones en su funcionamiento (quemados, portadores de prótesis orales, tratamientos prolongados con antibióticos, tratamientos que reducen las células inmunitarias, etc.), ya predispone a un sujete a infecciones fúngicas.

En os pulmones, hay glóbulos blancos (macrófagos alveolares) que juegan un rol clave en la protección del aparato respiratorio, fagocitando los hongos que son inhalados del aire. Los monocitos se encargan de la fagocitosis de los hongos en la sangre y tejidos

Las infecciones por hongos filamentosos *(Aspergillus, Fusarium, Alternaria, Curvularia y Acremonium)*, sobre todo como consecuencia de lesiones con vegetales, tierra, pequeños cuerpos metálicos, esquirlas, astillas de madera o por uso incorrecto de lentes de contacto, puede provocar perdida de transparencia del ojo y ceguera irreversible. El abuso de drogas por vía endovenosa puede por su parte conducir a infecciones del ojo por ciertos hongos y extenderse a otros órganos vitales

Las micosis profundas son reflejo del oportunismo de los hongos que prosperan en tejidos de un individuo que carece de capacidades defensivas, y generalizadas, se manifiestan sobre todo en personas con neoplasias, personas con tratamientos anti rechazo después de trasplantes, personas con tratamientos inmunosupresores a mediano o largo plazo, después de cirugías gastrointestinales, y personas infectadas con virus que disminuyen el potencial para responder con respuestas inmunes apropiadas (VIH, HTLV).

¿Qué hongos enferman la piel y las faneras (cuero cabelludo, uñas, etc.)?

Tiñas

Son enfermedades contagiosas de la piel. Dependiendo de su ubicación se denominan:

Tinea capitis (piel o cuero cabelludo), producida por hongos dermatofitos. *Trichophyton, Epidermophyton, Microsporum* provocan tineas o tiñas del cuero cabelludo, piernas, barba y pies. Pueden originar calvas con bordes nítidos y generalmente sin picazón.

Tinea corporis (tiña del cuerpo), se caracteriza por una erupción pequeña, en forma de anillo o círculo, que aparece en diferentes regiones del cuerpo, excepto en el cuero cabelludo, la ingle, las palmas de las manos y plantas de los pies;

Tinea pedis o pie de atleta particularmente entre los dedos de los pies.

Los hongos de las uñas generalmente inician la infección en los dedos y la extienden. Los más comunes son los que provocan pie de atleta, aunque también puede deberse a calzados ajustados. Los hongos pueden infectar manos y uno de los factores que los desencadena es morderse las uñas, usar uñas artificiales, tener una sudoración excesiva o mantener las manos húmedas durante mucho tiempo. Los hongos de las uñas son contagiosos, por lo que se recomienda precaución en duchas y en el compartir artículos personales como toallas o cortaúñas.

Trichophyton rubrum, Trichophyton mentagrophytes y Epidermophyton floccosum provocan entre otras afecciones *Tinea pedis,* pie de atleta o el intertrigo. *Trichophyton, Microsporum y Epidermophyton*, se transmiten entre personas o por animales contaminados. Estos hongos requieren queratina para su desarrollo. Afecta sobre todo a los niños y los síntomas pueden ser leves, o severos (sobre todo en los trópicos).

Tinea cruris o comezón de deportista provoca salpullido en las áreas húmedas y calientes de la ingle.

Tinea versicolor o pitiriasis versicolor es una infección de piel provocada por levaduras de crecimiento lento (*Pityrosporum)*, que infectan distintas partes del cuerpo. La distribución de esta enfermedad es mundial, aunque tiene mayor prevalencia en regiones tropicales y subtropicales, donde puede alcanzar hasta el 32% de todas las micosis superficiales.

Malazessia furfur

Es una de las levaduras que provoca la pitiriasis versicolor. Es también responsable de cerca de 3 % de las dermatosis seborreicas del adulto. Esta infección se manifiesta por lesiones que no pican pero descaman, sobre todo en el tronco. En las personas con inmunodepresión, puede provocar foliculitis (infecciones de los folículos pilosos) e infecciones de las uñas. Varias enfermedades de la piel pueden confundirse con la infección fúngica por *Malazessia* (vitiligo, tiñas, etc.), por lo que no alcanza el diagnóstico basado en las características de las lesiones. Para las infecciones por *Malazessia*, las lesiones son fluorescentes frente a la luz ultravioleta, y las muestras de zonas afectadas presentan levaduras.

Para las tiñas son eficaces las preparaciones a base de clotrimazol, itraconazol, Fluconazol, miconazol, terbinafina, tolnaftato y econazol.

¿Qué levaduras son patógenas para los humanos?

Cándidas son hongos (levaduras) que incluyen unas 200 especies, de los cuales más de 20 son patógenas para los humanos.

Las infecciones por levaduras pueden ser superficiales (candidiasis oral o vaginal) o sistémicas.

Las candidiasis cutáneas afectan principalmente zonas húmedas (ingles, axilas, zonas interdigitales, cavidad bucal -mugué- mucosa vaginal y esófago), sobre todo en personas inmunodeprimidas.

Las infecciones por *Candida* en la boca generan dolor al hablar y comer, sangrado al cepillarse los dientes, inflamación de encías, placas blanquecinas dentro de la boca y la lengua, irritación, picor y grietas en la comisura de los labios. En la mayoría de los casos, las candidiasis genitales son producidas por la especie *Candida albicans*.

La candidiasis vaginal es frecuente, estimándose que todas las mujeres la padecerán al menos una vez en la vida. Se caracteriza por secreciones espesas de color blanco sin olor, acompañadas de picor, irritación, ardor y enrojecimiento, y a veces molestias al orinar. Puede desencadenarse por el uso de ropa interior ajustada, el embarazo, ciertos anticonceptivos, esteroides o antibióticos. El tratamiento requiere óvulos o cremas vaginales.

Estas levaduras se desarrollan de forma repetitiva en personas con deficiencias inmunitarias, o afectadas por diabetes no controlada, por desnutrición, por consumo constante de tabaco o de alcohol, y por tratamientos antibióticos. También pueden producirse en niños muy pequeños que aún no tienen desarrollada la flora bucal, por resequedad en la boca, por hábitos higiénicos íntimos intempestivos, y por el uso de prótesis dentales que no se acompañan por higiene correcta.

¿Qué son las micosis profundas?

Las especies de Candida

Producen alrededor del 80% de las micosis sistémicas mayores y son los productores más frecuentes de micosis en personas con inmunodeficiencias.

A diferencia de otras infecciones micóticas, la candidiasis invasiva suele deberse a microorganismos endógenos. Ocurre típicamente en inmunodeprimidos u hospitalizados, especialmente en las personas sometidas a cirugía o que han recibido antibióticos de amplio espectro.

La candidemia suele causar fiebre, pero ningún síntoma es específico. Algunos desarrollan un síndrome semejante a una sepsis bacteriana, con evolución fulminante, que puede caracterizarse por shock, oliguria, insuficiencia renal y coagulación intravascular diseminada.

Las infecciones sanguíneas por *Candida albicans*, se producen a menudo por contaminación exógena por sondas o perfusiones.

La endoftalmitis candidiásica comienza con lesiones blancas en la retina que en un principio son asintomáticas pero que pueden progresar y opacificar el cuerpo vítreo, lo que puede promover la formación de cicatrices irreversibles y el desarrollo de ceguera.

En los individuos neutropénicos, a menudo aparecen hemorragias retinianas. También pueden aparecer lesiones cutáneas nodulo-papulosas, en especial en sujetos neutropénicos (con bajo nivel de glóbulos blancos neutrófilos), reflejando una diseminación por la sangre.

Las Cándidas inhaladas, pueden infectar a personas con un estado inmunológico funcional, provocando síntomas respiratorios que se resuelven en la mayoría de los casos, quedando inmunizados.

Las equinocandinas se administran para las infecciones graves, o en casos en los que se sospecha una infección por *Candida glabrata* o *Candida krusei*. Fluconazol es activo para las personas afectados por micosis clínicamente estables o si se sospecha una infección por *C. albicans* o *C. parapsilosis*. Como alternativa, voriconazol o anfotericina B.

Aspergillus

Son hongos filamentosos que producen esporas y provocan aspergilosis, una enfermedad que se desarrolla sobre todo en personas con compromiso inmunitario.

Las esporas fúngicas no presentan un peligro vital para la mayoría de la población, pero en sujetos con inmunodepresión o con patologías pulmonares de base (por ejemplo, la mucoviscidosis) la proliferación de hongos filamentosos puede provocar afecciones letales.

Los *Aspergillus fumigatus* son los agentes más frecuentes aislados de infecciones por hongos filamentosos, independientemente de la forma clínica y la afección de base. Estos hongos pueden provocar diferentes presentaciones clínicas:

Aspergilosis broncopulmonar alérgica, que se caracteriza por episodios recurrentes de obstrucción bronquial en personas asmáticas, con fiebre, malestar y expectoración de mucosos oscuras.

La aspergilosis pulmonar crónica, con duración de los síntomas a diferencia de la aspergilosis pulmonar aguda, es superior a tres meses. Suelen afectar a sujetos inmunocompetentes o con inmunosupresión débil.

La aspergilosis crónica necrotizante suele afectar a los que sufren de algún grado de compromiso inmunológico, como diabetes, alcoholismo, corticoterapia y algunos individuos con infección avanzada por el Virus de la Inmunodeficiencia Humana.

La aspergilosis invasiva pulmonar y de los senos paranasales, puede afectar al tracto gastrointestinal o a la piel, por inoculación directa. La aspergilosis del sistema nervioso central puede manifestarse en el contexto de enfermedades diseminadas o como extensión desde una aspergilosis de los senos paranasales.

La endoftalmitis ocular se presenta como una aspergilosis diseminada o por extensión corneal secundaria a heridas traumáticas contaminadas (heridas con plantas, tierra, materiales de construcción, maderas, etc.). La infección por hongos filamentosos de la familia de *Aspergillus* o *Fusarium* provoca la destrucción de estructuras oculares con grandes déficits funcionales que en ocasiones obligan a la enucleación.

Los diferentes tratamientos inmunosupresores administrados a las personas con trasplante de órganos y el uso de corticoides en enfermedad obstructiva crónica, han provocado un aumento de las infecciones severas por hongos filamentosos.

Voriconazol y anfotericina liposomal constituyen la base del tratamiento de las aspergilosis, y posaconazol, itraconazol, caspofungina y las equinocandinas son alternativas eficaces.

El pronóstico depende de la presentación clínica y las características de la persona infectada, y sigue siendo sombrío en las formas invasivas diseminadas.

Histoplasmosis

Es una micosis grave que afecta carnívoros, equinos y humanos por inhalación de aire contaminada por el hongo *Histoplasma capsulatum* o *Histoplasma duboisii*. En personas con inmunidad deficiente, estos hongos se diseminan por el organismo, provocando reacciones inflamatorias y destrucción de células del pulmón, de ganglios, piel, aparato digestivo y sistema nervioso central. En las personas inmunodeficientes puede provocar cuadros confusos, a veces parecidos a los de una neumonía. Los estudios epidemiológicos establecen que este hongo puede provocar, en un 20% de casos, un choque séptico que se asocia a un fallo renal y a una coagulopatía mortal.

Histoplasma farciminosum provoca una infección que se contrae por abrasiones cutáneas en brazos y piernas. Se han descripto casos de infección por vía inhalatoria y conjuntival. En personas inmunocompetentes esta infección puede ser asintomática. Sin embargo, *Histoplasma* puede también provocar inflamación de ganglios linfáticos con lesiones ulcerativas que se asocian a una sensibilización alérgica.

Peniciliosis

Es una micosis sistémica que afecta roedores y humanos, producida por el hongo *Penicillium marneffei*. Este agente produce infecciones sistémicas similares a la Histoplasmosis, sobre todo en el Sudeste Asiático. En un inicio, *Penicillium marneffei* se había aislado en ratas que viven en plantas de bambú de tierras altas del Sudeste Asiático y del sur de China. Posteriormente se aisló de humanos y en ratas de otras regiones.

Una vez que *Penicillium marneffei* penetra por inhalación, puede multiplicarse en los tejidos pulmonares y eliminarse gracias a respuestas inmunes eficaces.

En personas con inmunodeficiencias, las esporas de este hongo proliferan. En el tejido pulmonar se generan abscesos cargados de hongos que se diseminan hacia hígado, bazo y otros órganos renovando el ciclo hasta la muerte del infectado.

Cryptococosis

Es una enfermedad provocada por levaduras redondas del género *Cryptococcus* (*Cryptococcus neoformans* y *Cryptococcus gattii*) que se dispersan en suelos contaminados con heces de aves. La transmisión por inhalación directa de estas levaduras provoca micosis sistémicas –generalmente oportunistas– y poco frecuentes en la población inmunocompetente. En caso de compromiso inmunológico, los *Cryptococcus* inhalados pueden diseminarse por vía linfática e invaden el sistema nervioso central. La infección de tejidos cerebrales es mortal, y las lesiones que se producen no son el resultado directo del desarrollo de *Cryptococcus o* de productos tóxicos que fabrican, sino de la respuesta inflamatoria frente a la agresión microbiana. Pueden provocar neumonías, y en personas con el sistema inmunitario debilitado por infección por el Virus de la Inmunodeficiencia Humana o por tumores o tratamientos antitumorales, se han manifestado infecciones del sistema nervioso.

Se considera que *Cryptococcus* son los agentes implicados en la mayoría de meningitis fúngicas en personas que viven en territorios con alta prevalencia de infecciones retrovirales.

En la mayoría de los países del África sub-Sahariana, la incidencia de la meningitis por *Cryptococcus* no ha podido ser reducida, a pesar de disponer en teoría de tratamientos anti retrovirales. Se piensa que esta grave infección oportunista puede reflejar la retención de tratamientos, o la falta de medios para el seguimiento clínico y biológico de los afectados, o el incumplimiento de las dosis de antivirales por parte de las personas infectadas por el Virus de la Inmunodeficiencia Humana.

Por otra parte, se ha notado un incremento del riesgo de meningitis por *Cryptococcus* en personas negativas para el Virus de la Inmunodeficiencia Humana con déficits en la inmunidad celular, y que en apariencia son inmunocompetentes. Debe señalarse, que la mortalidad provocada por esta levadura es muy alta.

Pneumocystis

Son hongos que se detectaron en 1909, cuando Chagas investigaba la enfermedad de trabajadores que tendían las vías en el ferrocarril en el estado de Minas Gerais, y Carini, un año después en San Pablo, detectó quistes en pulmones de ratas infectadas. Hasta finales de los años 80, se consideró que *Pneumocystis* era un protozoo, pero los estudios de su ADN, demostraron recién en 1988, que *Pneumocystis* son hongos, lo que llevó a un cambio de denominación del agente patógeno. El *Pneumocystis* que infecta pulmones de humanos, antes llamado *Pneumocystis carinii* sp. *hominis* pasó en 1999 a llamarse *P. jiroveci*.

El hongo *Pneumocystis jiroveci* se dispersa en el medio ambiente, y la mayoría de las personas tienen anticuerpos contra este microrganismo. En personas con capacidades inmunes comprometidas (estadios avanzados de la infección por el Virus de la Inmunodeficiencia Humana o personas con tratamientos quimioterápicos antitumorales o tratamientos contra enfermedades inflamatorias severas), la respuesta inmunitaria contra Pneumocystis jiroveci puede resultar ineficaz, haciéndolos susceptibles a las neumonías, que se manifiestan con fiebre, tos seca y dificultades respiratorias sobre todo ante situaciones de esfuerzo.

En los países industrializados, durante los primeros años de la epidemia por el Virus de la Inmunodeficiencia Humana, la neumonía por Pneumocystis jiroveci afectaba a más del 75% de las personas infectadas, y era responsable de altas tasas de mortalidad. Actualmente, el número de neumonías ha disminuido gracias a la recuperación de las capacidades defensivas que se logran gracias a la acción de terapéuticas antivirales eficaces.

En ciertos casos, el tratamiento requiere pentamidina diariamente durante tres semanas por vía intravenosa, o pentamidina en nebulizaciones, sabiendo que las personas tratadas con aerosoles tienen más posibilidades de sufrir recaídas que los que son tratados con combinaciones de medicamentos por vía oral o endovenosa. El tratamiento con trimetoprima/sulfametoxazol puede ser limitado por el hecho que entre el 25 y el 50% de las personas tratadas desarrollan cuadros de intolerancia o alergia a los derivados de las sulfamidas.

La asociación de clindamicina y primaquina por vía oral durante 3 semanas es activa, y la asociación de trimetoprima con dapsona por vía oral durante 3 semanas, puede ser utilizada para las formas leves de estas infecciones pulmonares.

Referencias adicionales

López Martínez y col. Micología Médica. Editorial Atlante, 1995. Arena, Roberto. Micología médica Ilustrada. Editorial Interamericana. 2ª edición, 2003.

Basualdo J.; de Torres, A.; Cotto C. y col. Microbiología médica. Atlante, 2da ed., 2006.

Guzmán-de-Peña D, Peña-Cabriales JJ. Regulatory considerations of aflatoxin contamination of food in México. Rev Latinoam Microbiol. 2005;47(3-4):160-4.

Santolaya ME, Alvarado T, Queiroz-Telles F, Colombo AL, Zurita J, Tiraboschi IN, Cortes JA, Thompson L, Guzman M, Sifuentes J, Echevarría JI, Nucci M; Latin American Invasive Mycosis Network. Active surveillance of candidemia in children from Latin America: a key requirement for improving disease outcome. Pediatr Infect Dis J. 2014;33(2):e40-4.

Goldschmidt P, Degorge S, Benallaoua D, Semoun O, Borsali E, Le Bouter A, Batellier L, Borderie V, Laroche L, Chaumeil C. New strategy for rapid diagnosis and characterization of keratomycosis. Ophthalmology. 2012;119(5):945-50.

Eldridge ML, Chambers CJ, Sharon VR, Thompson GR 3rd. Fungal infections of the skin and nail: new treatment options. Expert Rev Anti Infect Ther. 2014;12(11):1389-405.

El-Gohary M, van Zuuren EJ, Fedorowicz Z, Burgess H, Doney L, Stuart B, Moore M, Little P. Topical antifungal treatments for tinea cruris and tinea corporis.Cochrane Database Syst Rev. 2014 Aug 4;8.

Muniz MM, Sousa CN, Evangelista Oliveira MM, Pizzini CV, Almeida MA, Rodríguez-Arellanes G, Taylor ML, Zancopé-Oliveira RM. Sexual variability in Histoplasma capsulatum and its possible distribution: what is going on? Rev Iberoam Micol. 2014;31(1):7-10.

http://www.doctorfungus.org/index.htm
http://www.medmicro.wisc.edu/Resources/ImageLib/Mycology/index.html
Truong M, Monahan LG, Carter DA, Charles IG. Repurposing drugs to fast-track therapeutic agents for the treatment of cryptococcosis. PeerJ. 2018 May 4;6:e4761.

Cissé OH, Ma L, Wei Huang D, Khil PP, Dekker JP, Kutty G, Bishop L, Liu Y,Deng X, Hauser PM, Pagni M, Hirsch V, Lempicki RA, Stajich JE, Cuomo CA, Kovacs JA. Comparative Population Genomics Analysis of the Mammalian Fungal Pathogen Pneumocystis. MBio. 2018 May 8;9(3).

Mázquez E, Messina F, Santiso G, Metta H, Negroni R. [Focal brain lesion due to cerebral aspergillosis in a patient with AIDS. Case report and literature review]. Rev Chilena Infectol. 2017 Oct;34(5):502-506.

Dadar M, Tiwari R, Karthik K, Chakraborty S, Shahali Y, Dhama K. Candida albicans - Biology, molecular characterization, pathogenicity, and advances in diagnosis and control - An update. Microb Pathog. 2018 Apr;117:128-138.

Puia-Dumitrescu M, Smith PB. Antifungal Drugs in Newborns and Children. Pediatr Clin North Am. 2017 Dec;64(6):1389-1402.

De La Cruz O, Silveira FP. Respiratory Fungal Infections in Solid Organ and Hematopoietic Stem Cell Transplantation. Clin Chest Med. 2017 Dec;38(4):727-739.

Mantadakis E, Pana ZD, Zaoutis T. Candidemia in children: Epidemiology, prevention, and management. Mycoses. 2018 May 15. doi: 10.1111/myc.12792.

Lopes-Bezerra LM, Mora-Montes HM, Zhang Y, Nino-Vega G, Rodrigues AM, de Camargo ZP, de Hoog S. Sporotrichosis between 1898 and 2017: The evolution ofknowledge on a changeable disease and on emerging etiological agents. Med Mycol. 2018 Apr 1;56(suppl_1):126-143.

Lei HL, Li LH, Chen WS, Song WN, He Y, Hu FY, Chen XJ, Cai WP, Tang XP.Susceptibility profile of echinocandins, azoles and amphotericin B against yeast phase of Talaromyces marneffei isolated from HIV-infected patients in Guangdong, China. Eur J Clin Microbiol Infect Dis. 2018 Jun;37(6):1099-1102.

Martin NK, Boerekamps A, Hill AM, Rijnders BJA. Is hepatitis C virus elimination possible among people living with HIV and what will it take to achieve it? J Int AIDS Soc. 2018 Apr;21

Aghemo A, Piroth L, Bhagani S. What do clinicians need to watch for with direct-acting antiviral therapy? J Int AIDS Soc. 2018 Apr;21 Suppl 2:e25076.

Hutin YJ, Bulterys M, Hirnschall GO. How far are we from viral hepatitis elimination service coverage targets? J Int AIDS Soc. 2018 Apr;21 Suppl 2:e25050.

Jeffries WL 4th, Greene KM, Paz-Bailey G, McCree DH, Scales L, Dunville R, Whitmore S. Determinants of HIV Incidence Disparities Among Young and Older Men Who Have Sex with Men in the United States. AIDS Behav. 2018 Apr 9.

Dukhovlinova E, Masharsky A, Vasileva A, Porrello A, Zhou S, Toussova O, Verevochkin S, Akulova E, Frishman D, Montefiori D, Labranche C, Hoffman I, Miller W, Cohen MS, Kozlov A, Swanstrom R. Characterization of the Transmitted Virus in an Ongoing HIV-1 Epidemic Driven by Injecting Drug Use. AIDS Res Hum Retroviruses. 2018 May 14.

Chawla A, Wang C, Patton C, Murray M, Punekar Y, de Ruiter A, Steinhart C. A Review of Long-Term Toxicity of Antiretroviral Treatment Regimens and Implications for an Aging Population. Infect Dis Ther. 2018 May 14.

7 ¿Qué son Protozoos?
¿Cuáles enferman a los humanos?

Los protozoos (también llamados protozoarios), son organismos microscópicos con cerca de 30.000 especies, que pueden medir desde algunos micrones (1 micrón= 0.001 milímetro) hasta 1 milímetro. Algunas formas de los adultos de estos parásitos pueden medir hasta 30 centímetros.

Los protozoos son seres unicelulares eucariotas, heterótrofos, depredadores y a veces pueden adquirir estrategias de vida parcialmente autótrofas. Pululan en ambientes húmedos (aguas saladas o aguas dulces), y como depredadores se alimentan de algas, bacterias, y micro hongos unicelulares.

Algunos protozoos alternan entre etapas proliferativas (llamados trofozoitos) y quistes (inactivos). Cuando se transforman en quistes, pueden sobrevivir en condiciones medioambientales extremas, soportar productos químicos tóxicos y mantenerse durante largos períodos de tiempo sin acceso a alimentos, al agua, o al oxígeno.

Entre las especies de protozoos de medios líquidos y sólidos (en la tierra), cerca de veinte provocan enfermedades en el humano, y el impacto en la salud es desproporcionado con respecto al reducido número de especies, calculándose que una cuarta parte de la humanidad sufre este tipo de enfermedades. A título de ejemplo, sólo el protozoo que enferma de paludismo es responsable de más de 200 millones de casos al año, con centenas de miles de casos mortales.

7.1 Protozoos transmitidos por mosquitos, garrapatas, vinchucas (triatominos) y moscas flebótomos.

La eco-epidemiologia estudia la estrecha asociación de la ecología con la entomología (estudio de los insectos) a partir de las 3500 o más especies de mosquitos, sabiendo que sobre la tierra, 80% de los seres vivos son insectos.

Los mosquitos se alimentan de productos orgánicos en descomposición, de flores, azucares, materias orgánicas de árboles, y de microbios. Viven alrededor de 1 semana.

La mayoría de los agentes responsables de enfermedades infecciosas transmitidas por mosquitos circulan por el organismo de los insectos y pueden concentrarse en las glándulas salivares de machos y hembras. Las hembras, solo pican porque requieren proteínas de la sangre de los vertebrados para que en los ovarios puedan madurar los 100 a 200 huevos que depositarán en el agua. Esos huevos liberan larvas, y en ciertas condiciones, las hembras pueden desovar en sitios secos, que permanecen hasta la primera lluvia en que se desarrollarán.

Los mosquitos no son una simple jeringa que transmite enfermedades, sino son mediadores de la replicación y maduración de varios patógenos. Se ha podido determinar que la microbiota de la piel sintetiza productos volátiles que los atraen. Estas sustancias están siendo estudiadas para obtener sistemas de captura.

7.1.1 ¿Qué es el paludismo?

Paludismo o malaria es una enfermedad provocada por protozoos transmitidos por la picadura de la hembra del mosquito *Anopheles* (pica sobre todo desde el atardecer al amanecer).

Para que los huevos de los mosquitos maduren, la hembra necesita nutrirse de sangre animal o humana antes de desovar. Para ello, aspira sangre, inoculando un líquido que contiene enzimas digestivas que destruyen la superficie de la piel. Las micro lesiones facilitan el acceso de los protozoos que transportan los mosquitos a los vasos sanguíneos.

Se determinó que en el este de los EE.UU., entre el siglo XVII y el 19, ya se habían producido casos aislados de malaria en el verano, con brotes importantes en Massachusetts, entre 1793–1799 y 1806, 1810, 1820, 1828, and 1836. En los siglos 18 y 19, en las regiones del sur de los EE.UU. –con clima subtropical– la malaria se difundió rápidamente, sobre todo durante la guerra civil, y se estima que afectó a más de 1.3000.000 personas con al menos 10.000 muertos durante los 4 años de la guerra (Civil War).

Hasta 1880 se creía que el paludismo (de palude o pantano) era producido por los malos aires (mal aria) provenientes de los lugares pantanosos. El médico militar Laveran, en Constantina, Argelia, detectó micro filamentos en la sangre de personas con accesos intensos de fiebre.

El paludismo o malaria, fue frecuente en Europa y en oriente medio hasta el siglo XX, pero desde los años 40 se eliminó de Italia y en 1963 de todo el continente europeo. Sin embargo, en otras regiones, a la fecha, se siguen produciendo cientos de millones de casos de paludismo al año.

El paludismo humano puede ser causado por cuatro especies de protozoarios: *Plasmodium falciparum; Plasmodium vivax; Plasmodium malariae* y *Plasmodium ovale*.

Los más frecuentes son *P. falciparum*, el más virulento y *P. vivax*. En los últimos años, en zonas boscosas de Asia Sudoriental ha habido casos humanos provocados por *Plasmodium knowlesi*, protozoo poco frecuente.

Se estima que en 2016 hubo aun 216 millones de casos de paludismo en 91 países, lo que significa un aumento de aproximadamente 5 millones con respecto a 2015. Las muertes por paludismo fueron cercanas a las 450.000 personas, cifra similar a la de 2015. En 2016, el 90% de los casos y el 91% de los fallecimientos por la enfermedad se produjeron en África.

En Latinoamérica se considera que 132 millones de personas viven en áreas con alto riesgo de contraer el paludismo, y en el 2016 hubo 568.000 casos y con más de 220 muertes.

Los síntomas del paludismo, que aparecen entre 7 a 15 días después de la picadura del mosquito, se inician con fiebre, dolor de cabeza, escalofríos y vómitos. Si no se trata en las primeras 24 horas, el paludismo por *P. falciparum* puede agravarse, provocando la muerte. Los niños de zonas endémicas con enfermedad grave suelen presentar anemia y trastornos respiratorios. Los síntomas febriles pueden complicarse con meningitis, encefalitis, anemia hemolítica, insuficiencia renal, insuficiencia hepática, insuficiencia respiratoria por edema pulmonar y ruptura del bazo con hemorragias internas.

Durante la tarde o la noche, las personas infestadas presentan temblores, piel caliente y transpiración intensa, que dura una hora. Luego perciben una ligera mejoría, y días después se repite el mismo cuadro. Si una persona es picada por muchos mosquitos a la vez, y dependiendo de sus defensas inmunológicas, las picaduras podrán provocar neuro paludismo con riesgo mortal. Sobre 400 personas picadas por mosquitos infestados por *Plasmodium,* 2 corren el riesgo de fallecer por neuro paludismo.

Los *Plasmodium* que permanecen en el hígado desencadenaran un futuro ataque de malaria semanas o meses más tarde. Una vez adultos, una parte de la nueva generación sale del hígado y penetra en los glóbulos rojos destruyéndolos, y produciendo fiebre. Los nuevos episodios por formas semi durmientes del protozoo, no se producen por *P. falciparum* y *P. malariae*. En los casos de paludismo por *P. vivax* o *P. ovale*, pueden producirse recaídas clínicas, semanas o meses después de la infestación inicial, incluso cuando la persona picada haya abandonado la zona endémica.

En las zonas donde el paludismo es endémico, las personas infestadas pueden adquirir una inmunidad parcial que no protege de re infestaciones. Por eso, las personas con mayor riesgo de paludismo severo son las originarias de regiones libres de paludismo (con escasa o nula inmunidad contra este protozoo), que se desplazan a zonas donde la enfermedad es frecuente.

Por otra parte, las embarazadas no inmunes tienen riesgo de abortos, con altas tasas de mortalidad materna, que van de más del 10% hasta un 50% (casos de enfermedad grave).

Se calcula que anualmente mueren 200.000 lactantes a consecuencia del paludismo adquirido durante el embarazo.

Para las embarazadas de zonas endémicas, se han recomendado dosis profilácticas de sulfadoxina-pirimetamina, para eliminar periódicamente los parásitos que pueda haber en la placenta, ya que aunque no presenten signos de enfermedad, pueden sufrir anemia intensa, con retraso del crecimiento fetal.

La esposa del Virrey del Perú, condesa de Chinchón, fue curada del paludismo en 1638 con preparaciones locales hechas con cortezas de árboles que contenían quinina, quinidina, cinconina y cinconidina. Estos tratamientos empíricos constituyeron el inicio de la terapéutica del paludismo. La preparación conocida por los europeos como cascarilla de la condesa o cascarilla del Perú se extrae del árbol denominado *Chinchona calisaya* y *Chinchona officinalis* (quino, kina, quinina roja o cascarilla).

En un contexto de urgencias médicas, los síntomas de la malaria pueden al principio evocar la Leishmaniasis visceral, la toxoplasmosis aguda, la fiebre tifoidea, la endocarditis infecciosa, la enfermedad de Chagas en fase aguda, la tuberculosis miliar, la brucelosis y varias otras Arbovirosis (Dengue, etc.). Sin embargo, cuando el cuadro clínico cursa con icteria, especialmente en un caso de malaria complicada, hay que evocar diagnósticos diferenciales de paludismo frente a las hepatitis graves, la leptospirosis icterohemorrágica, la fiebre amarilla o una septicemia.

El tratamiento antipalúdico debe iniciarse tan pronto como se obtenga la confirmación del examen de la gota gruesa (o mediante otras pruebas de laboratorio). Salvo situaciones especiales, en general, debe evitarse la administración de tratamientos bajo presunción clínica. A partir de esto, las entidades gubernamentales deben asegurarse que en todo el territorio existen unidades sanitarias capaces de proveer diagnóstico microscópico y fácil acceso a los tratamientos en todos los focos de transmisión de Plasmodios.

A principios del siglo XVII, el monje agustiniano de la Calancha, sugirió a los europeos del virreinato del Alto Perú, el uso de la chinchona (planta peruana) para tratar una fiebre intensa desconocida (al tratamiento lo denominaron polvos jesuitas). La quinina de esa planta fue el principal agente farmacológico empleado para el tratamiento de la malaria, hasta que fue sustituido por otros medicamentos sintéticos más eficaces (cloroquina y la primaquina).

La cloroquina es activa contra *Plasmodium vivax* y *Plasmodium malariae* y contra pocas cepas de *Plasmodium falciparum* (el más agresivo), sin conocerse el mecanismo de acción preciso. Hasta recientemente, la cloroquina fue el más utilizado y el menos costoso. Sin embargo, no previene las recaídas en personas con paludismo por *Plasmodium vivax* ni *Plasmodium malariae* porque es efectiva contra las formas del parásito en los glóbulos rojos pero no en las formas que se alojan en el hígado, ni tampoco es activa contra *Plasmodium vivax* o *Plasmodium malariae* cuando se administra con carácter profiláctico.

La **cloroquina** se utiliza como antipalúdica de primera línea, y la aparición de cepas de *Plasmodium falciparum* insensibles se generalizó durante los 70 y 80. Las poblaciones de *Plasmodium falciparum* resistentes a la cloroquina se han dispersado por el mundo, habiéndose desarrollado nuevos tratamientos alternativos con derivados de la artemisinina (arteméter y lumefantrina o atovacuona-proguanil) o con quinina en combinación con doxiciclina o clindamicina o mefloquina, o una combinación de artesunato con doxiciclina. La pirimetamina puede ser útil en los casos resistentes a la cloroquina por cepas de *Plasmodium falciparum* cuando se combina con sulfadoxina.

La **Primaquina** se utiliza sola o asociada a la cloroquina para tratar crisis provocadas por *Plasmodium ovale* y *Plasmodium vivax*. Es eficaz como medida preventiva y protege contra la infección por *Plasmodium falciparum*. Sin embargo, en algunos estudios realizados en África occidental, Colombia, Irán e Indonesia, se ha comprobado que su eficacia como medida preventiva, alcanza el 85%, y puede curar las infecciones por malaria recurrentes y casos agudos.

La **Mefloquina** es activa sobre las formas sanguíneas de *Plasmodium vivax, Plasmodium ovale* y *Plasmodium malariae)*. Sin embargo, este fármaco no debe administrarse como profilaxis del paludismo a la mujer embarazada, salvo en tratamiento de crisis aguda, y sólo en el 2° y 3er trimestre de gestación.

La combinación de **Atovaquona** y **Proguanil** es usada para tratar o prevenir la malaria, siendo activos contra las formas sanguíneas y las formas hepáticas de *Plasmodium falciparum*. Se administra 1 o 2 días antes de entrar a un área a riesgo de malaria y se continúa todos los días a la misma hora durante la estadía y por lo menos 7 días después de haber dejado el lugar potencialmente infestante.

La **Artemisinina** es un derivado de la hierba China *Artemisia annua*. El principio activo fue aislado en 1971. Es eficaz contra todas las formas *Plasmodium falciparum* resistentes. Se administra sola o en combinación con otros antipalúdicos. Han sido detectados en Camboya, Myanmar, Tailandia y Vietnam cepas insensibles a la Artemisinina, imputándose este fenómeno rápido e inesperado a las monoterapias con artemisinina oral

El esquema de primera línea para tratamiento de la malaria no complicada por *Plasmodium falciparum*, combina Arteméter con Lumefantrina o Artesunato con Mefloquina o Artesunato con Amodiaquina (derivado de la cloroquina).

Si se observa una falla terapéutica dentro de los primeros días del inicio del tratamiento con Arteméter más Lumefantrina, o en personas con hipersensibilidad al Arteméter o a otros derivados de la Artemisinina o a la Lumefantrina, la segunda línea de tratamiento del paludismo no complicado por *Plasmodium falciparum* requiere asociar Sulfato de Quinina con Clindamicina. La Quinina siempre debe ser acompañada de otro medicamento.

Durante el primer trimestre de embarazo, para tratar el paludismo por *Plasmodium falciparum*, se aconseja la administración de quinina con clindamicina durante siete días, en las mismas dosis del esquema de segunda línea indicado para la población general. La diferencia del tratamiento de embarazadas con los esquemas indicados para la población general, es no usar primaquina, medicamento contraindicado en el embarazo.

Para la malaria complicada, el principal objetivo del tratamiento es prevenir la muerte. Los objetivos secundarios son la prevención de incapacidad, sabiendo que la mortalidad por malaria complicada no tratada es cercana al 100%. Con tratamiento apropiado, la mortalidad disminuye a 15 a 20%. Para estos cuadros, que requieren unidades de cuidados intensivos, se administra el Artesunato sódico por vía intravenosa, y como segunda línea, Diclorhidrato de Quinina por vía intravenosa. Los supositorios de artesunato están indicados cuando no es posible la administración del artesunato por vía intravenosa o intramuscular, y deben utilizarse como terapéutica inicial hasta que la persona afectada acceda a un nivel adecuado de atención médica.

La profilaxis del paludismo, y los tratamientos han hecho que la tasa de mortalidad por malaria se haya reducido en más de un 45% desde el año 2000 (la mayoría de las muertes en niños pequeños).

La profilaxis contra el paludismo depende del *Plasmodium* detectado en cada país, y por regla general (como para los *Arbovirus*) las medidas de prevención exigen el porte de ropa amplia, mangas largas, pantalones largos y medias que cubran tobillos, si es posible impregnados con agentes repulsivos de mosquitos.

Para la profilaxis química del paludismo, la cloroquina se ha mostrado ineficaz. Son eficaces como preventivos del paludismo y según el territorio, la mefloquina y la atovaquona.

El tratamiento con mefloquina (1 comprimido semanal de 250 mg de mefloquina) se inicia al menos, una semana antes de entrar en la zona de riesgo, siguiendo el tratamiento durante toda la estancia en la zona, prolongando hasta 4 semanas después de abandonar dicha zona. En ciertos casos, si el viajero recibe otros medicamentos, puede comenzar 2-3 semanas antes para asegurar la tolerancia de la medicación. Este medicamento puede originar trastornos neuro psiquiátricos reversibles, síndromes depresivos e interactuar con sicotrópicos.

La profilaxis con atovaquona/proguanil debe iniciarse un día antes de entrar en la zona endémica de malaria, manteniéndola durante todo el tiempo de estancia en dicha zona y una semana más, después de haber salido de ella.

Para adultos, se debe empezar el día antes de entrar en la zona endémica de malaria, manteniendo 1 comp por día durante todo el tiempo que se permanezca en dicha zona y una semana más, después de haber salido de ella.

La fumigación de interiores con insecticidas de acción residual reduce en poco tiempo la transmisión del paludismo, pero su eficacia requiere que se fumigue al menos el 80% de las casas de las zonas.

En varios países de África, y en Brasil, Colombia, Ecuador, Guatemala, Perú, Surinam y Venezuela se ha evaluado el impacto de las barreras físicas a los mosquitos sobre el paludismo. Los mosquiteros impregnados con DDT o permetrina o deltametrina y piretro han demostrado disminuir el riesgo de picaduras por mosquitos nocturnos. Los efectos disminuyen en mosquiteros agujereados y no hay diferencias entre los mosquiteros de algodón, fibras de sisal o fibras sintéticas. Las cortinas impregnadas tienen un efecto limitado anti mosquito, reduciéndoles la entrada a las viviendas. Sin embargo, debe notarse que cuando se impregnan los mosquiteros o cortinas de algodón con 2 miligramos de DDT por metro cuadrado, el poderoso efecto anti mosquito se reduce en un 75% después de 7 meses de instalados, y para los mosquiteros confeccionados con fibras sintéticas sintéticos, el efecto parece ser más duradero. En Manaos, Brasil, las cortinas y mosquiteros de rafia impregnados con 25 mg por metro cuadrado con deltametrina, mantenían casi un 90% de actividad letal sobre los mosquitos durante 12 meses.

Una evaluación hecha en Costa de Marfil muestra que los mosquiteros recogidos a la salida del dormitorio después de una noche con agujeros, contienen casi la misma cantidad de mosquitos llenos de sangre que los lechos sin mosquiteros. Lo mismo para los lechos equipados con mosquiteros nuevos de 11 m2 y sin agujeros, en los que los mosquitos han conseguido picar al durmiente si una parte de su cuerpo estaba en contacto con el mosquitero.

Los mosquiteros que se ofrecen gratuitamente por campañas internacionales en poblaciones carenciadas, están impregnados por un producto piretroide autorizado por la OMS, pero se ha indicado la existencia de mosquitos insensibles a este insecticida, habituados a este producto, estimándose que este fenómeno alcanza al 50% de los insectos.

El Fondo Mundial (sociedad pública-privada) colabora con los países no industrializados en la lucha contra el SIDA, la tuberculosis y la malaria. Esta entidad ha distribuido 230 millones de mosquiteros para camas, y desde el año 2000, los índices de infección de malaria en África se han reducido a la mitad. Se estima que los mosquiteros impregnados para cama influyeron en el 68% de los casos en que se evitó la enfermedad.

Por otra parte, un estudio africano en las riberas del Lago Victoria, ha demostrado que una gran parte de los mosquiteros distribuidos gratuitamente por entidades caritativas fueron empleados para la pesca o el secado de pescados. Se ha reportado que solo mitad de las personas duermen bajo estos dispositivos protectores en las familias que los poseen, dando como argumento que las noches son demasiado calientes para dormir bajo un mosquitero. La población debe saber que a pesar del uso de mosquiteros impregnados, los mosquitos esperan la salida del área protegida de una persona por ejemplo a orinar, y en pocos segundos localizan a la presa y la pican.

Por otra parte, debe recordarse que el mosquito tigre que transmite *Denguevirus* y *Chikungunyavirus* pica durante el día, por lo que los mosquiteros tienen utilidad sólo para limitar picaduras nocturnas del mosquito *Anopheles*.

Hay peces que se alimentan de larvas de mosquitos en aguas dulces y ciertas estrategias ecológicas de eliminación de mosquitos se basan en la siembra de peces para eliminarlos.

Por regla general, las vacunas contra los protozoos son difíciles de desarrollar por la complejidad de las estructuras de estos parásitos y por la capacidad de estos protozoos para modificar sus estructuras proteicas y ciclos vitales.

No hay vacunas disponibles contra todas las especies de *Plasmodium*. La vacuna RTS,S, conocida también como Mosquirix, proporciona protección parcial en niños pequeños, y en noviembre de 2016 la OMS anunció que la vacuna RTS,S se empezaría a utilizar en áreas seleccionadas de Ghana, Kenia y Malawi en estudios piloto para validar la utilización más amplia.

En mayo de 2015 la OMS aprobó un encuadre técnico para todos los países donde el paludismo es endémico, con la meta para el 2030 de reducir la incidencia del paludismo al menos en un 90%, reducir la mortalidad por paludismo al menos en un 90% y eliminar la enfermedad al menos en 35 países. Para ello, han definido la eliminación del paludismo como la interrupción de la transmisión local del *Plasmodium* en una zona geográfica definida como consecuencia de actividades intencionadas. A su vez, la erradicación conlleva la reducción permanente a cero de la incidencia mundial de la infestación, también como consecuencia de actividades intencionadas. Una vez lograda la erradicación no se necesitarían más intervenciones.

7.1.2 ¿Qué son las *Trypanosomiasis*?

El género *Trypanosoma* (*del* griego trypanon, trépano, refiere organismos protozoos con estructuras semejantes) se compone de decenas de especies de microbios unicelulares, de las cuales algunas infestan a los seres humanos, pudiendo causar enfermedades graves.

7.1.2.1 ¿Qué es el mal de Chagas-Mazza?

Trypanosoma cruzi. Este protozoo unicelular microscópico que circula por la sangre y se multiplica activamente en los tejidos, fijándose de preferencia en tejidos del corazón, provoca el mal de Chagas-Mazza. La Organización Mundial de la Salud estima que aproximadamente entre 16 y 18 millones de personas se han infestado con este protozoo y considera que 100 millones de personas residen en zonas donde pululan los vectores de este agente. Según datos recientes este protozoo es responsable de casi 10.000 muertes por año en Latinoamérica.

Triatoma infestans, llamada vinchuca negra, es un insecto parduzco de unos tres centímetros de largo, que puede volar, y que presenta un aparato bucal con una especie de pico recto y largo. Convive habitualmente con el humano en el interior de las viviendas y se alimenta de su sangre.

Triatoma infestans (triatominos) transmite *Trypanosoma cruzi*, que provocan la enfermedad de Chagas-Mazza.

Generalmente los triatominos se esconden durante el día en las fisuras del revoque de las casas, en los intersticios del adobe de paredes y pisos y en los techos de paja. Son animales que por la noche salen de sus escondites y vuelan hacia donde los orientan organismos de sangre caliente. Sobre más de 135 especies de triatominos, la mayoría habita el continente americano, y la mitad de las especies del Nuevo Mundo han sido encontradas naturalmente infectadas por *Trypanosoma cruzi*.

Esta enfermedad no es contagiosa directamente entre personas, y por regla general se trasmite cuando la vinchuca, al ingerir sangre de animales o personas enfermas, absorbe los protozoos de la sangre que luego se reproducen en su intestino. El desarrollo del *Trypanosoma cruzi* se completa en el intestino grueso de triatominos, y cuando pica a personas o animales para alimentarse de la sangre, defeca, eliminando en sus excrementos gran cantidad de protozoos que penetran en el organismo a través de pequeñas lastimaduras.

En ciertas ocasiones la trasmisión ocurre cuando la vinchuca (triatomino) infestada pica el rostro. La entrada de *Trypanosomas* a través de la superficie del ojo provoca una gran hinchazón del parpado, que se conoce como signo de Romaña.

Además de los triatominos, los protozoos pueden transmitirse por otros insectos que se alimentan de sangre, por transfusiones de sangre de personas infestadas, en forma accidental en el laboratorio, cuando el insecto permanece accidentalmente en la ropa, por vía transplacentaria (de madre a hijo), por ingesta de carne poco cocinada procedente de animales infestados, por leche materna y recientemente, en Brasil, por ingesta de jugo de caña de azúcar casero no pasteurizado.

Una situación epidemiológica *sui generis* se ha producido para este protozoo en espacios sin antecedentes de su presencia. La deforestación ha afectado el comportamiento de los triatominos reservorios de *T. cruzi* de manera tal, que se han desplazado a zonas que no había frecuentado, generando nuevas formas de transmisión por contaminación de alimentos. Fue por eso, que en la última década, se han multiplicado los casos de infestación por vía oral. La contaminación de alimentos con heces de triatominos silvestres, en regiones como el Amazonas y en áreas de diferentes países latinoamericanos se produce donde los triatominos domiciliados habían podido ser controlados. En esas regiones, se han descripto numerosas infestaciones de la enfermedad de Chagas Mazza por consumo de bebidas preparadas a base de frutas y otros vegetales contaminados con heces de triatominos y hasta con secreciones de mamíferos infectados. En el jugo de asaí (*Euterpe oleracea*) y ciertos jugos frescos de caña de azúcar, el vino de palma, el jugo de naranja en Colombia, el jugo de guayaba en Venezuela, el jugo de "comou" en la Guyana francesa y, recientemente, el jugo de palma de majo en Bolivia se han detectado protozoos infestantes.

Otra fuente de infestación descripta fue el consumo de carne de animales mal cocida, o el consumo de sangre de armadillo (*Dasypus* spp.) en comunidades del continente americano, por las supuestas propiedades medicinales que posee.

Según las condiciones de temperatura, humedad y disecación, el *Trypanosoma cruzi* puede permanecer vivo por horas o días. A bajas temperaturas su viabilidad puede ser de semanas. Por eso, cocinar superficialmente los alimentos no destruye a los *Trypanosoma cruzi*, sin embargo, la pasteurización, la cocción a más de 60° C lo eliminan. La transmisión alimenticia ocurre en las inmediaciones de la producción de sopas, caldos, jugos de caña crudos, comidas caseras en general, y leche y carne de caza semicruda que no han sido sometidas a tratamientos adecuados.

La transmisión de *Trypanosoma cruzi* también es eficaz de madre a hijo durante el embarazo; por vía lactogénica durante la alimentación, por transfusiones sanguíneas, por trasplantes de órganos, por accidentes de laboratorio, por secreciones genitales, y como indicado, por alimentos contaminados con heces de vectores.

Después de ser picado por la vinchuca, en la fase aguda (lapso de tiempo variable) la persona puede permanecer asintomática o progresar a una forma crónica. En casos de infección asintomática, los tratamientos con agentes inmunosupresores que se administran para otras patologías, pueden activar la enfermedad si el sistema inmune pierde la capacidad de controlar la infestación.

En caso que se presenten síntomas, aparece una zona enrojecida en la piel que va ganando dureza en el sitio en el que penetró el protozoo, y después de 4-12 días pueden aparecer signos en el sitio de la picadura y reacción del ganglio cercano, seguido de una pérdida de color (despigmentación) cutáneo local. Puede manifestarse fiebre prolongada, y taquicardia, aun en ausencia de fiebre.

En la fase crónica (20 a 40% de los infestados son asintomáticos y durante años han convivido con el protozoo), se produce un aumento del tamaño del hígado, del bazo, del colon y del esófago. Eso dificulta la deglución de la comida y puede provocar malnutrición e infecciones respiratorias por aspiración de líquidos del aparato digestivo.

Trypanosoma cruzi afecta selectivamente a las células de los músculos del corazón, aumentando el volumen del órgano y bloqueando la conducción eléctrica, generando arritmias, fallo cardíaco y muerte.

El tratamiento trypanocida en la fase aguda puede reducir la gravedad de los síntomas y acortar el curso clínico y el tiempo de circulación en la sangre de *Trypanosoma cruzi*. Los tratamientos con nifurtimox y benzinidazol han sido utilizados contra la enfermedad de Chagas y ambos presentan limitaciones debido a sus reacciones adversas. La eficacia sólo fue probada en la fase aguda de la enfermedad (eficacia discutida en la fase tardía). La cura (demostrable por los exámenes sanguíneos que detectan el protozoo o por la disminución de los anticuerpos específicos) es superior al 70% en fase aguda, cuando los *Trypanosomas* son transmitidos al bebé, y de más del 90%, en los casos congénitos tratados durante el primer año de vida.

En el caso de reactivaciones, por ejemplo, en personas con infección por el Virus de la Inmunodeficiencia Humana, el tratamiento temprano mejora el pronóstico. En personas trasplantadas que reactivan la multiplicación de *Trypanosoma cruzi*, los tratamientos reducen la morbilidad y mortalidad asociada cuando los resultados de laboratorio muestran que el protozoo circula en sangre (parasitemia positiva), aunque no se hayan manifestado síntomas de reactivación.

Una molécula emparentada con un antifúngico (ravuconazole) mostró en animales de laboratorio, la capacidad de eliminar parásitos resistentes al benznidazol y al nifurtimox. Sin embargo, en humanos, la asociación del derivado antifúngico asociado al benznidazol solo mostró una actividad antiparasitaria durante 2 meses.

Como para la mayoría de las parasitosis, la prevalencia de la enfermedad de Chagas Mazza está directamente relacionada con la calidad de las viviendas y con las condiciones sanitarias de la gente. De esta manera, esta enfermedad pudo reducirse eliminando techos de paja o palma, suprimiendo el adobe poroso y agujereado de las paredes, eliminando pisos de tierra, tapando grietas en las casas, educando para que las viviendas se construyan fuera de áreas boscosas o cercanas a cultivos de palma, no permitiendo el acceso de animales domésticos a los domicilios, limitando el almacenamiento de enseres de poco uso dentro de las viviendas y evitando el amontonamiento de leña o ladrillos dentro o alrededor de las viviendas. El objetivo para la eliminación de este flagelo, son simples procedimientos para que los insectos hematófagos no encuentren refugio cerca o dentro de las viviendas. En caso que se presuma la presencia de vinchucas, los tratamientos con insecticidas apropiados son imperiosos.

En los últimos años la palmera de asaí ha despertado un gran interés, más allá de las reconocidas propiedades nutritivas. Lamentablemente, se ha demostrado que las palmeras tan útiles para las poblaciones indígenas, sirven de albergue preferencial al insecto vector del *Trypanosoma cruzi*.

En las últimas dos décadas, la enfermedad de Chagas se ha extendido a regiones no infectadas en comparación con su evolución desde hace más de 9 000 años. Durante muchas décadas, la enfermedad de Chagas fue una enfermedad estrictamente rural, pero los cambios socioeconómicos, el éxodo rural, la deforestación y la urbanización han transformado el perfil epidemiológico, convirtiéndolo en un fenómeno más urbano / periurbano.

Cuando la enfermedad de Chagas se reactiva, especialmente en personas infectadas por el VIH, se comporta como una enfermedad separada con síntomas neurológicos agudos graves. Esto puede conducir a un diagnóstico erróneo con otras infecciones, el diagnóstico diferencial más común observado es la toxoplasmosis.

7.1.2.2 ¿Qué es la enfermedad del sueño?

La Enfermedad del sueño, es causada por *Trypanosoma brucei*, protozoos transmitidos por picaduras de la mosca tsé-tsé.

Se describen anualmente unos 20.000 nuevos casos de esta Trypanosomiasis en África Oriental y Occidental.

Trypanosoma brucei gambiense está presente en 24 países de África occidental y central (representa más del 98% de los casos). Una persona puede estar infectada por meses o incluso años, sin presentar manifestaciones clínicas importantes. Cuando los síntomas aparecen, la enfermedad ya afectó al sistema nervioso central.

Trypanosoma brucei rhodesiense es un protozoo presente en 13 países de África oriental y del sur. Representa menos del 2% de los casos notificados de enfermedad del sueño y en Uganda son prevalentes las dos formas de *Trypanosoma brucei.*

La mosca tsé-tsé vive en zonas selváticas y parece no adaptarse a volar en espacios abiertos de la sabana. Para estos *Trypanosoma*, se han descrito casos de transmisión congénita en humanos, por transfusiones sanguíneas y por accidentes de laboratorio. La transmisibilidad hacia la mosca es posible durante el período de incubación y durante toda la enfermedad. Desde la mosca al humano y otros huéspedes, el riesgo de transmisión dura mientras viva el insecto, que se alimenta exclusivamente de sangre.

Se ha determinado que los monos salvajes son un reservorio de *Trypanosoma brucei rhodesiense.* La mosca tsé-tsé es atraída por los colores azul y negro, característica utilizada para fabricar tramperas y reducir la propagación del insecto.

A partir de una picadura de moscas, la infestación progresa afectando al cerebro y la médula espinal. Pocos días después se observa una pérdida de peso, anemia, taquicardia, irritabilidad y falta de concentración. Cuando los *Tripanosoma* invaden el sistema nervioso central se manifiestan cambios de comportamiento, períodos de somnolencias cada vez más frecuentes y prolongados durante el día e insomnio por la noche. En la fase final el sujeto infestado y enfermo entra en coma y fallece.

La OMS participa parcialmente en la distribución gratuita de medicamentos para el tratamiento de la enfermedad provocada por este protozoo. El tratamiento en la primera etapa requiere pentamidina y suramina. En la segunda etapa se recomienda el tratamiento con Melarsoprol, un derivado del arsénico muy tóxico y la eflornitina (eficaz sólo contra *Trypanosoma brucei gambiense).* Si no hay afectación neurológica, el uso de suramina por vía intravenosa puede ser eficaz (provoca reacciones adversas). El melarsoprol, producto tóxico, puede administrarse por vía intravenosa en dos ciclos separados entre sí de diez a veinte días. Desde al año 2009 la combinación de nifurtimox y eflornitina demostró su eficacia contra *Trypanosoma brucei gambiense,* siendo ineficaz contra *Trypanosoma rhodesiense.*

Controlada parcialmente en los años 1960, los casos de enfermedad del sueño se han incrementado desde hace unos 15 años. Se estima a unos 300.000 el número de casos humanos por año. Actualmente, el 95% de los casos humanos se producen en la República Democrática del Congo (foco en Kinshasa), Angola, Sudán, República Centroafricana, El Chad y el norte de Uganda.

8 ¿Qué riesgos acarrean para la salud pública los animales callejeros que no han recibido tratamientos antiparasitarios?

8.1 *Leishmaniasis* (kala azar en hindi, o enfermedad negra)

Es un conjunto de enfermedades zoonóticas causadas por los protozoos *Leishmania*.

La Leishmaniasis es prevalente y endémica entre la gente más pobre entre los pobres, con casi 350 millones de personas en zonas a riesgo. Se estima que cada año entre 200.000 y 400.000 personas se ven afectadas por la Leishmaniasis visceral y entre 700.000 y 1.200.000 por la forma cutánea.

Después del paludismo, la Leishmaniasis es la segunda enfermedad mortal provocada por parásitos.

Se ha determinado que hay más de 50 especies de moscas (flebótomos) y mosquitos que transmiten Leishmania, y pueden hallarse en las selvas húmedas del Brasil y en las zonas desérticas de Afganistán.

Los perros y otros animales domésticos no desparasitados que circulan en el interior de las viviendas son uno de los vectores clave de la infestación humana.

En zonas rurales del Mediterráneo la principal presentación es visceral y el protozoo es transmitido sobre todo por insectos de perros callejeros.

En Asia sudoriental la transmisión se produce en zonas rurales a menos de 600 metros sobre el nivel del mar, con altas precipitaciones anuales, temperaturas entre 15 y 38 °C, abundante vegetación, aguas subterráneas y suelo aluvial. Sin embargo en Eurasia, la principal forma es la Leishmaniasis cutánea y los grandes brotes de Leishmaniasis fueron generalmente el resultado de guerras con migraciones masivas de poblaciones.

En África oriental se producen brotes de Leishmaniasis visceral en la sabana y en la selva, donde los flebótomos viven cerca de los termiteros. En Etiopia la Leishmaniasis cutánea se produce en tierras altas.

En América latina las Leishmaniasis cutáneas y viscerales son endémicas en zonas húmedas y se asocian a la presencia de perros callejeros.

El primer caso de Leishmaniasis en el continente americano fue registrado en Perú ya en el 1580. Sin embargo, esculturas incas precolombinas ilustran deformaciones faciales atribuibles a este protozoo.

La enfermedad afecta a perros, liebres, zorros, zorrinos, cuatíes, etc. –entre otros animales salvajes– que pueden ser portadores asintomáticos y reservorios del protozoo. En la India, el doctor Leishman detectó un agente infeccioso responsable de la inflamación del bazo de soldados afectados por kala-azar, a la que posteriormente se denominó Leishmaniasis. Este protozoo se transmite a través de las picaduras de hembras de flebótomos, un grupo de mosquitos chupadores de sangre, pertenecientes a los géneros *Phlebotomus* del Viejo Mundo (Europa, África y Asia) y *Lutzomyia* en América (familia *Psychodidae).*

Las *Leishmania* pueden provocar distintas presentaciones clínicas, siendo la forma cutánea la más frecuente. Esta se presenta con úlceras en la piel de la cara, los brazos y las piernas, que pueden dejar cicatrices permanentes. Las llagas en la piel comienzan en el sitio de la picadura del flebótomo. En algunas personas, se pueden desarrollar llagas en las mucosas.

La Leishmaniasis sistémica o visceral afecta el cuerpo entero, y ocurre de 2 a 8 meses después de que la persona es picada por el flebótomo. Los parásitos dañan al sistema inmunitario, provocando accesos de fiebre, pigmentación de la piel, pérdida de peso y alteración de los componentes sanguíneos. Como complicación asociada, aparecen cuadros diarreicos agudos, sangrado nasal, infecciones de las vías urinarias y neumonías. En personas infectadas con el Virus de la Inmunodeficiencia Humana, suele manifestarse como una infección oportunista.

Los niños menores de cinco años, sobre todo si están malnutridos, son los más afectados, presentando adelgazamiento del tórax y de los miembros, que contrasta con el crecimiento exagerado del abdomen, debido al aumento exagerado del volumen del bazo e hígado. Los chicos afectados presentan una progresiva pérdida de peso hasta llegar a un estado de extrema desnutrición, con frecuentes manchas despigmentadas o hiperpigmentadas y nódulos voluminosos en la piel es frecuente. La forma visceral es grave, siendo mortal en casi la totalidad de las personas no tratadas.

En el 2014, más del 90% de nuevos casos fueron registrados en Brasil, Etiopia, India, Somalia, Sudan del Sur y Sudan. La gran mayoría de la forma cutánea se produjo en Afganistán, Argelia, Brasil, Colombia, Irán, Paquistán, Perú, Arabia Saudí y Siria.

En el 2018, 90% de los casos latinoamericanos de Leishmaniasis visceral fueron registrados en Brasil, con un incremento del número de fallecimientos de casi el 8% con respecto al 2016. Por otra parte en todo Latinoamérica han aumentado las Leishmaniasis cutáneas en niños de menos de 10 años.

El tratamiento de primera intención de cualquier forma de Leishmaniasis requiere derivados del Antimonio, (antimoniato de meglumina) o el estibogluconato de sodio. La anfotericina B (que se administra para tratar infecciones fúngicas) es activa contra *Leishmania* por vía intravenosa, pero su uso es limitado por la toxicidad renal, por los riesgos de miocarditis y por el descenso de los niveles de Calcio que puede provocar en la sangre.

El isotionato de pentamidina es activo, pero también tóxico.

El sulfato de paramomicina (aminosidina) es activo por vía intramuscular, pero también nefrotóxico y ototóxico.

La miltefosina, que es menos toxica y se administra por vía oral, es activa contra las *Leishmanias* (provoca náuseas, vómitos, diarreas y dolor abdominal), pero no se indica para tratar mujeres en edad fértil, ya que puede provocar malformaciones congénitas.

Los perros callejeros que circulan por distintas viviendas y terrenos, constituyen uno de los mayores riesgos para la propagación de esta enfermedad en poblaciones urbanas o en zonas rurales. En Brasil, las correlaciones entre perros callejeros y las tasas de infestación por *Leishmania* en niños y adultos han sido repetidamente puestas en evidencia. Una de las formas de prevenir las Leishmaniasis requiere desparasitar y eliminar pulgas y garrapatas de perros domésticos e impedir la proliferación y circulación de perros vagabundos por las zonas urbanizadas.

Epidemiología

La leishmaniasis está ampliamente distribuida en 88 países tropicales, subtropicales y templados, con más de 350 millones de personas en riesgo. Se estima que 12 millones de pacientes sufren leishmaniasis, con 0.2–0.4 millones de nuevos VL y 0.7–1.2 millones de nuevos casos de CL por año en todo el mundo.

El número de casos nuevos puede variar o cambiar con el tiempo y es difícil de estimar. Para la leishmaniasis cutánea, las estimaciones del número de casos nuevos por año han oscilado entre aproximadamente 700,000 y 1.2 millones o más. Para la leishmaniasis visceral, el número estimado de casos nuevos por año puede haber disminuido a <100,000, pero las estimaciones anteriores oscilaron hasta 400,000 o más casos. Los casos de leishmaniasis evaluados en los Estados Unidos reflejan patrones de viaje e inmigración. Por ejemplo, muchos de los casos de leishmaniasis cutánea en viajeros civiles estadounidenses se han adquirido en destinos turísticos comunes en América Latina, como en Costa Rica.

En general, la infección en las personas es causada por más de 20 especies (tipos) de parásitos de Leishmania, que se propagan por unas 30 especies de mosquitas (flebotominas). Los vectores de la mosca de arena generalmente son los más activos durante el crepúsculo, la tarde y las horas nocturnas (desde el anochecer hasta el amanecer).

8.2 Hidatidosis

Es una enfermedad producida por el parásito *Echinococcus granulosus* (parásito de 5 mm de longitud), que se aloja en el intestino de los perros y es transmitido a través de su materia fecal, en la que se encuentran miles de huevos (30 micrones de diámetro), contaminando aguas, pastos, tierras, verduras. Los huevos quedan adheridos a los pelos de los perros.

Los perros al lamerse, diseminan el parásito desde la zona anal al resto del cuerpo, que se contagia al tocar perros y llevarse las manos a la boca.

Los perros se contagian consumiendo carnes crudas con quistes. En animal que ingiere carne de otro animal infestado, se desarrolla una tenia.

La Hidatidosis puede contraerse consumiendo agua y alimentos contaminados con heces de perros.

En el humano, los huevos eclosionan en el interior del aparato digestivo, traspasan la barrera intestinal y se difunden a través de la sangre para alojarse en el hígado, pulmones, riñones, huesos y cerebro, donde forman quisten en los que se multiplican miles de pequeños parásitos. El tratamiento puede requerir intervenciones quirúrgicas específicas para evacuar el contenido de los quistes, y el albendazol puede ser útil para tratar esta infestación. La prevención requiere desparasitar los perros a riesgo cada 45 días.

La equinococosis es una enfermedad parasitaria que ocurre en dos formas principales en humanos: la equinococosis quística (también conocida como hidatidosis) y la equinococosis alveolar, causada por las tenias Echinococcus granulosus y Echinococcus multilocularis, respectivamente.

Los perros, zorros y otros carnívoros albergan los gusanos adultos en su intestino y evacuan los huevos de parásitos en sus heces. Si los humanos ingieren los huevos, se convierten en larvas en varios órganos, principalmente el hígado y los pulmones.

Tanto la equinococosis quística como la alveolar se caracterizan por períodos de incubación asintomáticos que pueden durar muchos años hasta que las larvas del parásito evolucionan y desencadenan signos clínicos.

Ambas enfermedades pueden causar morbilidad grave y muerte.

La equinococosis quística se distribuye globalmente en la mayoría de las áreas de pastoreo y pastizales del mundo, con áreas altamente endémicas en la parte oriental de la región mediterránea, el norte de África, el sur y el este de Europa, en el extremo sur de América del Sur, en Asia Central, Siberia y China occidental

En regiones donde la equinococosis quística es endémica, las tasas de incidencia en humanos pueden exceder 50 por 100.000 personas-año; niveles de prevalencia tan altos como 5–10% pueden ocurrir en partes de Argentina, Asia Central, China, África Oriental y Perú. En el ganado, la prevalencia en los mataderos en áreas híper endémicas de América del Sur varía del 20% al 95% de los animales sacrificados.

La prevalencia más alta se produce en las zonas rurales donde se sacrifican animales mayores. Dependiendo de las especies infectadas involucradas, las pérdidas de producción ganadera atribuibles a la equinococosis quística se derivan de la condena del hígado, la reducción del peso de la canal, la disminución del valor de la piel, la producción de leche y la fertilidad reducida. Las estimaciones actuales sugieren que la equinococosis quística resulta en la pérdida de 1 a 3 millones de años de vida ajustados por discapacidad (AVAD) anualmente. Los costos anuales asociados con la equinococosis quística se estiman en US $ 3 mil millones para tratar casos y pérdidas para la industria ganadera.

Por el contrario, la equinococosis alveolar está restringida al hemisferio norte, en particular a las regiones de China, la Federación de Rusia y los países de Europa continental y América del Norte. La equinococosis alveolar provoca la pérdida de aproximadamente 650 000 AVAD al año, y la mayor parte de la carga de la enfermedad se concentra en el oeste de China.

8.3 *Larva migrans, Toxocarosis* o *Toxocariasis*

Es una enfermedad producida por nematodos (gusanos en forma de hilo), que en los países industrializados es considerada la segunda causa de parasitosis.

Toxocara canis infesta a los cachorros por migración transplacentaria de las larvas que han permanecido enquistadas en los tejidos de la madre, o por ingestión de larvas en la leche materna, o de huevos embrionados o por consumo de tejidos de animales hospedadores de larvas.

Las larvas ingeridas atraviesan la pared duodenal, alcanzan el hígado, llegan al corazón y a los pulmones, ascienden por el tracto respiratorio y son deglutidas para llegar nuevamente al intestino donde sufren la última muda, pasan a adultos y copulan.

Luego de la cópula en el intestino canino, comienza la puesta de huevos que son eliminados al medio ambiente junto con las heces y son dispersados por las lluvias, vientos y permanecen infestantes durante meses y en casos excepcionales, durante años. Las hembras adultas producen 200.000 huevos por día (miden unos 85 micrones de diámetro).

La población más afectada por la Toxocariasis es la que dispone de bajos recursos económicos. Sin embargo, en países industrializados en los que la prevalencia de enfermedades parasitarias es baja, la Toxocariasis es una de las helmintiasis más frecuentes, con seroprevalencia entre el 2 y el 14% en áreas urbanas, hasta el 37% en zonas rurales. En América Latina la seroprevalencia de Toxocariasis va del 1.8 al 66.6% de la población, y se relaciona con contacto directo con mascotas (perros y gatos).

Los niños suelen ser el grupo más infestado, debido la geofagia, la exposición a cajones de arena desprotegidas en parques públicos y al consumo de vegetales y frutas mal lavadas.

En los humanos y otros animales diferentes al perro y al gato, las larvas son liberadas en el estómago e intestino delgado, y penetran por la mucosa duodenal alcanzando la circulación general.

Clínicamente se reconocen 3 presentaciones de Toxocarosis: el síndrome de larva migrans visceral, caracterizado por comprometer el hígado, los pulmones, la piel, el sistema nervioso y los músculos; el síndrome de larva migrans ocular en el cual los ojos y los nervios ópticos son afectados, y la Toxocariasis inaparente o encubierta.

El pronóstico de la enfermedad depende del órgano en el cual se localice la larva, del inóculo, de la frecuencia de reinfecciones y de la respuesta inmunológica de cada individuo.

El tratamiento antiparasitario de los cachorros y la eliminación adecuada de la materia fecal canina de espacios públicos son esenciales para evitar la transmisión de la Toxocariasis. Uno de los puntos claves es la sensibilización de la población, para evitar que los perros defequen en áreas de juego de niños, sobre todo en cajones de arena y cerca de las viviendas.

El síndrome de Larva Migrans Visceral asociado a la infestación con *Toxocara canis* provoca pulmonías, bronquitis espástica, asma, urticaria y anemia con compromiso oftalmológico, para el cual el pronóstico es reservado (desprendimiento de retina, atrofia del nervio óptico y pérdida de la visión).

En humanos la infestación puede tratarse con dietilcarbamazina, tiabendazol, albendazol o fenbendazol.

9 ¿Qué son los protozoos parásitos transmitidos por aguas, alimentos o por heces?

Algunos protozoos tienen por hábitat el intestino animal y humano, pudiendo atravesar la barrera intestinal para provocar enfermedades graves. Su detección sistemática en animales es difícil y la medida profiláctica más segura es el agua potable y el tratamiento térmico adecuado de los alimentos.

Las patologías más comunes provocadas por protozoos del agua y alimentos son la toxoplasmosis (*Toxoplasma gondii*), la criptosporidiosis (*Cryptosporidium parvum*, transmitidos por carne mal cocida o cruda y por animales de compañía), la disentería amebiana (*Entamoeba histolytica*) y la giardiasis (*Giardia lamblia*).

9.1 Toxoplasmosis

Es una enfermedad provocada por *Toxoplasma gondii*, protozoarios que pueden ser transmitidos por carnes, frutas y verduras mal lavadas. Estos protozoos se encuentran en músculos de mamíferos, lo que hace que la ingestión de carne mal cocida sea fuente de infestación. Por otra parte, los quistes de *Toxoplasma gondii* han sido identificados en pulmones humanos, concluyendo que la inhalación de polvo contaminado también es una vía de transmisión.

La enfermedad que provoca *Toxoplasma gondii* puede ser leve y asintomática en más del 75% de las personas, y en caso que sea aguda, los síntomas son de corta duración y auto limitados (resfrío, gripe, dolores musculares, inflamación de los ganglios linfáticos, inflamación del hígado y del bazo). La infección en la embarazada puede afectar al feto y al recién nacido. Los toxoplasmas pueden provocar severas infestaciones en personas vulnerables, sobre todo con inmunidad deficiente. Los quistes de toxoplasma que permanecen en los tejidos pueden reactivarse y provocar enfermedades oportunistas, con manifestaciones cerebrales, intraoculares y riesgo de necrosis de retina. La toxoplasmosis congénita puede causar secuelas cuando la primo infección ocurre en la primera mitad del embarazo. Las medidas de prevención son particularmente importantes para las mujeres embarazadas, con normas generales de higiene estricta, eliminando alimentos mal cocidos, aguas contaminadas, carnes crudas o mal cocidas y evitando el contacto con gatos que puedan ser portadores asintomáticos de protozoos. Para los tratamientos se administra Pirimetamina o Sulfadiazina y antibióticos de la familia de los macrólidos (sobre todo la espiramicina para las embarazadas).

9.2 Otros microparásitos intestinales transmitidos del suelo o del agua contaminada

9.2.1 *Cryptosporidiasis*

Son enfermedades provocadas por *Cryptosporidium parvum* y *Cryptosporidium muris*, protozoos que infestan humanos a través de alimentos o aguas contaminadas con quistes eliminados por materia fecal. Se han identificado brotes epidémicos generados por redes de agua potable, aguas de manantiales de superficie y aguas recreativas. Los quistes de *Cryptosporidium* pueden permanecer viables en agua de mar durante un año y se concentran en moluscos bivalvos. *Cryptosporidium* son capaces de romper las células intestinales e inocular toxinas, provocando reacciones inflamatorias locales.

Además de las lesiones intestinales, los *Cryptosporidium* provocan malabsorción y dificultades para los procesos digestivos en el intestino delgado. Los síntomas más comunes en personas inmunocompetentes como en inmunodeprimidas son diarreas acuosas, acompañadas de pérdida de peso, dolor abdominal y náuseas, vómitos y fiebre. En algunas personas infestadas por *Cryptosporidium* la paromomicina disminuye la intensidad de los síntomas y la nitazoxanida puede ser parcialmente benéfica, sabiendo hasta la fecha que el beneficio terapéutico notorio sólo puede obtenerse en sujetos inmunocompetentes.

9.2.2 *Cystoisospora belli* o *Isospora belli*

Es un protozoo que se transmite por vía fecal oral y se fija en el epitelio intestinal del humano. La infestación cursa con fiebre, diarrea persistente, dolor abdominal, dolor de cabeza, malestar, deshidratación y pérdida de peso. En personas inmunocompetentes el síntoma principal es la diarrea intensa, sin sangre, acompañada de malabsorción. La enfermedad es auto limitada y cura en 2 a 3 semanas, aunque la eliminación de quistes pueda persistir 3 semanas más. Son comunes las recurrencias, y la enfermedad es más grave en niños pequeños y adolescentes.

En personas infectadas por el Virus de la Inmunodeficiencia Humana, *Isospora belli* puede llegar a provocar infestaciones extra intestinales. Estos protozoos pueden ser eliminados con tratamientos a base de trimetoprima-sulfametoxazol o de pirimetamina-sulfadiazina. Sin embargo, a los dos meses del primer episodio un 50% de los tratados han presentado recidivas, lo que requiere una profilaxis secundaria con trimetoprima-sulfametoxazol. En personas con hipersensibilidad a las sulfamidas se han empleado tratamientos con pirimetamina sola o metronidazol o tratamientos con albendazol asociado a ornidazol y macrólidos (eritromicina, azitromicina, josamicina, claritromicina, etc.).

9.2.3 *Entamoeba gingivalis*

Son protozoos que se localizan en la boca, sarro dental, tejido de las encías, prótesis, amígdalas y ocasionalmente en la vagina. *Entamoeba gingivalis no se* enquista, por lo que la transmisión de este protozoo se efectúa por saliva de un individuo infestado en contacto estrecho con la boca de otro sano. *Entamoeba gingivalis* puede provocar lesiones de encías e infecciones del aparato genital, frecuentemente asociadas a dispositivos intrauterinos (en la mayoría de los casos los síntomas desaparecen espontáneamente al retirarlos).

9.2.4 *Entamoeba histolytica*

Son protozoos del intestino del humano, cuyo trofozoíto mide entre 7 y 30 micrones. Predomina en países tropicales (aunque hay casos en las zonas templadas y frías).

Las moscas y cucarachas transportan quistes del protozoo contaminando agua y alimentos.

El reservorio principal de *Entamoeba histolytica es* el humano, aunque se hayan aislado de monos.

El riesgo mayor de transmisión lo representan las aguas residuales utilizadas como fertilizante. En África, Asia tropical y América latina, los datos epidemiologicos demuestran que la mitad de la población estaría infestada, con una mayoría de casos asintomáticos. De la población mundial, se estima que 10% (casi 500 millones de personas) estaría infestada por *Entamoeba histolítica*. Sin embargo, los estudios moleculares han podido determinar mezcla de especies, una patógena para el humano, *Entamoeba histolítica* y otra no, *Entamoeba dispar*. Con estos datos, se ha podido confirmar que 36 millones de personas estarían afectadas de una amebiasis patológica, lo que provocaría 100.000 fallecimientos anuales. *Entamoeba histolítica* es seria por lo tanto la segunda causa de mortalidad provocada por protozoarios, después del paludismo.

La infestación se inicia al beber agua o ingerir alimentos con quistes de *Entamoeba histolytica,* caracterizados por ser resistentes a la acidez del estómago. En el intestino delgado, la pared del quiste es digerida, provocando molestias abdominales, anorexia y diarrea, con varias deposiciones al día, pero sin fiebre. *Entamoeba histolítica* puede provocar dolor abdominal de intensidad variable, contracturas dolorosas del esfínter anal acompañadas de una intensa sensación de necesidad de defecar aunque no exista materia a eliminar de la ampolla rectal.

Entamoeba histolytica se asocia a las colitis fulminante en la que el colon aparece acribillado por úlceras que pueden perforarse, y sin tratamiento urgente y apropiado la enfermedad es mortal. Se han descripto también apendicitis provocadas por *Entamoeba*, acompañadas de diarreas hemorrágicas y amebomas (lesiones pseudotumorales) que sangran y que pueden provocar obstrucción, con síntomas que pueden ser confundidos con cáncer de colon.

Con punto de partida en colon, *Entamoeba histolytica* puede diseminarse por vía sanguínea, llegando a formar abscesos hepáticos amebianos, en el que se observa la destrucción del tejido del hígado. Este cuadro puede complicarse con amebiasis pleuropulmonar. Las entamoebiasis pericárdicas, cerebrales y cutáneas son raras, y se describen sobre todo en personas inmunodeprimidos o sub nutridas o muy debilitadas.

La Entamoeba son sensibles al tinidazol, metronidazol, secnidazol y nitazoxanida. El tratamiento depende de la gravedad. Generalmente se administra metronidazol por vía oral durante 10 días asociado o seguido de paromomicina o diloxanida.

Para la amebiasis hepática el tratamiento puede requerir además cloroquina.

Sabiendo que, sin tratamiento eficaz, la dispersion sanguínea de estos protozoaris es de pronóstico fatal, se recomiendan los tratamientos con metronidazol para los portadores asintomáticos de *Entamoeba histolytica*.

Los antidiarréicos son contraindicados, ya que pueden empeorar la enfermedad.

9.2.5 *Giardia lamblia*

Son protozoos que parasitan el tracto digestivo de humanos y de numerosos mamíferos. Se ha determinado que el reservorio puede hallarse en humanos, perros, vacas, ovejas y castores.

El mecanismo de transmisión puede ser directo de persona a persona, o de animal a persona, o por alimentos, hielo o agua contaminada.

La prevalencia de la giardiasis varía del 1% al 60% según la región, y está relacionada con condiciones sanitarias y socioeconómicas.

Los síntomas producidos *Giardia lamblia* pueden ser de leves hasta muy severos, y aparecen tras un período de incubación de 1 a 3 semanas.

Las personas afectadas presentan anorexia, náuseas, vómitos, dolor abdominal, y diarrea acuosa. Siguen episodios de diarreas pastosas o líquidas con pérdida de peso, sin fiebre ni sangre en las heces.

La duración de la fase aguda es de unos 3 o 4 días, y va desapareciendo a medida que se ponen en acción los mecanismos inmunes protectores de la persona infestada.

La enfermedad puede cronificarse, principalmente en personas inmunodeficientes, en los que los síntomas pueden prolongarse durante años. La giardiasis puede complicarse con un síndrome de malabsorción que se traduce por dificultades para absorber grasas, azúcares, aminoácidos, vitamina B12 y ácido fólico. En estas circunstancias se produce una pérdida de peso y retraso del crecimiento.

El metronidazol es activo para tratar amebiasis y giardiasis. Son activos además el albendazol, la furazolidona, tinidazol y la mepacrina. La paromomicina durante diez días es uno de los tratamientos seguros de la giardiasis durante el embarazo.

Para todos los protozoos, la falta de respuesta clínica al tratamiento inicial obliga a repetirlo o a cambiar de enfoque farmacológico hasta lograr la curación clínica y parasitológica. Las recaídas sintomáticas frecuentes pueden reflejar una posible deficiencia genética para producir Inmunoglobulinas del tipo A.

9.2.6 *Giardia* y *zoonosis* al revés

Giardia infesta animales domésticos (perros, gatos, pájaros, caballos, cabras, ovejas, vacas...) y a un amplio rango de mamíferos salvajes y aves. Se ha considerado que el protozoario *Giardia* es una zoonosis originada entre otros, en castores salvajes. Sin embargo, gracias a los nuevos útiles de la biología molecular, se duda si este parásito fue transmitido de los animales a los humanos, o al revés. Hay elementos que probarían que *Giardia* se difundió desde los ciclos domésticos de los humanos hacia varias especies de animales salvajes. Una situación similar se observa con ciertos parásitos de gorilas que viven en un parque impenetrable de Uganda, y que se habrían infestado con cepas del exterior, por humanos o animales domésticos.

Por otra parte, los bueyes almizcleros, animales salvajes que viven en el Ártico, en Canadá y Groenlandia, se han desplazado a regiones de Alaska en los EE.UU., Rusia, Noruega y Suecia. En los animales desplazados se ha podido detectar *Giardia duodenalis*. A partir del análisis de estos hallazgos, se implica al origen de estos parásitos en los humanos y no en la vida salvaje del Ártico, sabiendo que los castores se infestaron con cepas previamente aisladas de humanos. Los bueyes almizcleros son originarios de Europa, y se adaptaron paulatinamente al frío durante las glaciaciones, hasta el punto de no poder vivir en otro clima que el periglaciar. Se piensa que a finales del Pleistoceno, cruzaron el estrecho de Bering y pasaron a Norteamérica, extinguiéndose en Europa y Asia. Estos animales salvajes, fueron cazados durante las primeras décadas del siglo XX hasta su extinción en Alaska, quedando relegados al norte de Canadá y Groenlandia, con manadas que se concentran alrededor de ríos, potenciales vías de transmisión de parásitos transmisibles por agua. Las cepas responsables de la muerte de estos bueyes salvajes podrían

haber sido originadas en heces humanas. Estos datos, y las infestaciones de cangu-
ros salvajes en Australia también con *Giardia*, indicarían para algunas parasitosis
que la vía de transmisión no siempre es la zoonótica clásica, es decir de animales
salvajes a animales domésticos y a los humanos, sino probablemente a la inversa.

9.3 ¿Las duelas?

La *Fasciola hepatica* (duela del hígado) es un parásito que se localiza en los
canales biliares y en la vesícula biliar de herbívoros, omnívoros y del humano,
provocando la Fascioliasis (o Fascioliasis), que es una de las enfermedades parasitarias más importantes de los rumiantes domésticos. Esta enfermedad, de origen
eurasiático, se extendió con los europeos por todo el mundo porque no necesita de
un segundo huésped intermediario. El ser humano se infesta al consumir vegetales
acuáticos (berro, algas crudas, etc.) a los que van adheridas las larvas.

En la Fascioliasis, los gusanos adultos se instalan en los conductos biliares de
mayor calibre y en la vesícula biliar, donde causan dolor, cólico e ictericia. Pueden
invadir piel, hígado y sitios cercanos al hígado.

Los parásitos adultos provocan anorexia, flatulencia, náuseas, vómito, sensación de inflamación abdominal, constipación con períodos de diarrea, cólicos biliares e ictericia con fiebre.

Se piensa que la distribución de la enfermedad depende de la presencia de caracoles acuáticos en el entorno.

Los huevos de las duelas son eliminados con las heces de las personas parasitadas, de donde eclosionan larvas que penetran el hospedador intermediario, generalmente cangrejos de rio, caracoles o almejas. En el interior de los moluscos, las
larvas se transforman en quistes que se pueden fijar a las plantas acuáticas.

Los quistes ingeridos por el ganado o los humanos infestan los intestinos y
migran a los conductos biliares, provocando las enfermedades hepáticas y complicaciones pulmonares graves.

Una vez que el humano ingiere los huevos pueden transcurrir 3 meses hasta
que las duelas se transformen en adultos. En ese momento se fijan en el duodeno,
originando una ulceración de la mucosa y rotura de los capilares, con irritación
gastrointestinal, náuseas, dolor en el abdomen y diarrea, que alterna al principio
con períodos de estreñimiento y anorexia.

Las complicaciones cursan con edema de cara y cuerpo, acumulación de líquido en la cavidad abdominal, anemia, pérdida de peso y diarrea con deposición
abundante de heces en las que se pueden observar alimentos sin digerir. Con el
paso de los días, si la cantidad de duelas es muy elevada, se puede producir el tapo-
namiento del píloro y la muerte del individuo parasitado.

El praziquantel es eficaz en 3 dosis administradas en un único día.

9.4 ¿Qué parásitos transmiten los frutos de mar y los pescados que se consumen crudos o sin haber sido congelados?

9.4.1 La *Clonorquiasis* y *Opistorquiasis*

Son enfermedades en las que los huéspedes son peces de agua dulce o crustáceos. El huésped definitivo siempre es un mamífero.

La Clonorquiasis es una infestación por una duela, la *Clonorchis sinensis, que* se contagia a través de la ingestión de pescado de agua dulce crudo o poco cocinado. Provoca fiebre, escalofríos, dolor epigástrico, hepatomegalia dolorosa, diarrea e ictericia leve. Las personas se infestan al ingerir el segundo huésped intermediario que alberga larvas del parásito.

En la Clonorchiasis y Opisthorchiasis a partir de huevos microscópicos, se desarrollan gusanos adultos que se alojan en los conductos biliares finos del hígado, que con el tiempo la inflamación crónica puede generar una transformación de los tejidos en cáncer de las vías hepáticas.

Clonorchis sinensis y *Opisthorchis viverrini*, están clasificados como agentes carcinógenos, pero no *Opisthorchis felineus*. Son activos contra estos parásitos el albendazol o el praciquantel

9.4.2 Paragonimiasis

Es una parasitosis en la que la ubicación definitiva de los gusanos es el tejido pulmonar, donde provocan síntomas que pueden confundirse con la tuberculosis (tos crónica, esputo sanguinolento, dolor, disnea y fiebre). Los gusanos pueden migrar a otros tejidos y en el cerebro provocan gravísimas complicaciones. El tratamiento requiere praziquantel o albendazol.

9.4.3 La Anisakiasis

Es una enfermedad que se diagnosticó por primera vez en Holanda en 1960 (arenque ahumado en frío) y en España en 1991. La enfermedad es causada por la ingestión de larvas de *Anisakis* que miden entre 0.3 y 0.4 milímetros. La presencia de larvas en los productos de la pesca constituye un peligro sanitario y algunas especies pueden originar enfermedades graves si el pescado crudo no ha sido congelado y descongelado para destruir las larvas por los cambios de temperatura.

La Anisakiasis es una parasitosis típica de los mamíferos marinos, como ballenas, delfines, leones marinos y focas, siendo los humanos solamente hospederos accidentales. Anisakis infesta pescados de todos los mares, y estudios recientes de pescadores en Colombia han determinado la presencia de Anisakis en 33% de los pescados del Pacífico.

El humano se intercala en el ciclo de este parásito, actuando como un hospedador accidental. Al ingerir pescado con *Anisakis*, las larvas penetran en la mucosa digestiva causando la Anisakiasis, que se caracteriza por dolor abdominal, náuseas, vómitos, fiebre y diarrea. Los síntomas inespecíficos de la Anisakiasis se pueden confundir con otras enfermedades.

Las proteínas de los anisákidos pueden sensibilizar a los humanos y producir crisis alérgicas graves. Sin embargo, la mayoría de los síntomas asociados a la Anisakiasis son consecuencia de daños directos a los tejidos del tracto gastrointestinal o a reacciones inflamatorias causadas por el parásito.

La reacción alérgica se manifiesta rápidamente después de comer pez crudo infectado. Algunos individuos desarrollan rash en la piel, picazón y hormigueo en la garganta. Casos de anafilaxia son raros, pero fueron descritos.

Por otra parte en Sicilia, se ha determinado que los sujetos sensibilizados por infestaciones previas por *Anisakis*, son mucho más sensibles a las alergias por hongos o por ácaros, sugiriendo una probable reactividad cruzada entre alérgenos de este parásito y los alérgenos domésticos comunes.

Los anisákidos son sensibles a la congelación, pero resisten concentraciones elevadas de sal y de componentes de los escabeches, como por ejemplo los boquerones en vinagre (si no se someten a un tratamiento térmico previo al consumo). Los pescados parasitados insuficientemente cocinados, ahumados en frío, salados o escabechados que no se congelaron a una temperatura igual o inferior a –20 C durante un período de al menos 24 horas, transmiten el parásito vivo si se consumen crudos (las larvas mueren por si el pescado es cocinado durante al menos 10 minutos a más de 60 ºC).

Las autoridades responsables de la seguridad de los alimentos en Europa han indicado que no se inactivan a los Anisakis en pescados ahumados o marinados. Sin embargo, el proceso de salado intenso del bacalao (altas concentraciones de sal durante más de 15 días) los inactiva.

El tratamiento requiere la extracción del parásito del Anisakis de forma precoz por medio de endoscopia digestiva. El albendazol es activo.

9.5 ¿Qué es la Bilharziasis?

La *Bilharziasis* o *Bilharziosis* o *Esquistosomiasis* es una enfermedad común sobre todo en África, producida por los *Schistosoma* (o Esquistosomas).

Se estima que hay 200 millones de personas están contaminadas, y con síntomas más de la mitad (120 millones de personas), provocando decenas de miles de defunciones por año, principalmente en las zonas que rodean al desierto del Sahara (África subsahariana).

Schistosoma mansoni provoca también enfermedades en el Caribe y en zonas orientales de Sudamérica, África y Oriente Medio y la variedad *Schistosoma haematobium en* África y Oriente Medio.

Schistosoma japonicum enferma poblaciones de lejano oriente y *Schistosoma mekongi* y *Schistosoma intercalatum* en el Sudeste asiático y en algunas zonas occidentales de centro-África. La areas donde se presentan casos de la enfermedad de Chagas-Mazza y de Leishmaniasis, se superponen en muchos casos con las afectadas con *Schistosoma*.

La transmisión se produce cuando las personas infestadas con *Schistosoma* contaminan el agua dulce con huevos del parásito contenidos en sus excretas, que luego se incuban en el agua, por lo que esta enfermedad parasitaria, está sobre todo estrechamente relacionada con la falta de higiene en la evacuación de excretas.

Los huevos de este parásito son eliminados por la orina o heces humanas y la puerta de entrada en el individuo sano puede ser la piel.

El hospedador intermediario de este parásito es el caracol de agua dulce y las formas infestantes eliminadas por los caracoles se enganchan a la piel humana y penetran a tejidos más profundos. Tras 1-2 días bajo la piel, pasan a la sangre hasta llegar a los pulmones y al hígado.

Los *Schistosoma* adultos alcanzan 10 milímetros de longitud. En una penúltima fase, los gusanos (macho y hembra) se reinstalan en las venas del hígado y en las venas rectales, y pueden volver a reinfectar cualquier parte del organismo del huésped. La pareja de esquistosomas puede llegar a vivir hasta 5 años en el interior de una persona.

Estos parásitos microscópicos provocan reacciones inflamatorias y ruptura de los alvéolos y capilares pulmonares. Las personas afectadas presentan dolor abdominal, tos, diarrea, eosinofilia (aumento de leucocitos eosinófilos, como en todas las infestaciones), fiebre, fatiga e inflamación del hígado y del bazo (hepato esplenomegalia). Ocasionalmente se producen lesiones del sistema nervioso central, por depósito de huevos de *Schistosoma* en el cerebro (*Schistosoma japonicum*) o en la médula espinal (*Schistosoma mansoni* y *Schistosoma haematobium*, llevando a la mielitis e incluso a la parálisis de los miembros.

La infestación puede a largo plazo, causar fibrosis de los órganos afectados, que se acompañan de cólicos y diarrea sanguinolenta (sobre todo por *Schistosoma mansoni*), hipertensión de la vena porta del hígado, vómitos con sangre, esplenomegalia (*Schistosoma mansoni*, *Schistosoma japonicum*), cistitis y uretritis con sangre en orina e incluso cáncer de vejiga (*Schistosoma haematobium*), hipertensión pulmonar (sobre todo *Schistosoma mansoni* y *Schistosoma japonicum*).

El signo clásico de la Esquistosomiasis es la sangre en las orinas. El cáncer de la vejiga es una complicación tardía.

Las mujeres con Esquistosomiasis pueden presentar lesiones genitales, hemorragias vaginales y nódulos vulvares. En el hombre los *Schistosoma* pueden ocasionar trastornos de la vesícula seminal y de la próstata.

Contra estas parasitosis son activos Praziquantel, Albendazol y Mebendazol. La prevención pasa en primer lugar por eliminar caracoles acuáticos de las zonas aledañas a las viviendas (son reservorios naturales). Por otra parte es imperativo sensibilizar a toda a la población para abstenerse del baño en ríos contaminados, o del consumo de agua sin hervir si se encuentran caracoles en los ríos. La acroleína (acaroína), el sulfato de cobre y varios otros compuestos ayudan a eliminarlos de aguas de baños. Solo con mejorar el saneamiento y evitando que se versen orinas a los ríos, se reduce esta grave enfermedad en más del 75%.

9.6 ¿Qué es la Dracunculiasis?

El nombre proviene del latín (afección de los dragones), y refiere a la enfermedad provocada por la lombriz de Guinea. Este término se utiliza desde que los europeos observaron personas afectadas por este parásito en el oeste de África, en las costas de Guinea en el siglo XVII.

La Dracunculiasis (o enfermedad de la lombriz de Guinea) es provocada por el crecimiento de un parásito en la parte subcutánea de los tejidos.

En África y Asia, afecta humanos, perros, gatos, caballos, y al ganado de. Una especie similar, *Dracunculu insignis* causa Dracunculiasis en perros, mapaches, zorros, y zorrinos, en Norteamérica.

La larva de los *Dracunculi* se desarrolla en dos semanas dentro de un crustáceo microscópico, y causa la enfermedad si los crustáceos no son filtrados del agua de bebida. *Dracunculi* entran por ingestión del agua y alrededor de un año después, se presenta una sensación dolorosa y ardor, cuando la lombriz forma una ampolla en la piel, usualmente en alguna extremidad inferior. A partir del momento de la infestación, comienza el ciclo que dura entre 10 y 14 meses, al término del cual emerge de la piel una extremidad de un gran gusano maduro.

El gusano de Guinea afecta sobre todo a personas sin acceso a agua potable que ingieren agua contaminada con pulgas infectadas por el parásito.

La prevención pasa por la educación de la población y por la provisión de agua limpia, con tratamientos larvicidas.

Es de recordar que a mediados de la década de los 80 había en el mundo 3,5 millones de casos de Dracunculiasis en 21 países, 17 de ellos africanos. El número de casos notificados disminuyó hasta situarse por debajo de 10.000 en el 2007. De 20 países donde la enfermedad era endémica a mediados de los años 80, solo 4 países notificaron en total 22 casos en 2015 (Chad (9), Sudán del Sur (5), Malí (5) y Etiopía (3). No existe tratamiento para *Dracunculi*, solo una vez que la lombriz emerge, el primer paso es sumergir el área afectada en agua. La sumersión resulta en un alivio del ardor y hace que el largo proceso de extracción de la lombriz resulte más fácil. Para extraerla, una vez capturada suavemente en la lesión de la piel, se la debe envolver con un trocito de gasa o de madera, y con movimientos suaves retirarla, en un proceso que puede llevar horas.

A pesar que la enfermedad de la lombriz de Guinea no sea mortal, la herida donde emerge el parásito puede infectarse y generar tétanos, o infecciones bacterianas severas.

El metronidazol puede facilitar la extracción, aunque aumenta el riesgo que la lombriz no pueda ser extraída si migra a otras partes del organismo.

En 2019 se notificaron 53 casos en 4 países, una disminución sustancial de 3.500.000 casos en 1986, causados por el agua potable contaminada por pulgas infectadas con larvas de gusano de Guinea. Aproximadamente un año después de la infección, se forma una ampolla dolorosa y emergen uno o más gusanos. Los gusanos pueden tener hasta un metro de largo.

Por lo general, es tratada por voluntarios de la Organización Mundial de la Salud que limpian y vendan heridas causadas por gusanos y regresan diariamente para sacar el gusano unas pulgadas más. La Dracunculiasis se puede prevenir mediante filtración de agua, identificación inmediata de casos para prevenir la propagación de enfermedades, educación para la salud y tratamiento de estanques con larvicida. Un programa de erradicación ha podido reducir la prevalencia. A partir de 2014, los cuatro países endémicos son Chad, Etiopía, Malí y Sudán del Sur.

9.7 ¿Qué parásitos infestan humanos que ingieren carnes mal cocidas?

9.7.1 Triquinelosis o Triquinosis

Son enfermedades causada por nematodes (con forma de hilo) intestinales del género *Trichinella*. Estas enfermedades representan un grave problema de salud pública, dada la alta tasa de morbilidad y las pérdidas que ocasiona a los agricultores.

En Argentina, Chile, Uruguay, México y en las Islas Bahamas, la Triquinosis evoluciona por brotes esporádicos, y en México los estudios epidemiológicos efectuados con muestras de autopsias demostraron que el parásito es común, ya que puede detectarse entre el 4 y el 15% de las personas estudiadas.

Trichinella es un protozoo que se transmite entre los cerdos, sobre todo por ingestión de alimentos con larvas enquistadas de *Trichinella* que son resistentes a la putrefacción.

Una de las fuentes de *Trichinella* son los restos de carnes de animales muertos, sobre todo de ratas, que con frecuencia se encuentran en los basurales en los que deambulan los cerdos. Además, la incidencia de *Trichinella* es alta en cerdos que se alimentan con residuos de cocinas, basuras de restaurantes y mataderos, y cuando se los mantiene cerca de descargas de residuos.

La *Trichinella* infesta a los humanos por varios alimentos, sobre todo carnes de cerdo mal cocidas, por embutidos o chacinados que se consumen sin cocción o cuando las carnes contaminadas se cocinan de forma incompleta.

El período de incubación de la enfermedad (desde el momento de la ingestión del alimento contaminado) va de 3 a 80 días. La infestación por *Trichinella* puede cursar sin síntomas, o con diarrea, fiebre, cefaleas, irritación ocular, edema de párpados y fuertes dolores musculares incapacitantes. Por eso, en una persona que presenta dolores musculares, edema en los dos párpados, y un aumento de los eosinófilos y de las enzimas musculares, la infestación por *Trichinella* puede ser sospechada.

Si se detectan *Trichinella* en muestras intestinales pero aún no invadieron otros tejidos musculares, son eficaces los tratamientos con albendazol o mebendazol.

Cando el diagnóstico de la enfermedad se confirma después que las larvas se incrustaron en los tejidos musculares, los tratamientos antiparasitarios son poco eficaces. En esas circunstancias, algunos calmantes del dolor pueden ser útiles, sabiendo que con el tiempo los quistes en los músculos tenderán a calcificarse, con lo que se reducirá la intensidad de los dolores.

Cuando *Trichinella* invade tejidos, pueden también desencadenar reacciones alérgicas, reacciones inflamatorias y reacciones tóxicas locales. Los corticoides pueden mejorar esa sintomatología.

La prevención de la Triquinosis exige que previo a su comercialización y consumo, se realicen cotidianamente controles estrictos de carnes, mediante pruebas diagnósticas sensibles. Por otra parte, la educación de las poblaciones debe claramente informar lo que implica que los cerdos deambulen por las basuras, ya que ingerirán restos de animales muertos. Para la población general, la destrucción térmica de *Trichinella* por cocción prolongada de carnes garantiza la profilaxis.

Europa

Trichinella se encuentra en todos los continentes, excepto en la Antártida. La mayoría de las ocho especies tienen una amplia distribución geográfica y de hospedaje, algunas de ellas se encuentran solo en áreas y animales específicos. Los humanos son susceptibles a todas las especies. La enfermedad es menos común en países donde no se come carne de cerdo.

Para 2016, 13 países de la UE / EEE notificaron 101 casos confirmados.

Tanto el número de casos confirmados como la tasa de notificación global de 0,02 por 100.000 habitantes fueron los más bajos registrados desde el comienzo de la vigilancia a nivel de la UE. El consumo de carne poco cocida de cerdos aumentó en condiciones de alojamiento no controladas o de jabalí cazado constituye el mayor riesgo de adquirir triquinelosis en la Unión Europea.

Las leyes y normas para los productores de alimentos pueden mejorar la seguridad alimentaria de los consumidores, como las normas establecidas por la Comisión Europea para las inspecciones, el control de roedores y la mejora de la higiene.

Un protocolo similar existe en los Estados Unidos, en las pautas del USDA para las granjas y las responsabilidades del matadero en la inspección de carne de cerdo.

Tratamiento

La administración temprana de mebendazol o albendazol disminuye la probabilidad de enquistamiento larval, particularmente si se administra dentro de los tres días posteriores a la infección. Sin embargo, la mayoría de los casos se diagnostican después de este tiempo.

En humanos, se administra mebendazol (200-400 mg tres veces al día durante tres días) o albendazol (400 mg dos veces al día durante 8-14 días) para tratar la triquinosis. Estos medicamentos evitan que se desarrollen larvas recién nacidas, pero no deben administrarse a mujeres embarazadas o niños menores de dos años. Después de la infección, se pueden usar esteroides para aliviar el dolor muscular asociado con la migración larval.

Alrededor de 11 millones de humanos están infectados con Trichinella; T. spiralis es la especie responsable de la mayoría de estas infecciones. La infección alguna vez fue muy común, pero esta enfermedad ahora es rara en el mundo desarrollado, pero en 2015 se produjeron dos brotes conocidos. En el primer brote, alrededor de 40 personas se infectaron en Liguria, Italia, durante una celebración de Nochevieja. El segundo brote en Francia se asoció con salchichas de cerdo de Córcega, que se comían crudas. La incidencia de triquinosis en los EE.UU. Ha disminuido drásticamente en el siglo pasado de un promedio de 400 casos por año a mediados del siglo XX a un promedio anual de 20 casos por año (2008-2010). El número de casos ha disminuido debido a legislación que prohíbe la alimentación de basura de carne cruda a los cerdos, el aumento de la congelación comercial y doméstica de carne de cerdo y la conciencia pública sobre el peligro de comer productos de carne de cerdo cruda o poco cocida

China reporta alrededor de 10,000 casos cada año, por lo que es el país con el mayor número de casos. En China, entre 1964 y 1998, más de 20,000 personas se infectaron con triquinosis y murieron más de 200 personas.

La triquinosis es común en los países en desarrollo donde la carne alimentada a los cerdos es cruda o poco cocinada, pero las infecciones también surgen en los países desarrollados de Europa, donde la carne de cerdo cruda o poco cocida, el jabalí y el caballo pueden consumirse como manjares.

En el mundo en desarrollo, la mayoría de las infecciones están asociadas con carne de cerdo poco cocida. Por ejemplo, en Tailandia, se informan entre 200 y 600 casos anualmente durante el Año Nuevo tailandés. Esto se debe principalmente a un manjar particular, que requiere carne de cerdo poco cocida como parte de la receta.

En algunas partes de Europa del Este, informa la Organización Mundial de la Salud, algunos rebaños porcinos tienen tasas de infección por triquinosis superiores al 50%, con un gran número correspondiente de infecciones en humanos.

9.7.2 Cisticercosis

Es una enfermedad que se transmite por huevos microscópicos de *Taenia solium* (miden aproximadamente 50 micrones) que se hallan presentes en las heces de animales. Este parásito puede afectar poblaciones que comen o que no comen carne porcina, ni comparten espacios con cerdos.

El Cisticercos de *Taenia taeniformis,* presenta una forma adulta que se desarrolla en gatos, y prolifera en el hígado de las ratas.

En el humano, los huevos de Cisticerco penetran a través de la pared del intestino y son transportados por los vasos sanguíneos. Los embriones pueden luego instalarse en el tejido cerebral, provocando la neuro cisticercosis, que se manifiesta por fuertes dolores de cabeza, desorientación, convulsiones, pérdida de la memoria, que lleva a la muerte.

Los quistes de Cisticercos pueden ubicarse en tejido subcutáneo, sobre todo del pecho y la espalda, y en hígado, riñones y ojos.

El tratamiento con albendazol y dexametasona durante 10 días, reduce el número de Cisticercos vivos y las crisis convulsivas durante el seguimiento de 30 meses. En algunos casos pueden requerirse tratamientos prolongados y repetidos (albendazol).

La dexametasona inhibe la reacción inflamatoria que se desencadena por la destrucción de los Cisticercos, y los tratamientos anticonvulsivos convencionales son la base para el control de las crisis. en algunos casos, los quistes intracerebrales pueden necesitar una extirpación por cirugía endoscópica, y para la neuro cisticercosis, los tratamientos anticonvulsivos pueden ser necesarios toda la vida.

En 2010, la OMS agregó la cisticercosis por T. solium a la lista de las principales enfermedades desatendidas y estableció una estrategia para combatir la teniasis / cisticercosis por T. solium.

En 2015, el Grupo Epidemiológico de Referencia sobre la carga de enfermedades transmitidas por alimentos indicó que la prevalencia de neurocisticercosis, sumando los casos sintomáticos y asintomáticos se estima entre 2.56 y 8.30 millones de personas.

9.7.3 Babesiosis (Piroplasmosis)

Es una enfermedad parasitaria (emergente), provocada por protozoos del genero *Babesia* (también llamados *Piroplasma*). Se han descrito más de 100 especies de *Babesia*, pocas reconocidas como patógenas para los humanos.

La especie más frecuente, *Babesia microti,* puede ser transmitida por garrapatas, o por transfusiones de sangre, trasplantes de órganos y de la madre al bebé.

Esta enfermedad conocida desde fines del siglo XIX en animales, fue al principio llamada fiebre de Texas.

Se han descripto casos de Babesiosis en casi todo el mundo, habiéndose registrado epidemias en humanos, provocadas por *Babesia microti* en algunas zonas de América del Norte (Nantucket, Viña Martha, Islas Shelter, Long Island). En California, Méjico y Europa (Bélgica, Francia, Irlanda, Escocia, España, Suecia, Rusia y Yugoslavia) se aislaron protozoos de la especie *Babesia divergens.*

Entre 2010 y 2014 se ha incrementado significativamente el número de casos registrados en los Estados Unidos y en China, sin aumento significativo en los países europeos.

Los roedores y el ganado bovino son reservorios de *Babesia,* que son vehiculizados por garrapatas. Las *Babesia* inoculadas por las garrapatas, se introduce en los glóbulos rojos de los mamíferos, y se reproducen formando brotes.

En las personas infestadas, las *Babesia,* tras un período de incubación que va de uno a doce meses, aparece una sensación intensa de fatiga, malestar general y falta de apetito, seguido de fiebre, sudoración abundante, escalofríos, dolores musculares y articulares y náuseas. La destrucción de los glóbulos rojos conduce a la anemia.

El espectro patológico provocado por *Babesia* es amplio, y va desde la anemia a la pancitopenia severa (disminución de glóbulos rojos, glóbulos blancos y plaquetas), con ruptura del bazo y riesgo de hemorragias internas y coagulación intravascular diseminada.

Ciertas presentaciones de Babesiosis pueden confundirse con el paludismo. Sin embargo, las *Babesia* no responden al tratamiento con cloroquina o con drogas de acción similar. Son sensibles al tratamiento con clindamicina asociada a la quinina. También son eficaces las asociaciones de clindamicina con quinina o pentamidina con trimetoprima y sulfametoxazol. Por otra parte, es eficaz la asociación atovaquona con azitromicina.

10 ¿Qué protozoarios son transmitidos por contactos entre personas, sin la intermediación de vectores o reservorios animales?

10.1 *Trichomonas vaginalis*

Son protozoos que infestan la uretra y la próstata de hombres y la vagina de mujeres. *Trichomonas vaginalis* no forman quistes y no pueden sobrevivir fuera del cuerpo, por lo que el contacto directo es la vía de transmisión conocida.

La tricomoniasis durante el embarazo se vincula con un riesgo elevado de parto prematuro, ruptura prematura de las membranas y nacimiento de un bebé de bajo peso (menos de 2,5 kilos). No parece haber correlación directa entre *Trichomonas vaginalis*, esterilidad o abortos espontáneos.

En los hombres, son frecuentes los portadores con pocos síntomas o asintomáticos crónicos. En casos agudos de infestación con *Trichomonas vaginalis*, se inflama el meato urinario, con complicaciones que pueden llevar a la prostatitis, epididimitis y constricción uretral.

En mujeres, *Trichomonas vaginalis* puede provocar prurito, descarga purulenta en la orina y secreciones uretrales durante el día, asociadas a prurito y sangrado.

El metronidazol (una dósis de 2 g) y el tinidazol son activos contra *Trichomonas vaginalis*.

Estos medicamentos no son compatibles con la ingesta de alcohol.

Las personas que hayan sido tratadas por tricomoniasis pueden volver a contraerla, y se ha determinado que aproximadamente 1 de cada 5 personas se reinfestan dentro de los 3 meses después de terminado el tratamiento. Esta situación sugiere que el tratamiento deba administrarse a todas las personas con las que se establezcan contactos íntimos. Las futuras relaciones sexuales de los afectados sin protección física, podrán iniciarse una vez todos los síntomas hayan desaparecido (alrededor de una semana).

10.2 *Dientamoeba fragilis*

Son protozoos de distribución globalizada, para las cuales el único hospedador y fuente de infección conocido hasta ahora es el humano. No existen evidencias experimentales que demuestren que *Dientamoeba fragilis* sea capaz de penetrar la pared intestinal.

Dientamoeba Fragilis puede transmitirse de persona a persona por la saliva, esputo, sangre, heces, agujas contaminadas, tos, contacto sexual y de la madre al feto.

Los cambios patológicos inducidos por *Dientamoeba fragilis* pueden relacionarse con la duración y la gravedad de la infestación, llegando a fibrosis de la mucosa intestinal. Las enfermedades provocadas por *Dientamoeba fragilis* se tratan con Paromomicina, con Metronidazol o con Yodoquinol.

11 ¿Qué son las Filariasis?

Las **Filariasis** son enfermedades, por lo general tropicales, causadas por filarias –mini gusanos– transmitidos por mosquitos y moscas de agua limpia, que se difunden por la circulación y se propagan por distintos tejidos.

11.1 Filariasis linfática

Denominada también elefantiasis, es una enfermedad provocada por *Wuchereria bancrofti* en África del norte y central, sudeste de Asia, India islas del Pacífico y norte de Sudamérica. Produce aumento de volumen (hipertrofia) de algunas partes del cuerpo, causando dolor, discapacidad grave y estigma social.

Se determinó en el año 2000, que más de 120 millones de personas estaban infestadas y cerca de 40 millones estaban desfigurados e incapacitados por esta enfermedad. En la actualidad, hay aún decenas de millones de personas en 52 países con riesgo de Filariasis linfática que pueden requerir tratamientos profilácticos (quimioterapia preventiva).

La mayoría de los síntomas de la Filariasis linfática son consecuencia de reacciones inflamatorias mediadas por la muerte de *Wuchereria bancrofti* adultas dentro de la luz de los vasos linfáticos.

Si la infestación se adquiere en la infancia (algunos estudios demostraron que hasta un tercio de los niños menores de 5 años que viven en áreas endémicas están infestados), el daño linfático inicial suele pasar desapercibido o ser de escasa intensidad (ganglios inflamados), con daño linfático crónico, que aparece durante la pubertad.

Los parásitos adultos de *Wuchereria bancrofti* que residen en los vasos linfáticos provocan una obstrucción en las extremidades inferiores (llamada elefantiasis), que afecta piernas, brazos, vulva, testículos y mamas, mientras que la especie *Brugia timori* raramente afecta a los genitales.

La dietilcarbamazina tiene eficacia limitada, ya que mata rápidamente a las microfilarias sin afectar a los parásitos adultos. Para este medicamento, el tratamiento debe repetirse a intervalos anuales.

Para la Filariasis linfática en su forma crónica, el tratamiento proporciona poco beneficio clínico, ya que no elimina definitivamente a los gusanos adultos.

Si el nivel de microfilarias en sangre es elevado, al administrar tratamientos filaricidas, la muerte de los parásitos puede producir choques tóxicos severos (el tratamiento debe tener en cuenta este riesgo e integrar antihistamínicos, antifebriles y corticoides). Para evitar reacciones generalizadas agudas debidas a la muerte masiva de microfilarias, las dosis de agentes activos deben ser progresivas.

La estrategia más eficaz para el tratamiento farmacológico de las Filariasis asocia dietilcarbamazina y albendazol, porque reducen significativamente la carga de microfilarias hasta por un año.

Se recomienda a las personas que visiten territorios donde haya datos de filarias transmitidas por insectos, tomar precauciones contra las picaduras de mosquitos, jejenes y moscas de agua limpia, usando ropa protectora de color claro, un repelente eficaz en la piel expuesta, aplicando un spray de permetrina a la ropa, zapatos y toallas, y dormir bajo un mosquitero tratado con permetrina.

Por otra parte, para la noche son necesarios los repelentes químicos **o eléctricos**, con ventanas dotadas de mallas metálicas para impedir el acceso de moscas y mosquitos. No existen medicamentos preventivos o vacunas contra la Filariasis linfática.

Para las poblaciones afectadas, el control de los vectores es posible, aunque difícil. En esas regiones, los rociamientos con insecticidas y plaguicidas de los criaderos de animales, permiten reducir la carga de insectos, aunque el punto clave de la profilaxis es el control del reservorio de la enfermedad, es decir el humano infestado.

La Elefantiasis (Filariasis linfática) debería eliminarse mediante la repetición anual, durante un mínimo de 5 años, de tratamientos activos. Desde el año 2000 ya se han administrado 6700 millones de dosis para detener la propagación de la enfermedad y ya no necesitan quimioprofilaxis 499 millones de personas.

Se estima que 120 millones de personas que viven en áreas tropicales y subtropicales están infectadas con microfilarias, entre las cuales casi 25 millones son hombres con afectación genital (más comúnmente llamada hidrocele) y casi 15 millones, en su mayoría mujeres, tienen linfoedema o elefantiasis de la pierna.

Una estimación reciente de los últimos 13 años sugiere que se previnieron o curaron más de 96 millones de personas parasitadas. Quedan 36 millones de casos de hidrocele y linfoedema y del total de la población que requiere quimioterapia preventiva, el 57% vive en el sudeste asiático (9 países) y el 37% en África (35 países).

11.1.1 ¿Elefantiasis no parasitarias?

En la década de 1980, se describió una afección denominada Podoconiosis, caracterizada por edemas linfáticos en las dos piernas, sin presencia de filarias. En las personas afectadas, se produjo por cúmulo de siliconas, aluminio y otros metales en los vasos y ganglios linfáticos.

La Podoconiosis se inicia generalmente en los pies, y en muchos casos es confundida con formas raras de Filariasis o con formas indefinidas de lepra. Estas elefantiasis no infecciosas son producto de los metales presentes en arcillas, residuos volcánicos, silicatos, etc., que penetran por los pies, generando edemas, sin microbios asociados, en personas genéticamente susceptibles que carecen de medios económicos para usar calzados.

11.2 ¿Qué son las Loasis?

Loa loa es una microfilaria responsable de una enfermedad muy común en África. El vector transmisor del parásito *Loa loa* (gusano nematodo) son las moscas hematófagos (flebótomos) que depositan larvas sobre la piel, desde donde penetran por la picadura de la mosca.

Las larvas desarrollan en formas adultas en tejidos subcutáneos, donde producen hinchazones que desaparecen a los 2 o 3 días. Durante el día, estos parásitos circulan por la sangre, y de noche, se alojan en los pulmones. La mosca, que pica de día, succiona sangre de una persona infectada e ingiere la microfilaria que luego transmite.

Las microfilarias se desplazan en permanencia por el organismo a una velocidad estimada a 1 cm par minuto. *Loa loa* produce así edemas migrantes en la piel de las manos, dedos, cara, piernas y brazos, con picazón en todo el cuerpo y trastornos oculares provocados sobre todo por el paso de una filaria bajo la conjuntiva. Generalmente, las personas infestadas presentan conjuntivitis, fotofobia, lagrimeo y edema de la conjuntiva cuando el parásito atraviesa los tejidos de la superficie del ojo. Puede observarse directamente un mini gusano blanco atravesando los tejidos subepiteliales de la conjuntiva.

El tratamiento de esta Filariasis depende del número de larvas que se observen en la sangre circulante. Se recomienda el tratamiento con albendazol cuando se detecten más de 8000 microfilarias por mililitro de sangre, pero entre 2000 y 8000 microfilarias se recomienda la ivermectina.

Cuando el tratamiento reduce la carga sanguínea a 2000/ ml o menos, se administra dietilcarbamazina hasta erradicar al parásito de la sangre. Como para todas las Filariasis, los tratamientos deben estar asociados a antihistamínicos o a corticoides, para reducir, los efectos tóxicos que se producen por la muerte de los parásitos en la sangre.

Se han reportado casos de microfilarias en sangre de personas que viven en Angola, Benín, Camerún, República Centroafricana, Congo, República Democrática del Congo, Guinea Ecuatorial, Gabón, Nigeria y Sudán, y posiblemente casos raros en Chad, Ghana, Guinea, Liberia, Uganda, y Zambia. Aproximadamente el 40% de las personas han informado haber sido previamente sido infestadas por este gusanillo. Aproximadamente 14.4 millones de personas viven en el 2020 en regiones de alto riesgo.

11.3 ¿Qué es la ceguera de los ríos?

La Oncoercosis (conocida por ceguera de los ríos) es una Filariasis transmitida por una mosca que sirve de vector a las larvas del protozoo *Onchocerca volvulus*.

Los *Onchocerca* son endémicos en 30 países africanos, en Yemen y algunas regiones de Sudamérica. Las regiones afectadas están limitadas a zonas con latitud, relieve, temperatura y humedad relativa óptimas para el desarrollo del insecto vector, y son generalmente ríos con agua limpia, cristalina y bien oxigenada.

En América, los casos de Oncoercosis están concentrados en Guatemala, Venezuela, Brasil (foco Amazonas-Roraima), Ecuador, Colombia y México. Según la Organización Panamericana de la Salud, ya se pudo eliminar de Colombia. El período de incubación puede durar un año o más, aunque en Guatemala se ha observado en niños de sólo seis meses.

Onchocerca volvulus se enrollan en los tejidos subcutáneos generando nódulos de hasta 40 mm de diámetro y causan escozor. Los edemas de la piel y los nódulos palpables presentan un aspecto de piel de cocodrilo, a veces con pigmentación moteada.

Onchocerca volvulus pueden instalarse en los ojos causando queratitis, inflamaciones que pueden conducir al glaucoma, lesiones retinianas, atrofia del nervio óptico, opacidad de la córnea y ceguera.

La Oncoercosis es una Filariasis acumulativa, en la que las re infestaciones aumentan el riesgo de afecciones graves. Esta infestación puede ponerse en evidencia cuando se detectan micro filarías vivas en las lesiones de piel, en la cámara anterior y en la córnea.

Para las comunidades afectadas, se recomienda el tratamiento con ivermectina al menos una vez al año, durante 10 a 15 años. Cuando en un mismo individuo coexiste *Onchocerca volvulus* con la infestación por *Loa loa* (sobre todo en Camerún, Congo, Nigeria, República Centroafricana, República Democrática del Congo y Sudán del Sur), se recomienda seguir escrupulosamente las recomendaciones para el buen manejo de los graves eventos adversos que producen los tratamientos (como indicado previamente por los productos tóxicos que liberan a la sangre las microfilarias al morir).

El tratamiento quimio profiláctico establecido por la OMS recomienda albendazol dos veces al año en las zonas donde la Loasis es coendémica con la Oncoercosis, o 200 μg/kg de ivermectina más 400 mg de albendazol en países con Oncoercosis. La quimioprofilaxis con dos fármacos ha interrumpido el ciclo de transmisión cuando se lleva a cabo durante 4 a 6 años, si la cobertura es efectiva en la totalidad de la población a riesgo. En algunos entornos peculiares también se ha utilizado la sal de cocina enriquecida con citrato de dietilcarbamazina para interrumpir el ciclo de transmisión, y datos recientes demostraron que la combinación de tres fármacos puede eliminar de la sangre la totalidad de las microfilarias en pocas semanas.

Entre 2000 y 2016, se administraron más de 6700 millones de tratamientos a 850 millones personas en 66 países, lo que redujo considerablemente la transmisión. Por eso, la población que todavía requiere la administración en masa de medicamentos ha disminuido en un 36% (499 millones) allí donde la prevalencia de la infección se ha reducido por debajo de los umbrales de eliminación.

La eliminación de la Filariasis linfática como problema de salud pública ya es una realidad en Camboya, Islas Cook, Egipto, Islas Marshall, Maldivas, Niue, Sri Lanka, Tailandia, Togo, Tonga y Vanuatu.

En 2017, más de 145 millones de personas fueron tratadas en África, lo que representa más del 70% de cobertura de la cantidad de personas que requieren tratamiento a nivel mundial. Los expertos recomiendan tratar la oncocercosis con ivermectina al menos una vez al año durante 10 a 15 años.

11.4 ¿Qué otras microfilarias infestan a los humanos?

11.4.1 *Mansonella ozzardi*

Es una filaria transmitida por los jejenes (flebótomos) y las moscas negras de Sudamérica y Centroamérica.

Se ha podido determinar que este parásito circula en poblaciones originarias de América y se han descripto esta Filariasis en México, Panamá, Brasil, Colombia, Argentina y el Caribe (se estima que en Brasil, entre el 44 y el 52% de los agricultores han sido infestados).

Los síntomas de la infestación se manifiestan cuando circulan un número importante de Filarias, y la persona infestada presenta migraña, decaimiento y dolores musculares. A veces estas Filarias provocan inflamaciones de los ganglios y urticarias.

Los infestados por largo tiempo, tienden a mostrar síntomas que se asemejan a la depresión. La Ivermectina es activa pero la dietilcarbamazina es ineficaz.

Esta filaria (nematodo o gusano cilíndrico con aspecto de hilo) es transmitido por mosquitas chupadoras de sangre. Infesta habitantes de regiones subtropicales, tropicales y templadas de América Central y del Sur (México, Panamá, Brasil, Colombia y Argentina) y el Caribe.

La prevalencia de *Mansonella ozzardi* en Brasil se estimó en alrededor del 40% de los agricultores brasileños de ciertas regiones.

11.4.2 *Mansonella perstans*

Afecta poblaciones de África y del norte de Sudamérica.

Es transmitida por mosquitas flebótomos y las microfilarias pueden detectarse en la sangre circulante a cualquier hora del día. Los síntomas de la infección son similares.

La profilaxis se fundamenta principalmente en el control del reservorio, que es el humano infestado.

El control de moscas en criaderos de animales y el rociamiento de insecticidas y plaguicidas continúan siendo la principal estrategia para combatir infestaciones vehiculizadas por mosquitos y moscas.

La mayoría de los medicamentos antifilariales (ivermectina, dietilcarbamazina o albendazol) no son clínicamente efectivos en monoterapia.

12 ¿Qué son las Geohelmintiasis?

Las Geohelmintiasis (del griego, gusano) son enfermedades transmitidas por contacto directo con suelos infestados. Se las conoce como afecciones por lombrices, y son las parasitosis más comunes de las comunidades más pobres. Los principales factores de riesgo para la ocurrencia de infecciones por geo helmintos están relacionados con la falta de saneamiento básico, malas condiciones higiénicas y eliminación inapropiada de los desechos.

Las infestaciones se producen por ingestión de huevos que se dispersan en tierras contaminadas por heces humanas, o por productos crudos contaminados con tierra o agua que contienen huevos infectantes (*Ascaris lumbricoides* y *Trichuris trichiura*) o por la penetración de larvas del suelo a través de la piel. Las principales manifestaciones de las Geohelmintiasis están relacionadas con la mala absorción de alimentos y con la obstrucción de las vías intestinales y biliares (*Ascaris lumbricoides*) y disentería y prolapso rectal debida a *Trichuris trichiura*, con anemia por deficiencia de hierro.

En las Américas, se estima que hay cerca de 50 millones de niños en edad pre-escolar y escolar con riesgo de infestaciones por geo helmintos.

12.1 Ascariasis

Es la enfermedad del intestino delgado causada por *Ascaris lumbricoides*, que afecta a un cuarto de la población mundial, y es endémica de países en Asia y Latinoamérica. Se estima que 1.500 millones de personas están infestadas con *Ascaris lumbricoides*, especialmente en regiones tropicales y subtropicales, y en áreas de saneamiento inadecuado, sobre todo en lugares en los que se utilizan heces para fertilizar cultivos o aguas servidas para regar verduras y frutas.

Ascaris lumbricoides se transmiten también por alimentos o bebidas contaminados con huevos de *Ascaris*. Cuando los huevos de *Ascaris lumbricoides* son ingeridos, las larvas eclosionan, invadiendo la mucosa intestinal y llegando por la circulación a los pulmones. Allí maduran y migran a la faringe pasando nuevamente al tracto digestivo. Cuando colonizan el intestino delgado, pueden instalarse sin provocar síntomas en la mayoría de los casos, pero en otros originan manifestaciones graves. La hembra adulta de *Ascaris* mide de 20 a 35 cm, y el macho entre 15 y 20 cm. Una hembra puede producir alrededor de 200.000 huevos por día (de 50 micrones de diámetro), que son eliminados en las heces de humanos infestados.

Las toxinas producidas por *Ascaris lumbricoides* (neurotoxinas, anafilotoxinas, hemolisinas) provocan espasmos en el esfínter de Oddi (válvula muscular que rodea la salida del conducto biliar y del conducto pancreático), y obturan los canalículos (biliares y pancreáticos), provocando cólicos dolorosos. Los medicamentos utilizados para el tratamiento contra *Ascaris lumbricoides* son Albendazol, Pamoato de Pirantel, Mebendazol, Ivermectina, Nitazoxadina, Tiabendazol y Hidroxinaftoato de Befenio.

Para las Geohelmintiasis en zonas infestadas, se administra masivamente albendazol o mebendazol a todos los niños en edad pre-escolar y escolar (una vez por año en zonas de bajo riesgo - prevalencias entre <20% y 50%, y dos veces por año en zonas de alto riesgo - prevalencias >50%).

El agua hervida y enfriada para bebida, para la cocina, para el lavado de vasos y platos y para el lavado intenso y repetido de frutas y vegetales, limita la transmisión de estos agentes por vía digestiva. El calzado limita la infestación por los pies.

13 ¿Qué parásitos infestan la piel y el cuero cabelludo?

13.1 La Sarna o Escabiosis

Los *Sarcoptidae* son ectoparásitos de animales de sangre caliente que viven en la piel (ectoparásitos, de ecto, externos). La sarna (*Sarcopto*) es un arácnido de 0,5mm que vive dentro de las lesiones que provoca en la piel durante la mayor parte de su ciclo vital, y no siempre es visible.

La Escabiosis se distribuye en todo el mundo, estimándose que a 300 millones el número de personas infestadas.

Los humanos se infestan con *Sarcoptes scabiei* –que se desarrolla en la capa córnea superficial de la piel, de otros humanos o de animales domésticos. Las áreas más favorables para la aparición de lesiones de la sarna son las manos entre los dedos, muñecas, pies, brazos, codos, ingles, axilas, piernas, etc.

Se manifiesta en todos los grupos étnicos y etarios, y en todos los niveles socio-económicos, aunque las mayores tasas de infestación se dan en niños y jóvenes, sobre todo donde las condiciones de higiene personal son inadecuadas. Por otra parte, las víctimas de guerras, crisis sociales y las personas que viven en condiciones de pobreza extrema son más susceptibles.

La *Escabiosis* o sarna es extremadamente contagiosa y puede diseminarse por ropas de cama o vestidos, lo que provoca frecuentes brotes en escuelas y grupos familiares.

Los *Sarcoptes* provocan intensa picazón, especialmente por la noche, con piel que presenta zonas eritematosas y pápulas enrojecidas. A veces se pueden observar finísimos túneles con aspecto de pimienta en polvo. La picazón puede aparecer después de varias semanas de contacto con una persona infestada.

El tratamiento de la Escabiosis es corto y efectivo, y puede ser tópico u oral (ivermectina). Debe realizarse simultáneamente en todo el grupo de convivientes de la persona afectada, y en los contactos sexuales, particularmente si tuvieron contacto prolongado con la piel durante el mes anterior.

Toda la ropa, las toallas y pijamas debe lavarse antes del tratamiento con agua caliente, y la ropa que no pueda lavarse con agua caliente, debe ser introducida en una bolsa plástica cerrada herméticamente por lo menos durante 2 semanas para matar a los *Sarcoptes*.

Los escabicidas locales (por ejemplo las cremas de Permetrina al 5%, o las soluciones de Benzoato de benzilo, o de Butóxido de piperonilo, etc.) deben aplicarse después de una ducha y una higiene intensa de las uñas. Estas lociones o cremas se aplican a todas las áreas del cuerpo –excepto alrededor de los ojos– desde el cuello hasta los dedos de los pies. En los bebés y niños, las lociones deben aplicarse muy cuidadosamente en toda la cabeza, ya que los *Sarcoptes* pueden infestarles la cara y el cuero cabelludo. Los productos escabicidas de acción local deben dejarse actuar durante el tiempo recomendado, y una vez aplicado debe usarse ropa limpia.

La preparación (desagradable al contacto y maloliente) de Azufre al 2.5% en vaselina sólida, es un tratamiento y seguro para embarazadas y recién nacidos. El azufre precipitado en petrolato es de precio bajo y sus componentes de amplia disponibilidad en países sin recursos. Siendo activos y seguros, en muchas situaciones son la única opción disponible.

La ivermectina por vía oral es muy activa. Se administra en dosis única (0.2 mg/kg) después de una ducha y cambio de ropa de cama. El tratamiento oral se repite a los 15 días. La ivermectina es de elevada eficacia, especialmente en las áreas rurales.

Sin embargo, no siempre se la encuentra en farmacias, y su uso está restringido para niños con menos de 15 kg de peso, para mujeres embarazadas o en período de lactancia y para personas con afecciones neurológicas.

13.2 ¿Qué es la Demodicosis?

Demodex folliculorum son parásitos (ácaros) de menos de 0,4 milímetros, que viven en los poros de la piel y en los folículos del pelo.

Generalmente se pueden encontrar en la nariz, la frente, mejillas la barbilla, y a menudo en las raíces de las pestañas. Tienen aspecto de mini lombriz y se alimentan de secreciones y de piel muerta. Cada hembra de Demódex puede poner hasta 25 huevos en un solo folículo piloso.

Demodex brevis pueden penetrar la piel y parasitar humanos, animales domésticos, murciélagos, insectívoros o carnívoros, roedores y rumiantes, y se los ha descrito en una serie de patologías veterinarias, sobre todo en perros. En los humanos cuando proliferan en gran cantidad, pueden causar trastornos de la piel, rompiendo la barrera cutánea y facilitando el ingreso de bacterias patógenas. En humanos, provocan conjuntivitis y caída de pestañas.

Demodex se han relacionado con la rosácea, una enfermedad de la piel principalmente de la cara, caracterizada por enrojecimiento, infección de folículos pilosos, proliferación de vasos sanguíneos e inflamación (sobre todo en las pieles grasas).

El exceso de ácaros en un único folículo facilita la proliferación bacteriana, con inflamaciones locales, que complicadas con conjuntivitis y blefaritis, hacen que las pestañas se desprendan fácilmente.

13.2.1 ¿Qué provocan algunas variantes de *Demodex* en perros?

La sarna demodécica conocida también como Demodeccia, Demodicosis o Sarna Roja es una enfermedad inflamatoria de la piel producida por *Demodex canis*.

La excesiva proliferación de *Demodex canis* en el interior de los folículos pilosos, es determinada por factores genéticos y/o inmunológicos. Este parásito convive normalmente en los folículos de la mayoría de perros sanos, y la transmisión se realiza durante las primeras horas de vida por contacto directo con la madre.

La Demodicosis canina puede manifestarse en cachorros antes de los 6 meses con lesiones focales. La forma generalizada se da en perros menores de 1 año o en animales adultos o viejos, con enfermedades internas o tumorales. Para la Demodicosis canina, se ha determinado una predisposición racial canina, sobre todo para el pastor alemán, bobtail, collie, dálmata, gran danés, bóxer, dobermann y afgano. No hay pruebas de la transmisión de *Demodex canis* al humano.

La Ivermectina es eficaz, pero debe administrarse con precaución ya que es toxica para perros de raza Collie, Shetland, Collie australiano, perros pastores ingleses y sus cruces. Para estas razas, pequeñas dosis provocan descoordinación o temblores, y a dosis mayores, puede provocar dificultades respiratorias, coma y muerte de los animales.

En los perros de otras razas se debe probar tratamientos con dosis pequeñas, para observar la respuesta del animal, aumentándola paulatinamente.

Los tratamientos externos con demodicidas tópicos mejoran sensiblemente el cuadro y disminuyen la inflamación externa.

14 ¿Por qué se genera la resistencia (o falta de sensibilidad) a los antiparasitarios?

La resistencia a un medicamento surge, ya que en las poblaciones naturales de seres vivos, hay individuos de por sí tolerantes a ese agente, es decir, natural y espontáneamente, algunas células están provistas de genes que confieren condiciones para soportar efectos nocivos aunque no hayan estado en contacto con el agente destinado a eliminarlas.

En poblaciones que nunca fueron expuestas a un antiparasitario, los individuos tolerantes son una pequeñísima minoría, tal vez 1 por millón, o incluso menos. La resistencia a los fármacos, (antibiótico, antiviral, antifúngico, parasiticida) es como previamente explicitado para los antibióticos, la capacidad para tolerar dosis efectivas, que es la resultante de la presión selectiva que se ejerce sobre las especies vivas.

Se ha podido determinar varias especies de protozoos capaces de resistir a los tratamientos. En algunos, se producen mutaciones accidentales en los sitios en los que los medicamentos deben ejercer su acción (con lo que impiden su efecto, por ejemplo los *Plasmodium* responsables del paludismo).

Hay otros individuos que sobreviven debido a características que hacen que los medicamentos no accedan a sus células.

En algunas especies de Protozoos que provocan paludismo, se han identificado mecanismos moleculares que expulsan los medicamentos del interior de los parásitos (por ejemplo a la cloroquina). También se han aislado cepas de *Leishmanias* y *Trypanosomas* responsables de la enfermedad del sueño, que no incorporan los medicamentos activos.

Por otra parte, en personas afectadas por la enfermedad de Chagas, se han aislado *Trypanosoma cruzi* que carecen de los sitios moleculares para que el medicamento –que se ingiere como molécula inactiva– se modifique, es decir sea activado por ellos mismos y los destruya.

15 ¿Qué son las amebas de vida libre?

Las amebas de vida libre son protozoarios que se dispersan en aguas, suelos y vegetación. Se alimentan de microorganismos y productos de descomposición orgánica. Las formas viables de *Acanthamoeba, Hartmannella, Vahlkampfia y Hartmannella,* etc. (trofozoitos son formas activos y quistes las formas persistentes) pueden encontrarse en la tierra, los sedimentos marinos, las aguas termales, aguas subterráneas, manantiales, tanques de agua potable, etc.

Las enfermedades por amebas de vida libre (aisladas de secreciones nasales, pulmonares, nasofaríngeas, líquido cefalorraquídeo, lentes de contacto y heces) han sido reconocidas sólo en los últimos 30 años. Provocan enfermedades con reacción inflamatoria granulomatosa y componente necrótico.

Los géneros *Naegleria, Acanthamoeba, Balamuthia, Hartmannella, Sappinia y Vahlkampfia,* etc., *pueden* provocar enfermedades en los humanos y aunque la frecuencia de enfermedades graves por amebas de vida libre sea reducida, se han descripto casos mortales en casi todo el mundo.

El agua microbiológicamente considerada potable, contiene quistes de protozoos que no se desarrollan en medios de cultivo clásicos. Esto significa que aguas que se someten a controles por cultivo en laboratorio, pueden producir resultados negativos si los métodos de detección se basan en aislamientos clásicos de bacterias u hongos en cajas de Petri o en medios líquidos enriquecidos (ver apartado 4.2.7).

En sus formas enquistadas, estos protozoos son sólidos reservorios microbianos, sobre todo cuando se fijan a instalaciones edilicias, habiéndoselas detectado en filtros de aire acondicionado, agua de duchas, y en general en caños de agua fría y agua caliente utilizados en los centros de salud. En las aguas en las que no se observa crecimiento, los microorganismos capturados por los quistes de amebas de vida libre no siempre son liberados para replicarse en los medios nutritivos (bacterias ingeridas no destruidas). Este fenómeno implica que además de los efectos patógenos propios, las amebas de vida libre representan un riesgo para la salud de la población porque son contenedores y vehículos robustos de numerosos microbios, entre las que se encuentra *Legionella pneumophila*, agente causal de una neumonía fatal (ver antes enfermedad del legionario).

Esta peculiaridad de las amebas de vida libre debe ser ponderada al analizar la calidad microbiológica del aire, de las aguas potables y recreativas y de las superficies de trabajo de instituciones sanitarias a las que las acuden personas con riesgo de contaminarse (infecciones nosocomiales), sobre todo si son personas que reciben tratamientos contra neoplasias o trasplantados, o personas con inmunodeficiencias (ver apartado 4.2.2.9).

15.1 Enfermedades provocadas por amebas de vida libre

Siendo microrganismos que se desarrollan en aguas dulces, saladas, suelos y barros, y pudiendo dispersarse por el viento, se los aísla de piel sana y de las mucosas sin síntomas visibles.

Recién a partir de 1948, se describieron enfermedades asociadas las amebas de vida libre en un soldado japonés capturado en Nueva Guinea, que falleció siete semanas más tarde por una infección diseminada. El segundo caso de infección humana solo se registró en 1960 en Arizona en una niña que falleció con un granuloma cerebral. En 1969, en un museo de Gran Bretaña, al analizar retrospectivamente una preparación histológica del cerebro de una persona fallecida en 1909, se detectaron protozoos, al igual que en tejidos de una niña de 10 años de edad que falleció en 1937, como consecuencia de un rápido cuadro neurológico fatal de 10 días, que había seguido a la práctica de natación en una piscina recreativa.

A la fecha, la mayoría de los casos mortales por amebas de vida libre se asociaron a inmersión violenta en el agua. En estas circunstancias, sin tapar la nariz, la alta presión al ingresar al natatorio favorece la introducción violenta del agua al epitelio nasal y hacia tejidos profundos, facilitando el acceso de las amebas de vida libre a estructuras en contacto directo con el sistema nervioso central. Por otra parte, se han descripto casos fatales por lavado o instilación nasal de agua no hervida, que contenía quistes de amebas de vida libre.

15.2 *Naegleria fowleri*

Son amebas de vida libre que se alimentan de bacterias o de materia orgánica. En condiciones adversas el trofozoíto se transforma en un quiste. *Naegleria fowleri* puede proliferar a temperaturas de hasta 45 °C y está presente de forma natural en aguas dulces. Su presencia está relacionada con las actividades humanas que alteren la temperatura del agua, estimulando la multiplicación de bacterias (fuente de alimento de amebas de vía libre). Se han aislado Naegleria *fowleri* en medios acuáticos con contaminación térmica, piscinas climatizadas, sistemas de abastecimiento de agua de consumo y sobre todo, en sitios en los que la temperatura del agua supera los 25 o 30 °C. Las descargas de agua caliente que provienen del enfriamiento de turbinas de centrales eléctricas (centrales nucleares o centrales que emplean combustibles fósiles) aumentan notablemente la carga de *Naegleria fowleri* que se vierten a ríos en los que se derraman las aguas calentadas. *Naegleria fowleri* penetra el cerebro atravesando la mucosa de la nariz, y en personas sanas, provoca meningoencefalitis amebiana primaria, enfermedad mortal en 5 a 10 días (generalmente antes que se puedan detectar los protozoos).

Los primeros casos de estas meningoencefalitis amebianas primaria se diagnosticaron en 1965 en Australia y en Florida, USA. Desde esos informes, se han confirmado unos 100 casos en todo el mundo. Teniendo en cuenta estas consideraciones se recomienda limitar la natación –sobre todo evitar zambullirse violentamente en aguas tibias con mezclas de origen industrial– ya que prácticamente todos los casos mortales provocados por *Naegleria fowleri* se asociaron al uso recreativo del agua. La frecuencia de meningoencefalitis amebiana primaria es más alta durante los meses de verano en aguas superficiales calentadas de forma natural por el sol, manantiales geotérmicos y ríos con aguas tibias. En personas con afecciones crónicas o agudas no específicas, para las cuales se han detectado (en los cortes anatómicos de biopsias) infiltrados leucocitarios sin haberse confirmado la presencia de otro agente infeccioso, la infestación por protozoos debería ser investigada. Hasta la fecha no se ha notificado que el consumo de agua o alimentos contaminados ni el contacto entre personas sean vías de transmisión de *Naegleria fowleri*.

15.3 *Acanthamoeba*

Son protozoos de vida libre del agua dulce y salada y de todo tipo de suelos. Las *Acanthamoebas* se desarrollan como trofozoitos, que en condiciones inapropiadas pueden enquistarse y resistir antisépticos y condiciones extremas de temperatura, oxigenación y humedad, como también un número importante de productos químicos. Se han aislado quistes de *Acanthamoeba* de aguas termales, pozos de agua potable, piscinas, tomas de agua y aguas minerales. Varias especies de *Acanthamoeba* provocan enfermedades en humanos, sobre todo encefalitis granulomatosa amebiana y queratitis (inflamación de la córnea).

15.3.1 Queratitis por *Acanthamoeba*

Es una enfermedad que compromete el futuro visual de personas aparentemente sanas, por regla general jóvenes. Clínicamente suele presentarse como una lesión unilateral, aunque se han descripto casos bilaterales. La queratitis por *Acanthamoeba* se caracteriza por dolores intensos en el ojo y por infiltrados que pueden adoptar la forma de anillos o semi lunas blanquecinas en el estroma corneal. El factor de predisposición mayor es el uso de lentes de contacto blandas, para las cuales el portador no respeta escrupulosamente las consignas de higiene explicitadas por el oftalmólogo o por el productor de esos dispositivos.

La infestación de la córnea se produce además en personas que no retiran las lentes de contacto al ducharse o al nadar o practicar deportes en contacto con el agua. Las aguas potables se encuentran potencialmente infestadas con quistes de *Acanthamoebas* que no son patógenos conocidos por vía oral, pero que pueden ser adsorbidos en las lentes de contacto como a una esponja, y que por la presión que ejercen sobre el epitelio corneal son inoculados a través de micro lesiones.

Cuando los quistes de *Acanthamoeba* encuentren un ambiente óptimo (tejidos de la córnea) pueden transformarse en trofozoitos activos y multiplicarse, generando una respuesta defensiva de los glóbulos blancos (ver antes inflamación en 3.4). Los protozoos y las respuestas defensivas de los glóbulos blancos provocan inflamación y lesiones que, al cicatrizar, reducen la transparencia del ojo.

Por otra parte en personas trasplantadas con terapéuticas anti rechazo, se han descripto casos de infestación generalizada fatales provocados por *Acanthamoebas,* que se manifestaron con síntomas en la piel, en los pulmones y en los riñones.

La encefalitis granulomatosa amebiana se presenta sobre todo en personas inmunosuprimidas (como resultado de la quimioterapia, abuso de drogas endovenosas, personas trasplantadas o infectadas por el Virus de la Inmunodeficiencia Humana).

La encefalitis es el resultado de la invasión de tejidos cerebrales por *Acanthamoeba* a partir de la piel, sangre o pulmones. La enfermedad cursa con fiebre, dolor de cabeza, convulsiones, meningitis y anomalías visuales. Se han podido confirmar hasta la fecha 60 casos en todo el mundo.

15.4 *Balamuthia mandrillaris*

Fue asociada en 1990 a encefalitis mortal en primates y en humanos. Este protozoo de vida libre afecta tanto a personas inmunodeficientes como a inmunocompetentes, sobre todo con antecedentes de haber practicado actividades acuáticas. El curso clínico de la enfermedad en los humanos varía de 14 días a 6 meses, con una media de 75 días. La enfermedad cursa con síntomas clínicos y hallazgos histopatológicos, similares a los observados en encefalitis granulomatosa amebiana provocada por *Naegleria fowleri*. A la fecha se han podido confirmar más de 90 casos de encefalitis provocada por *Balamuthia mandrillaris* con un 50% confirmados en los EE.UU, de los cuales 10 casos han ocurrido en infectados por el Virus de la Inmunodeficiencia Humana. Casos fatales de encefalitis granulomatosa amebiana provocada por la infestación cerebral por *Balamuthia mandrillaris* han podido confirmarse recientemente en la Argentina, Australia, Canadá, Checoslovaquia, Japón, México y Perú.

15.5 *Sappina* diploidea y *Sappina pedata*

Son protozoos de vida libre de distribución mundial que se han aislado de las heces de animales, materiales vegetales muertos, cortezas de los árboles y suelos. *Sappinia* pedata que no era hasta hace muy poco reconocida como patógeno, pudo detectarse como trofozoitos y quistes en muestras del sistema nervioso central de 1 individuo inmunocompetente falleció de encefalitis granulomatosa.

15.6 *Vahlkampfia*

Son amebas libres que se encuentran en el barro, limo, y aguas dulces y saladas. No se ha descripto para estas amebas de vida libre la capacidad de formar quistes.

Se caracterizan por desplazarse lentamente con brazos transparentes, redondos y burbujeantes que aparecen y desaparecen continuamente cambiando su apariencia. Se detectaron *Vahlkampfia* en sedimentos superficiales en lagunas poco profundas, en sedimentos del mar, ríos y lagos de Europa y América. Las *Vahlkampfia* pueden provocar queratitis y son capaces de destruir células epiteliales humanas en cultivo.

15.7 *Hartmannella*

Son *amebas* de vida libre (trofozoitos y quistes) que se aíslan del suelo, agua, aire y de sistemas de distribución de aguas y aires acondicionados. *Hartmannella vermiformis* se aisló de personas con encefalitis (líquido cefalorraquídeo) y con neumonías. Por otra parte, *Hartmannella vermiformis* también pueden provocar queratitis.

Referencias adicionales

Daszak, P; Cunningham, AA; Hyatt, AD. Emerging infectious diseases of wildlife – threats to biodiversity and human health. Science 2000, 287, 443–449.

McCallum, H; Dobson, A. Detecting disease and parasite threats to endangered species and ecosystems. Trends Ecol. Evol 1995, 10, 190–194.

LoGiudice, K; Ostfeld, RS; Schmidt, KA; Keesing, F. The ecology of infectious disease: Effects of host diversity and community composition on Lyme disease risk. Proc. Natl. Acad. Sci. U.S.A 2003, 100, 567–571.

Maillard, J-C; Gonzalez, J-P. Biodiversity and emerging disease. Ann. N.Y. Acad. Sci 2006, 1081, 1–16.

Kruse, H; Kirkemo, AM; Handeland, K. Wildlife as source of zoonotic infections. Emerg. Inf. Dis 2004, 10, 2067–2072.

Shears RK, Bancroft AJ, Hughes GW, Grencis RK, Thornton DJ. Extracellular vesicles induce protective immunity against Trichuris muris. Parasite Immunol.2018 May 10:e12536.

Reses HE, Gargano JW, Liang JL, Cronquist A, Smith K, Collier SA, Roy SL, Vanden Eng J, Bogard A, Lee B, Hlavsa MC, Rosenberg ES, Fullerton KE, Beach MJ,Yoder JS. Risk factors for sporadic Giardia infection in the USA: a case-control study in Colorado and Minnesota. Epidemiol Infect. 2018 May 9:1-8.

Pane S, Giancola ML, Piselli P, Corpolongo A, Repetto E, Bellagamba R, Cimaglia C, Carrara S, Ghirga P, Oliva A, Bevilacqua N, Al Rousan A, Nisii C, Ippolito G, Nicastri E. Serological evaluation for Chagas disease in migrants from Latin American countries resident in Rome, Italy. BMC Infect Dis. 2018 May 8;18(1):212.

Medina-Pinto RA, Rodríguez-Vivas RI, Bolio-González ME. [Zoonotic intestinal nematodes in dogs from public parks in Yucatán, México]. Biomedica. 2018 Mar 15;38(1):105-110.

Villalba-Vizcaíno V, Buelvas Y, Arroyo-Salgado B, Castro LR. Molecular identification of Giardia intestinalis in two cities of the Colombian Caribbean Coast. Exp Parásitol. 2018 Apr 5;189:1-7.

Symeonidou I, Gelasakis AI, Arsenopoulos K, Angelou A, Beugnet F, Papadopoulos E. Feline gastrointestinal parasitism in Greece: emergent zoonotic species and associated risk factors. Parasit Vectors. 2018 Apr 4;11(1):227.

Blitz J, Riddle MS, Porter CK. The Risk of Chronic Gastrointestinal Disorders Following Acute Infection with Intestinal Parasites. Front Microbiol. 2018 Jan 23;9:17

Seguí R, Klisiowicz D, Oishi CY, Toledo R, Esteban JG, Muñoz-Antoli C. Intestinal symptoms and Blastocystis load in schoolchildren of Paranaguá Bay,Paraná, Brazil. Rev Inst Med Trop Sao Paulo. 2017

El-Badry AA, Abd El Wahab WM, Hamdy DA, Aboud A. Blastocystis subtypes isolated from irritable bowel syndrome patients and co-infection with Helicobacter pylori. Parásitol Res. 2018 Jan;117(1):127-137.

http://www.who.int/es/news-room/fact-sheets/detail/malaria

Lengeler C, Lines JD, Cattani J, Feilden R, Zimicki S, Savigny D. Promoting operational research on insecticide-treated netting: a joint TDR/IDRC initiative and call for research proposals. *Trop Med Int Health* 1996;1:273–276.

United Nations Development Program, World Bank, World Health Organization. TDR news. Switzerland: WHO; 1996 (No. 50, June 1996)

http://www.acin.org/images/guias/Guia_Malaria_2011_Infectio.pdf

http://www.who.int/malaria/publications/world-malaria-report-2017/report/es/

Clark CG, Diamond LS. Diff erentiation of pathogenic Entamoeba histolytica from other intestinal protozoa by riboprinting. Arch Med Res 1992;23:15-6.

Sargeaunt PG. A survey of Entamoeba histolytica and Entamoeba dispar (Brumpt) infections on Mahe, the Seychelles. Arch Med Res 1992;23:265-7.

Sargeaunt PG. Entamoeba histolytica and E. dispar. Trans R Soc Trop Med Hyg 1994; 88: 254-5.

J. Finsterer,H. Auer. Neurotoxocarosis. Rev Inst Med Trop Sao Paulo, 49 (2007), pp. 279-287.

K. Abe,H. Shimokawa,T. Kubota. Myocarditis associated with visceral larva migrans due to Toxocara canis Intern Med, 41 (2002), pp. 706-708.

P.G. Zotos, E. Psimenou,M. Roussou. Nephrotic syndrome as a manifestation of Toxocara canis infection Nephrol Dial Transplant, 21 (2006), pp. 2675-2676. http://dx.doi.org/10.1093/ndt/gfl224.

Escalante E, Valdivia L. Tratamiento de la escabiosis humana con ivermectina vía oral dosis única. Dermatol Peru 2003; 13: 17-29.

Fawcett R. Ivermectin use in scabies. Amer Fam Physician 2003; 68: 1089-92.

Purvis R, Tyring S. An outbreak of lindane-resistant scabies treated successfully with permethrin 5% cream. J Am Acad Dermatol 1991; 25: 1015-6.

Zhao YE, Guo N, Xun M, Xu JR, Wang M, Wang DL. Sociodemographic characteristics and risk factor analysis of Demodex infestation (Acari: Demodicidae).J Zhejiang Univ Sci B. 2011 Dec;12(12):998-1007.

Goldschmidt P, Degorge S, Benallaoua D, Batellier L, Di Cave D, Chaumeil C. Rapid detection and simultaneous molecular profile characterization of Acanthamoeba infections. Diagn Microbiol Infect Dis. 2012;74(2):137-41.

Rodríguez-Pérez MA. Molecular approaches to the control of onchocerciasis in México. Rev Latinoam Microbiol. 2005;47(3-4):112-29.

Travi BL. Ethical and epidemiological dilemmas in the treatment of dogs for visceral leishmaniasis in Latin America. Biomedica. 2014;34(1):7-12.

Sahu PS, Seepana J, Padela S, Sahu AK, Subbarayudu S, Barua A. Neurocysticercosis in children presenting with afebrile seizure:clinical profile, imaging and serodiagnosis.Rev Inst Med Trop Sao Paulo 2014;56(3):253-8.

Hulebak K, Rodricks J, Smith DeWaal C. Integration of animal health, food pathogen and oodborne disease surveillance in the Americas. Rev Sci Tech. 2013;32(2):529-38.

Whitman R, Harwood VJ, Edge TA, Nevers M, Byappanahalli M, Vijayavel K, Brandão J, Sadowsky MJ, Alm EW, Crowe A, Ferguson D, Ge Z, Halliday E, Kinzelman J, Kleinheinz G, Przybyla-Kelly K, Staley C, Staley Z, Solo-Gabriele HM. Microbes in Beach Sands: Integrating Environment, Ecology and Public Health. Rev. Environ.Sci. Biotechnol.2014 Sep 1;13(3):329-368.

Walochnik J, Aspöck H. Protozoa and protozoan infections of humans in Central Europe]. Wien Med Wochenschr. 2014 Oct;164(19-20):435-45.

http://www.cdfound.to.it/
http://medstat.med.utah.edu/parásitology/
http://apps.who.int/bookorders/anglais/detart1.jsp?codlan=3&codcol=10&codcch=666
http://www.fao.org/news/story/es/item/237578/icode/

Baral R, Vaidya B. Fatal case of amoebic encephalitis masquerading as herpes. Oxf Med Case Reports. 2018 May 3.

Mach J, Bíla J, Ženíškova K, Arbon D, Malych R, Glavanakovová M, Nývltová E,Sutak R. Iron economy in Naegleria gruberi reflects its metabolic flexibility.Int J Parásitol. 2018 May 5.

Marton S, Ihász K, Lengyel G, Farkas SL, Dán Á, Paulus P, Bányai K, Fehér E. Ubiquiter circovirus sequences raise challenges in laboratory diagnosis: the case of honey bee and bee mite, reptiles, and free living amoebae. Acta MicrobiolImmunol Hung. 2015 Mar;62(1):57-73.

Karaś MA, Turska-Szewczuk A, Trapska D, Urbanik-Sypniewska T. Growth and Survival of Mesorhizobium loti Inside Acanthamoeba Enhanced Its Ability to Develop More Nodules on Lotus corniculatus. Microb Ecol. 2015 Aug;70(2):566-75.

Ramírez-Rico G, Martínez-Castillo M, de la Garza M, Shibayama M,Serrano-Luna J. Acanthamoeba castellanii Proteases are Capable of DegradingIron-Binding Proteins as a Possible Mechanism of Pathogenicity. J EukaryotMicrobiol. 2015 Sep-Oct;62(5):614-22.

Pindyck TN, Dvorscak LE, Hart BL, Palestine MD, Gallant JE, Allen SE, Santa Cruz KS. Fatal Granulomatous Amebic Encephalitis Due to Balamuthiamandrillaris in New México: A Case Report. Open Forum Infect Dis. 2014 Aug16;1(2).

16 ¿Qué son los agentes infecciosos no convencionales?

En 1982 Prusiner demostró la existencia de partículas proteicas con capacidades infectantes (priones). Los priones se caracterizaron como proteínas que habían seguido un plegamiento espacial inusual, que a diferencia del resto de los agentes infecciosos (virus, bacterias, hongos etc.) que contienen ácidos nucleicos (ADN, ARN, o ambos), los priones no contienen material genético. Este concepto revolucionario en la historia de la microbiología, se confirmó sometiendo a los priones a tratamientos en los que sólo perdían infectividad con agentes desnaturalizantes de proteínas, y la mantenían cuando se los sometía a tratamientos que destruían los ácidos nucleicos.

Los priones son mucho más pequeños que cualquier microbio conocido, y las enfermedades que provocan se caracterizan por trastornos neurodegenerativos invariablemente fatales, que afectan a humanos y a varias especies animales.

Las infecciones priónicas rompieron los dogmas sobre los que se apoyaba el saber científico convencional, ya que tienen presentaciones esporádicas, genéticas e infecciosas, y las 3 formas pueden ser transmitidas sin información genética microbiana.

Las primeras referencias a las enfermedades transmisibles por priones se remontan al siglo XVIII, cuando ganaderos europeos describieron una enfermedad que afectaba a las ovejas y a las cabras, que denominaron tembladera (en inglés, scrapie). El análisis microscópico de cortes de cerebro de estos animales presentaba imágenes como de esponja (de donde proviene el término espongiforme).

A principios del siglo XX se describieron casos de encefalopatías espongiformes en humanos (enfermedad de Creutzfeldt-Jakob) y en 1957, Gajdusek fue informado de una misteriosa enfermedad llamada kuru (sacudidas o temblores) que causaba muertes entre los pobladores de montañas de la isla de Nueva Guinea. Las mujeres y los niños de la isla presentaban debilidad muscular, demencia y parálisis. Pudo constatarse que el kuru se propagaba por ingestión de órganos de parientes muertos, y al ser las mujeres las que preparaban los órganos infectados de los difuntos, fueron las que por lastimaduras en sus manos se expusieron a la infección priónica.

Los afectados sufrían dolores intensos de cabeza y de las articulaciones que precedían a la dificultad para caminar, pérdida de la coordinación motriz y temblores generalizados. La muerte ocurría uno a dos años después del inicio de los síntomas. El *Kuru* desapareció gracias al cese del canibalismo en la década de los 50, confirmando su transmisibilidad.

Años más tarde, pudo confirmarse que las enfermedades priónicas humanas también afectan a las personas, dependiendo de una predisposición genética.

16.1 ¿Puede haber reproducción de agentes infecciosos sin información genética?

Las encefalopatías transmisibles por priones cancelaron los principios de Koch referidos a las infecciones, ya que pueden ser genéticas y transmisibles (ver 2.5).

Cuando un prion (proteína PrpSc) entra en contacto con una proteína normal Prpc de la membrana de una neurona, la proteína normal puede ser estimulada para plegarse y adquirir una estructura de lámina, transformándose de Prpc en PrpSc (la proteína normal se pliega y forma una proteína infecciosa).

Como consecuencia de este cambio conformacional, la proteína alterada alterará a otras Prpc normales de las neuronas, provocando también en ellas un plegamiento alterado.

Esta reacción biológica en cadena hará que se acumulen agregados de PrpSc, que aparecen como plaquitas proteicas patógenas (fibras insolubles) que destruyen las neuronas y producen vacíos en la masa cerebral (agujeros), que es lo que se observa como esponjoso en el cerebro. Dicho de otro modo, los priones son proteínas anómalas mal plegadas, que al entrar en un organismo sano (pero predispuesto) y contactándose con proteínas cerebrales, las modifican convirtiéndolas en priones infecciosos.

Los priones infecciosos son resistentes a altas temperaturas, a la irradiación y a tratamientos químicos que destruyen a los patógenos conocidos.

16.2 ¿Qué enfermedades humanas provocadas por priones fueron caracterizadas al día de la fecha?

16.2.1 Enfermedad de Creutzfeldt-Jacob

Es una afección esporádica en un 90% de los casos y se distribuye en todo el mundo a razón de 1 a 2 casos al año por millón de habitantes, entre los 50 y 60 años de edad. Del total de casos se considera que hay 1% provocado por contaminaciones. Se han registrado infecciones priónicas por transfusión sanguínea y por el tratamiento con derivados de animales o de cadáveres humanos infectados, del mismo modo que por injertos de duramadre y trasplantes de córnea. Se estima que un 10-15% es de origen genético.

Las formas esporádicas aparecen sin causa aparente y sin explicación científica (no se conocen riesgos de transmisión) y pueden ser el resultado de alteraciones metabólicas o bien mutaciones espontáneas que conlleven a la formación de PrPSC. Ambos fenómenos, aún ocurriendo en una única célula, desencadenaran la formación en cadena de PrpSC y su autopropagación por el sistema nervioso.

Las formas infecciosas son el resultado de la interacción de una PrpSc contaminante sobre la Prpc natural, y las formas hereditarias son provocadas por alteraciones genéticas que facilitan plegamientos erróneos de la Prpc.

16.2.2 Encefalopatía espongiforme asociada a la forma bovina o enfermedad de las vacas locas

Es una variante de la enfermedad de Creutzfeldt-Jacob, que a diferencia de la anterior puede aparecer en jóvenes e incluso en adolescentes. Esta nueva variante de la enfermedad de Creutzfeldt-Jakob se describió en Gran Bretaña en 1996 y se ha relacionado con la ingesta de productos procedentes de reses afectadas.

El agente etiológico de la enfermedad de las vacas locas se habría adaptado a los humanos, apareciendo una nueva variante transmitida por la ingesta de tejido nervioso (sesos, nervios) o de médula ósea de ganado infectado. La edad de comienzo de la encefalopatía por la nueva variante es significativamente menor que en la forma esporádica, siendo la media de 27 años, con una duración de la enfermedad de aproximadamente 14 meses.

El origen de esta enfermedad pudo fecharse en Gran Bretaña en los 80 cuando se alimentaba a los bovinos con productos (derivados de carcasas de animales) que habían sufrido modificaciones en su fabricación. Las harinas animales fueron alimentos comunes que se administraban en los países con climas poco propicios para el pastoreo a campo abierto. Las exigencias de rentabilidad de los productores de harinas en los 80 (reducir costos de producción de alimentos), hicieron que, en la fabricación de las harinas con restos animales, se redujeran primero, los tratamientos con solventes orgánicos para desengrasar las carcasas y segundo, el calentamiento a altas temperaturas que eliminan lípidos, en los que se eliminaban las proteínas patógenas (los priones son proteínas muy fines afines a las sustancias grasas).

Los procedimientos de fabricación de alimentos animales más rentables, llegaron a producir harinas sin los tratamientos que consumían tiempo, solventes y energía. Esta drástica modificación de la preparación de alimentos para animales, hizo que no pudieran eliminarse como previamente, las proteínas del tejido nervioso de animales contaminados. Estas harinas con priones al ser ingeridas, adaptaron la proteína infecciosa a los tejidos bovinos, provocándoles cambios comportamentales conocidos como síndrome de la vaca loca. Esta enfermedad (encefalopatía espongiforme bovina) fue por lo tanto el resultado de una infección priónica de bovinos por harinas contaminadas de origen animal tratadas de forma insuficiente.

La crisis sanitaria de la vaca loca provocó el sacrificio de millones de animales en todo el mundo y (como es de esperar) la eliminación total de harinas de origen animal.

Se considera que ya se interrumpió la cadena de transmisión masiva de esta afección al ganado bovino. Sin embargo, en los humanos, los períodos de incubación son largos, y se estima que durante los próximos años seguirán manifestándose personas afectadas por la variante priónica transmitida de tejidos nerviosos de bovinos que fueran otrora alimentados con harinas contaminadas.

De la nueva variante de esta proteína infecciosa, entre octubre de 1996 y noviembre de 2004, se han notificado 152 casos en el Reino Unido, 8 en Francia, 2 en Irlanda y 1 en Canadá, 1 en Italia y 2 en los Estados Unidos de América.

16.3.3 Enfermedad de Gerstmann-Straussler-Scheinker

Es una afección priónica resultado de daños en el cerebelo. Se manifiesta con ataxia, decir con una disminución evidente de la capacidad para coordinar movimientos. Es el resultado de mutaciones puntuales del gen que codifica la proteína prion normal (PrC). La sustitución de sólo un aminoácido por otro en la proteína altera su estabilidad, hecho que favorece cambios conformacionales que confieren su carácter patológico. A la fecha, las pruebas definitivas de su transmisibilidad (no vertical) entre humanos o animales son escasas.

16.2.4 Insomnio familiar fatal

Es una enfermedad priónica (se la ha estudiado en 40 familias en todo el mundo) caracterizada por trastornos del sueño, y de los sistemas endócrino y muscular. Culminan con una declinación cognitiva masiva, pérdida de la independencia funcional y la muerte. Para esta enfermedad priónica, se han detectado proteínas (PrP) mutadas, que pudieron infectar experimentalmente animales.

Estas proteínas mutadas y transmisibles, afectan los centros de control del sueño en el tálamo de personas entre los 18 y 72 años.

Referencias adicionales

Foro Mundial FAO/OM de las Autoridades de la Inocuidad de los Alimentos. 2002.
http://www.fao.org/docrep/MEETING/004/Y2038S.HTM
http://www.lanacion.com.ar/315568-modifican-procesos-de-esterilizacion
http://www.who.int/topics/creutzfeldtjakob_syndrome/fr/
http://espanol.ninds.nih.gov/trastornos/laenfermedad_de_creutzfeldt_jakob.htm
Lee SM, Lee W, Lee YS, Yoo JS, Park SJ, Kim H, Kim SY. THERPA: A small molecule database related to prion protein regulation and prion diseases.Astor MT, Kamiya E, Sporn ZA, Berger SE, Hines JK. Variant-specific and reciprocal Hsp40 functions in Hsp104-mediated prion elimination. Mol Microbiol.2018 Apr 6.

Pitarch JL, Raksa HC, Arnal MC, Revilla M, Martínez D, Fernández de Luco D, Badiola JJ, Goldmann W, Acín C. Low sequence diversity of the prion protein gene (PRNP) in wild deer and goat species from Spain. Vet Res. 2018 Apr 10;49(1):33.

Bertolotti A. Importance of the subcellular location of protein deposits in neurodegenerative diseases. Curr Opin Neurobiol. 2018 Apr 6;51:127-133.

Rusconi E. Gerstmann syndrome: historic and current perspectives. Handb Clin Neurol. 2018;151:395-411.

Takada LT, Kim MO, Metcalf S, Gala II, Geschwind MD. Prion disease. Handb Clin Neurol. 2018;148:441-464.

Wadsworth JDF, Adamson G, Joiner S, Brock L, Powell C, Linehan JM, Beck JA,

Brandner S, Mead S, Collinge J. Methods for Molecular Diagnosis of Human Prion Disease. Methods Mol Biol. 2017;1658:311-346.

17 ¿Qué efectos benéficos son obra de los microorganismos?

Sinnúmero de bacterias y hongos no causan daño a los humanos, por el contrario los favorecen. Por ejemplo, gracias a las bacterias, la alimentación humana con proteínas de origen animal es posible ya que la alimentación de vacas, caballos, cabras, ovejas, ciervos, etc. se basa en la ingesta de vegetales, en su mayoría compuestos por azúcares simples y celulosa, que son transformados por bacterias presentes en los estómagos de los rumiantes en sustancias nutritivas.

17.1 Microbios, alimentos y bebidas

17.1.1 Los rumiantes y el pan

Viven de agua y pasto y carecen del aparato enzimático capaz de metabolizar (digerir a nivel celular) la celulosa. Sin embargo, los trillones de microrganismos que se desarrollan en sus órganos digestivos descomponen la celulosa y los elementos complejos produciendo nutrientes digeribles y absorbibles, que son los que participarán en la formación de la carne de los animales. La carne es por lo tanto el resultado de microbios deglutidos y de la actividad microbiana sobre los vegetales.

La combustión total del azúcar produce CO_2, energía y agua, pero la combustión parcial, permite por ejemplo obtener el pan, que es el producto de la interacción de harina, agua, oxígeno y hongos microscópicos (levaduras). De este modo, el microbio utilizado durante la panificación (*Saccharomyces cerevisiae*) transforma parcialmente (fermenta) azúcares (glucosa) de la harina, produciendo sustancias que se evaporan por el metabolismo de las levaduras, eleva la mezcla, dando esponjosidad.

17.1.2 El vino

Es el producto del jugo de uva fermentado por hongos (sobre todo *Saccharomyces elipsoides*). Estos hongos que viven sobre la piel de las uvas y se encuentran en el suelo, pueden ser vehiculizados por el viento y los insectos. Durante la fermentación alcohólica, las levaduras *Saccharomyces* convierten azúcares del jugo de la fruta (dextrosa y fructosa) en alcohol. El sabor y el aroma del vino se deben al alcohol amílico, ácido acético, ácido láctico y acetato etílico, que se descomponen de los distintos azúcares que degradan las levaduras.

17.1.3 La sidra

Ees el jugo de manzana que también se somete a un proceso de fermentación controlada por hongos (levaduras). La introducción de levaduras en las botellas de ciertos vinos que se cierran, produce anhídrido carbónico en una segunda fermentación, con producción de burbujas y espuma adentro de la botella. Este proceso de segunda fermentación con levaduras en vinos seleccionados se utiliza para producir Asti, Champagne, Seckt y Cava.

17.1.4 La cerveza

Es el producto del hongo *Saccharomyces cerevisiae* añadido a una mezcla de cebada, lúpulo, azúcar y agua, que descompone el azúcar en alcohol y en burbujas. La germinación de los granos de cebada que son muy ricos en almidón permite al almidón (que es un azúcar complejo) transformarse en glucosa (azúcar simple) y la degradación parcial del azúcar simple por las levaduras incorporadas (fermentación) producirá alcohol. Las levaduras se encuentran de forma natural en la uva, pero no en la cebada, por lo que es necesario agregarlas.

La cerveza es el producto de la fermentación de los azucares de la cebada por levaduras, y el gas presente en los recipientes de cerveza (CO_2) es generado por el metabolismo incompleto de los microbios.

17.1.5 El whisky y el sake

Se prepara con cebada germinada y seca que se muele y se mezcla con agua para obtener un mosto llamado malta. Cuando a ese mosto se le introducen hongos (levaduras), se produce una fermentación que destilada, se conoce como whisky.

La fermentación combinada de la semilla de soja, arroz y malta da lugar a algunos alimentos como el miso, el shoyu y el tempeh y ciertos hongos microscópicos se emplean en algunos procesos de fermentación del almidón del arroz, para producir sake en Japón.

17.1.6 Los vinagres

Son obtenidos por fermentación de azúcares vegetales gracias a la bacteria *Mycoderma aceti*. La característica que permite su conservación es el medio ácido del vinagre, suficiente para inhibir el desarrollo de la mayor parte de las bacterias patógenas por vía digestiva, permitiendo conservar alimentos durante meses.

17.1.7 Los encurtidos

Son alimentos que han sido sumergidos (marinados) en una solución de sal y que fermentan solos o con la ayuda de inóculos de microrganismo (*Lactobacillus plantarum, L. brevis, L. plantarum, Leuconostoc mesenteroides, Pediococcus cerevisiae, Enterococcus*, etc.). La fermentación produce ácido y extiende la conservación por ejemplo del repollo (chucrut), pepinos, cebollas, zanahorias, nabos, jengibre, repollo, ajíes, etc.

17.1.8 Los embutidos

Son productos que se obtienen por cultivos de microrganismos que se añaden a productos cárnicos. Los embutidos curados y semi-curados se producen con carne picada, grasa, especias, glucosa, agentes saborizantes, sales de curado y nitritos a las que se incorpora una mezcla de microbios. Al fermentar estas mezclas especiales, se mejora el aroma, color, sabor y textura de la mezcla de carne y grasa y se mejora la conservación. Generalmente estos procesos de fabricación requieren bacterias no patógenas, tolerantes a la sal y a los nitratos, que no produzcan sabores ni olores desagradables y que no sean productoras de toxinas ni antibióticos.

Durante la fermentación de embutidos, se reducen los nitratos en secaderos de 22 a 27 °C, gracias a bacterias de la familia *Micrococcaceae* seguida por la fermentación de los azúcares por bacterias lácticas. La mezcla que se embute en la tripa y se incuba para el cultivo iniciador, en algunos casos se calienta para inactivar las bacterias y asegurar la destrucción de microrganismos patógenos que pudieran contaminar los futuros inóculos fermentantes. Una vez finalizada la etapa fermentativa, el producto se seca hasta que alcance el contenido de humedad deseado.

Los derivados de pescados fermentados que se utilizan como condimento, sobre todo para platos de arroz y como fuente de proteínas, se fabrican gracias a la acción fermentativa de bacterias (*Bacillus, Lactococcus, Micrococcus, Staphylococci* y *Moraxella*) sobre proteínas y azúcares de los tejidos de pescados.

17.1.9 Las aceitunas

Son frutos no comestibles en su estado natural, requiriendo que su sabor mejore gracias a la fermentación microbiana. Este proceso permite la expulsión de compuestos a través de la piel del fruto gracias a bacterias productoras de ácido

láctico (*Lactobacillus brevis, Lactobacillus plantarum y Leuconostoc, etc.*). La eliminación del sabor amargo de las aceitunas frescas se logra al solubilizarse la oleuro-
peína en las soluciones de salmuera, fenómeno que requiere de 8 a 12 meses.

Durante los primeros días en las aceitunas en salmuera se desarrollan bacterias
Gram negativas (*Citrobacter, Klebsiella, Achromobacter, Aeromonas y Escherichia*)
que desaparecen a los 7-15 días. En algunas variedades se observa el crecimiento
durante los primeros días de ciertos cocos de los géneros *Pediococcus y Leuconostoc*
que producen ácido láctico (si la concentración de sal inferior al 6%). Participan
también en la mejora de la palatibilidad de las aceitunas procesos fermentativos
por levaduras (*Saccharomyces oleaginosus, Hansenula anómala, Torulopsis candida,
Debariomyces hansenii, Candida didensiiy y Picchia membranaefaciens*) que se desencadenan pocos días después de la puesta en sal, y alcanzan su máxima acción a
los 10-25 días.

17.1.10 El yogur

Es un producto lácteo obtenido por fermentación bacteriana de la leche. Generalmente se agregan a la leche *Streptococcus thermophilus subsp. salivarius* o miembros del género *Lactobacillus* (*L. casei, L. bifidus y L. bulgaricus*). Los microbios,
al fermentar, transforman la lactosa (azúcar de la leche) en ácido láctico. El ácido
corta la leche, provocando la aglutinación de las proteínas de la leche, que es el
yogur. Las bacterias son las que dan al yogur su textura y sabor.

La **leche** puede contener bacterias que es preciso eliminar y en la mayoría de los
países es obligatorio que la leche envasada no contenga microrganismos causantes
de enfermedades. Pasteur demostró que ciertos procesos fermentativos se pueden
evitar calentando por ejemplo los líquidos a 60- 65 °C (ver pasteurización 4.2.15).

17.1.11 El queso

Es un alimento elaborado a partir de leche de vaca, cabra, oveja, búfala, came-
llo u otros rumiantes. Para su obtención, la leche se acidifica (para cortarla) con
vinagres, limón, bacterias de cultivos microbiológicos o cuajo (obtenido del estómago de ganado lactante). El objetivo es producir ácido láctico.

A la leche cuajada se le inoculan microbios con características específicas, en
función del queso que se desee obtener. Las bacterias (*Lactococcus, Lactobacillus o
Streptococcus)* presentes en el fermento del queso otorgan sabor tras su añejamien-
to. Ciertos quesos fabricados con cultivos de bacterias anaerobias (por ejemplo
Propionibacterium shermanii) producen burbujas de CO_2 durante la fermentación
dotando al queso de orificios.

Los mohos que proliferan en los quesos normalmente son del género *Penicillium*, y varias especies se asocian al nombre del queso en el que se encuentran.
Penicillium camemberti (en la corteza del camembert), *Penicillium roqueforti*, del

queso roquefort, que se produce por fermentación de la leche de oveja por el hongo *Penicillium roqueforti*. El queso azul, es una denominación general de quesos de leche de vaca, oveja o cabra tratados con cultivos de *Penicillium* añadidos al producto final para producir un color entre el azul y el gris-verdoso de los mohos.

17.1.12 El cacao fresco

Tiene un sabor ácido astringente muy desagradable y los granos frescos no son comestibles. Para obtener el color y el sabor del chocolate, los granos deben ser sometidos a un proceso de fermentación natural para modificar sus componentes, seguido por tostado y secado suave sin quemarlo. Las vainas que contienen granos de cacao embebidos en pulpas se contaminan con una gran variedad de microorganismos provenientes del exterior que se depositan sobre la vaina.

Las manos de los manipuladores de las plantas, los insectos, los recipientes usados para el transporte, etc. son fuente de microbios para el proceso de fermentación en el que también participan los microorganismos que se encuentran naturalmente en los granos.

Los microbios se alimentan predigiriendo la pulpa que se condensa alrededor de los granos de cacao frescos, despolimerizandola. Generalmente este proceso lo realizan levaduras (*Saccharomyces cerevisae, Candida krusei, Kloeckera apiculata, Pichia fermentans, Hansenula anomala* y *Schizo-saccharomyces pombe*).

En las condiciones anaeróbicas que imperan dentro de la vaina las levaduras fermentan los azúcares y sobre esos granos actúan las bacterias lácticas y las bacterias acéticas (*Bacillus y Enterobacterias*). Durante estos procesos fermentativos por acción de las enzimas de bacterias y levaduras, los granos de cacao modifican su color y olor, generando nuevos compuestos de sabor.

El proceso de fermentación del cacao es natural y espontáneo y no requiere que se añadan microrganismos del exterior.

17.2 ¿Cómo pueden participar los microbios en el control de las plagas de insectos dañinos?

El control con pesticidas químicos, utilizados contra plagas de insectos que destruyen las plantaciones (fitófagos) y que provocan graves pérdidas a los agricultores, puede tener efectos nocivos sobre a la salud animal y humana. Estos productos pueden además seleccionar insectos insensibles, que si sobreviven causaran más estragos.

Por otra parte, ciertos insecticidas debido al riesgo de contaminar el ecosistema, no son aceptados por los principios de la agricultura llamada orgánica o por los productos bio. Para el control de insectos fitófagos se han desarrollado procesos insecticidas, utilizando microrganismos selectivamente patógenos para los insectos. Estos agentes microscópicos pueden reducir la población de insectos, disminuyendo el uso de insecticidas. Uno de los microbios propuestos es el *Bacillus thuringiensis*, bacteria que produce una toxina cristalizada e insoluble, que es inactiva como forma de cristal (pre toxina). Cuando los insectos ingieren la pre toxina, los cristales se solubilizan en el intestino y se transforman en una toxina activa, que produce poros en las células del insecto provocándole la muerte. El gen que codifica la toxina microbiana ha podido ser introducido entre otras, a plantas de tabaco, maíz, tomate, algodón, papa, remolacha y colza.

Los hongos *Verticillium lecanii* y *Beauveria bassiana* (patógenos en condiciones de campo e invernadero) son eficaces para el control de insectos picadores-chupadores como los pulgones y la mosca blanca. Los *Conidiobolus, Erynia y Entomophthora* son activos para eliminar pulgones; *Zoophthora* elimina pulgones, orugas y escarabajos y *Entomophaga* langostas (saltamontes) y orugas.

Bacillus popillae, Bacillus larvae, Burkholderia, Pseudomonas aeruginosa, Achromobacter spp y *Serratia marcescens* –bacterias letales para muchos insectos– no pueden sin embargo utilizarse como insecticidas por el riesgo patogénico potencial para los humanos.

La dispersión antes de la siembra de formas atenuadas o a-virulentas del hongo *Fusarium oxysporum* actúa como una vacuna vegetal, reduciendo en las plantas las lesiones provocadas por cepas patógenas del mismo hongo (sobre todo en chauchas, calabazas, etc.).

17.3 ¿Cómo contribuyen los seres invisibles al progreso de las nuevas tecnologías?

Para la industria química, por ejemplo, la acetona y el butanol pueden ser obtenidos gracias a la acción fermentante de la bacteria *Clostridium acetobutylicum*.

El ácido cítrico es un compuesto natural que se encuentra en todos los seres vivos y está particularmente concentrado en las frutas cítricas. Se lo usa en la industria farmacéutica (para productos efervescentes) y como anticoagulante, agregándoselo a los detergentes y otros productos de limpieza para estabilizarlos, otorgarles acidez y remplazar corrosivos más fuertes. El ácido cítrico fue producido a partir del jugo de limón, necesitándose unas 35 toneladas de limones para obtener una tonelada de ácido cítrico. Actualmente se obtiene gracias al moho *Aspergillus niger* que transforma azúcar en ácido cítrico.

Las enzimas bacterianas permitieron desarrollar detergentes en polvo con biocatalizadores que disuelven los productos orgánicos y quitan manchas de tejidos con agua fría.

Por otra parte los microrganismos fotosintéticos pueden utilizar la energía luminosa, algunos produciendo biomasa y otros biocombustibles (bio-etanol y el bio-diésel). Se han desarrollado en Inglaterra cepas genéticamente modificadas de

Escherichia coli, capaces de transformar glucosa en gasolina y se espera en un futuro modificar los genes bacterianos para obtener gasolina a partir de residuos, paja o estiércol.

La biotecnología moderna requiere manipulaciones de genes para recombinarlos según proyectos pre establecidos para transferir información de un organismo a otro. Gracias a la ingeniería genética es posible transferir genes a bacterias, levaduras y células animales y humanas, a las que se les insertaron informaciones en los ADN respectivos.

La modificación genética de los microorganismos permite esta manera de producir antibióticos, anticuerpos, vacunas, insulina, interferones, hormonas, vitaminas, aminoácidos, enzimas para procesos industriales, insulina, etc. Ciertos azúcares industriales se pueden obtener a partir de la bacteria Xanthomonas campestris, y algunas vitaminas como la B12, gracias a la bacteria Pseudomonas denitrificans o los Propionibacterium. A partir del Streptomyces se obtiene anfotericina B, kanamicina, neomicina, estreptomicina, las tetraciclinas, etc. y la gramicidina a partir de Bacillus brevis.

Las técnicas biotecnológicas contribuyen al desarrollo de combustibles de producción local gracias a la fermentación por levaduras del género Saccharomyces de hidratos de carbono de especies de uso agrícola, como caña de azúcar, sorgo, remolacha, mandioca, soja, girasol, palmas, eucaliptos y pinos. El biodiésel se puede obtener a partir de aceites vegetales (colza, canola, soja, etc.) sin previo uso o incluso aceites previamente utilizados.

Para los biocombustibles, queda abierta una discusión ética de fondo en varios territorios, en los que es menester definir localmente si la producción de plantas que fermentan para obtener biocombustibles es el mejor uso que la población puede dar al suelo, frente a por ejemplo, los cultivos alimentarios y la reforestación.

17.4 ¿Por qué los microbios pueden ser remedios para mejorar el medio ambiente contaminado?

Grandes áreas de suelos, sedimentos y aguas subterráneas están contaminadas con radio nucleidos, metales pesados y solventes tóxicos.

El tratamiento de aguas residuales que requiere eliminar el máximo de materia orgánica, puede realizarse gracias a la actividad de levaduras, mohos y bacterias (algunos obtenidos mediante técnicas de ingeniería genética). También se han desarrollado cepas de microorganismos que permiten degradar petróleo, disolventes, pesticidas y otros productos tóxicos. Además, bacterias como *Pseudomonas putida* degradan hidrocarburos y *Methylocella silvestris* (bacteria de la turba, la tundra y suelos boscosos del norte de Europa), se nutre de gas natural, metano y propano y puede reducir la concentración de gases del medio ambiente. Existen especies microbianas dotadas de la capacidad de eliminar o neutralizar tóxicos de la tierra, en un proceso que se denomina biorremediación, una de las formas de protección ecológica del planeta. Entre estas remediaciones, merece mencionarse el cianuro, un veneno muy nocivo que es utilizado en la producción y recuperación del oro. Este veneno puede ser metabolizado por bacterias y hongos que lo degradan en moléculas no tóxicas transformándolos e integrándolos a sus organismos.

Algunos microorganismos que pueden descontaminar los suelos con metales pesados inmovilizándolos. Sin embargo, en el caso de los desechos nucleares, la radiación ionizante limita la cantidad de microorganismos que pueden ser utilizados.

Deinococcus radiodurans es uno de los organismos más resistentes a la radiación, soportando 5.000 veces más radiación gama que cualquier otra célula viva, y puede sobrevivir al frío, la deshidratación, al vacío y al ácido, habiendo sido catalogado como la bacteria más dura de la tierra.

Deinococcus radiodurans (del griego antiguo grano terrible y del latín radius y durare, que significa radiación que sobrevive). Todos los miembros conocidos del género son radio resistentes (*Deinococcus radiodurans, D. proteolyticus, D. radiopugnans, D. radiophilus, D. grandis, D. indicus, D. frigens, D. saxicola, D. marmoris, D. deserti,* y son además termo resistentes *D. geothermalis* y *D. murrayi*). *Deinococcus radiodurans* soporta una dosis aguda de 5,000 Gy (o 500,000 rad) de radiación ionizante con casi ninguna pérdida de viabilidad, y una dosis aguda de 15,000 Gy con 37% de viabilidad. Se estima que una dosis de 5.000 Gy provoca cientos de roturas del ADN de cualquier célula. Sabiendo que 5 Gy pueden matar a un ser humano, 200-800 Gy destruye a *Escherichia coli. Deinococcus radiodurans* tiene una capacidad extraordinaria para reparar el ADN dañado por las radiaciones. *Deinococcus radiodurans*, puede ser utilizada para el tratamiento de desperdicios nucleares, pudiendo además digerir solventes y metales pesados en ambientes radiactivos.

Ha podido ser clonado en *Deinococcus radiodurans* el gen de la enzima que reduce el Mercurio (Mercurio reductasa) para desintoxicar Mercurio iónico de los residuos radiactivos generados por los productos nucleares de origen militar. Además, el gen que codifica una fosfatasa ácida y otro de una fosfatasa alcalina han sido introducidos en cepas de *Deinococcus radiodurans* para la bioprecipitación de Uranio.

La contaminación con metales pesados (sobre todo Mercurio) originada también por las actividades de extracción de metales preciosos constituye un riesgo sanitario mayor. Para la eliminación del mercurio utilizado por la industria minera no se conocían alternativas que lo transformasen en un producto biodegradable. Sin embargo, el desarrollo de técnicas de biorremediación, gracias a la selección de cepas microbianas que pueden desarrollarse en presencia de metales pesados, permitió captar metales que incorporaron a sus estructuras biológicas. Una vez retirados los metales pesados del medio ambiente por retención en la biomasa microbiana, pueden ser concentrados para ser eliminados fácilmente.

18 ¿Qué microbios en el tercer milenio siguen provocando enfermedades mortales prevenibles y curables en poblaciones desatendidas (olvidadas)?

Una lista con 19 afecciones que impactan a las poblaciones que viven en condiciones de miseria material extrema, fue difundida por funcionarios de la Organización Mundial de la Salud (OMS). Las caratulan como enfermedades desatendidas (Neglected Tropical Diseases, NTDs), cuando en realidad son las poblaciones las desatendidas y sobre todo olvidadas.

Las poblaciones olvidadas por sus gobernantes –en muchas ocasiones mujeres, niños, minorías– viven en zonas remotas con pocas o ninguna posibilidad de acceder a la atención médica, o deben desplazarse a causa de guerras intestinas, conflictos de poder interétnicos, guerras tribales o guerras con otros países.

Por regla general, los afectados no disponen de medios para viajar, con lo que las enfermedades se confinan en focos, sin amenazar la salud de habitantes de grandes ciudades ni de países industrializados. Se estima que las enfermedades desatendidas son la causa directa de más de 500.000 muertes anuales.

Gran parte de las enfermedades de este grupo son transmitidas por mosquitos, flebótomos, moscas, garrapatas, vinchucas y las llamadas moscas de suciedad. Se propagan por el agua contaminada y el suelo infestado por huevos de gusanos provenientes de heces en las que los ciclos de transmisión se perpetúan por las malas condiciones de vida de la gente.

Aunque otrora muy extendidas por el mundo, estas enfermedades se concentran en la actualidad en tugurios suburbanos, en aldeas rurales y en las zonas de conflicto y en áreas adyacentes. Se ven favorecidas por el desplazamiento y el empobrecimiento.

Con excepción del dengue y las mordeduras de serpiente, todas son enfermedades crónicas con efectos perdurables en la salud de la gente carenciada.

En los territorios en los que estas enfermedades han desaparecido, este hecho fue paralelo a la mejora del nivel de vida y a la educación primaria de los niños y de los adultos.

Más de 70 países han desarrollado planes nacionales de control de las enfermedades de poblaciones olvidadas, y un número cada vez mayor de países endémicos dice reforzar los sistemas de salud para controlarlas y eliminarlas.

Las enfermedades tropicales desatendidas prevalecen en 149 países tropicales y afectan a más de mil millones de personas.

18.1 Enfermedades listadas de origen microbiano que afectan a poblaciones desatendidas

- Geohelmintiasis: afectan a más de mil millones de personas.
- Esquistosomiasis: se estiman 200 millones.
- Elefantiasis (Filariasis linfática): 120 millones.
- Tracoma: se estiman 80 millones.
- Oncoercosis: al menos 37 millones.
- Enfermedad de Chagas: al menos 7 millones.
- Leishmaniasis: más de 12 millones.

  Las menos prevalentes:

- Dengue
- Rabia humana transmitida por perros
- Lepra
- Equinococosis
- La enfermedad del sueño (tripanosomiasis Áfricana)
- Úlcera de Buruli
- Enfermedad del gusano de Guinea (Dracunculiasis)
- Treponematosis endémica
- Trematodiasis (Fasciola, etc.)
- Teniasis y cisticercosis
- Ulcera de Buruli
- Micetoma

18.2 El Micetoma

Merece un análisis específico, ya que no es estrictamente bacteriana ni micótica, sino que es una enfermedad de la piel de la gente pobre que vive descalza.

La mayoría de los casos se registran en poblaciones olvidadas de climas cálidos y secos con un período lluvioso corto de temperaturas suaves. Se detecta sobre todo en el llamado cinturón del Micetoma (México, Venezuela, Etiopía, India, Mauritania, México, Somalia, Sudán y Yemen, entre otros). Se han descripto diferencias regionales de Micetomas. La piel llega a infectarse con más de 70 microorganismos diferentes.

En México, el Micetoma es por regla general de origen bacteriano (*Nocardia brasiliensis*). En Sudán y otros países africanos, por hongos (*Madurella mycetomatis* y *M. grisea, Scedosporium apiospermum, Aspergillus* sp. o *Fusarium* sp.).

Micetoma afecta pies, pero puede también manifestarse en manos, piernas y espalda, y es más frecuente entre los 20 y los 40 años, y más en varones que en mujeres.

Se inicia con una pequeña úlcera, y no cuenta con un reservorio animal o vectorial. No se transmite de persona a persona y su desarrollo no se relaciona con deficiencias inmunológicas.

La enfermedad progresiva suele comenzar cuando los microbios se introducen en el tejido subcutáneo a través de una pequeña herida. Después, aparece un nódulo que crece lentamente y el agente se distribuye dentro en granos, uno de los signos característicos de la infección. La tumefacción muchas veces es desfigurante, con lesiones que drenan pus. Los microorganismos pueden penetrar desde el tejido subcutáneo hacia los huesos, donde pueden destruirlos.

En algunos casos raros, la infección puede dispersarse a través del sistema linfático o circulación sanguínea.

Debido a que los micetomas son causados por hongos y/o por bacterias, es indispensable conocer los agentes causales por observación de las características de las lesiones y por biopsia profunda para examen directo y cultivo.

No se ha demostrado que el control de los microorganismos causantes en el suelo sea útil y dado que el Micetoma puede ser provocado por una extensa diversidad de microorganismos, el desarrollo de vacunas no estaría justificado.

La mayoría de micetomas causados por actinomicetales responden a antibióticos, combinando trimetoprima con sulfametoxazol y diaminodifenilsulfona. La mejoría se observa recién después de dos meses de tratamiento. Como segunda alternativa se emplea la asociación de trimetoprima con sulfametoxazol y amikacina por vía intramuscular. Las sulfamidas pueden provocar daño renal y la amikacina daño auditivo, causado con lo que el tratamiento debe controlar la función de esos órganos. El imipenem, meropenem o linezolid son activos in vitro, pero de costo elevado.

Para el Micetoma provocado por infecciones fúngicas, la medida terapéutica empleada años atrás fue la amputación de la extremidad afectad, ya que el límite de los primeros tratamientos fue dado por la fibrosis que rodeaba los granos. Las masas fibrosas impiden la penetración de los medicamentos antifúngicos al sitio de multiplicación de los hongos.

El uso de ketoconazol o itraconazol solos o asociados a la cirugía mejoraron el pronóstico. Voriconazol, ravuconazol, pozaconazol solos o combinados con antimicóticos del tipo de las equinocandinas o de las alil-aminas han demostrado buenos resultados. Sin embargo, el costo los antimicóticos hace difícil que los enfermos accedan a los nuevos tratamientos. Frente a Micetomas por hongos, puede administrarse por vía general Itraconazol o Ketoconazol, y para co infecciones bacterianas, trimetoprima/sulfametoxazol con Rifampicina y Amikacina. Sabiendo que suele afectar los pies, podría prevenirse tan solo con calzado.

18.3 ¿Qué factores influyen para eliminar las enfermedades mortales de origen microbiano o las que crean discapacidades físicas y afectivas irreversibles?

La eliminación de las enfermedades de la gente desatendida de nuestro planeta, no es resultado sólo de la labor de países donantes, sino del esfuerzo del personal sanitario y no sanitario de los países endémicos, sabiendo que la mayoría dispone de escasos recursos humanos y materiales.

Debe notarse que gran parte de los medicamentos para tratar enfermedades de poblaciones desatendidas, siguen siendo regalos de empresas, que, por generosidad o por artificios matemáticos para deducciones fiscales y créditos impositivos, crean fundaciones y ofrecen tratamientos.

Un punto crítico a recalcar refiere a que las poblaciones que requieren atención gubernamental o donaciones, viven en zonas alejadas de los aeropuertos o puertos donde llegan los tratamientos. De esta realidad emerge el costo para que los tratamientos (medicamentos, mosquiteros, equipos, etc.) lleguen a las personas vulnerables que viven alejadas (se ha estimado que el costo para que el tratamiento llegue es de 2 dólares per cápita en poblaciones rurales de África y de 20 centavos de dólar en poblaciones del sur de Asia).

Sabiendo que ya se han gastado cientos de millones de dólares –para hacer funcionar organizaciones internacionales, centros de investigación epidemiológica, centros de despacho y distribución de medicamentos, sueldos (plantillas de ejecutivos, médicos, enfermeros, asistentes, secretarios y choferes) para la coordinación de los proyectos, agregando gastos para reuniones, billetes de avión, hoteles, y todo lo que implica la existencia de aparatos estatales y multinacionales en movimiento– los planes para eliminar las enfermedades de poblaciones desatendidas siguen aun sin integrar el aporte de la educación primaria como elemento clave. Desde las oficinas que centralizan las acciones, se diseñan afiches y se coordinan visitas a regiones endémicas, modelizando campañas de erradicación de enfermedades con modelos basados en la administración de comprimidos antiparasitarios o antibióticos.

Es notorio que, a pesar de las justificaciones ampliamente explicitadas, los agentes sanitarios de las entidades responsables de estas campañas (sobre todo en los centros de manejo de presupuestos, becas y validación de la investigación científica) –por ejemplo, en el caso del tracoma– no hayan aceptado que una maestra puede mejorar la salud tanto o más que un enfermero o un médico que visita las regiones afectadas.

19 ¿Qué son las enfermedades asociadas a las llamadas catástrofes naturales (sic)?

19.1 Epidemia

Significa aumento extraordinario del número de casos de una enfermedad que existe en una región o población determinada, o la aparición de un número importante de casos de una enfermedad en una región o población habitualmente libre de la enfermedad (algunos la consideran brote).

Las epidemias suelen desencadenarse después de tormentas tropicales, inundaciones, terremotos, conflictos bélicos, motines, sequías, etc.

En el período neolítico, las poblaciones nómades que vivían de la caza, pesca y recolección de frutos de entornos naturales. Cuando se sedentarizaron, se iniciaron actividades agrícolas y ganaderas. La práctica de la agricultura llevó a reorganizar espacios, talar árboles y frecuentar tierras hasta ese momento vírgenes de contacto humano (en esos territorios, los portadores y los vectores de bacterias, virus y protozoos habían establecido relaciones ancestrales que no afectaban a los humanos). Por otra parte, hasta hace pocos siglos, las poblaciones no solían desplazarse, pero las conquistas territoriales y el progreso de los transportes permitieron desplazamientos por todo el planeta. De ahí que las personas que provienen de zonas en las que la actividad agrícola desmontó bosques y selvas, o cuando esas regiones son frecuentadas por personas con capacidades inmunitarias limitadas, los microbios desconocidos emergen.

En las regiones que las que el paludismo (transmitido por mosquitos) es endémico, la población local posee cierto grado de protección, sin embargo, la gente desplazada por conflictos internos o los refugiados que proceden de áreas libres de paludismo, se exponen a un mayor riesgo de complicaciones mortales.

De ahí que el rol de los fenómenos naturales merece ser críticamente sopesado y remitido a su real implicación en el desenlace de enfermedades. Para ello es menester matizar su implicancia bajo la lupa de ciertas circunstancias históricas. Por ejemplo, en el siglo XIX, durante la Revolución Industrial se produjeron grandes epidemias de cólera, tifus, tuberculosis, desnutrición infantil, diarreas, etc. Estas enfermedades se difundieron sobre todo en zonas urbanas, por el hacinamiento y las malas condiciones de trabajo y de salubridad de los trabajadores. La población tuvo que adaptarse y soportar cambios de vida, ya que víctimas del éxodo rural a las zonas urbanas, una vez perdida la riqueza artesanal, su prole y su mano de obra fueron el único medio de subsistencia.

Chadwick elaboró un informe sobre el fenómeno de industrialización a instancias del Parlamento, informando las condiciones sanitarias de la población trabajadora de Gran Bretaña (1842). Puso de manifiesto que las epidemias siempre se acompañaban de carencias materiales, de suciedad, y de contaminación. El informe consignaba que sólo era posible la restauración de la salud ofreciendo aire puro, agua potable, alimentos limpios y saneamiento urbano para las viviendas.

En Alemania, en 1848, Virchow afirmó que la pobreza era la incubadora de enfermedades, y proponía reformas para devolver la salud a las personas. En esos años, Von Pettenkofer hasta llegó a oponerse a la teoría de los gérmenes como causa de epidemias, considerando que la higiene era la meta de la vida.

En 1977, de la Asamblea Mundial de la Salud surgió el concepto de política de Salud para Todos para el siglo XXI. Fue lanzado como movimiento global de la Conferencia de Alma-Ata, Kazakstán (ex URSS) en 1978. Las orientaciones dieron lugar a un documento denominado Salud 21, cuyos valores fijaron la salud como derecho fundamental de todos los humanos, con equidad y solidaridad entre todos los países, dentro de ellos y entre sus habitantes. Sin embargo, las reuniones posteriores de políticos y funcionarios; concluyeron en desplazamientos en el patrón de morbi-mortalidad, de las enfermedades infectocontagiosas de los países más pobres entre los pobres, hacia problemas de países con recursos, centrando el interés en patologías cardio-vasculares, accidentes de tráfico, drogodependencias, envejecimiento progresivo de la población, y los límites de ciertos modelos de Seguridad Social.

Históricamente, se ha demostrado la asociación estrecha entre democracia y salud, sabiendo que la salud de los humanos depende de factores genéticos y del ambiente, no puede asegurársele a nadie –de la misma forma que no pueden asegurarse la felicidad, ni el amor, ni la inteligencia, ni la autoestima– frente a los cuales la responsabilidad de las instituciones públicas debe facilitar su consecución, no asegurarla. De ahí que los estados deban tomar cartas en la salud pública (protección), incrementarla (promoción), evitarla (prevención), y asegurar servicios accesibles (atención), subrayando la imperiosa asociación de salud con sistemas educativos integrales para hombres y mujeres. Sin embargo, actualmente, deben subryayarse contradicciones internas en países que gozan de democracia y cobertura sanitaria pública universal, como por ejemplo, las cifras de mortalidad por causas infecciosas, que puede multiplicarse por 3 según la clase social (el triple entre los ciudadanos pobres en España).

Fuera de la implicación directa en la protección de las poblaciones contra las enfermedades infecciosas, en el planeta tierra se producen catástrofes (del griego, ruina, caída, destrucción) originadas en eventos climáticos inhabituales, accidentes de transporte, errores tecnológicos, terrorismo, terremotos, inundaciones, tornados, tsunamis, erupciones volcánicas, deslizamientos de tierra, y sequía. Las catástrofes provocan pérdidas materiales, víctimas humanas y animales. Ahora, en poblaciones vulnerables, después de una catástrofe parecieran inevitables las epidemias. En muchos entornos se las atribuye a una falsa creencia, que atribuye las infecciones a la presencia de cuerpos de fallecidos. Sin embargo, en estas situaciones se debe aceptar que las consecuencias de ciertos hechos no son naturales, sin seguir obviando, negando o renegando eventos socio ambientales, producto de vulnerabilidades de las áreas afectadas.

A partir de este punto, ya no es científicamente lícito considerar que las catástrofes son naturales sabiendo que gran parte de las catástrofes epidémicas son consecuencia de producciones sociales y culturales. Sin caer en las garras simplificadoras de los afines a los complots, en todas las epidemias pueden hallarse denominadores comunes, entre los que se distinguen los gobiernos corruptos, las construcciones anárquicas sin planes de urbanismo que definan los espacios de riesgo conocido o previsible, los conflictos bélicos generalmente internos a un pais, y la apropiación de tierras o de tierras y viviendas por abusos autoritarios o por sectas fanáticas en épocas de paz o de guerra, que obligan a las poblaciones a abandonar las viviendas.

A la fecha, 7 de cada 10 latinoamericanos viven en aglomeraciones donde la ocupación del suelo se produce sin voluntad política de protección civil. Las variaciones climáticas tienden a aumentar la vulnerabilidad de la población sin recursos frente a sequías, terremotos, inundaciones, deslizamiento de laderas y volcanes. Estos pocos elementos entre tantos otros, ayudan a explicar que en el siglo XXI las catástrofes no son exclusivamente naturales: si bien un terremoto es un fenómeno natural, la vulnerabilidad de los que habitan regiones sísmicas es un factor social. Por ejemplo Quito, es la metrópolis expuesta al máximo de factores de riesgo de catástrofe, seguida por 4 ciudades colombianas (Bogotá, Cali, Cúcuta y Medellín) y La Paz, en Bolivia. Varias grandes ciudades brasileñas presentan también factores de riesgo (sequías e inundaciones). Por lo tanto no es natural el inicio de epidemias en poblaciones frente a fenómenos previsibles y fuera de control.

En este mismo orden de ideas, en Haití, durante y después del reciente ciclón y de los terremotos que siguieron, se consagraron sumas mucho más importantes del presupuesto para el pago de deudas históricas, que para el saneamiento de escuelas, centros de salud y transportes. Siendo un pais con escasos recursos (146 sobre 153 en orden de pobreza del mundo), los tornados, ciclones y terremotos hicieron que la gente duerma a la intemperie, o en carpas, o donde pueda. En tal hacinamiento y falta de condiciones sanitarias, la propagación de microbios letales fue inevitable, sobre todo en los niños. Los fenómenos telúricos y climáticos impactaron viviendas frágiles, y han hecho que más de 1.000.000 de personas carenciadas, duerman hacinados o en instalaciones improvisadas provisorias, sin acceso a instalaciones sanitarias. En un marco social con sólo 25% del pueblo con acceso a baños con cloacas, más de 800.000 personas se contaminaron y 10.000 haitianos fallecieron por el *Vibrio cholera*. Ahora, dejando de lado el urbanismo anárquico y peligroso, y sabiendo que esta epidemia había hecho eclosión en un país en el que el *Vibrio cholera* no circulaba en la población, y no había provocado alertas infecciosas en los años anteriores, sería poco factible que esta bacteria haya emergido de algún extraño reservorio local donde residía.

Los aportes recientes de minuciosos análisis moleculares, pudieron determinar que el *Vibrio cholera* que azotó a la población de Haití, era parte de la flora intestinal de voluntarios que de buena fe habían acudido de Asia para ayudar en la emergencia post terremoto. De ahí que la bacteria que provocó el cólera no estaba en el agua de los haitianos al acecho esperando que se produjera un sismo o un tornado, sino que fue parte de la flora intestinal de los cascos azules voluntarios de Nepal que fueron alojados en pésimas condiciones sanitarias. Los voluntarios eran originarios de zonas en las que el cólera es endémico, y en esa región, la población que sobrevive, puede ser portadora de vibriones, sin síntomas clínicos. Aunque todas las pruebas moleculares hayan constatado que el reservorio del cólera es el intestino humano, y a pesar de haber comprobado que el agente se había dispersado en Haití desde los intestinos de los que habían llegado recientemente del exterior, las autoridades de las Naciones Unidas fueron reticentes a aceptarlo.

En la génesis de las catástrofes epidémicas, las producciones humanas se ponen también de manifiesto en Yemen, un territorio en el que cohabitaban difícilmente diferentes grupos étnicos en el norte y en el sur. Se unieron en 1990 para crear el nuevo país. El gobierno central yemenita con capital en Saná, tuvo desde el principio dificultades para controlar todo el territorio, debido a las alianzas y guerras intestinas entre líderes religiosos locales. Las Naciones Unidas habían reconocido al gobierno encabezado por el presidente electo Mansour Hadi, quien fuera derrocado por un grupo de rebeldes Houthi en el 2015. El grupo Houthi de tendencia zaïdita, responde a intereses del islam chiita, y es apoyado militarmente por el gobierno de los ayatolás de Irán, declarándose abiertamente enemigos de Arabia Saudí.

Por otra parte, Arabia Saudí encabeza una coalición de países árabes sunníes que combaten a los rebeldes Houthi y defienden grupos fieles al presidente derrocado. En medio de esa guerra fratricida, un período de extenso sequía redujo las cosechas de las zonas rurales del conflicto bélico interno. La sequía y la guerra limitaron el acceso a los alimentos a 17 millones de personas, entre las cuales 7 millones sobreviven al límite de la desnutrición. Mientras tanto, los rebeldes Huthi extienden sus conquistas territoriales hacia el sur, con poblaciones rurales bajo bombardeos aéreos. Dos millones pudieron escapar de sus viviendas, errando fuera de las zonas de combate.

Esta guerra interna yemenita entre pro-iraníes y por-saudíes, declarada en un pais muy pobre, produjo el colapso de todos los frágiles sistemas de atención primaria de salud y el derrumbe de las posibilidades de acceso al agua potable. La sumatoria de estos elementos provocó ya 10.000 muertos, y en el 2017, la OMS emitió un comunicado estableciendo que, en Yemen en el 2015, se desencadenó el brote de cólera más importante del mundo. Se informó que más de 1.000.000 de chicos se enfermaron con *Vibrio cholera* (sin acceso al agua potable ni a las vacunas) duplicándose el número de chicos enfermos cada 5 días. Las instituciones de ayuda internacional no cesan de alertar que en Yemen fallece un niño por infección microbiana cada 10 minutos, casi todos por enfermedades que puede prevenirse fácilmente. El *Vibrio cholera* no presenta en su ADN ninguna alteración genética virulenta desconocida, y no se puede atribuir la morbilidad y la mortalidad provocada por esta enfermedad, ni a la incapacidad de los antibióticos a curarla ni a las vacunas para proteger a la población. En Yemen, sin una guerra orquestada, una sequía seria solo un meta fenómeno climático, y no una catástrofe natural imprevisible.

En Uganda, los conflictos internos por el poder político, también han obligado a miles de personas a abandonar sus hogares y huir hacia zonas menos riesgosas en la República Democrática del Congo. Las fuertes tormentas e inundaciones que se registran anualmente en el Congo, han provocado una explosión de casos de cólera en los campamentos inundados en los que se mezcló agua fecal con agua de pozo de la pobre gente que tuvo que huir de Uganda.

En el occidente de Sudán, en la región de Darfur, desde la independencia del pais, los centros de poder locales mezclaron política con sectas religiosas. Tras la sublevación del ejército de liberación en el norte de Sudán y del movimiento justicia e igualdad, se inició un conflicto bélico interno. Para los sudaneses, resultaba curioso que estos movimientos del norte que atacaban poblaciones del sur, no hayan liderado la resistencia cuando Sudan era parte del Estado imperial dominado por los británicos. Sin embargo, una vez el país independiente, desde el norte se declaró una guerra civil, y las milicias de grupos étnicos de origen árabe entraron en guerra contra los grupos étnicos africanos fur, masalit y zaghawa. Ni el gobierno central ni las tropas intervinieron para prevenir las atrocidades, y dada la evidencia, puede inferirse que el gobierno de Sudán pudo haber tenido la intención de destruir total o parcialmente a los pueblos originarios. En el 2016, una epidemia de coqueluche afectó a cientos de niños en un solo campo de desplazados sudaneses sin acceso a vacunas ni atención médica, y en los campos de sudaneses desplazados del norte se produjeron en el 2015 brotes de hepatitis E y sarampión, con miles de casos y centenas de muertes en pocas semanas.

En el 2017 más de 1200 nuevos casos y centenas de muertes por cólera se registraron en solo uno de los campamentos de desplazados de Sudan.

Para minimizar el riesgo de epidemias en caso de inundaciones o fenómenos telúricos, el estado debe ofrecer agua potable. En áreas en que no se distribuye agua, por ejemplo durante las inundaciones que desde los 90 siguen produciéndose en Indonesia y en Bangladesh, se siguen declarando brotes de diarrea por *Salmonella paratyphi, Cryptosporidium parvum y E. coli.*

Por otra parte, en los Estados Unidos, el huracán Katrina, uno de los eventos climáticos recientes más destructivos, causó el mayor número de víctimas mortales de la historia de Estados Unidos. Al menos 1833 personas fallecieron, la mayoría en Nueva Orleans, área que quedó inundada porque falló el sistema de diques por diseño estructurales inapropiados. Los diques que se colapsaron dejaron tanto al 80 % de la ciudad como a áreas colindantes anegadas durante semanas. Las autoridades sanitarias cumplieron con el rol que les incumbe para que los ciudadanos tuvieran acceso inmediato a contenedores de agua potable, con lo que no se registraron brotes de enfermedades infecciosas de ningún tipos (aunque si se registró un aumento de enfermedades cardiacas, hipertensión, diabetes y asma).

Algunos asocian el desenlace de epidemias emergentes a fenómenos telúricos y atmosféricos, o al vuelo de las aves migratorias por los cielos. Aquí merece la pena abrir el espacio microbiológico para integrar viejas ideas de Rousseau, que consideraba que los humanos nacen buenos, pero que las sociedades o culturas los corrompen. La humanidad nace según el autor con cierto grado de falta de bien y la sociedad los vuelve peor (*El Contrato Social*). Según Rousseau, cada ser humano que nace, carece de pensamiento moral o social, y debe captar normas sociales que cada "pueblo" tiene, e incluso una manera de pensar. Los niños van adquiriendo modelos sociales que les imponen, dejando la aparente pureza. Ahora, resignificando las catástrofes mortales humanas asociadas a microbios, es vigente el carácter dañino de la sociedad y su intrínseca corrupción, al negar el hecho natural (*Discurso sobre las ciencias y las artes* de 1750).

Impacta la razón que las sociedades alimentadas con permanentes (y no siempre pertinentes) informaciones, desarrollen un sentimiento justificado de pánico por la muerte de humanos víctimas de ataques por tiburones. Sin embargo, esta atrocidad no provoca siquiera 10 decesos evitables anuales en todo el mundo. Se estima que las guerras, incluidos todos los conflictos étnicos, políticos, religiosos y económicos, produjeron un promedio anual de alrededor de 400.000 fallecimientos anuales, todos condenables e inaceptables.

Sin embargo, los agentes de la comunicación y prensa globalizada, obvian confrontar cifras con el sufrimiento permanente de las personas olvidadas, sabiendo a ciencia cierta y a titulo minimalista, que solamente las enfermedades transmitidas por mosquitos producen más de 1.000.000 muertes evitables al año.

En términos simples, hay enfermedades emergentes porque afectan o amenazan a personas con medios económicos más altos que los que las sufren en otros espacios. Esta posición se confirma con el caso del mosquito tigre de Asia, que no preocupaba fuera de ciertas áreas muy restringidas. Sin embargo su presencia en Europa y en los Estados Unidos, creó alertas masivas por patologías emergentes. En los Estados Unidos específicamente, se ha podido establecer que los huevos y larvas del mosquito tigre, llegaron a Texas en cargamentos de cubiertas húmedas provenientes de Asia.

En situación de guerra, conflictos étnicos, luchas tribales, construcciones en zonas inundables y en bordes de mares u océanos, o en áreas volcánicas de alto riesgo, o en zonas de desmonte de bosques y selvas, la falta de educación primaria sin saneamiento urbano, crea el caldo de cultivo para la proliferación de enfermedades por seres invisibles. Por lo tanto, trabajar con ellos, investigarlos y tratar de controlarlos, ya no puede lícitamente limitarse al saber clínico y a los datos biológicos.

Los aportes de las ciencias sociales para la deconstrucción de los aparatos institucionales consanguíneos –incestuosos– y el reconocimiento de la educación como dique de contención de enfermedades microbianas ameritan ser considerados como claves para la protección racional contra todas las enfermedades infecciosas globalizadas de poblaciones atendidas y de poblaciones olvidadas.

20. Microbios y fin de vida: epílogo y cuestionamientos

Resulta curioso, que los agentes de la atmósfera sean inertes y no puedan ser utilizados por la mayoría de los seres vivos como nutrientes. Sin embargo, la agricultura, la ganadería y la vida animal y humana existen, como resultado de acciones de formas de vida minúsculas (procariotas) que generaron Oxígeno y siguen produciendo materia orgánica.

Las bacterias y los hongos fueron y son indispensables para iniciar todos los ciclos de la materia (orgánica e inorgánica, incluyendo al nitrógeno, fósforo, azufre y carbono), lo que, dicho de otro modo, son las transformaciones moleculares necesarias para que la vida sea posible.

Por otra parte, en el fin de la existencia, los microbios descomponen complejos orgánicos de los tejidos de todos los seres, transformándolos en materia simple y reutilizable. De esta manera, los elementos liberados de un ser vivo podrán ser captados, incorporados y fijados para fabricar y estructurar nueva materia orgánica.

El círculo bioquímico de los seres vivos se inicia así cuando los microbios fijan los elementos simples en la tierra, y la vida concluye cuando los microbios descomponen la materia orgánica en elementos simples y los reincorporan a la tierra y al aire. De este modo, el fin de la vida se resumiría en la descomposición de aparatos, tejidos y células para regenerar formas químicas simples.

La vida terrestre se abre y se cierra entonces, gracias a la actividad de microbios, con átomos recuperados y átomos liberados, que podrán a su vez servir para nuevas combinatorias moleculares estocásticas de vidas futuras. Esta aproximación conceptual, podría hasta traer ecos de acordes de los círculos de vida sin fin, llamados por los hinduistas rueda del karma, que también evocan los pensamientos budistas, taoístas, las leyendas de África, de América y de Oceanía, e incluso la recirculación aludida en párrafos místicos del Zohar.

Sin embargo, las vidas humanas no hallan espacio en paralelismos de explicaciones místicas, y en este punto, paralelismo ya es incongruencia, porque vida humana es más que la sumatoria de andamios protéicos adicionados de agua, sales, lípidos, azucares, ácidos nucleicos y microbiota que se incorporan del medio ambiente.

El andamio biológico humano se limita a la estructura sobre la que variables independientes determinan pulsiones, deseos, curiosidad, imaginación, aspiraciones místicas, afecto, cultura y lenguaje articulado. La vida humana –que es mucho más que la sumatoria de componentes biológicos– no puede ser reducida a átomos propios a su existencia que los libera al universo y los regenera en futuros seres. Lo humano es un bien estructurado por elementos materiales perecederos reciclados y un soplo único e inalienable, que marca el límite de este trabajo.

Hasta aquí, el método científico y la razón ayudaron a plantear interrogantes, y en algunos casos, hasta pudieron modelizar respuestas verificables. Sin embargo, el alcance de este trabajo y el de la razón es limitado, porque modestamente puede ayudar a explicar (parcialmente) el origen de algunas vidas, pero sólo eso.

Referencias adicionales

Bacteria acidolácticas: iniciadores fermentativos en productos cárnicos Revista de Agroquímica y Tecnología de Alimentos.

Ferrera-Cerrato R, Rojas-Avelizapa NG, Poggi-Varaldo HM, Alarcón A, Cañizares-Villanueva RO. Processes of bioremediation of soil and water which were contaminated by oil hydrocarbons and other organic substances. Rev Latinoam Microbiol. 2006;48(2):179-87.

Ibarra JE, Castro MC, Galindo E, Patiño M, Serrano L, García R, Carrillo JA, Pereyra-Alférez B, Alcázar-Pizaña A, Luna-Olvera H, Galán-Wong L, Pardo L, Muñoz-Garay C, Gómez I, Soberón M, Bravo A. Microorganisms in the biological control of insects and phytopathogens. Rev Latinoam Microbiol. 2006;48(2):113-20.

La simbióis actinorrízica. Revista Latinoamericana de Microbiologia. 2008;Vol.50; 3-4; 50-102.

http://www.fao.org/docrep/005/x8486s/x8486s04.htm

http://www.sanidadvegetal.cl/potencian-con-bacterias-el-crecimiento-de-arboles-frutales-hasta-en-un-40/

http://www.infoagro.com/hortalizas/microorganismos_beneficiosos_cultivos.htm

https://www.boundless.com/biology/textbooks/boundless-biology-textbook/prokaryotes-bacteria-and-archaea-22/beneficial-prokaryotes-144/using-prokaryotes-to-clean-up-our-planet-bioremediation-572-11786/

http://www.pollutionissues.com/A-Bo/Bioremediation.html

Kumar A, Kaushal S, Saraf SA, Singh JS. Microbial bio-fuels: a solution to carbon emissions and energy crisis. Front Biosci (Landmark Ed). 2018 Jun

Jariyal M, Jindal V, Mandal K, Gupta VK, Singh B. Bioremediation of organophosphorus pesticide phorate in soil by microbial consortia. Ecotoxicol Environ Saf. 2018 May 14;159:310-316.

Suganthi SH, Murshid S, Sriram S, Ramani K. Enhanced biodegradation of hydrocarbons in petroleum tank bottom oil sludge and characterization of biocatalysts and biosurfactants. J Environ Manage. 2018 May 14;220: 87-95.

Tofalos AE, Daghio M, González M, Papacchini M, Franzetti A, Seeger M. Toluene degradation by Cupriavidus metallidurans CH34 in nitrate-reducing conditions and in Bioelectrochemical Systems. FEMS Microbiol Lett. 2018 May 16.

Hao Z, Yang B, Jahng D. Spent coffee ground as a new bulking agent for accelerated biodrying of dewatered sludge. Water Res. 2018 Jul 1;138:250-263.

Murugan K, Vasudevan N. Intracellular toxicity exerted by PCBs and role of VBNC bacterial strains in biodegradation. Ecotoxicol Environ Saf. 2018 Aug 15;157:40-60.

Nayak AK, Panda SS, Basu A, Dhal NK. Enhancement of toxic Cr (VI), Fe, and other heavy metals phytoremediation by the synergistic combination of native Bacillus cereus strain and Vetiveria zizanioides L. Int J Phytoremediation. 2018 Jun 7; 20 (7):682-691.

www.ingramcontent.com/pod-product-compliance
Lightning Source LLC
Chambersburg PA
CBHW022101210326
41518CB00039B/357

9 789874 434357